U0324913

Laurence J.N. Cooper / Elizabeth A. Mittendorf
Judy Moyes / Sabitha Prabhakaran

Immunotherapy in Translational Cancer Research

肿瘤转化研究与免疫疗法

主　编　〔美〕劳伦斯·J.N.库珀　等

主　译　王华庆　王　辉　王凤玮

天津出版传媒集团

天津科技翻译出版有限公司

著作权合同登记号:图字:02-2019-115

图书在版编目(CIP)数据

肿瘤转化研究与免疫疗法 / (美) 劳伦斯·J. N.库
珀等主编; 王华庆, 王辉, 王凤玮主译.—— 天津 : 天
津科技翻译出版有限公司, 2020.12
书名原文: Immunotherapy in Translational
Cancer Research
ISBN 978-7-5433-4026-8

Ⅰ.①肿… Ⅱ.①劳… ②王… ③王… ④王… Ⅲ.
①肿瘤–治疗–研究②肿瘤免疫疗法 Ⅳ.①R730.5

中国版本图书馆 CIP 数据核字(2020)第 104119 号

Title: Immunotherapy in Translational Cancer Research by
Laurence J.N. Cooper, Elizabeth A. Mittendorf, Judy Moyes,
Sabitha Prabhakaran
ISBN: 9781118123225

Copyright ⓒ 2018 by John Wiley & Sons, Inc.
All rights reserved. Authorized translation from the English
language edition published by John Wiley & Sons Limited.
Responsibility for the accuracy of the translation rests
solely with Tianjin Science & Technology Translation &
Publishing Co., Ltd. and is not the responsibility of John
Wiley & Sons Limited. No part of this book may be repro-
duced in any form without the written permission of the o-
riginal copyright holder, John Wiley & Sons Limited.

中文简体字版权属天津科技翻译出版有限公司。

授权单位 :John Wiley & Sons Limited
出　　版 :天津科技翻译出版有限公司
出 版 人 :刘子媛
地　　址 :天津市南开区白堤路 244 号
邮政编码 :300192
电　　话 :022-87894896
传　　真 :022-87895650
网　　址 :www.tsttpc.com
印　　刷 :北京博海升彩色印刷有限公司
发　　行 :全国新华书店
版本记录 :889mm×1194mm　　16 开本　　17.5 印张　　350 千字
　　　　　2020 年 12 月第 1 版　　2020 年 12 月第 1 次印刷
　　　　　定价 :128.00 元

(如发现印装问题,可与出版社调换)

译者名单

主　　译　王华庆　王　辉　王凤玮

主译助理　郑　洋

译　　者　(按姓氏汉语拼音排序)

班伟伟　蔡玉梅　常　智　陈海珠　陈馨蕊
崔　宇　崔瑞雪　付　瑛　霍瑞雪　姬晓彤
金莹莹　李　博　李　想　李书苹　李晓宇
刘　艳　刘金东　刘晓婕　柳凤亭　毛　宇
孟　迪　孟宪洋　牛静秀　齐　霄　齐瑞丽
乔　薇　秦玉坤　邱鸣寒　单丽珠　宋　腾
苏　畅　孙　振　孙婉君　谭　娇　王　辉
王　雪　王凤玮　王华庆　王新卓　位　变
魏　瑶　吴　琼　阎　皓　杨　鑫　姚　嫱
尹晓东　应简子　张　恒　张　廷　张亚瑞
赵　可　郑　虹　郑　洋　郑程程　周　培
周曼倩　禚永雪　邹丹丹

(译者单位：天津市人民医院、天津中医药大学第一附属医院、天津市南开医院)

编者名单

Gheath Alatrash
Department of Stem Cell Transplantation and Cellular Therapy, The University of Texas MD Anderson Cancer Center, Houston, TX, USA

Miles C. Andrews
Department of Surgical Oncology, The University of Texas MD Anderson Cancer Center, Houston, TX, USA

Paul M. Armistead
Lineberger Comprehensive Cancer Center, University of North Carolina, Chapel Hill, NC, USA

Lohith S. Bachegowda
Department of Stem Cell Transplantation and Cellular Therapy, The University of Texas, MD Anderson Cancer Center, Houston TX, USA

Alexandra P. Cadena
Department of Radiation Oncology, University of Texas MD Anderson Cancer Center, Houston, TX, USA

Richard E. Champlin
Department of Stem Cell Transplantation and Cellular Therapy, The University of Texas, MD Anderson Cancer Center, Houston TX, USA

Alexandria P. Cogdill
Department of Surgical Oncology, The University of Texas MD Anderson Cancer Center, Houston, TX, USA

Saranya Chumsri
Department of Hematology and Oncology, Mayo Clinic, Jacksonville, FL, USA

Taylor R. Cushman
Department of Radiation Oncology, University of Texas MD Anderson Cancer Center, Houston, TX, USA

Sandra Demaria
Radiation Oncology and Pathology and Laboratory Medicine, Weill Cornell Medical College, New York, NY, USA

Adi Diab
Department of Melanoma Medical Oncology, The University of Texas MD Anderson Cancer Center, Houston, TX, USA

Mary L. Disis
Tumor Vaccine Group, Center for Translational Medicine in Women's Health, University of Washington, Seattle, WA, USA

Andrew D. Fesnak
Department of Pathology and Laboratory Medicine, University of Pennsylvania Perelman School of Medicine, Philadelphia, PA, USA

Jennifer A. Foltz
Department of Hematology, Oncology, and Bone Marrow Transplantation, Nationwide Children's Hospital, Columbus, OH, USA

Vidya Gopalakrishnan
Departments of Pediatrics and Molecular and Cellular Oncology, The University of Texas MD Anderson Cancer Center, Houston, TX, USA

William R. Gwin
Tumor Vaccine Group, Center for Translational Medicine in Women's Health, University of Washington, Seattle, WA, USA

Garth S. Herbert
Department of Surgery, San Antonio Military Medical Center, San Antonio, TX, USA

Dae won Kim
Department of Gastrointestinal Oncology, Moffitt Cancer Center, Tampa, FL, USA

Keith L. Knutson
Department of Immunology, Mayo Clinic, Jacksonville, FL, USA

Dean A. Lee
Department of Hematology, Oncology, and Bone Marrow Transplantation, Nationwide Children's Hospital, Columbus, OH, USA

Bruce L. Levine
Department of Pathology and Laboratory Medicine and Center for Cellular Immunotherapies, University of Pennsylvania Perelman School of Medicine, Philadelphia, PA, USA

Crystal Mackall
Division of Hematology/Oncology,
Department of Pediatrics, Stanford University,
Stanford, CA, USA

Nicola J. Mason
School of Veterinary Medicine, University of Pennsylvania,
Philadelphia, PA, USA

Jeffrey S. Miller
Department of Medicine, University of Minnesota,
Minneapolis, MN, USA

Elizabeth A. Mittendorf
Department of Breast Surgical Oncology, The University
of Texas MD Anderson Cancer Center, Houston,TX, USA

Jeffrey J. Molldrem
Department of Stem Cell Transplantation and Cellular Therapy, The University of Texas MD Anderson Cancer Center,
Houston, TX, USA

Timothy Murray
Ludwig Cancer Research, Department of Oncology,
University of Lausanne, Épalinges, Switzerland

M. Kazim Panjwani
School of Veterinary Medicine, University of Pennsylvania,
Philadelphia, PA, USA

George E. Peoples
Cancer Vaccine Development Program, San Antonio, TX, USA

Sabitha Prabhakaran
Department of Breast Surgical Oncology, The University of Texas MD Anderson Cancer Center, Houston, TX, USA

Peter A. Prieto
Department of Surgery, Oncology, University of Rochester
Medical Center, School of Medicine and Dentistry,
Rochester, NY, USA

Tracy A. Proverbs-Singh
John Theurer Cancer Center at Hackensack University
Medical Center, Hackensack, NJ, USA

Jonathan E. Schoenhals
Department of Radiation Oncology, University of
Texas MD Anderson Cancer Center, Houston,
TX, USA

Liora Schultz
Division of Hematology/Oncology, Department of
Pediatrics, Stanford University, Stanford, CA, USA

Jonathan S. Serody
Lineberger Comprehensive Cancer Center, University of
North Carolina, Chapel Hill, NC, USA

Alexandra Snyder
Departments of Medicine at Memorial Sloan Kettering
Cancer Center and Weill Cornell Medical College, New
York, NY, USA

Daniel E. Speiser
Ludwig Cancer Research, Department of Oncology,
University of Lausanne, Épalinges, Switzerland

Jyothishmathi Swaminathan
Departments of Pediatrics and Molecular and Cellular
Oncology, The University of Texas MD Anderson Cancer
Center, Houston, TX, USA

Eric Tran
Earle A. Chiles Research Institute, Providence Cancer
Center, Portland, OR, USA

Timothy J. Vreeland
Department of Surgery, Womack Army Medical Center,
Fort Bragg, NC, USA

Jennifer A. Wargo
Departments of Surgical Oncology and Genomic Medicine,
The University of Texas MD Anderson Cancer Center,
Houston, TX, USA

James W. Welsh
Department of Radiation Oncology, University of Texas
MD Anderson Cancer Center, Houston, TX, USA

Jedd Wolchok
Swim Across America–Ludwig Collaborative Research
Laboratory, Immunology Program, Ludwig Center for
Cancer Immunotherapy Department of Medicine at
Memorial Sloan Kettering Cancer Center and Weill Cornell
Medical College, New York, NY, USA

Cassian Yee
Department of Melanoma Medical Oncology, The
University of Texas MD Anderson Cancer Center,
Houston, TX, USA

中文版序言

近一个世纪以来,以肿瘤免疫治疗为基础发展起来的生物治疗,已成为当前肿瘤学科中最活跃和最具有发展前景的领域。生物治疗以肿瘤细胞在发生发展过程中与正常细胞在分子水平上的差异为根据,以核酸、蛋白质或小分子化合物为治疗介质,特别是相关的治疗手段和药物,已经明显提高了肿瘤免疫治疗的免疫原性和治疗的反应性。

大量的转化性研究表明,目前围绕该领域出现的新理论、新技术、新药物正在以惊人的速度不断从实验室走向临床试验,令人目不暇接。如何准确地定位这些新技术、新药物在肿瘤综合治疗中所扮演的角色;如何将研发的肿瘤免疫治疗新制剂与传统的手术、放疗、化疗、中医药等手段有机地联合应用,以达到减轻治疗毒副作用和提高疗效的目的;如何继续深入开展转化性研究寻找不同免疫治疗药物的最佳优势人群等,都已成为当前临床医生和研究人员亟待破解的重要问题,这也正是本书译者们的初衷所在。

免疫治疗可使肿瘤消退的假说,可追溯到19世纪后期,美国外科医生William Coley的报道,其使用链球菌提取物治疗晚期肉瘤患者,当时的反应率约为15%。从此,免疫治疗肿瘤的特异性和长效性一直吸引着许多免疫学家不间断地寻找免疫治疗肿瘤的方法。

20世纪50年代以来,得益于分子生物学和高科技的迅猛发展,大量基础科学研究的新理论、新技术、新手段不断地被转化到临床试验研究,有力推动了肿瘤免疫治疗的进展,特别是T淋巴细胞(T细胞)、自然杀伤细胞(NK)等免疫细胞在免疫系统中的分子生物学作用机制得到了充分阐明,以及T细胞与免疫系统其他细胞所分泌的细胞因子的功能陆续被发现。同时,"基因工程"快速崛起,研究人员能够在实验室大量培养特定细胞,制备干扰素、白介素等人体内天然存在的免疫调控因子;细胞毒T细胞(CTL)识别的抗原编码基因被分子克隆成功;第一个克隆的命名为MAGE-1的人类肿瘤抗原基因从黑色素瘤细胞分离成功;癌细胞突变产生被T细胞识别的特异肽,以及突变的新抗原被发现等,都证明免疫治疗有了长足的进展。

上述研究表明,虽然肿瘤细胞源于自身正常细胞,但免疫系统可将肿瘤抗原及其突变的小分子特异肽识别为"异己",诱发免疫应答。经过40多年不断发展完善,免疫治疗已形成一个较为完善的理论体系。1984年,Rosenberg及其同事报道的先期研究结果表明,T细胞生长因子白介素-2(IL-2)对转移性肾细胞癌和黑色素瘤能产生明显的临床效应,成为第一个真实地说明增强细胞免疫应答是继手术、放疗、化疗后治疗肿瘤的另一个选择。异基因骨髓移植后显示的移植物抗肿瘤效应,也令人信服地证实了免疫治疗的效果。

本书在出版前,我有幸先阅读了中文译本书稿,认为书中内容涉及近年肿瘤免疫治疗最重要、最前沿的领域。全书贯穿着基础研究与临床治疗紧密结合这一主线,充分体现了肿瘤免疫治疗从实验室研究向临床试验转化这一特点。本书还特别突出介绍了近年来针对 T 淋巴细胞相关蛋白-4(CTLA-4)、程序性死亡蛋白-1(PD-1)和程序性死亡配体-1(PD-L1)的免疫检查点抑制剂治疗所带来的高持久应答率和可控的安全性,其已被学术界誉为是近 30 年来肿瘤药物治疗的最大突破(由此,美国免疫学家詹姆斯·艾莉森和日本免疫学家本庶佑获得了 2018 年诺贝尔生理学或医学奖)。本书内容新颖、阐述精辟、参考文献丰富。

当前,国内尚少见系统介绍有关肿瘤免疫治疗转化研究新进展的参考书,由天津市人民医院肿瘤中心王辉、王凤玮、王华庆、柳风亭为首的团队,在繁忙的临床工作之余翻译了本书,相信本书的出版将满足国内肿瘤免疫治疗领域临床医生和研究人员的迫切需求,对肿瘤免疫治疗的转化性研究起到良好的推动作用。

特为之作序。

天津市人民医院中西医结合肿瘤科首席专家

博士生导师

中文版前言

金秋十月,是收获的季节。

我自 2016 年 2 月从天津医科大学肿瘤医院肿瘤内科调至天津市人民医院肿瘤诊治中心工作,已经 4 年半了。如何在这支历史悠久,肿瘤治疗手段齐全,而且有着深厚底蕴的肿瘤治疗团队开展工作,是我担任肿瘤中心主任后首先思考的问题。除了三级教学查房,开展抗癌新药临床试验,规范临床诊治患者外,怎样让中青年医生,特别是具有硕、博士背景的医生,正在攻读硕、博士的研究生去了解和掌握国际肿瘤研究的最新进展,知晓肿瘤临床及基础研究的前沿,一直困扰着我。恰好天津科技翻译出版有限公司的老师介绍了本书,我通过阅读,认为这是一部在肿瘤内科治疗领域最新的免疫学专著,如果组织肿瘤诊治中心的青年医生进行翻译,对于他们掌握医学知识和临床操作技能将会大有裨益。此举也会增进肿瘤诊治中心浓厚的学术氛围,将肿瘤团队的学习精神发扬光大。

目前,我们处于知识爆炸的时代。肿瘤的内科治疗从细胞毒性药物的化疗、内分泌治疗、营养支持治疗等已经进入到靶向治疗和肿瘤免疫治疗的新时代。特别是肿瘤的免疫治疗,以免疫检查点抑制剂的上市(PD-1、PD-L1)为标志,大大提高了实体肿瘤和淋巴瘤的治疗效果。然而,在我们的临床实践中,还有很多未知,如免疫治疗的标志物、免疫治疗带来的毒副反应和处理、免疫治疗联合什么药物、免疫治疗的机制和中医中药可否联合等都是我们需要探索的课题。而本书在这些方面提供了有益的知识依据和现状。

天津市人民医院肿瘤诊治中心是医院的支柱学科。自 20 世纪 50 年代建立以来,在李维廉教授等老一辈专家的带领下,学科有了长足的进步和发展,形成了以放疗为优势,化疗、介入、新药临床试验、中西医结合、肿瘤外科齐全的多手段诊治中心。以朱思伟教授为首的专家继承了这一特色并进一步发展。我自担任肿瘤中心主任后,深感责任重大。一方面除致力于扩大肿瘤专科床位形成规模外,另一方面更要加强科研与教学深度融合,以期使医院的肿瘤学科向科研型、临床型、教学型方面迈进。

在本书翻译出版之际,我邀请了李维廉教授为本书作序,他一丝不苟地认真通读了本书,诠释了老一辈肿瘤专家做学问就要脚踏实地的精神和治学严谨的态度,为我们中青年医生树立了榜样。对此我代表肿瘤中心全体翻译人员向他表示衷心的感谢。

本书翻译难免挂一漏万,本着他山攻错之初衷,期望全国同道给予批评指正。本书的出版得到了郑洋医生和天津科技翻译出版有限公司李金荣老师的帮助,在此一并致谢。

王华庆

前　言

我们生活和工作在免疫治疗的时代。现在，这种模式牢牢依附于三位一体的化疗、放疗和手术治疗。本书介绍了免疫学向治疗学的转化。由实验室研究向临床试验转变在很大程度上依赖于学术界的推动，并被行业所放大。在当今时代，非营利性和营利性企业在有关人类免疫疗法应用方面的进步是平衡发展的。

治疗方法的多样化反映了免疫系统本身的复杂性。内源性免疫反应的多种成分协调反应造就了多种免疫治疗手段，这些治疗手段在各章节的题目中都有所体现。然而各章节提到的治疗手段并非都是同步发展的。有些免疫疗法才刚刚开始人体试验，但有一些已经很成熟，甚至可能已经过时。然而作为一个整体，以免疫为基础的治疗方法能够为患者提供更乐观的治疗，部分方法的确有治疗效果。

本书的各章节汇总了各种免疫疗法。目前尚不清楚如何将免疫治疗与其他治疗手段联合使用。毫无疑问，这是为了确保对大多数恶性肿瘤(尤其是实体肿瘤)进行长期和完整的治疗。内源性免疫系统的协调反应可以通过免疫疗法的应用来反映。不过，这将成为本领域未来的主题。目前值得注意的是，单一免疫疗法已经到了关键时刻，可以用来预防癌症，并且会在一部分曾被认为无法治愈的肿瘤中取得疗效。

目前使用的免疫疗法是一种相对直接的手段。然而免疫系统是建立在精确的基础之上的。学术界和行业界的研究人员才刚开始了解如何利用免疫反应提高治疗优势。人体试验是验证的基础，总的来说，临床前模型并不能提供足够的有关药效和毒性的信息。因此，免疫治疗实践者和患者都是风险承担者。他们将共同推进免疫系统的临床应用，以便人类利用免疫反应的复杂性对癌症进行个体化治疗。

现在是研究免疫治疗的好时机，我们希望本书能够对有兴趣的读者有所助益。

目 录

本书配有智能阅读助手，帮您实现

"时间花得少，阅读效果好"

▶ 建 议 配 合 二 维 码 一 起 使 用 本 书 ◀

我们为本书特配了智能阅读助手，可以为您提供本书配套的读者权益，帮助您提高阅读效率，提升阅读体验。

针对本书，您可能会获得以下读者权益：

线上读书群

为您推荐本书专属读书交流群，入群可以与同读本书的读者，交流本书阅读过程中遇到的问题，分享阅读经验。

另外，还为您精心配置了一些辅助您更好地阅读本书的读书工具与服务。

微信扫码，添加智能阅读助手

阅 读 助 手 ， 助 您 高 效 阅 读 本 书 ， 让 读 书 事 半 功 倍 ！

第1章
免疫学转化:转化生物标志物在指导癌症免疫治疗临床应用中的作用

Saranya Chumsri,Keith L.Knutson

1个多世纪以来,免疫系统在控制和消除肿瘤中的作用一直是一个激烈争论的话题。自19世纪以来,免疫系统在肿瘤的发生、发展过程中起着重要的病理促进作用。Virchow 在 1863 年的文章中讨论了炎症、白细胞和癌症之间的相互作用[1]。一百多年后,我们仍然未摆脱癌症和宿主免疫系统之间相互作用的复杂性。最近,Old和 Smyth 描述了癌症和免疫系统相互作用的过程,称为癌症免疫编辑[2]。癌症免疫编辑描述了一个连续的过程,免疫系统影响和形成发展中的肿瘤。这一过程可以导致肿瘤的成功排斥或通过免疫逃避而产生肿瘤,我们现在知道后者可以通过多种机制发生,而且常常是通过多种免疫抑制途径中的任何一条途径发生的[3]。

尽管对宿主抗肿瘤免疫进行长期关注,可是直到最近,免疫治疗才成为治疗癌症的有效方法之一。在过去的十年里,几种新的免疫疗法,如免疫检查点阻断剂、肿瘤抗原靶向单克隆抗体和基于细胞的树突状疫苗,被美国食品和药物管理局(FDA)批准用于治疗多种类型癌症。尤其是针对细胞毒性 T 淋巴细胞相关蛋白 4 (CTLA-4)、程序性细胞死亡蛋白 1(PD-1)和程序性细胞死亡配体 1(PDL-1)的免疫检查点阻断剂作为有效的抗癌治疗手段,在多种肿瘤类型中都显示了良好的效果,导致了癌症治疗的广泛变革和实验室研究的巨大转变。由于这种治疗方式针对的是宿主免疫系统的调节成分,而不是特定的致癌突变或肿瘤细胞本身,免疫检查点阻断已被证明对多种癌症类型都是有效的。此外,鉴于免疫系

统有长期记忆的能力, 对这种免疫疗法有应答的患者通常会有持续的缓解, 可以在几个月或几年内防止疾病的发展[4-6]。

虽然有关免疫检查点阻断疗法的早期结果显示很有前景,然而单药治疗只有约 1/3 的患者获益,包括部分缓解及完全缓解,即由 FDA 定义的客观缓解率(ORR)。并非所有肿瘤类型对免疫检查点阻断都有同样的反应,原因尚不清楚。新兴研究表明,在许多情况下,将附加免疫疗法或其他方式加入免疫检查点阻断的联合治疗手段似乎导致 ORR 更高。然而在大多数情况下,联合治疗优于单一治疗的优势仍有待证实。Chen 和 Mellman 等介绍了癌症免疫周期的概念,该周期描述了免疫系统如何识别和根除癌细胞的相互作用和过程[7]。为了确保有效的抗肿瘤活性,一系列递进的事件包括癌细胞抗原的释放、抗原呈递、引发和激活、T 细胞向肿瘤的运输、T 细胞浸润到肿瘤、T 细胞识别癌细胞和杀死癌细胞等,必须引发并适当加强。这种癌症免疫周期假说提供了潜在的干预机会,并提供了由多种免疫疗法组成的联合治疗的理论基础,以改善临床反应[8]。此外,正在考虑其他几种联合治疗方法,包括化疗、抗血管生成疗法和激素疗法[5,9,10]。在本章中,我们回顾了一些潜在和已发现的生物标志物,它们可用作预后指标或作为将从这些免疫检查点抑制剂中获益的患者的标志。因此,近年来关于免疫检查点抑制剂的疗法的重大研究已经巩固了转化生物标志物的科学地位,筛选特定的可以获益的患者群体给予迅速、合理的新的临床治疗

方案。

用于抗蛋白 4(CTLA-4)的生物标志物

CTLA-4 是一种可以下调免疫应答的免疫检查点。CTLA-4 在 T 细胞活化过程中主要是在癌症免疫周期的早期发挥作用，并增强调节性 T 细胞(Treg 细胞)的免疫抑制活性[11,12]。与通常被认为调节炎症环境中抗原刺激过的效应细胞的 PD-1 或 PDL-1 相反,CTLA-4 参与启动并调节初始和记忆 T 细胞的早期活化[13]。ipilimumab 是 FDA 批准的第一种免疫检查点阻断剂,是一种针对 CTLA-4 的人源化单克隆抗体,适用于晚期黑色素瘤。然而单药 ipilimumab 的缓解率仅有 10%,并且带来数种机体相关的毒副反应。与 ipilimumab 相关的常见严重毒性反应有皮炎、小肠结肠炎、内分泌疾病、肝脏异常和葡萄膜炎[15]。因此,有必要确定一种生物标志物,使其可用于筛选更可能从这种有毒性的疗法中获益的患者。

一些血清生物标志物, 如乳酸脱氢酶(LDH)、C-反应蛋白(CRP)、血管内皮生长因子(VEGF)和可溶性 CD25(sCD25),已被证明与晚期黑色素瘤患者的 ipilimumab 治疗有关[16-19]。LDH 和 VEGF 的较高基线水平与转移性黑色素瘤患者的 ipilimumab 治疗反应降低相关。然而随后 LDH、CRP 和 T_{regs} 的减少及 ipilimumab 治疗后绝对淋巴细胞计数的增加与改善的总体存活(OS)和疾病控制率显著相关。sCD25 充当细胞白介素 2(IL-2)的诱饵受体。虽然重组 IL-2 可提高 ipilimumab 的疗效,但 sCD25 可抑制 ipilimumab 的抗癌作用,而高水平的基线 sCD25 似乎可赋予 ipilimumab 耐药性[16]。然而这些大多数研究是小型回顾性数据研究,目前尚未进行支持这些生物标志物的常规使用的确认性临床试验,以用来筛选应接受 ipilimumab 的患者。

鉴于 ipilimumab 通过激活和增加 T 细胞增殖发挥其抗肿瘤活性,治疗后的血液中绝对淋巴细胞计数(ALC)的连续测量也被作为 ipilimumab 的药代动力学生物标志物进行了研究[20,21]。用 ipilimumab 治疗后, 第 7 周 ALC≥1000/μL 或第

12 周 ALC 从基线增加与 OS 改善相关[18,22,23]。除了可以是异质的淋巴细胞的简单绝对计数之外, CD4+ICOS+T 细胞(活化的 T 亚细胞群)已被作为药效学标志物用于跟踪 ipilimumab 治疗后的免疫应答。4 项独立研究表明,ipilimumab 治疗后 12 周内 CD4+ICOS+T 细胞增加的患者在 OS 方面显著改善[24-28]。这个一致性的发现很有趣,因为 ICOS(诱导型 T 细胞共刺激)共刺激与 Th2 免疫应答有关,这暗示抗体可能参与 CTLA-4 阻断的临床活动[29]。

由于 T 细胞识别为宿主主要组织相容性复合物分子呈递的加工肽,因此,把癌症中的突变产生的可被 T 细胞识别的独特肽称为突变的新抗原[30]。这些肿瘤抗原的抗原性可能影响蛋白质的功能,并且没有功能作用的突变仍然可以产生足够的免疫应答,尽管基于抗原丢失的免疫逃逸的可能性仍然是存在的。然而肿瘤中更大的突变负荷可能潜在地产生更多的肿瘤抗原,这将导致更大的现有肿瘤特异性 T 细胞库,并且抗原丢失的变体逃逸机会更少。鉴于免疫检查点阻断剂通过释放这些先前存在的肿瘤特异性 T 细胞发挥其活性的事实,最初假设具有较高突变负荷的肿瘤对这种形式的治疗反应更好[30]。基于 ipilimumab 的早期研究结果证实了这一假设,ipilimumab 在具有最高突变负荷的肿瘤即黑色素瘤中具有活性。在 ipilimumab 的两项肿瘤研究中, 与无应答的患者相比, 对 ipilimumab 有反应的患者的肿瘤中位突变负荷具有统计学意义。然而似乎没有明显的临界值可用于鉴别不能从 ipilimumab 治疗中获益的患者[31,32]。无法建立临界值可能反映了重要的变异,如 HLA 等位基因变异和推定的肿瘤抗原的免疫原性,这两者都可能限制突变负荷作为反应指标的效用[33]。

尽管进行了多年的试验和回顾性研究,但迄今为止,FDA 尚未批准任何伴随诊断试验,以确定更有可能从 ipilimumab 中获益的患者。因此, 应设计和实施对接受治疗的患者的其他转化研究,以帮助识别最可能有反应的患者。

用于抗 PD-1 或 PDL-1 疗法的生物标志物

程序性细胞死亡蛋白 1 或 PD-1（也称为 PDCD1）及其配体 PD-1 配体 1 或 PDL-1（也称为 B7-H1），是在肿瘤微环境下下调 T 细胞抗肿瘤作用的关键免疫检查点[34,35]。PDL-1 参与 PD-1 并抑制 T 细胞的增殖和细胞因子产生[36]。几项临床前研究表明，抑制 PD-1 或 PDL-1 相互作用可增强 T 细胞反应并增强其抗肿瘤活性[34,37,38]。抗 PD-1 或 PDL-1 的潜在转化生物标志物可分为免疫相关的或基因组相关的生物标志物[39]。

免疫相关的生物标志物

PD-1 和 PDL-1 免疫检查点阻断剂主要通过增强预先形成的宿主免疫应答的抗肿瘤活性来发挥其活性[40]。因此，抗 PD-1 或 PDL-1 治疗之前，在基线处肿瘤中预先存在的免疫浸润量是待研究的第一个转化生物标志物候选者之一。在黑色素瘤中，已经证明数量更多的预先存在的 CD8+ T 细胞，特别是在侵袭性肿瘤边缘，与用抗 PD-1 疗法（帕姆单抗）治疗的患者的肿瘤消退相关[40]。比较有效者和无效者，治疗有效的患者在侵袭性肿瘤边缘具有明显数量更高的 CD8+、PD-1+ 和 PDL-1+ 细胞，以及更多克隆 T 细胞抗原受体库。此外，有效治疗的患者在肿瘤内部和侵入性边缘处的 CD8+ T 细胞明显增加。与此相似，在一项关于黑色素瘤中的帕姆单抗和实体瘤中的纳武单抗的 I 期研究中，观察到类似的现象，其中抗 PD-1 治疗后的 CD8+ T 细胞浸润增加与肿瘤消退有关[41,42]。

另一种受到极大关注的免疫相关生物标志物是与肿瘤细胞相关的 PDL-1 基因表达。PDL-1 在肿瘤微环境中存在广泛的基因表达，不仅在肿瘤细胞上，而且在免疫细胞亚群中，特别是巨噬细胞，树突细胞和活化的 T、B 和 NK 细胞，以及其他非恶性细胞，包括在炎症微环境中下调宿主免疫应答的生理过程的一部分内皮细胞[43-45]。PDL-1 基因表达分布随肿瘤类型而不同。在某些类型的癌症中，PDL-1 在肿瘤细胞和免疫浸润细胞上有基因表达。这些类型的癌症包括头颈部鳞状细胞癌（SCCHN）、黑色素瘤、乳腺癌和肾细胞癌[46-50]。然而在其他形式的癌症中，如结直肠癌（CRC）和胃癌中，PDL-1 几乎仅在免疫浸润细胞上有基因表达，很少在肿瘤细胞上有基因表达[51,52]。

在一项纳入 39 名晚期实体恶性肿瘤患者的纳武单抗（一种抗 PD-1 抗体）的 I 期试验中，9 名患者的活检样本可通过免疫组织化学方法进行 PDL-1 评估。在这 9 名患者中，4 名患有 PDL-1 膜性基因表达的患者中有 3 名对纳武单抗有反应。在没有 PDL-1 基因表达的其他 5 名患者中未观察到客观缓解[42]。随后，在更大样本的纳武单抗试验中观察到类似的现象，这表明 PDL-1 阴性肿瘤患者没有客观缓解。相比之下，与整体研究人群相比，PDL-1 基因表达 ≥5% 的肿瘤细胞患者的反应可能性是其两倍[39,53]。虽然 PDL-1 基因表达可用于鉴定更有可能对抗 PD-1 治疗有反应的患者，但随后的研究表明，在一些 PDL-1 阴性肿瘤患者中，仍可观察到客观缓解[54]。在多项抗 PD-1 试验的分析中，在各种实体恶性肿瘤的 15 项试验中，抗 PD-1 治疗的平均 ORR 约为 29%。在 PDL-1 阳性肿瘤患者中，ORR 为 48%，而在 PDL-1 阴性肿瘤患者中 ORR 为 15%[55]。这些研究表明，PDL-1 阴性不能用于排除抗 PD-1 疗法的患者，而是用于更有可能从该疗法中受益的患者。

值得注意的是，虽然 PD-1 是抗 PD-1 治疗的实际靶点，但 PD-1 的表达似乎不提供任何额外的预测价值[50]。Tumeh 等表明，与单一标志物相比，更复杂的参数，如 PD-1+ 细胞与 PDL-1+ 细胞的紧密接近度，Ki67 和 CD8 染色体测定的 CD8+ T 细胞增殖，以及 IFNγ 信号传导的标志物，提供了更好的预测价值[40]。

使用 PDL-1 基因表达作为抗 PD-1 或 PDL-1 疗法的生物标志物存在若干技术困难和限制。首先，PDL-1 的基因表达在随时间和（或）从每名患者的不同解剖部位收集的多个肿瘤活组织检查中是可变的[39]。该变量表达代表了基于单个活检肿瘤标本开发 PDL-1IHC 作为绝对生物标志物的潜在缺陷。经过多个临床试验中的多样化治疗周期后收集用于评估 PDL-1 表达的肿瘤，一些试验使用了在治疗开始前收集的肿瘤，一些试验使用了初始诊断时的肿瘤。在初始诊断后收集的肿瘤（可能在治疗开始前数月或数年）可能未反映治疗时的 PDL-1 状态。此外，PDL-1 的基因表达在肿瘤内不均匀。在小芯针穿刺活检标本中，可能遗漏 PDL-1 的病灶性表达，导致假阴性结果[56]。

基因组相关的生物标志物

迄今为止，没有显示特定的致癌突变与用抗 PD-1 或 PDL-1 疗法作为独立变量治疗的患者的结果相关。然而已经显示几种异常的致癌驱动因子和信号传导途径与 PDL-1 基因表达相关。已显示导致 PI3K-AKT 途径的组成型活化的 PTEN 突变与胶质瘤细胞中更高的 PDL-1 基因表达相关[57]。在组成型 ALK 信号传导激活中观察到类似的情况，发现其通过在某些淋巴瘤和肺癌中激活 STAT3 而增加 PDL-1 基因表达[58]。此外，在一组肺腺癌中，与野生型肿瘤相比，KRAS 突变与 PDL-1 基因表达增加和炎症密度相关[59]。然而在具有突变型 EGFR 的非小细胞肺癌（NSCLC）和具有野生型 EGFR 的肿瘤中，PDL-1 基因表达似乎没有明显差异[60]。此外，在黑色素瘤中，先前的一项研究也表明，BRAF-V600E 突变与野生型肿瘤之间 PDL-1 表达无明显差异[61]。与这一发现一致，BRAF-V600E 突变和 BRAF 野生型肿瘤患者对抗 PD-1 治疗的反应相似[6,62]。

鉴于编码 PDL-1 和另一种 PD-1 配体 PDL-2 的基因位于 9p24.1 基因座上，9p24.1 基因座的易位或扩增也已显示肿瘤表面 PDL-1 和 PDL-2 表达的增加。在几种肿瘤类型中观察到 9p24.1 的扩增，包括霍奇金淋巴瘤[63,64]、壁细胞淋巴瘤[65]、胃癌[66]和乳腺癌[67]。高达 97% 的经典霍奇金淋巴瘤具有 PDL-1 和 PDL-2 基因座的改变：多体性、拷贝数增加或导致 PDL-1 过表达的扩增。此外，与已知的病毒引起的 PD-1 或 PDL-1 途径上调的能力一致，在霍奇金淋巴瘤中常见的 Epstein-Barr 病毒感染也有助于 PDL-1 的过表达。由于这两种机制，大部分经典霍奇金淋巴瘤的 PDL-1 表达增加[68]。与这些研究结果相对应，对 23 名复发或难治性霍奇金淋巴瘤患者进行了纳武单抗的初步 I 期研究，其中大部分在自体干细胞移植和本妥昔单抗治疗后进展，ORR 较明显，为 87%，其中 17% 为完全缓解，70% 为部分缓解，13% 为疾病稳定[63,64]。随后，在自体干细胞移植和本妥昔单抗治疗失败的 80 名经典霍奇金淋巴瘤患者的纳武单抗多中心单臂 II 期试验中观察到类似情况。然而纳入的患者并不需要检测 Reed-Sternberg 细胞上的 PD-L1 表达程度，亦不需要考虑 PD-L1 表达状态。在 66.3% 的患者中观察到 ORR，完全缓解为 9%，部分缓解为 58%，疾病稳定为 23%[69]。基于这些确定性的结果，FDA 加速批准纳武单抗用于治疗霍奇金病患者。

与 ipilimumab 的报道相似，突变负荷是另一个被发现与抗 PD-1 或 PDL-1 疗法的临床反应相关的关键因素。抗 PD-1 的早期研究表明，这些药物似乎对具有最高中位突变负荷的所有癌症具有活性，即黑色素瘤、NSCLC、SCCHN、膀胱癌和胃癌。这些癌症类型中抗 PD-1 的 ORR 均超过 15%[53,70,71]。相反，ORR 在具有低突变负荷的癌症中相对较低，如前列腺癌和胰腺癌。在一项接受帕姆单抗治疗的肺癌患者的小型研究中，较高的突变负荷与改善对这种药物的反应相关[72]。然而与 ipilimumab 观察到的非常相似，对于可用于患者需求的实际突变的数量没有明确的临界值。目前，除了突变的数量之外，有几种计算方法可用于预测潜在的新抗原的数量。然而迄今为止，这些算法仍然非常不完善，并且目前不适合用于常规临床管理。

已经显示与较高突变负荷和对抗 PD-1 或 PDL-1 的更好反应相关的另一特定遗传子集是具有 DNA 错配修复（MMR）缺陷的肿瘤。经常发现 MMR 复合体中的基因在几种癌症中突变、缺失或表观遗传沉默，包括 CRC、胃癌、子宫内膜癌、壶腹癌、十二指肠癌和前列腺癌。MMR 缺陷型基因型占所有实体瘤的约 4%，可通过检测微卫星不稳定性（MSI）或 MMR 蛋白的免疫组织化学染色来判断[39]。与 MMR 健全的肿瘤相比,这些具有 MMR 缺陷的肿瘤的突变负荷增加 10~100 倍。此外,具有 MSI 的结肠癌表现出预测对抗 PD-1 或 PDL-1 疗法的敏感性的若干其他特征。这些特征包括高 CD8⁺ T 细胞浸润,具有 Th1 表型的 CD4⁺ T 细胞,高水平的 PD-1、PDL-1、CTLA-4,淋巴细胞活化基因(LAG3)和 IFNγ 诱导型免疫抑制代谢酶(IDO1)[51,73]。尽管 CRC 患者的反应率普遍较低,但有 1 名 CRC 患者在纳武单抗的 I 期试验中具有持久的完全缓解[42]。随后,对该患者肿瘤进行分析,证实为 MSIhi 表型[74]。这一发现在含有 MMR 缺陷的肿瘤患者的帕姆单抗 II 期临床试验中得到了证实。在该试验中,招募了患有 MMR 缺陷型和 MMR 健全型的 CRC 患者。MMR 缺陷型 CRC 的 ORR 为40%,而 MMR 健全型 CRC 的 ORR 为 0%。在另一组 MMR 缺陷的非 CRC 患者中也观察到类似的高缓解率,ORR 为 71%[60]。

除了体细胞突变外,致癌病毒在癌症基因组中的整合代表了另一种可以产生新抗原的遗传改变形式。有几种由病毒驱动的人类癌症,即人类疱疹病毒、人乳头瘤病毒、默克尔细胞多瘤病毒(MCPyV)、人 T 淋巴细胞病毒 1(HTLV-1)、卡波西肉瘤相关疱疹病毒(KSHV)、乙型肝炎和丙型肝炎病毒。早期研究表明,这些病毒相关癌症可能对抗 PD-1 或 PDL-1 疗法具有高反应率。大约 80% 的默克尔细胞癌与 MCPyV 感染有关,而默克尔细胞癌患者通常会产生 MCPyV T 抗原特异性 T 细胞和抗体[75,76]。在该组患者的帕姆单抗 II 期试验中,观察到高达 56% 的 ORR,这可能表明潜伏的 MCPyV 特异性免疫效应物的激活[77]。在肝细胞癌中,也观察到类似情况,其中在丙型肝炎感染的患者中的 ORR 为 36%,而未感染的患者为 15%[78]。

在临床使用中批准的抗 PD-1 或 PDL-1 阻断剂和生物标志物

自 2014 年以来,FDA 批准了及正在考虑几种针对该特定途径的药物。目前,FDA 批准了 3 种 PD-1-PDL-1 靶向药物,即帕姆单抗、纳武单抗和阿特珠单抗。目前正在临床开发针对该特定途径的多种其他药剂。目前正在临床开发中的靶向 PD-1 药物(包括 pidilizumab、AMP-224 和 AMP-514),以及靶向配体 PDL-1 的药剂(包括 BMS-936559、durvalumab 和 avelumab)[79]。

帕姆单抗是一种针对 PD-1 的人源化单克隆 IgG4 抗体,是 FDA 批准的第一种 PD-1 或 PDL-1 靶向药物,于 2014 年 9 月获得批准。帕姆单抗目前适用于不可切除或转移性 PD-L1 表达阳性黑色素瘤的治疗,或者用于转移性 NSCLC 的初始治疗或经 ipilimumab 或 BRAF 抑制剂治疗失败的后续治疗,以及适用于先前以铂类药物为基础的化疗时或化疗后出现进展的复发性或转移性头颈部鳞状细胞肿瘤[80-83]。

与帕姆单抗相似,纳武单抗是针对 PD-1 的人源化单克隆 IgG4 抗体。纳武单抗目前适用于单药一线治疗 BRAFV600E 野生型不可切除或转移性的黑色素瘤,经过含铂方案化疗后进展的转移性 NSCLC,经抗血管生成治疗失败的肾细胞癌[84],经自体造血干细胞移植及本妥昔单抗治疗后复发的霍奇金淋巴瘤,以及接受含铂类方案化疗后复发或进展的颈部鳞状细胞癌[64,84-89]。此外,在具有 BRAF 野生型的不可切除或转移性黑色素瘤患者中,纳武单抗也与帕姆单抗联合使用[90,91]。与帕姆单抗和纳武单抗相反,阿特朱单抗是针对 PDL-1 的人源化单克隆 IgG1 抗体。阿特朱单抗适用于经含铂类化疗方案治疗失败的局部晚期或转移性尿路上皮癌[92]和转移性 NSCLC 的患者[93]。

目前,两种已发现的生物标志物正在临床中使用,它们是 NSCLC 中帕姆单抗的 PDL-1 IHC 22C3 pharmDx 测定和非鳞状 NSCLC 与黑色素瘤中纳武单抗的 PDL-1 IHC 28-8 pharmDx 测定。在 NSCLC 中批准帕姆单抗后,FDA 同时还批准了伴随诊断测试 PDL-1 IHC 22C3 pharmDx 测定,以指导患者选择。PDL-1 IHC 22C3 pharmDx 是一种定性免疫组织化学分析,在福尔马林固定基中使用小鼠单克隆抗 PDL-1 克隆 22C3,用石蜡包埋样本。肿瘤比例评分(TPS)用于确定 PDL-1 的表达水平。TPS≥1% 即为 PDL-

表 1.1　获批准的在临床使用的抗 PD-1 或 PDL-1 阻断剂的生物标志物

含量测定	药剂	疾病的设定	截止值	参考文献
PDL-1 IHC 22C3 PharmDx 测定	PDL-1 IHC 22C3 PharmDx 测定	无 EGFR 或 ALK 突变患者的一线选择	TPS≥50%	[82]
		非小细胞肺癌患者的二线以上选择	TPS≥1%	[60]
PDL1 IHC 28-8 PharmDx 测定	纳武单抗	非鳞状细胞癌非小细胞肺癌患者的预后判断	TPS≥1%	[89]

1 阳性,TPS≥50% 即为 TPS 高表达。目前,帕姆单抗在转移性 NSCLC 中有两个适应证,其一为 EGFR 和 ALK 突变阴性,并高表达 PDL-1(TPS≥50%)的患者的一线治疗。该适应证的批准基于一项有关纳武单抗应用于非小细胞鳞癌及非鳞癌的 Ⅱ 期临床研究,其结果显示 PDL-1≥50% 的患者的 ORR、PFS、OS 均有显著提高。第二个适应证为经含铂类方案化疗后进展的 NSCLC 的二线及以后的治疗。在该适应证中,TPS 的临界值被定为≥1%,明显低于第一个适应证的≥50%。这可能是因为对铂类耐药的患者具有对免疫检查点抑制剂更高的敏感性。相反,用于 NSCLC 和黑色素瘤中纳武单抗的 PDL-1 IHC 28-8 pharmDx 被批准作为补充伴随诊断测试,而不是用于患者选择的所需测试。在纳武单抗的两项 Ⅲ 期试验中,使用 PDL-1 IHC 28-8 pharmDx 检测的肿瘤表达 PDL-1 ≥1% 的 NSCLC 患者的 OS 有改善,但仅在非鳞状 NSCLC 组中[88,89]。表 1.1 总结了目前临床使用的这些测定。

结论

免疫疗法,特别是免疫检查点阻断,代表了癌症治疗的革命性转变。通过增强内源性宿主免疫应答,而不是特异性靶向肿瘤细胞固有的特定异常信号传导途径,已经证明这种形式的治疗在多种肿瘤类型中是有效的。尽管如此,对免疫疗法的反应并不普遍,需要特定的转化生物标志物来鉴定更有可能从这种疗法中受益的患者。迄今为止,只有两种 PDL-1 免疫组织化学分析方法获得 FDA 批准,目前正在临床使用。然而随着我们对免疫系统和肿瘤微环境之间相互作用的理解的深入,将出现新的基于机体的生物标志物和联合疗法,以改善患者对这种治疗形式的选择。

参考文献

1. Virchov R. Cellular pathology as based upon physiological and pathological histology. Philadelphia: J. B. Lippincott; 1863.
2. Schreiber RD, Old LJ, Smyth MJ. Cancer immunoediting: integrating immunity's roles in cancer suppression and promotion. Science. 2011;331(6024):1565-70.
3. Motz GT, Coukos G. Deciphering and reversing tumor immune suppression. Immunity. 2013;39(1):61-73.
4. Gettinger SN, Horn L, Gandhi L, Spigel DR, Antonia SJ, Rizvi NA, et al. Overall survival and long-term safety of nivolumab (anti-programmed death 1 antibody, BMS-93 6558, ONO-4538) in patients with previously treated advanced non-small-cell lung cancer. J Clin Oncol. 2015;33(18):2004-12.
5. Sharma P, Allison JP. The future of immune checkpoint therapy. Science. 2015;348(6230):56-61.
6. Weber JS, D'Angelo SP, Minor D, Hodi FS, Gutzmer R, Neyns B, et al. Nivolumab versus chemotherapy in patients with advanced melanoma who progressed after anti-CTLA-4 treatment (CheckMate 037): a randomised, controlled, open-label, phase 3 trial. Lancet Oncol. 2015;16(4):375-84.
7. Chen DS, Mellman I. Oncology meets immunology: the cancer-immunity cycle. Immunity. 2013;39(1):1-10.
8. Mahoney KM, Rennert PD, Freeman GJ. Combination cancer immunotherapy and new immunomodulatory targets. Nat Rev Drug Discov. 2015;14(8):561-84.
9. Sharma P, Allison JP. Immune checkpoint targeting in cancer therapy: toward combination strategies with curative potential. Cell. 2015;161(2):205-14.
10. Minn AJ, Wherry EJ. Combination Cancer therapies with immune checkpoint blockade: convergence on interferon signaling. Cell. 2016;165(2):272-5.
11. Chen L, Flies DB. Molecular mechanisms of T cell co-stimulation and co-inhibition. Nat Rev Immunol. 2013; 13(4):227-42.
12. Walker LS. Treg and CTLA-4: two intertwining pathways to immune tolerance. J Autoimmun. 2013; 45:49-57.
13. Topalian SL, Drake CG, Pardoll DM. Targeting the PD-1/B7-H1(PD-L1) pathway to activate anti-tumor immunity. Curr Opin Immunol. 2012;24(2):207-12.
14. Hodi FS, O'Day SJ, McDermott DF, Weber RW, Sosman

in patients with metastatic melanoma. N Engl J Med. 2010;363(8):711–23.

15. Fecher LA, Agarwala SS, Hodi FS, Weber JS. Ipilimumab and its toxicities: a multidisciplinary approach. Oncologist. 2013;18(6):733–43.

16. Hannani D, Vetizou M, Enot D, Rusakiewicz S, Chaput N, Klatzmann D, et al. Anticancer immunotherapy by CTLA-4 blockade: obligatory contribution of IL-2 receptors and negative prognostic impact of soluble CD25. Cell Res. 2015;25(2):208–24.

17. Yuan J, Zhou J, Dong Z, Tandon S, Kuk D, Panageas KS, et al. Pretreatment serum VEGF is associated with clinical response and overall survival in advanced mela-noma patients treated with ipilimumab. Cancer Immunol Res. 2014;2(2):127–32.

18. Simeone E, Gentilcore G, Giannarelli D, Grimaldi AM, Caraco C, Curvietto M, et al. Immunological and biological changes during ipilimumab treatment and their potential correlation with clinical response and survival in patients with advanced melanoma. Cancer Immunol Immunother. 2014;63(7):675–83.

19. Kelderman S, Heemskerk B, van Tinteren H, van den Brom RR, Hospers GA, van den Eertwegh AJ, et al. Lactate dehydrogenase as a selection criterion for ipilim-umab treatment in metastatic melanoma. Cancer Immunol Immunother. 2014;63(5):449–58.

20. Wolchok JD, Neyns B, Linette G, Negrier S, Lutzky J, Thomas L, et al. Ipilimumab monotherapy in patients with pretreated advanced melanoma: a randomised, double-blind, multicentre, phase 2, dose-ranging study. Lancet Oncol. 2010;11(2):155–64.

21. Santegoets SJ, Stam AG, Lougheed SM, Gall H, Scholten PE, Reijm M, et al. T cell profiling reveals high CD4 + CTLA-4 + T cell frequency as dominant predictor for survival after prostate GVAX/ipilimumab treatment. Cancer Immunol Immunother. 2013;62(2):245–56.

22. Ku GY, Yuan J, Page DB, Schroeder SE, Panageas KS, Carvajal RD, et al. Single-institution experience with ipi-limumab in advanced melanoma patients in the com-passionate use setting: lymphocyte count after 2 doses correlates with survival. Cancer. 2010;116(7):1767–75.

23. Wilgenhof S, Du Four S, Vandenbroucke F, Everaert H, Salmon I, Lienard D, et al. Single-center experience with ipilimumab in an expanded access program for patients with pretreated advanced melanoma. J Immunother. 2013;36(3):215–22.

24. Liakou CI, Kamat A, Tang DN, Chen H, Sun J, Troncoso P, et al. CTLA-4 blockade increases IFNgamma-producing CD4 + ICOShi cells to shift the ratio of effector to regulatory T cells in cancer patients. Proc Natl Acad Sci U S A. 2008;105(39):14987–92.

25. Calabro L, Maio M. Immune checkpoint blockade in malignant mesothelioma: a novel therapeutic strategy against a deadly disease? Oncoimmunology. 2014;3(1):e27482.

26. Hodi FS, Lee S, McDermott DF, Rao UN, Butterfield LH, Tarhini AA, et al. Ipilimumab plus sargramostim vs ipilimumab alone for treatment of metastatic melanoma: a randomized clinical trial. JAMA. 2014;312(17): 1744–53.

27. Carthon BC, Wolchok JD, Yuan J, Kamat A, Ng Tang DS, Sun J, et al. Preoperative CTLA-4 blockade: tolerability and immune monitoring in the setting of a presurgical clinical trial. Clin Cancer Res. 2010;16(10):2861–71.

28. Chen H, Liakou CI, Kamat A, Pettaway C, Ward JF, Tang DN, et al. Anti-CTLA-4 therapy results in higher CD4 + ICOShi T cell frequency and IFN-gamma levels in both nonmalignant and malignant prostate tissues. Proc Natl Acad Sci U S A. 2009;106(8):2729–34.

29. Riley JL, June CH. The CD28 family: a T-cell rheostat for therapeutic control of T-cell activation. Blood. 2005;105(1):13–21.

30. Schumacher TN, Schreiber RD. Neoantigens in cancer immunotherapy. Science. 2015;348(6230):69–74.

31. Snyder A, Makarov V, Merghoub T, Yuan J, Zaretsky JM, Desrichard A, et al. Genetic basis for clinical response to CTLA-4 blockade in melanoma. N Engl J Med. 2014;371(23):2189–99.

32. Van Allen EM, Miao D, Schilling B, Shukla SA, Blank C, Zimmer L, et al. Genomic correlates of response to CTLA-4 blockade in metastatic melanoma. Science. 2015;350(6257):207–11.

33. Schumacher TN, Hacohen N. Neoantigens encoded in the cancer genome. Curr Opin Immunol. 2016;41:98–103.

34. Blank C, Brown I, Peterson AC, Spiotto M, Iwai Y, Honjo T, et al. PD-L1/B7H-1 inhibits the effector phase of tumor rejection by T cell receptor (TCR) transgenic CD8+ T cells. Cancer Res. 2004;64(3):1140–5.

35. Okazaki T, Honjo T. The PD-1-PD-L pathway in immu-nological tolerance. Trends Immunol. 2006;27(4):195–201.

36. Freeman GJ, Long AJ, Iwai Y, Bourque K, Chernova T, Nishimura H, et al. Engagement of the PD-1 immunoin-hibitory receptor by a novel B7 family member leads to negative regulation of lymphocyte activation. J Exp Med. 2000;192(7):1027–34.

37. Iwai Y, Ishida M, Tanaka Y, Okazaki T, Honjo T, Minato N. Involvement of PD-L1 on tumor cells in the escape from host immune system and tumor immunotherapy by PD-L1 blockade. Proc Natl Acad Sci U S A. 2002;99(19):12293–7.

38. Hirano F, Kaneko K, Tamura H, Dong H, Wang S, Ichikawa M, et al. Blockade of B7-H1 and PD-1 by monoclonal antibodies potentiates cancer therapeutic immunity. Cancer Res. 2005;65(3):1089–96.

39. Topalian SL, Taube JM, Anders RA, Pardoll DM. Mechanism-driven biomarkers to guide immune check-point blockade in cancer therapy. Nat Rev Cancer. 2016;16(5):275–87.

40. Tumeh PC, Harview CL, Yearley JH, Shintaku IP, Taylor EJ, Robert L, et al. PD-1 blockade induces responses by inhibiting adaptive immune resistance. Nature.

2014;515(7528):568–71.

41. Hamid O, Robert C, Daud A, Hodi FS, Hwu WJ, Kefford R, et al. Safety and tumor responses with lambrolizumab (anti-PD-1) in melanoma. N Engl J Med. 2013;369(2): 134–44.

42. Brahmer JR, Drake CG, Wollner I, Powderly JD, Picus J, Sharfman WH, et al. Phase I study of single-agent anti-programmed death-1 (MDX-1106) in refractory solid tumors: safety, clinical activity, pharmacodynamics, and immunologic correlates. J Clin Oncol. 2010;28(19): 3167–75.

43. Dong H, Zhu G, Tamada K, Chen L. B7-H1, a third member of the B7 family, co-stimulates T-cell proliferation and interleukin-10 secretion. Nat Med. 1999;5(1 2):1365–9.

44. Dong H, Strome SE, Salomao DR, Tamura H, Hirano F, Flies DB, et al. Tumor-associated B7-H1 promotes T-cell apoptosis: a potential mechanism of immune evasion. Nat Med. 2002;8(8):793–800.

45. Curiel TJ, Wei S, Dong H, Alvarez X, Cheng P, Mottram P, et al. Blockade of B7-H1 improves myeloid dendritic cell-mediated antitumor immunity. Nat Med. 2003;9(5): 562–7.

46. Taube JM, Anders RA, Young GD, Xu H, Sharma R, McMiller TL, et al. Colocalization of inflammatory response with B7-H1 expression in human melanocytic lesions supports an adaptive resistance mechanism of immune escape. Sci Transl Med. 2012;4(127):127ra37.

47. Cimino-Mathews A, Thompson E, Taube JM, Ye X, Lu Y, Meeker A, et al. PD-L1 (B7-H1) expression and the immune tumor microenvironment in primary and metastatic breast carcinomas. Hum Pathol. 2016;47(1): 52–63.

48. Lyford-Pike S, Peng S, Young GD, Taube JM, Westra WH, Akpeng B, et al. Evidence for a role of the PD-1:PD-L1 pathway in immune resistance of HPV-associated head and neck squamous cell carcinoma. Cancer Res. 2013;73(6):1733–41.

49. Thompson RH, Kuntz SM, Leibovich BC, Dong H, Lohse CM, Webster WS, et al. Tumor B7-H1 is associated with poor prognosis in renal cell carcinoma patients with long-term follow-up. Cancer Res. 2006;66(7):3381–5.

50. Taube JM, Klein A, Brahmer JR, Xu H, Pan X, Kim JH, et al. Association of PD-1, PD-1 ligands, and other features of the tumor immune microenvironment with response to anti-PD-1 therapy. Clin Cancer Res. 2014;20(19):5064–74.

51. Llosa NJ, Cruise M, Tam A, Wicks EC, Hechenbleikner EM, Taube JM, et al. The vigorous immune microenvironment of microsatellite instable colon cancer is balanced by multiple counter-inhibitory checkpoints. Cancer Discov. 2015;5(1):43–51.

52. Thompson ED, Zahurak M, Murphy A, Cornish T, Cuka N, Abdelfatah E, et al. Patterns of PD-L1 expression and CD8 T cell infiltration in gastric adenocarcinomas and associated immune stroma. Gut. 2017;66(5):794–801.

53. Topalian SL, Hodi FS, Brahmer JR, Gettinger SN, Smith DC, McDermott DF, et al. Safety, activity, and immune correlates of anti-PD-1 antibody in cancer. N Engl J Med. 2012;366(26):2443–54.

54. Lipson EJ, Forde PM, Hammers HJ, Emens LA, Taube JM, Topalian SL. Antagonists of PD-1 and PD-L1 in cancer treatment. Semin Oncol. 2015;42(4):587–600.

55. Sunshine J, Taube JM. PD-1/PD-L1 inhibitors. Curr Opin Pharmacol. 2015;23:32–8.

56. Kitazono S, Fujiwara Y, Tsuta K, Utsumi H, Kanda S, Horinouchi H, et al. Reliability of small biopsy samples compared with resected specimens for the determination of programmed death-ligand 1 expression in non-small-cell lung cancer. Clin Lung Cancer. 2015;16(5): 385–90.

57. Parsa AT, Waldron JS, Panner A, Crane CA, Parney IF, Barry JJ, et al. Loss of tumor suppressor PTEN function increases B7-H1 expression and immunoresistance in glioma. Nat Med. 2007;13(1):84–8.

58. Marzec M, Zhang Q, Goradia A, Raghunath PN, Liu X, Paessler M, et al. Oncogenic kinase NPM/ALK induces through STAT3 expression of immunosuppressive protein CD274 (PD-L1, B7-H1). Proc Natl Acad Sci U S A. 2008;105(52):20852–7.

59. Skoulidis F, Byers LA, Diao L, Papadimitrakopoulou VA, Tong P, Izzo J, et al. Co-occurring genomic alterations define major subsets of KRAS-mutant lung adenocarcinoma with distinct biology, immune profiles, and therapeutic vulnerabilities. Cancer Discov. 2015;5(8):8 60–77.

60. Garon EB, Rizvi NA, Hui R, Leighl N, Balmanoukian AS, Eder JP, et al. Pembrolizumab for the treatment of non-small-cell lung cancer. N Engl J Med. 2015;372(2 1):2018–28.

61. Rodic N, Anders RA, Eshleman JR, Lin MT, Xu H, Kim JH, et al. PD-L1 expression in melanocytic lesions does not correlate with the BRAF V600E mutation. Cancer Immunol Res. 2015;3(2):110–5.

62. Larkin J, Lao CD, Urba WJ, McDermott DF, Horak C, Jiang J, et al. Efficacy and safety of nivolumab in patients with BRAF V600 mutant and BRAF wild-type advanced melanoma: a pooled analysis of 4 clinical trials. JAMA Oncol. 2015;1(4):433–40.

63. Green MR, Monti S, Rodig SJ, Juszczynski P, Currie T, O'Donnell E, et al. Integrative analysis reveals selective 9p24.1 amplification, increased PD-1 ligand expression, and further induction via JAK2 in nodular sclerosing Hodgkin lymphoma and primary mediastinal large B-cell lymphoma. Blood. 2010;116(17):3268–77.

64. Ansell SM, Lesokhin AM, Borrello I, Halwani A, Scott EC, Gutierrez M, et al. PD-1 blockade with nivolumab in relapsed or refractory Hodgkin's lymphoma. N Engl J Med. 2015;372(4):311–9.

65. Rubio-Moscardo F, Climent J, Siebert R, Piris MA, Martin-Subero JI, Nielander I, et al. Mantle-cell lymphoma genotypes identified with CGH to BAC microar-

rays define a leukemic subgroup of disease and predict patient outcome. Blood. 2005;105(11):4445–54.

66. Cancer Genome Atlas Research N. Comprehensive molecular characterization of gastric adenocarcinoma. Nature. 2014;513(7517):202–9.

67. Barrett MT, Anderson KS, Lenkiewicz E, Andreozzi M, Cunliffe HE, Klassen CL, et al. Genomic amplification of 9p24.1 targeting JAK2, PD-L1, and PD-L2 is enriched in high-risk triple negative breast cancer. Oncotarget. 2015;6(28):26483–93.

68. Chen BJ, Chapuy B, Ouyang J, Sun HH, Roemer MG, Xu ML, et al. PD-L1 expression is characteristic of a subset of aggressive B-cell lymphomas and virus-associated malignancies. Clin Cancer Res. 2013;19(13):3462–73.

69. Younes A, Santoro A, Shipp M, Zinzani PL, Timmerman JM, Ansell S, et al. Nivolumab for classical Hodgkin's lymphoma after failure of both autologous stem-cell transplantation and brentuximab vedotin: a multicentre, multicohort, single-arm phase 2 trial. Lancet Oncol. 2016;17(9):1283–94.

70. Herbst RS, Soria JC, Kowanetz M, Fine GD, Hamid O, Gordon MS, et al. Predictive correlates of response to the anti-PD-L1 antibody MPDL3280A in cancer patients. Nature. 2014;515(7528):563–7.

71. Brahmer JR, Tykodi SS, Chow LQ, Hwu WJ, Topalian SL, Hwu P, et al. Safety and activity of anti-PD-L1 antibody in patients with advanced cancer. N Engl J Med. 2012;366(26):2455–65.

72. Rizvi NA, Hellmann MD, Snyder A, Kvistborg P, Makarov V, Havel JJ, et al. Cancer immunology: mutational landscape determines sensitivity to PD-1 blockade in non-small cell lung cancer. Science. 2015;348(6230): 124–8.

73. Drescher KM, Sharma P, Watson P, Gatalica Z, Thibodeau SN, Lynch HT. Lymphocyte recruitment into the tumor site is altered in patients with MSI-H colon cancer. Fam Cancer. 2009;8(3):231–9.

74. Lipson EJ, Sharfman WH, Drake CG, Wollner I, Taube JM, Anders RA, et al. Durable cancer regression off-treatment and effective reinduction therapy with an anti-PD-1 antibody. Clin Cancer Res. 2013;19(2):462–8.

75. Iyer JG, Afanasiev OK, McClurkan C, Paulson K, Nagase K, Jing L, et al. Merkel cell polyomavirus-specific CD8(+) and CD4(+) T-cell responses identified in Merkel cell carcinomas and blood. Clin Cancer Res. 2011;17(21):6671–80.

76. Afanasiev OK, Yelistratova L, Miller N, Nagase K, Paulson K, Iyer JG, et al. Merkel polyomavirus-specific T cells fluctuate with merkel cell carcinoma burden and express therapeutically targetable PD-1 and Tim-3 exhaustion markers. Clin Cancer Res. 2013;19(19): 5351–60.

77. Nghiem PT, Bhatia S, Lipson EJ, Kudchadkar RR, Miller NJ, Annamalai L, et al. PD-1 Blockade with pembrolizumab in advanced Merkel-cell carcinoma. N Engl J Med. 2016;374(26):2542–52.

78. Kudo M. Immune checkpoint blockade in hepatocellular carcinoma. Liver Cancer. 2015;4(4):201–7.

79. Hamanishi J, Mandai M, Matsumura N, Abiko K, Baba T, Konishi I. PD-1/PD-L1 blockade in cancer treatment: perspectives and issues. Int J Clin Oncol. 2016;21(3): 462–73.

80. Robert C, Schachter J, Long GV, Arance A, Grob JJ, Mortier L, et al. Pembrolizumab versus ipilimumab in advanced melanoma. N Engl J Med. 2015;372(26): 2521–32.

81. Garon EB, Rizvi NA, Hui R, Leighl N, Balmanoukian AS, Eder JP, et al. Pembrolizumab for the treatment of non-small-cell lung cancer. N Engl J Med. 2015;372(21): 2018–28.

82. Reck M, Rodriguez-Abreu D, Robinson AG, Hui R, Csoszi T, Fulop A, et al. Pembrolizumab versus chemotherapy for PD-L1-positive non-small-cell lung cancer. N Engl J Med. 2016;375(19):1823–33.

83. Seiwert TY, Burtness B, Mehra R, Weiss J, Berger R, Eder JP et al. Safety and clinical activity of pembrolizumab for treatment of recurrent or metastatic squamous cell carcinoma of the head and neck (KEYNOTE-012): an open-label, multicentre, phase 1b trial. Lancet Oncol. 2016;17(7):956–65.

84. Motzer RJ, Escudier B, McDermott DF, George S, Hammers HJ, Srinivas S, et al. Nivolumab versus everolimus in advanced renal-cell carcinoma. N Engl J Med. 2015;373(19):1803–13.

85. Ferris RL, Blumenschein G, Jr., Fayette J, Guigay J, Colevas AD, Licitra L, et al. Nivolumab for recurrent squamous-cell carcinoma of the head and neck. N Engl J Med. 2016;375(19):1856–67.

86. Beaver JA, Theoret MR, Mushti S, He K, Libeg M, Goldberg K, et al. FDA Approval of nivolumab for the first-line treatment of patients with BRAFV600 wild-type unresectable or metastatic melanoma. Clin Cancer Res. 2017.

87. Robert C, Long GV, Brady B, Dutriaux C, Maio M, Mortier L, et al. Nivolumab in previously untreated melanoma without BRAF mutation. N Engl J Med. 2015;372(4):320–30.

88. Brahmer J, Reckamp KL, Baas P, Crino L, Eberhardt WE, Poddubskaya E, et al. Nivolumab versus docetaxel in advanced squamous-cell non-small-cell lung cancer. N Engl J Med. 2015;373(2):123–35.

89. Borghaei H, Paz-Ares L, Horn L, Spigel DR, Steins M, Ready NE, et al. Nivolumab versus docetaxel in advanced nonsquamous non-small-cell lung cancer. N Engl J Med. 2015;373(17):1627–39.

90. Wolchok JD, Kluger H, Callahan MK, Postow MA, Rizvi NA, Lesokhin AM, et al. Nivolumab plus ipilimumab in advanced melanoma. N Engl J Med. 2013;369(2): 122–33.

91. Postow MA, Chesney J, Pavlick AC, Robert C,

Grossmann K, McDermott D, et al. Nivolumab and ipilimumab versus ipilimumab in untreated melanoma. N Engl J Med. 2015;372(21):2006–17.

92. Balar AV, Galsky MD, Rosenberg JE, Powles T, Petrylak DP, Bellmunt J, et al. Atezolizumab as first-line treatment in cisplatin-ineligible patients with locally advanced and metastatic urothelial carcinoma: a single-arm, multicentre, phase 2 trial. Lancet. 2017;389(10064):67–76.

93. Rittmeyer A, Barlesi F, Waterkamp D, Park K, Ciardiello F, von Pawel J, et al. Atezolizumab versus docetaxel in patients with previously treated non-small-cell lung cancer (OAK): a phase 3, open-label, multicentre randomised controlled trial. Lancet. 2017;389(10066): 255–65.

微信扫码，添加本书
智 能 阅 读 助 手
帮助您提高本书阅读效率

第 2 章
单克隆抗体治疗

Elizabeth A. Mittendorf，*Sabitha Prabhakaran*

简介

单克隆抗体(mAb)治疗是治疗实体肿瘤及血液系统恶性肿瘤患者最重要及成功的治疗方案之一。这种治疗方式从 20 世纪 60 年代使用血清学技术观察肿瘤细胞抗原表达时开始[1]。这些抗原被认为是可以治疗的"靶点"。杂交瘤技术的发展始于 1975 年，小鼠对抗原上的特定表位免疫导致第一代小鼠获得表面抗原[2]。随后，研究出了使抗体人性化的方法，这种方法可以产生不被人体免疫系统识别为外来的单克隆抗体[3,4]。这是临床推广单克隆抗体关键的一步。在随后的几十年里，血清学、基因组学、蛋白质组学和生物信息学技术被用来识别大量的细胞表面抗原，这些抗原在肿瘤组织和正常组织中发生突变、过表达或选择性表达。与此同时，产生人体抗体的新技术也随之而来，包括使用转基因小鼠、噬菌体展示技术和创新工程抗体方法，大规模生产技术的发展使得单克隆抗体治疗从实验室过渡到临床的广泛应用成为可能[5-8]。

本章综述了单克隆抗体的作用机制、理想肿瘤抗原作为抗体靶点的特点、单克隆抗体治疗的临床发展及耐药机制。我们关注将参与癌细胞增殖和存活的抗原作为靶点的单克隆抗体。单克隆抗体激活或拮抗免疫途径的进展将在本书的后面内容中进行介绍。同样，单克隆抗体已经用于构建嵌合抗原受体 T 细胞是后面内容的重点。靶向肽主要组织相容性复合物的单克隆抗体称为 TCR 模拟物的发展也会在后面的内容中讲述。

作用机制

抗体由 B 细胞分泌，是适应性免疫系统的关键组成部分，具有高特异性的抗原识别能力。它们具有相似的基本结构单元，包括两个大的重链和两个小的轻链。这些结构单元被有秩序地分成两个不同的区域，Fab 可变区域能够识别并结合特定抗原，Fc 区域能够与特定 Fc 受体相互作用(图 2.1)。

抗体杀伤肿瘤细胞的机制大致可分为直接杀伤肿瘤细胞和免疫介导杀伤肿瘤细胞两大类。肿瘤细胞的直接杀伤可以通过与细胞表面受体结合并诱导细胞凋亡的激动性单克隆抗体来完成。此外，拮抗单克隆抗体可以结合细胞表面受体阻断二聚作用、激酶激活和下游信号。这反过来又会抑制细胞生长，诱导细胞凋亡，抑制细胞信号是单克隆抗体西妥昔单抗和曲妥珠单抗发挥作用的机制之一[9,10]。西妥昔单抗是一种靶向作用于表皮生长因子受体(EGFR)细胞外区域的单克隆抗体。它经美国食品和药物管理局(FDA)批准用于 KRAS 野生型、EGFR 表达转移性结直肠癌和复发或转移性头颈癌的治疗。批准应用于转移性结直肠癌是基于 CRYSTAL 试验中患者的肿瘤样本和两项支持研究的回顾性分析[11-13]。对于 KRAS 野生型肿瘤患者，在化疗中加入西妥昔单抗或最佳支持治疗提高了总生存期、无进展生存期及总体反应率。KRAS 突变肿瘤患者没有获益。最初批准西妥昔单抗应用于头颈部癌症基于对局部或区域晚期鳞状细胞癌患者联合放疗使用，或作为复发或转移性疾病患者的单一药物使用，这些患者对于之前的铂类治疗已经耐药。这项批准是基于放疗联合西妥昔单抗与单独放疗相比，西妥昔单抗的使用显著改善了患者的总生存期和局部疾病控制的持续时间[14]。随后，它被批准与铂类和氟尿嘧啶联合用于局部区域复发和(或)转移性疾病患者的一线治疗。这项批准是基于一项多中心研究的结果，该研究纳入了不适合通过手术或放疗治疗的转移性或局部复发的头颈癌患者[15]。在铂类药物联合氟尿嘧啶的治疗中加入西妥昔单抗可显著改善无进展生存率和总生存率[16]。

曲妥珠单抗是一种作用于 HER2 细胞外部的靶向单克隆抗体。1998 年，它获得了 FDA 的初步批准，用于治疗过度表达 HER2 蛋白的转移性乳腺癌。批准的依据是一项Ⅲ期试验的数据。该试验显示，在重症患者的新辅助化疗中添加曲妥珠单抗可以提高有效率及延长疾病进展时间[17]。目前曲妥珠单抗对于 HER2 阳性无论对于转移性乳腺癌还是在乳腺癌辅助和新辅助治疗中都被常规使用。

抗体的基本结构单位分为两个不同的区域，包括两个大的重链和两个小的由二硫键连接的轻链。Fab 可变区域(绿色)识别并结合特定抗原，Fc 区域(橙色)与特定 Fc 受体相互作用。

除了"裸"单克隆抗体的这些直接杀伤肿瘤细胞的作用机制外，抗体还可以与细胞毒性药物结合，将这些药物直接递送到肿瘤部位。第一

个获得 FDA 批准的抗体药物耦联物(ADC)是吉妥珠单抗奥唑米星，这是一种将细胞毒性药物卡利霉素与抗 CD33 抗体连接起来的抗体耦联药物。它在 2000 年被批准用于 60 岁以上CD33 阳性的急性髓系白血病患者的试验中。这基于一项单臂Ⅱ期试验，这个试验中显示患者的总有效率为 26%[18]。这种药物被正式批准的条件是完成随后的Ⅲ期临床试验。然而不幸的是,该项临床验证性研究结果为阴性，导致了 2010 年该药物没有被正式批准[19]。最近，将吉妥珠单抗奥唑米星添加到各种诱导方案中的其他随机研究结果表明，具有中间细胞遗传特征的急性髓系白血病患者的总生存期得到了提高，这项结果重新引起了人们对这种药物的兴趣[20-22]。

第二个获得监管批准的 ADC 是本妥昔单抗，它将抗 CD30 抗体与一种微管抑制剂单甲基auristain E 结合。本妥昔单抗被批准用于治疗复发或难治性霍奇金淋巴瘤患者，该研究基于一项单臂多中心研究，该研究纳入了自体干细胞移植后复发的患者的治疗方案[23]。本研究中，本妥昔单抗对复发或难治性霍奇金淋巴瘤患者的客观有效率为 75%，平均反应时间为 20.5 个月[23]。随后的一项随机Ⅲ期试验(AETHERA)显示，自体干细胞移植后使用本妥昔单抗可提高霍奇金淋巴瘤移植后有高危复发或疾病进展风险患者的无进展生存率[24]。该药批准应用于全身性间变大细胞淋巴瘤的是基于一项单臂Ⅱ期多

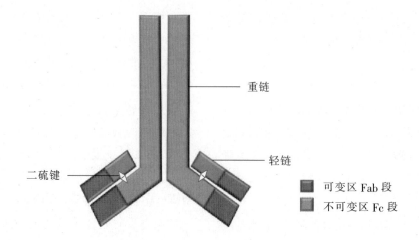

图 2.1　基本抗体结构。抗体的基本结构单位分为两个不同的区域，包括两个大的重链和两个小的由二硫键连接的轻链。Fab 可变区域(绿色)识别并结合特定抗原,Fc 区域(橙色)与特定 Fc 受体相互作用。(见彩插)

中心研究。该研究表明,对于既往接受多药化疗的 CD30 阳性的全身性间变大细胞淋巴瘤患者,其客观有效率为 86%[25]。

早期临床常规使用的 ADC 之一是曲妥珠单抗-emtansine 耦联物(T-DM1),它将曲妥珠单抗连接于 emtansine(DM1)。DM1 是一种高效微管

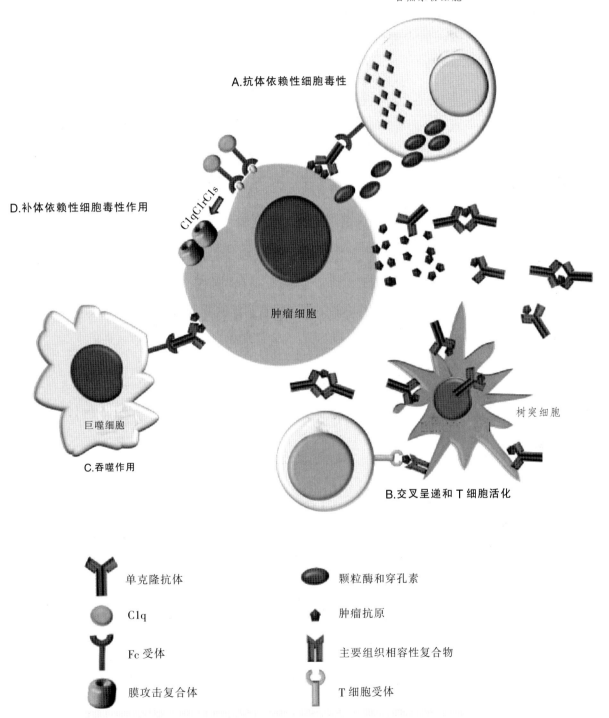

图 2.2 免疫介导的单克隆抗体作用机制。(A)抗体依赖性细胞毒性。免疫效应细胞(如自然杀伤细胞)表面的 Fc 受体与能与肿瘤细胞表面抗原相互作用的抗体 Fc 区结合,导致介导肿瘤细胞杀伤的颗粒酶和穿孔蛋白释放。(B)交叉呈递和 T 细胞活化。肿瘤细胞死亡释放的肿瘤抗原被单克隆抗体包裹,后被树突状细胞吸收,经过处理后呈递给 T 细胞。(C)吞噬作用。巨噬细胞通过 FcR 与单克隆抗体结合介导吞噬作用。(D)补体依赖性细胞毒性。C1q 补体蛋白能与肿瘤细胞表面抗原相互作用的抗体结合,触发补体级联反应。膜攻击复合物在细胞表面形成,导致细胞死亡。(见彩插)

聚合酶抑制剂。基于 EMILIA 临床试验的结果，T-DM1 被批准用于 HER2 阳性乳腺癌，该临床试验招募了仅对曲妥珠单抗耐药的晚期 HER2 阳性乳腺癌患者[22]。与 HER2 酪氨酸激酶抑制剂拉帕替尼和卡培他滨联合使用相比，T-DM1 提高了总生存期中位数。许多其他抗体药物耦联物目前在临床试验中被评估。

抗体杀死肿瘤细胞的另一机制为免疫介导的肿瘤细胞杀伤。许多免疫介导的肿瘤细胞杀伤是由于免疫细胞作用于单克隆抗体的 Fc 部分(图 2.2)[26]。具体来说，自然杀伤(NK)细胞上的 Fc 受体 (FcR) 能结合于与表面受体结合的单克隆抗体 Fc 部分，可导致抗体依赖性细胞毒性(ADCC)。ADCC 涉及 NK 细胞上的 FcR(FcR Ⅲ;CD16) 识别细胞结合抗体并使抗体交联，这能使颗粒酶和穿孔蛋白释放到突触内，促进细胞凋亡[27,28]。虽然 FcR 基因型并不能完全预测治疗反应，但有证据表明，FcR 多态性提高了滤泡淋巴瘤对利妥昔单抗、结直肠癌对西妥昔单抗和乳腺癌对曲妥珠单抗的应答率[29-31]。ADCC 也可以被巨噬细胞介导。此外，巨噬细胞与包膜细胞表面的抗体结合可促进吞噬作用。此外，靶向作用于肿瘤抗原的单克隆抗体可以通过交叉反应的过程触发抗原特异性 T 细胞反应。简单来说，死亡细胞释放的单克隆抗体包裹的肿瘤抗原被树突状细胞吸收，树突状细胞处理并将抗原呈递给 T 细胞[32,33]。这些被激活的 T 细胞能够识别与 MHC 分子结合的肿瘤细胞表达的抗原。人们已经努力修改单克隆抗体的 Fc 区域，以增强其与免疫系统相互作用的能力。使用的方法包括改变氨基酸序列或改变糖基化模式，以增强与效应细胞上的 Fc 受体的相互作用[34,35]。奥滨尤妥珠单抗是糖化单克隆抗体的一个例子，它被证明是安全有效的，因此，FDA 已经批准其用于治疗慢性淋巴细胞白血病[36,37]。

最后，单克隆抗体还可以诱导补体依赖性细胞毒性(CDC)[38,39]。CDC 在单克隆抗体治疗的临床反应中的确切作用尚不清楚，因为 CDC 的效果非常迅速，而对使用单克隆抗体治疗的反应则发生在数周内。CDC 可能对单克隆抗体在

血液恶性肿瘤中的作用贡献最大，在血液恶性肿瘤中,靶细胞暴露于循环中的补体蛋白[40]。与此一致,CDC 作为单克隆抗体治疗实体肿瘤的作用机制受到普遍认可[41]。也有人认为,CDC 在 mAb 治疗时，已在观察到的一些不良反应中发挥了作用[42]。

有证据表明，单个单克隆抗体的各种作用机制之间存在相互作用。这些相互作用可以是协同的,也可以是拮抗的,可以影响单克隆抗体的抗肿瘤作用。例如,补体结合的作用是复杂的[43]。抗 CD20 单克隆抗体利妥昔单抗可通过 CDC 促进快速杀伤靶细胞。然而补体结合也可以阻断 mAb 与 FcR 在 NK 细胞上的相互作用,从而降低 ADCC[44]。曲妥珠单抗有多种作用机制,包括通过阻止二聚化和促进受体内部化抑制激酶激活来抑制细胞信号传导[10]。ADCC 是另一种作用机制[32]。ADCC 要求与靶抗原结合的单克隆抗体复合物留在细胞表面,通过 NK 细胞上的 FcR 进行重新编码。因此,曲妥珠单抗可以通过促进受体内部化以降低 ADCC 的程度。

肿瘤抗原

单克隆抗体治疗的有效性和安全性取决于靶抗原。理想的靶抗原含量丰富,并且在恶性细胞中具有稳定的表达[45]。此外,抗原阴性肿瘤变异体出现的趋势应该是有限的[41]。如果理想的作用机制是 ADCC 或 CDC,那么最好不要迅速内化单克隆抗体抗原复合物,以便使单克隆抗体的 Fc 区域最大限度地暴露于免疫效应细胞或补体蛋白[45]。相反,对于细胞表面受体内化是主要作用机制的单克隆抗体或被设计用于将有效药物传递给癌细胞的耦联单克隆抗体,则更可取的方法是快速、有效地内化[45]。另一个需要考虑的问题是,单克隆抗体治疗实体肿瘤时,肿瘤细胞是否分泌抗原。分泌的抗原在循环中与单克隆抗体结合,从而限制了单克隆抗体在肿瘤中结合并发挥作用。

治疗性单克隆抗体可以识别几种不同种类的肿瘤抗原(表 2.1)。参与生长和分化信号

表 2.1　单克隆抗体药物识别的肿瘤抗原种类

抗原的种类	靶点	表达抗原的肿瘤	单克隆抗体药物	类型	美国 FDA 是否批准 *
碳水化合物	Lewis - Y	乳腺癌、结肠癌、肺癌和前列腺癌	Hu3S193 和 IgN311	裸抗体	否
表皮生长因子受体	EGFR	结肠癌	帕尼单抗	裸抗体	是
糖脂类	GD2	神经母细胞瘤	达妥昔单抗	裸抗体	是
	GD2	神经母细胞瘤和骨肉瘤	Hu3F8-Y 单克隆抗体	裸抗体	是
实体肿瘤表达的糖蛋白	EPCAM	乳腺癌、结肠癌和肺癌	阿德木单抗	裸抗体	否
	CA IX	肾癌	Girentuximab	裸抗体	是
	gpA33	结直肠癌	huA33	裸抗体	否
	PSMA	前列腺癌	J591	裸抗体	否
	CEA	乳腺癌、结肠癌和肺癌	拉贝珠单抗	裸抗体	否
	FBP	卵巢癌	MOv18 和 MORAb - 003	裸抗体	否
生长分化信号类	HER2	乳腺癌、结肠癌、肺癌、卵巢癌和前列腺癌	妥珠单抗–美坦新耦联物	裸抗体	是
	VEGF	肺癌、结肠癌和肾癌	贝伐单抗	裸抗体	是
	EGFR	胶质瘤、肺癌、乳腺癌、结肠癌、头颈部肿瘤	西妥珠单抗	裸抗体	是
	IGF1R	乳腺癌、结直肠癌和胰腺癌	Dalotuzumab	裸抗体	否
	CD38	骨髓瘤	达雷木单抗	裸抗体	是
	RANKL	乳腺癌和骨肿瘤	德尼单抗	裸抗体	是
	MET	非小细胞肺癌、急性髓系白血病、头颈癌	Ficlatuzumab	裸抗体	否
	EPHA3	急性髓系白血病、骨髓增生异常综合征、骨髓纤维化	Ifabotuzumab	裸抗体	否
	TRAILR1	子宫颈癌	马帕木单抗	裸抗体	否
	EGFR	肺癌	耐西妥珠单抗	裸抗体	是
	EGFR	胰腺癌	尼妥珠单抗	裸抗体	是
	PDGRF α	肉瘤	奥拉单抗	裸抗体	是
	HER2	乳腺癌、结肠癌、肺癌、卵巢癌和前列腺癌	帕妥珠单抗	裸抗体	是
	ERBB3	乳腺癌、非小细胞肺癌、卵巢癌	Seribantumab	裸抗体	是
	ERBB2	乳腺癌、结肠癌、肺癌、卵巢癌和前列腺癌	曲妥珠单抗	裸抗体	是

（待续）

表 2.1（续表）

抗原的种类	靶点	表达抗原的肿瘤	单克隆抗体药物	类型	美国 FDA 是否批准 *
造血分化抗原	CD52	白血病	阿仑单抗	裸抗体	是
	CD19	白血病	博纳吐单抗	双特异性抗体	是
	CD3				
	CD30	霍奇金淋巴瘤	本妥昔单抗	结合抗体	是
	CD33	白血病	吉妥珠单抗奥唑米星	结合抗体	是
	CD20	淋巴瘤	90Y 标志的伊布曲单抗	结合抗体	是
	CD20	白血病	阿托珠单抗	裸抗体	是
	CD20	白血病	奥法木单抗	裸抗体	是
	VEGFR-2	胃腺癌	雷莫芦单抗	裸抗体	是
	CD20	非霍奇金淋巴瘤	利妥昔单抗	裸抗体	是
	CD20	淋巴瘤	131I 标志的托西莫单抗	结合抗体	是
免疫刺激类	SLAMF7 受体	骨髓瘤	埃洛珠单抗	裸抗体	是

* 截至 2017 年 8 月 2 日。

注:针对免疫检查点抑制剂的单克隆抗体将在第 4 章中讨论。因此,检查点阻断不包括在此表中。

传递的抗原通常是生长因子或生长因子受体,包括 EGFR、HER2、ERBB3、MET、胰岛素样生长因子 1 受体 (IGF1R)、ephrin 受体 A3 (EPHA3)、肿瘤坏死因子(TNF)相关凋亡诱导配体受体 1 (TRAILR1)、TRAILR2 和核因子-κB 配体受体激活剂(RANKL)。参与血管生成的抗原包括支持微血管形成的生长因子和蛋白质,也包括血管内皮生长因子(VEGF)、VEGF 受体(VEGFR)、整合素 α5β1 和 αVβ3。基质抗原和细胞外基质抗原至关重要,因为它们为肿瘤提供结构支持。间质和细胞外基质抗原包括成纤维细胞活化蛋白和细胞黏合素 C。在实体肿瘤细胞和恶性血液肿瘤细胞表面均可见糖蛋白。实体肿瘤表达的糖蛋白有上皮细胞黏附分子(EPCAM)、癌胚抗原(CEA)、黏液蛋白、前列腺特异性膜抗原 (PSMA) 和叶酸结合蛋白(FBP)。造血分化抗原通常与分化簇 (CD)相关,包括CD20、CD30、CD33 和 CD52。

单克隆抗体的临床发展

临床开发的单克隆抗体的最初步骤涉及体外和体内的临床前研究[8,45,46]。首先,抗体必须具有一定的物理和化学特性。此外,必须进行详细

分析,以确定抗原在恶性和正常组织的表达。还必须完成研究以确定 mAb 对信号通路和免疫效应器功能的影响。然后必须完成体内研究,以确定抗体的分布、定位及治疗活性。

临床发展阶段需要完成对患者的研究,以确定毒性并确认疗效。临床评估的关键步骤包括确定体内生物分布,以评估正常组织中单克隆抗体摄取与肿瘤单克隆抗体摄取的比值[47]。这一信息对于预测和确定达到最佳血浆和组织浓度的剂量要求及确定抗原抗体饱和毒性的影响作用也很重要[45,48,49]。路德维希癌症研究所开发了一种临床试验模型,将毒性评估与生物分布、药代动力学和药效学分析结合起来(Scott 等的综述[45])。利用这种设计,这些研究人员首次完成了针对癌症患者的超过 15 个单克隆抗体的人体临床试验。随后的 I~Ⅲ 期临床试验必须进行,以确认安全性和有效性。一般来说,大多数单克隆抗体的毒性与标准化疗药物不同,而且通常较轻[45,50,51]。至于疗效的确认,FDA 通常以在 Ⅲ 期试验中与标准疗法相比显示单克隆抗体能提高总体生存率为批准依据。以针对靶点 CD20 的单克隆抗体利妥昔单抗为例,最初获得 FDA 批准用于一线治疗 CD20 阳性的弥

散性大 B 细胞患者。3 个随机试验结果证明,在非霍奇金淋巴瘤中,利妥昔单抗联合环磷酰胺、阿霉素、长春新碱、泼尼松或其他基于蒽环霉素的化疗方案,改善了患者的总体生存率[52-54]。

　　然而也有基于替代指标获得批准的实例。例如,2013 年,FDA 加快批准了针对 HER2 的单克隆抗体, 曲妥珠单抗和多西他赛联合用于 HER2 阳性乳腺癌患者的新辅助治疗[55]。这项批准是基于一项新辅助试验,该试验证明了将帕妥珠单抗加入曲妥珠单抗和多西他赛相比,单用曲妥珠单抗和多西他赛可显著提高病理完全缓解率(即手术时获得的病理标本上的未发现乳腺病灶或侵袭性腋窝淋巴结)[56]。在此之前,根据 CLEOPATRA 试验,该药用于 HER2 阳性转移性乳腺癌患者得到了事先批准, 该试验是一项Ⅲ期随机双盲安慰剂对照试验,该实验结果表明,帕妥珠单抗联合曲妥珠单抗和多西他赛的治疗方案与安慰剂联合曲妥珠单抗和多西他塞的治疗方案相比,前组患者的无进展生存率(试验的主要终点)有显著提高[57]。该试验的一个次要终点是总体生存率, 在 FDA 批准时, 对中位分析表明, 加用帕妥珠单抗后总体生存率有所提高,但风险比和 P 值无统计学差异。经过长时间随访,该试验的后续报道证实,在曲妥珠单抗和多西他赛中加用帕妥珠单抗可使总体生存获益[58]。

耐药机制

　　虽然单克隆抗体治疗在许多血液学恶性肿瘤和实体肿瘤类型中已经证明是成功的,但仍有许多机制可能限制其临床疗效。对于主要以抗原或受体为靶点的单克隆抗体,异质靶抗原的表达可能会限制其有效性。这种异质性表达可在治疗初期或治疗中出现。它可能代表对治疗的反应。在一项评估在新辅助中接受曲妥珠单抗治疗的 HER2 阳性乳腺癌患者的研究中,在手术时发现,有残余病灶的大约 1/3 患者肿瘤为 HER2 阴性[59]。假设这代表 HER2 阳性的治疗效果,其余的肿瘤细胞为 HER2 阴性。与 HER2 阳性的

患者相比,HER2 阴性的患者无复发生存率明显更低。也有证据表明,靶点的表达并不总是与治疗反应相关。例如,评估接受 EGFR 靶向抗体西妥昔单抗或帕尼单抗治疗的转移性结直肠癌患者或头颈部鳞状细胞癌复发或转移患者存档样本中的 EGFR 表达情况表明,表皮生长因子受体的表达水平并没有预测对治疗的反应[60,61]。在转移性结直肠癌患者中,KRAS 突变状态而非 EGFR 表达是可靠的标志物,西妥昔单抗的优势仅限于 KRAS 野生型肿瘤患者[11-13]。相比之下,对于晚期非小细胞肺癌患者,EGFR 表达而不是 KRAS 状态可以预测对西妥昔单抗治疗的反应[62,63]。这些数据表明,在一种肿瘤类型或环境中可能具有预测作用的生物标志物在其他肿瘤类型或环境中,可能没有预测作用。

　　与单克隆抗体结合预期抗原受体有关的其他因素也可以介导降低效力。这些因素包括单克隆抗体的物理特性, 其中包括大小及影响单克隆抗体外显率的药代动力学特性, 如稳定性和半衰期[64]。肿瘤微环境(包括血管通透性和肿瘤间质压力等方面) 也会影响单克隆抗体穿透肿瘤[64]。如果受体饱和度低,这可能会影响单克隆抗体对受体的二聚作用和下游信号的传导。单克隆抗体阻断的信号通路可能对肿瘤的生长并不重要, 或者替代信号通路的过度激活可能导致肿瘤对治疗缺乏反应。同样,细胞表面受体之间的相互作用 (已经观察到 EGFR 和 MET 的相互作用)可以防止信号通路的废止[64]。

　　最后,免疫介导的作用机制可能导致治疗效果下降。如上所述,单克隆抗体与受体结合可以促进单克隆抗体受体复合物的内部化。反过来可以阻止 FcR 的结合力,限制 ADCC。此外,如前所述, 单克隆抗体治疗可通过交叉呈现诱导抗肿瘤 T 细胞反应。单克隆抗体可能诱导肿瘤前调节性 T 细胞反应 [32]。CDC 会导致对治疗的抵抗。研究表明,当 CD20 抗体与慢性淋巴细胞白血病细胞结合然后补体固定后, 单克隆抗体抗原补体复合物在肝脾循环过程中可从白血病细胞表面脱落[65]。这导致循环的白血病细胞缺乏目标抗原,因此,对单克隆抗体疗法不敏感。

结论

在癌症治疗中，单克隆抗体对实体肿瘤和血液恶性肿瘤的治疗取得了巨大成功。这一成功归功于我们对肿瘤生物学和免疫学的理解的进步，以及使识别目标和生成抗体成为可能的技术进步。期待持续的进展使人们能够开发出更多的创新方法，利用单克隆抗体的特异性成为使癌症患者临床获益的治疗策略的一部分。

参考文献

1. Rettig WJ, Old LJ. Immunogenetics of human cell surface differentiation. Annu Rev Immunol. 1989;7:481–511.

2. Kohler G, Milstein C. Continuous cultures of fused cells secreting antibody of predefined specificity. Nature. 1975;256(5517):495–7.

3. Riechmann L, Clark M, Waldmann H, Winter G. Reshaping human antibodies for therapy. Nature. 1988;332(6162):323–7.

4. Jones PT, Dear PH, Foote J, Neuberger MS, Winter G. Replacing the complementarity-determining regions in a human antibody with those from a mouse. Nature. 1986;321(6069):522–5.

5. Chester KA, Begent RH, Robson L, Keep P, Pedley RB, Boden JA, et al. Phage libraries for generation of clinically useful antibodies. Lancet. 1994;343(8895):455–6.

6. Houdebine LM. Production of pharmaceutical proteins by transgenic animals. Comp Immunol Microbiol Infect Dis. 2009;32(2):107–21.

7. Nelson AL, Dhimolea E, Reichert JM. Development trends for human monoclonal antibody therapeutics. Nat Rev Drug Discov. 2010;9(10):767–74.

8. Weiner LM, Surana R, Wang S. Monoclonal antibodies: versatile platforms for cancer immunotherapy. Nat Rev Immunol. 2010;10(5):317–27.

9. Van Cutsem E, Kohne CH, Hitre E, Zaluski J, Chang Chien CR, Makhson A, et al. Cetuximab and chemotherapy as initial treatment for metastatic colorectal cancer. N Engl J Med. 2009;360(14):1408–17.

10. Hudis CA. Trastuzumab: mechanism of action and use in clinical practice. N Engl J Med. 2007;357(1):39–51.

11. Van Cutsem E, Kohne CH, Lang I, Folprecht G, Nowacki MP, Cascinu S, et al. Cetuximab plus irinotecan, fluorouracil, and leucovorin as first-line treatment for metastatic colorectal cancer: updated analysis of overall survival according to tumor KRAS and BRAF mutation status. J Clin Oncol. 2011;29(15):2011–9.

12. Bokemeyer C, Bondarenko I, Hartmann JT, de Braud F, Schuch G, Zubel A, et al. Efficacy according to biomarker status of cetuximab plus FOLFOX-4 as first-line treatment for metastatic colorectal cancer: the OPUS study. Ann Oncol. 2011;22(7):1535–46.

13. Karapetis CS, Khambata-Ford S, Jonker DJ, O'Callaghan CJ, Tu D, Tebbutt NC, et al. K-ras mutations and benefit from cetuximab in advanced colorectal cancer. N Engl J Med. 2008;359(17):1757–65.

14. Bonner JA, Harari PM, Giralt J, Azarnia N, Shin DM, Cohen RB, et al. Radiotherapy plus cetuximab for squamous-cell carcinoma of the head and neck. N Engl J Med. 2006;354(6):567–78.

15. Kadcyla (ado-trastuzumab emtansine) for injection, for intravenous use. Available from https://www.accessdata. fda.gov/drugsatfda_docs/label/2013/125427lbl.pdf. July 19, 2017.

16. Vermorken JB, Mesia R, Rivera F, Remenar E, Kawecki A, Rottey S, et al. Platinum-based chemotherapy plus cetuximab in head and neck cancer. N Engl J Med. 2008;359(11):1116–27.

17. Cobleigh MA, Vogel CL, Tripathy D, Robert NJ, Scholl S, Fehrenbacher L, et al. Multinational study of the efficacy and safety of humanized anti-HER2 monoclonal antibody in women who have HER2-overexpressing metastatic breast cancer that has progressed after chemotherapy for metastatic disease. J Clin Oncol. 1999;17(9):2639–48.

18. Sievers EL, Larson RA, Stadtmauer EA, Estey E, Lowenberg B, Dombret H, et al. Efficacy and safety of gemtuzumab ozogamicin in patients with CD33-positive acute myeloid leukemia in first relapse. J Clin Oncol. 2001;19(13):3244–54.

19. Petersdorf SH, Kopecky KJ, Slovak M, Willman C, Nevill T, Brandwein J, et al. A phase 3 study of gemtuzumab ozogamicin during induction and postconsolidation therapy in younger patients with acute myeloid leukemia. Blood. 2013;121(24):4854–60.

20. Hills RK, Castaigne S, Appelbaum FR, Delaunay J, Petersdorf S, Othus M, et al. Addition of gemtuzumab ozogamicin to induction chemotherapy in adult patients with acute myeloid leukaemia: a meta-analysis of individual patient data from randomised controlled trials. Lancet Oncol. 2014;15(9):986–96.

21. Lambert JM, Morris CQ. Antibody-drug conjugates (ADCs) for personalized treatment of solid tumors: a review. Adv Ther. 2017;34(5):1015–35.

22. Verma S, Miles D, Gianni L, Krop IE, Welslau M, Baselga J, et al. Trastuzumab emtansine for HER2-positive advanced breast cancer. N Engl J Med. 2012;367(19):1783–91.

23. Younes A, Gopal AK, Smith SE, Ansell SM, Rosenblatt JD, Savage KJ, et al. Results of a pivotal phase II study of brentuximab vedotin for patients with relapsed or refractory Hodgkin's lymphoma. J Clin Oncol. 2012;30(18):2183–9.

24. Moskowitz CH, Nademanee A, Masszi T, Agura E, Holowiecki J, Abidi MH, et al. Brentuximab vedotin as

consolidation therapy after autologous stem-cell transplantation in patients with Hodgkin's lymphoma at risk of relapse or progression (AETHERA): a randomised, double-blind, placebo-controlled, phase 3 trial. Lancet. 2015;385(9980):1853–62.

25. Pro B, Advani R, Brice P, Bartlett NL, Rosenblatt JD, Illidge T, et al. Brentuximab vedotin (SGN-35) in patients with relapsed or refractory systemic anaplastic large-cell lymphoma: results of a phase II study. J Clin Oncol. 2012;30(18):2190–6.

26. Ravetch J. In vivo veritas: the surprising roles of Fc receptors in immunity. Nat Immunol. 2010;11(3):183–5.

27. Lopez-Albaitero A, Ferris RL. Immune activation by epidermal growth factor receptor specific monoclonal antibody therapy for head and neck cancer. Arch Otolaryngol Head Neck Surg. 2007;133(12):1277–81.

28. Lopez-Albaitero A, Lee SC, Morgan S, Grandis JR, Gooding WE, Ferrone S, et al. Role of polymorphic Fc gamma receptor IIIa and EGFR expression level in cetuximab mediated, NK cell dependent in vitro cytotoxicity of head and neck squamous cell carcinoma cells. Cancer Immunol Immunother. 2009;58(11):1853–64.

29. Weng WK, Levy R. Two immunoglobulin G fragment C receptor polymorphisms independently predict response to rituximab in patients with follicular lymphoma. J Clin Oncol. 2003;21(21):3940–7.

30. Musolino A, Naldi N, Bortesi B, Pezzuolo D, Capelletti M, Missale G, et al. Immunoglobulin G fragment C receptor polymorphisms and clinical efficacy of trastuzumab-based therapy in patients with HER-2/neu-positive metastatic breast cancer. J Clin Oncol. 2008;26(11):1789–96.

31. Bibeau F, Lopez-Crapez E, Di Fiore F, Thezenas S, Ychou M, Blanchard F, et al. Impact of FcγRIIa-FcγRIIIa polymorphisms and KRAS mutations on the clinical outcome of patients with metastatic colorectal cancer treated with cetuximab plus irinotecan. J Clin Oncol. 2009;27(7):1122–9.

32. Ferris RL, Jaffee EM, Ferrone S. Tumor antigen-targeted, monoclonal antibody-based immunotherapy: clinical response, cellular immunity, and immunoescape. J Clin Oncol. 2010;28(28):4390–9.

33. Kim PS, Armstrong TD, Song H, Wolpoe ME, Weiss V, Manning EA, et al. Antibody association with HER-2/neu-targeted vaccine enhances CD8 T cell responses in mice through Fc-mediated activation of DCs. J Clin Invest. 2008;118(5):1700–11.

34. Bowles JA, Wang SY, Link BK, Allan B, Beuerlein G, Campbell MA, et al. Anti-CD20 monoclonal antibody with enhanced affinity for CD16 activates NK cells at lower concentrations and more effectively than rituximab. Blood. 2006;108(8):2648–54.

35. Dalle S, Reslan L, Besseyre de Horts T, Herveau S, Herting F, Plesa A, et al. Preclinical studies on the mechanism of action and the anti-lymphoma activity of the novel anti-CD20 antibody GA101. Mol Cancer Ther.

2011;10(1):178–85.

36. Cartron G, de Guibert S, Dilhuydy MS, Morschhauser F, Leblond V, Dupuis J, et al. Obinutuzumab (GA101) in relapsed/refractory chronic lymphocytic leukemia: final data from the phase 1/2 GAUGUIN study. Blood. 2014;124(14):2196–202.

37. Gayzva (obinutuzumab) label. Available from https://www.accessdata.fda.gov/drugsatfda_docs/label/2014/125486_s008lbl.pdf. July 21, 2017.

38. Dechant M, Weisner W, Berger S, Peipp M, Beyer T, Schneider-Merck T, et al. Complement-dependent tumor cell lysis triggered by combinations of epidermal growth factor receptor antibodies. Cancer Res. 2008;68(13):4998–5003.

39. Wang SY, Weiner G. Complement and cellular cytotoxicity in antibody therapy of cancer. Expert Opin Biol Ther. 2008;8(6):759–68.

40. Pawluczkowycz AW, Beurskens FJ, Beum PV, Lindorfer MA, van de Winkel JG, Parren PW, et al. Binding of submaximal C1q promotes complement-dependent cytotoxicity (CDC) of B cells opsonized with anti-CD20 mAbs ofatumumab (OFA) or rituximab (RTX): considerably higher levels of CDC are induced by OFA than by RTX. J Immunol. 2009;183(1):749–58.

41. Weiner GJ. Building better monoclonal antibody-based therapeutics. Nat Rev Cancer. 2015;15(6):361–70.

42. van der Kolk LE, Grillo-Lopez AJ, Baars JW, Hack CE, van Oers MH. Complement activation plays a key role in the side-effects of rituximab treatment. Br J Haematol. 2001;115(4):807–11.

43. Rogers LM, Veeramani S, Weiner GJ. Complement in monoclonal antibody therapy of cancer. Immunol Res. 2014;59(1–3):203–10.

44. Wang SY, Racila E, Taylor RP, Weiner GJ. NK-cell activation and antibody-dependent cellular cytotoxicity induced by rituximab-coated target cells is inhibited by the C3b component of complement. Blood. 2008;111(3):1456–63.

45. Scott AM, Wolchok JD, Old LJ. Antibody therapy of cancer. Nat Rev Cancer. 2012;12(4):278–87.

46. Deckert PM. Current constructs and targets in clinical development for antibody-based cancer therapy. Curr Drug Targets. 2009;10(2):158–75.

47. Scott AM, Lee FT, Tebbutt N, Herbertson R, Gill SS, Liu Z, et al. A phase I clinical trial with monoclonal antibody ch806 targeting transitional state and mutant epidermal growth factor receptors. Proc Natl Acad Sci U S A. 2007;104(10):4071–6.

48. Cheson BD, Leonard JP. Monoclonal antibody therapy for B-cell non-Hodgkin's lymphoma. N Engl J Med. 2008;359(6):613–26.

49. Herbertson RA, Tebbutt NC, Lee FT, MacFarlane DJ, Chappell B, Micallef N, et al. Phase I biodistribution and pharmacokinetic study of Lewis Y-targeting immunoconjugate CMD-193 in patients with advanced epithelial

cancers. Clin Cancer Res. 2009;15(21):6709–15.

50. Strevel EL, Siu LL. Cardiovascular toxicity of molecularly targeted agents. Eur J Cancer. 2009;45 Suppl 1:318–31.

51. Asnacios A, Naveau S, Perlemuter G. Gastrointestinal toxicities of novel agents in cancer therapy. Eur J Cancer. 2009;45 Suppl 1:332–42.

52. Coiffier B, Lepage E, Briere J, Herbrecht R, Tilly H, Bouabdallah R, et al. CHOP chemotherapy plus rituximab compared with CHOP alone in elderly patients with diffuse large-B-cell lymphoma. N Engl J Med. 2002;346(4):235–42.

53. Pfreundschuh M, Trumper L, Osterborg A, Pettengell R, Trneny M, Imrie K, et al. CHOP-like chemotherapy plus rituximab versus CHOP-like chemotherapy alone in young patients with good-prognosis diffuse large-B-cell lymphoma: a randomised controlled trial by the MabThera International Trial (MInT) Group. Lancet Oncol. 2006;7(5):379–91.

54. Habermann TM, Weller EA, Morrison VA, Gascoyne RD, Cassileth PA, Cohn JB, et al. Rituximab-CHOP versus CHOP alone or with maintenance rituximab in older patients with diffuse large B-cell lymphoma. J Clin Oncol. 2006;24(19):3121–7.

55. Amiri-Kordestani L, Wedam S, Zhang L, Tang S, Tilley A, Ibrahim A, et al. First FDA approval of neoadjuvant therapy for breast cancer: pertuzumab for the treatment of patients with HER2-positive breast cancer. Clin Cancer Res. 2014;20(21):5359–64.

56. Gianni L, Pienkowski T, Im YH, Roman L, Tseng LM, Liu MC, et al. Efficacy and safety of neoadjuvant pertuzumab and trastuzumab in women with locally advanced, inflammatory, or early HER2-positive breast cancer (NeoSphere): a randomised multicentre, open-label, phase 2 trial. Lancet Oncol. 2012;13(1):25–32.

57. Baselga J, Cortes J, Kim SB, Im SA, Hegg R, Im YH, et al. Pertuzumab plus trastuzumab plus docetaxel for metastatic breast cancer. N Engl J Med. 2012;366(2):109–19.

58. Swain SM, Baselga J, Kim SB, Ro J, Semiglazov V, Campone M, et al. Pertuzumab, trastuzumab, and docetaxel in HER2-positive metastatic breast cancer. N Engl J Med. 2015;372(8):724–34.

59. Mittendorf EA, Wu Y, Scaltriti M, Meric-Bernstam F, Hunt KK, Dawood S, et al. Loss of HER2 amplification following trastuzumab-based neoadjuvant systemic therapy and survival outcomes. Clin Cancer Res. 2009;15(23):7381–8.

60. Vectibix (panituumab) label. Available from https://www.accessdata.fda.gov/drugsatfda_docs/label/2009/125147s067lbl.pdf. July 19, 2017.

61. Licitra L, Storkel S, Kerr KM, Van Cutsem E, Pirker R, Hirsch FR, et al. Predictive value of epidermal growth factor receptor expression for first-line chemotherapy plus cetuximab in patients with head and neck and and CRYSTAL studies. Eur J Cancer. 2013;49(6):1161–8.

62. Khambata-Ford S, Harbison CT, Hart LL, Awad M, Xu LA, Horak CE, et al. Analysis of potential predictive markers of cetuximab benefit in BMS099, a phase III study of cetuximab and first-line taxane/carboplatin in advanced non-small-cell lung cancer. J Clin Oncol. 2010;28(6):918–27.

63. O'Byrne KJ, Gatzemeier U, Bondarenko I, Barrios C, Eschbach C, Martens UM, et al. Molecular biomarkers in non-small-cell lung cancer: a retrospective analysis of data from the phase 3 FLEX study. Lancet Oncol. 2011;12(8):795–805.

64. Pillay V, Gan HK, Scott AM. Antibodies in oncology. N Biotechnol. 2011;28(5):518–29.

65. Beum PV, Peek EM, Lindorfer MA, Beurskens FJ, Engelberts PJ, Parren PW, et al. Loss of CD20 and bound CD20 antibody from opsonized B cells occurs more rapidly because of trogocytosis mediated by Fc receptor-expressing effector cells than direct internalization by the B cells. J Immunol. 2011;187(6):3438–47.

微信扫码，添加本书
智能阅读助手
帮助您提高本书阅读效率

第 3 章
体细胞突变和免疫疗法

Eric Tran

除了保护我们免受病毒和细菌等病原体的侵袭外，很清楚的是免疫系统能够识别并消灭癌症[1]。免疫系统的许多组成部分在抗肿瘤反应中发挥作用，但 CD8+ 和 CD4+T 细胞可能是研究最深入的。T 细胞在抗肿瘤免疫性中的重要性已经在大量的小鼠研究中得到了明确的证实，在这些研究中，T 细胞反应组分的遗传或药理学扰动损害或消除了抗肿瘤反应。在人类中，高剂量的 T 细胞生长因子白介素-2[2]治疗和体外扩增肿瘤过滤 T 细胞过继转移可介导部分转移性实体瘤患者的持久性的完全消退[3-11]。PD-1 和 CTLA-4 免疫检测点通路抑制剂也表明了在各种肿瘤患者的亚组中有显著的临床活性[12-26]，其中一些反应可能是内源性抗肿瘤 T 细胞介导的。虽然 T 细胞识别的肿瘤排斥抗原的特性在绝大多数报道的临床反应免疫疗法中将永远不会为人所知，但抗原的表征和 T 细胞对这些抗原的反应可能提供如何增强基于 T 细胞的抗癌免疫疗法的线索。

肿瘤细胞在遗传学和表观遗传学上和正常细胞是不同的，这些差异可能使它们容易受到免疫攻击。在过去的几十年里，不同种类的肿瘤抗原由于遗传和表观遗传学改变的结果已经被描述出来[27]。这些类型可大致分为"自体"和"非自体"肿瘤抗原。自身抗原包括肿瘤生殖系(CG)、组织分化和过表达抗原。第一个人类肿瘤抗原特征是 MAGE-A1，为一个 CG 抗原[28]。CG 抗原通常在生殖细胞中表达 [不表达人类白血病抗原(HLA)分子]，在正常组织中表达有限，但

由于 DNA 去甲基化，一些癌细胞会重新表达 CG 抗原。一些经过深入研究的 CG 抗原包括 NY-ESO-1、SSX 和 MAGE 的家族成员，其中大量的免疫原性 CG 抗原已经被描述，而且一些已经成为免疫疗法的靶点[29]。针对 NY-ESO-1 限制性表位 HLA-A*02:01 靶向 T 细胞受体的 T 细胞过继转移介导了临床反应的客观变化，这些患者患有转移性黑色素瘤和滑膜细胞癌未见 T 细胞相关毒性[30,31]。然而靶向 NY-ESO-1 CG 抗原受常见肿瘤类型中的 NY-ESO-1 表达频率低下的限制[2]。虽然针对 CG 抗原表达的更频繁的 MAGE-A3 重组蛋白疫苗并不是非小细胞肺癌患者有效的辅助治疗手段[33]，细胞免疫治疗转移使用自体 T 细胞驱动表达 MAGE-A3-specifi TCR，仍导致 9 名转移癌患者中的 5 名出现了客观的肿瘤消退，但是 3 名患者中观察到严重的神经毒性，2 名死亡，含有肽的 MAGE-A3 TCR 的交叉活性的结果很可能来源于高度同源的 MAGE-A12 蛋白，其在大脑神经元子集中表达[34]。因此，另一个潜在的限制针对 CG 抗原的是一些可能在正常组织中表达的抗原表位。

组织分化抗原，如 GP100、MART-1、CEA 和 mesothelin 在选择的健康组织中正常表达，但也可能在肿瘤中表达。这类抗原的靶点应该多加小心，因为在抗肿瘤作用之外的毒性可能发生。虽然一些客观的肿瘤消退可以观察到，但是黑色素细胞的靶向分化抗原 GP100 和 MART-1，由于 T 细胞基因的修饰，表达了针对

这些抗原的高亲和力 TCR,这是因为皮肤、眼睛、耳部等正常黑色素细胞的破坏导致产生毒性[35]。此外,TCR 靶向 CEA 的基因工程 T 细胞的转移导致结直肠癌患者发生严重的短暂性炎症性结肠炎,这可能是由于结肠正常细胞中 CEA 表达水平较低所致[36]。

过表达蛋白,如 HER2/neu(ERBB2)、WT-1 和 P53,是另一类主要的肿瘤抗原,其中一些已经成为免疫治疗的靶点。如同组织分化抗原,选择这类抗原作为靶点时需多加注意,因为在正常组织中也存在低含量的这些蛋白质。

上述肿瘤抗原可以被认为是"自身抗原",因为它们要么在一些正常组织中表达,要么在人体发展的某个阶段在正常组织中表达。由于中枢耐受已经消除了以这些抗原作为靶点的高活性 T 细胞,这种想要调动机体整体的免疫内环境对这种抗原的免疫应答的免疫疗法就受到了上述事实的限制。除去针对 NY-ESO-1 的应用高活性 TCR 工程编辑过的 T 细胞进行细胞输注外,目前其他以该类抗原作为靶点的治疗方案或者出现如前文强调过的出现临床缓解的同时伴随着对正常组织的毒性反应,或者毒性反应低但也出现程度低甚至不能确认的缓解。理论上,根据这类抗原已不在正常组织中表达,或者在不重要的组织中表达从而副反应可以耐受,我们选择此类抗原作为靶点时可以选择不同的策略。

与自体抗原相比,"非自体"肿瘤抗原包含真正具有肿瘤特性的抗原。因此,这些抗原的靶向应该是安全的,不会导致正常的组织毒性。这些抗原的主要分类来源于致癌病毒和新抗原,它们是随机体细胞突变的结果。据估计,在 10%~15% 的人类肿瘤中,病毒在肿瘤发生机制中发挥作用[37,38]。因此,在这些病例中,对病毒表位进行预防性和治疗性的免疫治疗均可在没有正常组织毒性的情况下提供临床疗效。事实上,对人类乳头状瘤病毒(HPV)进行预防性疫苗接种,尽管 HPV 是宫颈癌、一些头颈部癌症和其他一些癌症的病毒体,其还是可以预防这些癌症在人类中的发展的(Schiller 和 Lowy 的综述[39])。合成的针对 HPV 抗原的长肽疫苗也似乎对宫颈癌癌前病变患者有效[40],但对转移性妇科肿瘤无效[41]。使用含有 HPV 反应性 T 细胞的肿瘤浸润淋巴细胞(TIL)进行细胞输注免疫疗法与 2/9 的转移性宫颈癌患者的完全肿瘤消退有关。但是鉴于注入 T 细胞产品的异质性,在注入产品中存在识别非 HPV 抗原的 T 细胞是可能的,并且能促进肿瘤的退缩[10]。

因此,在转移性实体瘤环境中,靶向治疗性癌病毒表位的临床影响尚不清楚。针对 HPV E6 或 E7 病毒表位的 TCR 基因疗法用于 HPV 相关癌症患者的临床试验正在进行,这将有助于了解靶向癌基因表位是否有助于介导转移性实体肿瘤的消退。本章主要介绍突变抗原的种类。被称为新抗原的是随机体细胞突变的蛋白质产物,将作为重点被阐述。另外,在人体中,针对这类抗原的 T 细胞,可能是当前许多免疫疗法成功的重要组成部分。其和免疫疗法靶向新抗原的策略也将被讨论。针对新抗原的 T 细胞在 20 世纪 80 年代末和 90 年代初首次在小鼠中被描述[42-44],不久之后,Coulie 和 Boon 在 1995 年[45]首次报道了人类 T 细胞能够识别实体肿瘤表达的新抗原的确凿证据[45]。本研究使用体外自体肿瘤刺激转移性黑色素瘤患者外周血 T 细胞,产生细胞毒 T 淋巴细胞(CTL)克隆,发现一类抗原可以识别由 MUM1 基因编码的内含子片段中的点突变。然而利用肿瘤 cDNA 文库识别新抗原 T 反应细胞的原始技术是烦琐的,在随后的 20 年里,报道的使用这些技术的患者来源的新抗原 T 反应细胞的数量相对分散[46-54]。因此,不确定以这类抗原为靶点的 T 细胞产生治疗后果的事件是罕见的还是常见的。尽管如此,这些技术已经被用来提供一些早期相关证据,证明新抗原反应性 T 细胞可能在人类癌症免疫治疗的成功中发挥作用。例如,在几名黑色素瘤患者的输液产品中检测到新抗原反应性 T 细胞,这些患者在体外扩增 TIL 过继细胞转移(ACT)后,肿瘤发生显著消退[49,52,54,55]。

随着可靠、快速和相对廉价的高通量测序技术的出现,下一代核酸测序技术将极大地促进我们检测和鉴定新抗原反应 T 细胞的能力。

目前，用于检测新抗原反应性 T 细胞的一些主要方法，如图 3.1 所示。该过程首先分离肿瘤 DNA 和 RNA，然后经历下一代全外显子组和（或）基因组，并进行转录组测序，以识别患者自体肿瘤表达的体细胞突变。为了以一种相对公正的方式评价 T 细胞对新抗原的反应，确定的突变首先编码在串联微基因结构中(TMG)。这是一个由可变数量的微基因组成的遗传结构，每个微基因编码一个突变氨基酸，其两侧由大约 12 个来自野生型蛋白的氨基酸组成（图

3.1A)[56,57]。通过将多个微基因连接在一起形成 TMG 提高了新抗原筛选的通量。TMG，像体外转录 RNA 和 DNA 质粒一样，被引入一个合适的抗原呈递细胞（APC），如自体树突细胞或 B 细胞，其能够在患者自己的 MHC-I 和 MHC-II 分子背景下推进和呈现新抗原。患者的 T 细胞和表达 TMG 的 APC 共同培养，T 细胞的反应性可以通过细胞因子酶联免疫吸附试验（ELISA）或酶联免疫斑点(ELISPOT)和（或）细胞表面 T 细胞激活标志物或细胞内活素表达的流式细胞术

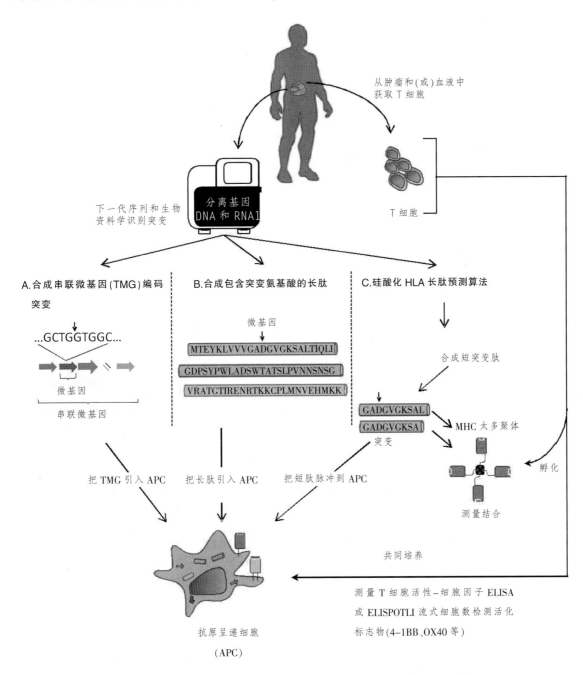

图 3.1 识别肿瘤患者新抗原反应 T 细胞的新一代测序策略。(见彩插)

分析等标准免疫分析方法进行评估。另外,除了TMG外,还可以合成含有突变氨基酸的长肽,其两侧是野生型蛋白的氨基酸(图3.1B),用于脉冲APC,然后进行如上所述的共培养。与微基因和TMG相似的是,多肽也可以汇集在一起形成肽池,从而提高新抗原筛选的生产量。如果观测到TMG或肽池的反应性,然后认识的新抗原的身份就可以被识别,通过由RMG和肽池组成的个人突变肽共同培养,和(或)通过转化TMG中每一个个体突变肽,使它们回到野生序列,观察哪一个复原被取消或T细胞活性消失。

未突变的野生型序列的测验也应进行,以确定与野生型表位相比,突变体的T细胞反应有多特异性。根据经验,我们通常观察到体外更强的CD4⁺T细胞长肽反应,包含和TMG相比编码相同的新抗原,尽管突变的TMG比相同抗原通常引出更强的CD8⁺T细胞反应,但也有例外(未发表的数据)。

另一种评估新抗原反应性T细胞反应的方法依赖于如NetMHC的HLA肽结合预测算法[58,59]和来自免疫表位数据库的表位分析流程(图3.1C)。由于许多HLA的肽结合沟槽是已知的,这些算法分析突变的新表位序列并预测这些最小的肽(通常长度为8~11个氨基酸)将如何与患者自身的HLA分子结合。使用这些算法的总体概念是被预测与HLA结合更紧密的新表位可能在HLA沟槽中更稳定,因此,更可能引起T细胞反应,然后可以合成预测的新表位,并将其脉冲到APC上(图3.1C,左),并如上所述测试T细胞的反应活性。预测的最小表位也可以合并到标志的MHC多定时器中,从而生成一种试剂,可用于染色和分离新抗原活性T细胞(图3.1C,右)。利用MHC多定时器筛选大量假定的新表位的高通量方法已经被开发出来[60]。值得注意的是,并不是每一个被预测与HLA紧密结合的新表位都能在体内产生一个新表位反应T细胞。事实上,目前的数据表明,在癌症患者中,只有一小部分被预测的新抗原能引起内源性T细胞反应。此外,HLA肽绑定算法的一个局限性是,对于较少见的HLA类I等位基因和HLA类II等位基因,预测的可靠性比较低。

最近,其他研究小组将质谱与下一代测序结合起来,以鉴定人类黑色素瘤表达的新表位[61,62]。简单来说,MHC肽分子从肿瘤中提纯而来,洗脱结合肽并进行质谱分析。结合来自下一代测序的突变数据,从几个黑色素瘤患者中发现了独特的新抗原。然而这种技术的灵敏度和坚固性是未知的,因为它没有与其他识别新表位的方法相比较。

PD-1和CTLA-4检测点通路抑制剂在许多癌症患者中取得了显著成功,如黑色素瘤、肾细胞癌和非小细胞肺癌(NSCLC)。这些患者介导肿瘤消退的效应细胞尚不清楚,但一些相关证据表明,靶向新抗原的T细胞可能发挥了作用。首先,免疫检测点抑制剂似乎对那些具有高平均数量突变的癌症更有效,如NSCLC[21,22]、膀胱癌[20]和黑色素瘤[12,23-26],以及由于DNA不匹配修复机制缺陷导致的超突变癌症[13,14,16,63]。这些肿瘤中更高数量的突变可能导致在数量较多的潜在新抗原中,可提呈给患者的免疫系统。然而这种相关性也有例外,因为一些突变较少的癌症患者,如肾癌[17,18]和病毒相关的Merkel细胞癌也对PD-1阻断治疗有反应。其次,在具有高平均数量突变的特定癌症类型中,如黑色素瘤和非小细胞肺癌,相比突变较少的患者,具有更多数量突变的肿瘤患者更可能从PD-1或CTLA-4阻断中获益[12,15,21,23,25]。最后,使用上述HLA肽结合预测算法,预测的高结合新表位数量越多,抗CTLA-4治疗黑色素瘤的临床疗效越好[23,25],NSCLC[21]患者PD-1阻断效果越好。在一名非小细胞肺癌患者中,抗PD-1治疗后,肿瘤的消退与外周血中T细胞增多有关,这些T细胞以HERC1蛋白衍生的患者特异性新表位为靶点,采用高通量MHC四聚体筛选技术进行检测。类似的是,在另一项研究中,在一名抗CTLA-4治疗期间出现临床反应的黑色素瘤患者的血液中,检测到对ATR蛋白激酶衍生的新表位产生反应的显性T细胞群频率增加。由于患者肿瘤的内源性免疫应答具有高度复杂的性质,对于介导肿瘤排斥反应至关重要的抗原不能在接受免疫检测点抑制剂治疗的患者中定义,这在转移性黑色素瘤中尤其重要。众所周知,黑色素瘤的TIL包含对共享的黑色素瘤相关抗原的反应，如 MART-1 和 GP100 等 CG 抗原[64]。此外，研究发现，抗 CTLA-4 和 TIL 治疗均可扩大 T 细胞对共享的黑色素瘤相关抗原的反应 [65,66]。因此，上述研究提供了间接相关证据，证明了新抗原反应性 T 细胞可能参与检测点阻断后的临床反应，但并不证明靶向新抗原的 T 细胞介导肿瘤消退。

　　或许更直接的证据表明，T 细胞对新抗原的重新编码可能是免疫治疗后肿瘤消退的主要因素，这一证据来自过继细胞转移治疗的临床实验，该试验已被证明可介导 20%~25% 的转移性黑色素瘤患者的持久性完全消退[6,9]。ACT 的一个独特特点是，治疗产品可以被表征化，因此，临床反应可以更紧密地和交付产品的内容相关联。如上所述，依赖于筛选肿瘤 cDNA 文库来识别新抗原反应性 T 细胞的技术在 ACT 后肿瘤显著消退的患者中发现了新抗原反应性 TIL 的早期证据。这些发现进一步被使用高通量下一代测序技术结合常见的免疫筛查方法的研究所证实，如图 3.1 所示。2013 年，Robbins 等首次报道了利用全外显子组测序(WES)识别新抗原反应性 T 细胞的人类行为免疫治疗研究[67]。3 名黑色素瘤患者经治疗后肿瘤明显消退，注射 TIL 与候选新抗原进行对比，由 WES 联合 HLA 肽结合算法所决定(图 3.1C)。我们发现这 3 种 TIL 产物都含有 CD8+ T 细胞，这些细胞以自身肿瘤表达的新表位为靶点，尽管其中一种 TIL 也有证据表明细胞以共享的黑色素瘤相关抗原为靶点。另一名黑色素瘤患者在 ACT 结束后出现了完全缓解，WES 的使用联合 TMG 方法和 HLA 肽结合算法(图 3.1A 和 C) 导致了在输液产品中的 HLA-I 限制性 T 细胞的识别，对患者肿瘤表达的 10 种不同新抗原做出反应[68]。大约 25% 的总输液产品估计有新抗原活性，治疗后，大部分新抗原反应性 T 细胞在细胞移植 1 年后可在患者外周血中检测到。在另一项研究中，WES 联合 HLA 肽结合算法被用于识别 8 名黑色素瘤患者的预测与 HLA-A 等位基因结合的候选新抗原[69]。这些患者的 TIL 用于扫描发现新抗原，使用高通量的 HLA-四聚体/肽交换技术，发现 8 名患者中有 5 名在细胞治疗前 TIL 和外周血中均含有 HLA-A 限制性新表位反

应性 T 细胞。除了新抗原反应的 CD8+T 细胞外，识别新抗原的 CD4+T 细胞已经在对 TIL 治疗有反应的黑色素瘤患者中发现[11]。尽管黑色素瘤的新抗原情况是所有肿瘤中报道最多的，也许令人惊讶的是，迄今为止最有力的证据是新抗原反应性 T 细胞能够引起人类肿瘤的退缩，其来自 2 个胃肠道转移上皮癌的细胞转移治疗。在第一个案例研究中，包含 26 种非同义突变的转移性胆管癌患者在 420 亿自体 TIL 治疗后有大约一年的肿瘤消退和疾病稳定，这一回顾性决定包含大约 25%CD4+T helper1 细胞，特别是肿瘤表达的有针对性的靶向突变 ERBB2IP 新抗原[57]。当肿瘤进展时，患者接受 1260 亿 TIL 治疗，其中约 95% 的患者能够识别 ERBB2IP 新表位，并有长达 35 个月的肿瘤显著消退。新抗原反应 T 细胞约占移植后 3 个月在外周血中的所有 T 细胞的 1/3，是治疗后两年半仍存在于患者血液中的顶级 T 细胞克隆型(未发表)。本病例报道首次证实了新抗原反应性 T 细胞高富集人群的治疗可以介导人类肿瘤的消退。

　　第二个病例研究中，1 名患有转移结直肠癌的患者有 61 个非同义突变，其 CD8+TIL 在 HLA-C*08:02 等位基因的背景下识别出 KRASG12D 新抗原[70]。KRASG12D 是各种胃肠道癌患者中发现的最常见驱动突变，但迄今为止它还不能被药物治疗。接受了 1480 亿粒TIL 的治疗，其中 75% 会对 KRASG12D 产生反应，7 个转移肺结节都有消退。但是在接受细胞输注大约 9 个月后，1 名患者的肺部病变开始进展。这唯一的进展病灶被切除并进行基因分析，有证据显示编码 HLA-C*08:02 限制要素的 6 号染色体副本的基因缺失。HLA-C*08:02 限制性 KRASG12D 活性 T 细胞转移引起的 HLA-C*08:02 抑制肿瘤识别的缺失，因此，提供了肿瘤免疫逃逸的机制。但是这 2 个病例报道提供了直接证据，证明针对特定新表位的高度富集 CD4+或 CD8+T 细胞可以介导转移癌者的临床反应。

　　需要注意的是，虽然新抗原活性 TIL 的过继转移可以像上面所述的介导肿瘤那样消退。但当给予患者包含肿瘤表达的靶向新抗原 T 细胞的

TIL(未发表)时,大多数胃肠道肿瘤目前还没有持久的肿瘤消退。相对缺乏有效性的原因是未知的,但输入的新抗原活性 T 细胞的频率和数量、靶向新抗原的数量和种类("乘客对司机"突变)及体内靶向新抗原的表达都能够影响治疗的有效性。

但是大多数上皮性胃癌患者自然存在新抗原反应性 T 细胞[四],这一发现为研究可能增强细胞转移免疫治疗新抗原的策略提供了机会(图 3.2)。可靠地注入高频的靶向大量新抗原的 T 细胞,这一体外净化新抗原活性细胞的方法可以使用 (如临床级细胞分选仪)(图 3.2A),或可以反复刺激体内新抗原结构来促进新抗原活性 T 细胞的选择性产物(图 3.2B)。在肿瘤或血液中新抗原重新激活 T 细胞的初始前体频率非常低的情况下, 就很适用

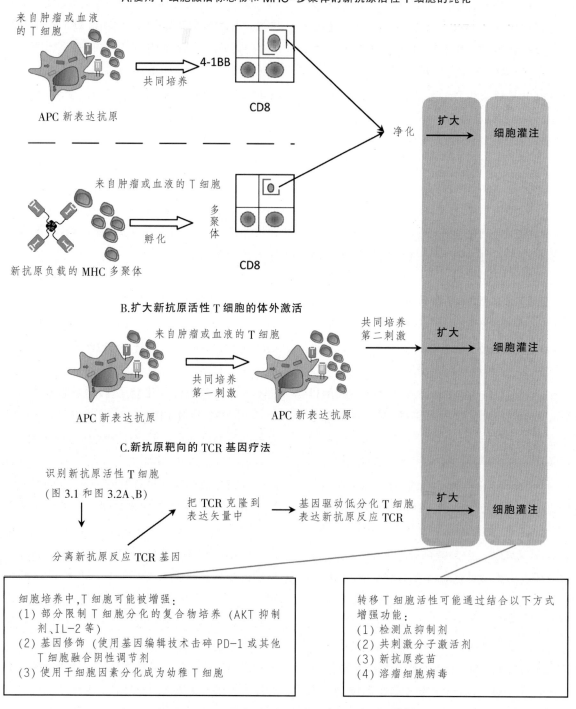

图 3.2　潜在增强针对新抗原的 T 细胞转移免疫治疗的策略。(见彩插)

于以上方法。生物信息化的方法可以用作新抗原的优化，根据它们成为驱动或主干突变的可能性来靶向，这些突变更有可能被所有癌细胞表达。这与"乘客"的靶向或分支突变对比，其不可能被每一个癌细胞所表达。鉴于在小鼠模型中，高度分化的效应T细胞的过继转移在介导肿瘤消退的效果上不如幼稚分化T细胞[72]。而在多数人类TIL中发现的肿瘤活性T细胞是分化不同的效应细胞，产生低分化新抗原活性T细胞的策略可能改善治疗疗效。这可以通过TCR基因驱动来实现(图3.2C)，将编码新抗原活性TCR基因识别出来，克隆到病毒载体[3]或非病毒基因转移转位、转位酶系统中[73]。将患者的自体低分化T细胞(如幼稚、干细胞记忆或中枢记忆)分离出来，并对其进行基因修饰，以表达新抗原反应性TCR。此外，在AKT抑制剂[74,75]或IL-21的细胞因子[76]的作用下，新抗原反应性T细胞可以生长，这些化合物似乎部分抑制了T细胞的分化程序。来自干细胞方面的策略也可以用于通过引入特定基因OCT-3/4、SOX2、c-MYC和KLF4[77-79]把成熟T细胞分化为诱导多能状态。但是生物和技术的障碍仍然存在，如将诱导多能细胞重新分化为传统T细胞，因此，在这个策略被应用于临床之前必须将其解决。通过基因编辑技术，如锌指核酶、巨核酶、TALENS和CRISPR，新抗原反应性T细胞也可以通过基因改造变得更加活跃，减少对体内肿瘤免疫抑制的敏感性。具体来说，这些技术可以用来删除(或插入)，这可能影响体内抗肿瘤T细胞反应的基因，如PD-1[80]。一旦注入，新抗原反应性T细胞的体内活性可能通过免疫检测抑制剂、免疫共刺激分子、新抗原病毒和(或)溶瘤细胞病毒激动剂等系统性免疫调节剂的作用而得到增强。

目前为止，治疗性癌症疫苗在介导人类转移癌的消退上效果并不明显[81]。然而这些疫苗绝大多数针对肿瘤自身抗原，可能已经删除了针对这些抗原的高活性T细胞。由于这些抗原是肿瘤特异性的，并非自身抗原，因此，现在针对患者特异新抗原的治疗性癌症疫苗的发展热情很高涨，因此，高活性T细胞可能反对这些抗原。此外，现在的技术已经足够先进，可以对肿瘤进行综合和快速测序以识别突变，并且可以相对快速地生产个

性化的实验试剂和临床治疗。此外，其他具有临床活性的免疫调节剂，如免疫检测点抑制剂，也可能增强新抗原疫苗。最近报道了一种树突状细胞(DC)为基础的新抗原疫苗[82]，3名黑色素瘤患者接受了下一代测序，然后进行了硅酸盐分析，以选择所有患者表达的预测与HLA-A*02:01等位基因紧密联系的患者特异性新表位。每名患者均可产生成熟的DC，并和自身新表位肽相脉冲。虽然该DC疫苗的临床影响尚不能明确测量，但注射DC疫苗后靶向新抗原的TCR克隆型多样性增加。基于RNA编码患者特异性新抗原或突变多肽的治疗性癌症疫苗也在一些有前途的小鼠临床前研究的基础上得到开发[83-86]。这些个性化的新表位疫苗可能与其他免疫疗法[如免疫检测点抑制剂和(或)过继细胞疗法]联合使用。

突变抗原似乎是免疫治疗的理想靶点，因为它们确实是肿瘤特异性的，所以它们的靶点应该是安全的。此外，所有癌症都包含突变，因此，新抗原很可能作为靶点。确实，外科部门、国家癌症研究所已经观察到，绝大多数转移性黑色素瘤和胃肠道癌患者躲避天然发生的新抗原活性T细胞，这些患者中超过150个新抗原的特征描述[49,54-57,67,69-71,87,88](和未发表的数据)显示，除了2名转移性结直肠癌患者的HLA-C*08:02限制性CD8+T细胞靶向的一个共享KRASG12D新抗原[70,71]，每一个免疫原性新抗原对这些自体患者都是独一无二的。如本章描述的，从临床试验中积累的相关数据表明，新抗原反应性T细胞可能介导接受免疫治疗患者的一些临床反应，高数量的新抗原反应T细胞转移之后观察到的肿瘤消退为靶向这类抗原的治疗作用提供了直接的依据。然而尽管新抗原可能是最理想的靶向抗原，肿瘤却有很多机制逃避抗肿瘤/新抗原T细胞反应。除了一种免疫抑制肿瘤的微环境外，如上所述，在免疫治疗后，患者肿瘤中MHC成分的丢失也在其他研究中得到了证实[70,89-91]。在人类中也有相关证据表明，一些肿瘤在免疫治疗后的进展并没有表达可能由T细胞靶向的新抗原[92,93]，这种免疫编辑的形式已经在小鼠肿瘤模型中被直接观察到[94]。抗PD-1治疗后，一些肿瘤进展

也被发现含有突变基因，使其对 T 细胞产生的 IFN-γ 介导的抗增殖信号产生抗性[89,95]。因此，未来针对突变抗原的治疗可能需要克服这些障碍和其他障碍，以便为更多癌症患者带来有意义的临床缓解。

参考文献

1. Smyth MJ, Dunn GP, Schreiber RD. Cancer immunosurveillance and immunoediting: the roles of immunity in suppressing tumor development and shaping tumor immunogenicity. Advances in Immunology. 2006; 90: 1–50.

2. Rosenberg SA. IL-2: the first effective immunotherapy for human cancer. Journal of Immunology. 2014;192(12): 5451–8.

3. Besser MJ, Shapira-Frommer R, Treves AJ, Zippel D, Itzhaki O, Hershkovitz L, et al. Clinical responses in a phase II study using adoptive transfer of short-term cultured tumor infiltration lymphocytes in metastatic melanoma patients. Clinical Cancer Research. 2010;16(9): 2646–55.

4. Dudley ME, Gross CA, Langhan MM, Garcia MR, Sherry RM, Yang JC, et al. CD8+ enriched "young" tumor infiltrating lymphocytes can mediate regression of metastatic melanoma. Clinical Cancer Research. 2010;16(24): 6122–31.

5. Dudley ME, Wunderlich JR, Yang JC, Sherry RM, Topalian SL, Restifo NP, et al. Adoptive cell transfer therapy following non-myeloablative but lymphodepleting chemotherapy for the treatment of patients with refractory metastatic melanoma. Journal of Clinical Oncology. 2005;23(10):2346–57.

6. Goff SL, Dudley ME, Citrin DE, Somerville RP, Wunderlich JR, Danforth DN, et al. Randomized, prospective evaluation comparing intensity of lymphodepletion before adoptive transfer of tumor-infiltrating lymphocytes for patients with metastatic melanoma. Journal of Clinical Oncology. 2016;34(20):2389–97.

7. Rosenberg SA, Dudley ME. Cancer regression in patients with metastatic melanoma after the transfer of autologous antitumor lymphocytes. Proceedings of the National Academy of Sciences of the United States of America. 2004;101(Suppl 2):14639–45.

8. Rosenberg SA, Restifo NP. Adoptive cell transfer as personalized immunotherapy for human cancer. Science. 2015;348(6230):62–8.

9. Rosenberg SA, Yang JC, Sherry RM, Kammula US, Hughes MS, Phan GQ, et al. Durable complete responses in heavily pretreated patients with metastatic melanoma using T-cell transfer immunotherapy. Clinical Cancer Research. 2011;17(13):4550–7.

10. Stevanovic S, Draper LM, Langhan MM, Campbell TE, Kwong ML, Wunderlich JR, et al. Complete regression of metastatic cervical cancer after treatment with human papillomavirus-targeted tumor-infiltrating T cells. Journal of Clinical Oncology. 2015;33(14):1543–50.

11. Linnemann C, van Buuren MM, Bies L, Verdegaal EM, Schotte R, Calis JJ, et al. High-throughput epitope discovery reveals frequent recognition of neo-antigens by CD4+ T cells in human melanoma. Nature Medicine. 2015;21(1):81–5.

12. Hugo W, Zaretsky JM, Sun L, Song C, Moreno BH, Hu-Lieskovan S, et al. Genomic and transcriptomic features of response to anti-PD-1 therapy in metastatic melanoma. Cell. 2016;165(1):35–44.

13. Johanns TM, Miller CA, Dorward IG, Tsien C, Chang E, Perry A, et al. Immunogenomics of hypermutated glioblastoma: a patient with germline pole deficiency treated with checkpoint blockade immunotherapy. Cancer Discovery. 2016;6(11):1230–6.

14. Le DT, Uram JN, Wang H, Bartlett BR, Kemberling H, Eyring AD, et al. PD-1 blockade in tumors with mismatch-repair deficiency. New England Journal of Medicine. 2015;372(26):2509–20.

15. McGranahan N, Furness AJ, Rosenthal R, Ramskov S, Lyngaa R, Saini SK, et al. Clonal neoantigens elicit T cell immunoreactivity and sensitivity to immune checkpoint blockade. Science. 2016;351(6280):1463–9.

16. Mehnert JM, Panda A, Zhong H, Hirshfield K, Damare S, Lane K, et al. Immune activation and response to pembrolizumab in POLE-mutant endometrial cancer. Journal of Clinical Investigation. 2016;126(6):2334–40.

17. Motzer RJ, Escudier B, McDermott DF, George S, Hammers HJ, Srinivas S, et al. Nivolumab versus everolimus in advanced renal-cell carcinoma. New England Journal of Medicine. 2015;373(19):1803–13.

18. Motzer RJ, Rini BI, McDermott DF, Redman BG, Kuzel TM, Harrison MR, et al. Nivolumab for Metastatic renal cell carcinoma: results of a randomized phase II trial. Journal of Clinical Oncology. 2015;33(13): 1430–7.

19. Nghiem PT, Bhatia S, Lipson EJ, Kudchadkar RR, Miller NJ, Annamalai L, et al. PD-1 blockade with pembrolizumab in advanced Merkel-cell carcinoma. New England Journal of Medicine. 2016;374(26):2542–52.

20. Powles T, Eder JP, Fine GD, Braiteh FS, Loriot Y, Cruz C, et al. MPDL3280A (anti-PD-L1) treatment leads to clinical activity in metastatic bladder cancer. Nature. 2014;515(7528):558–62.

21. Rizvi NA, Hellmann MD, Snyder A, Kvistborg P, Makarov V, Havel JJ, et al. Cancer immunology. Mutational landscape determines sensitivity to PD-1 blockade in non-small cell lung cancer. Science. 2015;348(6230):124–8.

22. Rizvi NA, Mazieres J, Planchard D, Stinchcombe TE, Dy GK, Antonia SJ, et al. Activity and safety of nivolumab, an anti-PD-1 immune checkpoint inhibitor, for patients with advanced, refractory squamous non-small-cell lung cancer (CheckMate 063): a phase 2, single-arm trial. The

Lancet Oncology. 2015;16(3):257–65.

23. Snyder A, Makarov V, Merghoub T, Yuan J, Zaretsky JM, Desrichard A, et al. Genetic basis for clinical response to CTLA-4 blockade in melanoma. New England Journal of Medicine. 2014;371(23):2189–99.

24. Topalian SL, Hodi FS, Brahmer JR, Gettinger SN, Smith DC, McDermott DF, et al. Safety, activity, and immune correlates of anti-PD-1 antibody in cancer. New England Journal of Medicine. 2012;366(26):2443–54.

25. Van Allen EM, Miao D, Schilling B, Shukla SA, Blank C, Zimmer L, et al. Genomic correlates of response to CTLA-4 blockade in metastatic melanoma. Science. 2015;350(6257):207–11.

26. van Rooij N, van Buuren MM, Philips D, Velds A, Toebes M, Heemskerk B, et al. Tumor exome analysis reveals neoantigen-specific T-cell reactivity in an ipilimumab-responsive melanoma. Journal of Clinical Oncology. 2013;31(32):e439–42.

27. Coulie PG, Van den Eynde BJ, van der Bruggen P, Boon T. Tumour antigens recognized by T lymphocytes: at the core of cancer immunotherapy. Nature Reviews Cancer. 2014;14(2):135–46.

28. van der Bruggen P, Traversari C, Chomez P, Lurquin C, De Plaen E, Van den Eynde B, et al. A gene encoding an antigen recognized by cytolytic T lymphocytes on a human melanoma. Science. 1991;254(5038):1643–7.

29. Vigneron N, Stroobant V, Van den Eynde BJ, van der Bruggen P. Database of T cell-defined human tumor antigens: the 2013 update. Cancer Immunity. 2013;15:13.

30. Robbins PF, Kassim SH, Tran TL, Crystal JS, Morgan RA, Feldman SA, et al. A pilot trial using lymphocytes genetically engineered with an NY-ESO-1-reactive T-cell receptor: long-term follow-up and correlates with response. Clinical Cancer Research. 2015;21(5):1019–27.

31. Robbins PF, Morgan RA, Feldman SA, Yang JC, Sherry RM, Dudley ME, et al. Tumor regression in patients with metastatic synovial cell sarcoma and melanoma using genetically engineered lymphocytes reactive with NY-ESO-1. Journal of Clinical Oncology. 2011;29(7):917–24.

32. Kerkar SP, Wang ZF, Lasota J, Park T, Patel K, Groh E, et al. MAGE-A is more highly expressed than NY-ESO-1 in a systematic immunohistochemical analysis of 3668 cases. Journal of Immunotherapy. 2016;39(4):181–7.

33. Vansteenkiste JF, Cho BC, Vanakesa T, De Pas T, Zielinski M, Kim MS, et al. Efficacy of the MAGE-A3 cancer immunotherapeutic as adjuvant therapy in patients with resected MAGE-A3-positive non-small-cell lung cancer (MAGRIT): a randomised, double-blind, placebo-controlled, phase 3 trial. The Lancet Oncology. 2016;17(6):822–35.

34. Morgan RA, Chinnasamy N, Abate-Daga D, Gros A, Robbins PF, Zheng Z, et al. Cancer regression and neurological toxicity following anti-MAGE-A3 TCR gene therapy. Journal of Immunotherapy. 2013;36(2):133–51.

35. Johnson LA, Morgan RA, Dudley ME, Cassard L, Yang JC, Hughes MS, et al. Gene therapy with human and mouse T-cell receptors mediates cancer regression and targets normal tissues expressing cognate antigen. Blood. 2009;114(3):535–46.

36. Parkhurst MR, Yang JC, Langan RC, Dudley ME, Nathan DA, Feldman SA, et al. T cells targeting carcinoembryonic antigen can mediate regression of metastatic colorectal cancer but induce severe transient colitis. Molecular Therapy. 2010;19(3):620–6.

37. de Martel C, Ferlay J, Franceschi S, Vignat J, Bray F, Forman D, et al. Global burden of cancers attributable to infections in 2008: a review and synthetic analysis. The Lancet Oncology. 2012;13(6):607–15.

38. zur Hausen H. Viruses in human cancers. Science. 1991;254(5035):1167–73.

39. Schiller JT, Lowy DR. Understanding and learning from the success of prophylactic human papillomavirus vaccines. Nature Reviews Microbiology. 2012;10(10):681–92.

40. Kenter GG, Welters MJ, Valentijn AR, Lowik MJ, Berends-van der Meer DM, Vloon AP, et al. Vaccination against HPV-16 oncoproteins for vulvar intraepithelial neoplasia. New England Journal of Medicine. 2009;361(19):1838–47.

41. van Poelgeest MI, Welters MJ, van Esch EM, Stynenbosch LF, Kerpershoek G, van Persijn van Meerten EL, et al. HPV16 synthetic long peptide (HPV16-SLP) vaccination therapy of patients with advanced or recurrent HPV16-induced gynecological carcinoma, a phase II trial. Journal of Translational Medicine. 2013;11:88.

42. De Plaen E, Lurquin C, Van Pel A, Mariame B, Szikora JP, Wolfel T, et al. Immunogenic (tum-) variants of mouse tumor P815: cloning of the gene of tum- antigen P91A and identification of the tum– mutation. Proceedings of the National Academy of Sciences of the United States of America. 1988;85(7):2274–8.

43. Lurquin C, Van Pel A, Mariame B, De Plaen E, Szikora JP, Janssens C, et al. Structure of the gene of tum- transplantation antigen P91A: the mutated exon encodes a peptide recognized with Ld by cytolytic T cells. Cell. 1989;58(2):293–303.

44. Sibille C, Chomez P, Wildmann C, Van Pel A, De Plaen E, Maryanski JL, et al. Structure of the gene of tum-transplantation antigen P198: a point mutation generates a new antigenic peptide. Journal of Experimental Medicine. 1990;172(1):35–45.

45. Coulie PG, Lehmann F, Lethe B, Herman J, Lurquin C, Andrawiss M, et al. A mutated intron sequence codes for an antigenic peptide recognized by cytolytic T lymphocytes on a human melanoma. Proceedings of the National Academy of Sciences of the United States of America. 1995;92(17):7976–80.

46. Wolfel T, Hauer M, Schneider J, Serrano M, Wolfel C, Klehmann-Hieb E, et al. A p16INK4a-insensitive CDK4 mutant targeted by cytolytic T lymphocytes in a human melanoma. Science. 1995;269(5228):1281–4.

47. Wang RF, Wang X, Atwood AC, Topalian SL, Rosenberg SA. Cloning genes encoding MHC class II-restricted antigens: mutated CDC27 as a tumor antigen. Science. 1999;284(5418):1351–4.

48. Echchakir H, Mami-Chouaib F, Vergnon I, Baurain JF, Karanikas V, Chouaib S, et al. A point mutation in the alpha-actinin-4 gene generates an antigenic peptide recognized by autologous cytolytic T lymphocytes on a human lung carcinoma. Cancer Res. 2001;61(10):4078–83.

49. Huang J, El-Gamil M, Dudley ME, Li YF, Rosenberg SA, Robbins PF. T cells associated with tumor regression recognize frameshifted products of the CDKN2A tumor suppressor gene locus and a mutated HLA class I gene product. Journal of Immunology. 2004;172(10):6057–64.

50. Karanikas V, Colau D, Baurain JF, Chiari R, Thonnard J, Gutierrez-Roelens I, et al. High frequency of cytolytic T lymphocytes directed against a tumor-specific mutated antigen detectable with HLA tetramers in the blood of a lung carcinoma patient with long survival. Cancer Research. 2001;61(9):3718–24.

51. Mandruzzato S, Brasseur F, Andry G, Boon T, van der Bruggen P. A CASP-8 mutation recognized by cytolytic T lymphocytes on a human head and neck carcinoma. Journal of Experimental Medicine. 1997;186(5):785–93.

52. Robbins PF, El-Gamil M, Li YF, Kawakami Y, Loftus D, Appella E, et al. A mutated beta-catenin gene encodes a melanoma-specific antigen recognized by tumor infiltrating lymphocytes. Journal of Experimental Medicine. 1996;183(3):1185–92.

53. Takenoyama M, Baurain JF, Yasuda M, So T, Sugaya M, Hanagiri T, et al. A point mutation in the NFYC gene generates an antigenic peptide recognized by autologous cytolytic T lymphocytes on a human squamous cell lung carcinoma. International Journal of Cancer. 2006;118(8):1992–7.

54. Zhou J, Dudley ME, Rosenberg SA, Robbins PF. Persistence of multiple tumor-specific T-cell clones is associated with complete tumor regression in a melanoma patient receiving adoptive cell transfer therapy. J Immunotherapy. 2005;28(1):53–62.

55. Lu YC, Yao X, Li YF, El-Gamil M, Dudley ME, Yang JC, et al. Mutated PPP1R3B is recognized by T cells used to treat a melanoma patient who experienced a durable complete tumor regression. Journal of Immunology. 2013;190(12):6034–42.

56. Lu YC, Yao X, Crystal JS, Li YF, El-Gamil M, Gross C, et al. Efficient identification of mutated cancer antigens recognized by T cells associated with durable tumor regressions. Clinical Cancer Research. 2014;20(13):3401–10.

57. Tran E, Turcotte S, Gros A, Robbins PF, Lu YC, Dudley ME, et al. Cancer immunotherapy based on mutation-specific CD4+ T cells in a patient with epithelial cancer. Science. 2014;344(6184):641–5.

58. Andreatta M, Nielsen M. Gapped sequence alignment using artificial neural networks: application to the MHC class I system. Bioinformatics. 2016;32(4):511–7.

59. Nielsen M, Lundegaard C, Worning P, Lauemoller SL, Lamberth K, Buus S, et al. Reliable prediction of T-cell epitopes using neural networks with novel sequence representations. Protein Science. 2003;12(5):1007–17.

60. Rodenko B, Toebes M, Hadrup SR, van Esch WJ, Molenaar AM, Schumacher TN, et al. Generation of peptide-MHC class I complexes through UV-mediated ligand exchange. Nature Protocols. 2006;1(3):1120–32.

61. Bassani-Sternberg M, Braunlein E, Klar R, Engleitner T, Sinitcyn P, Audehm S, et al. Direct identification of clinically relevant neoepitopes presented on native human melanoma tissue by mass spectrometry. Nature Communications. 2016;7:13404.

62. Kalaora S, Barnea E, Merhavi-Shoham E, Qutob N, Teer JK, Shimony N, et al. Use of HLA peptidomics and whole exome sequencing to identify human immunogenic neo-antigens. Oncotarget. 2016;7(5):5110–7.

63. Santin AD, Bellone S, Buza N, Choi J, Schwartz PE, Schlessinger J, et al. Regression of chemotherapy-resistant polymerase epsilon (POLE) ultra-mutated and MSH6 hyper-mutated endometrial tumors with nivolumab. Clinical Cancer Research. 2016;22(23):5682–7.

64. Rosenberg SA. A new era for cancer immunotherapy based on the genes that encode cancer antigens. Immunity. 1999;10(3):281–7.

65. Kvistborg P, Philips D, Kelderman S, Hageman L, Ottensmeier C, Joseph-Pietras D, et al. Anti-CTLA-4 therapy broadens the melanoma-reactive CD8+ T cell response. Science Translational Medicine. 2014;6(254):254ra128.

66. Kvistborg P, Shu CJ, Heemskerk B, Fankhauser M, Thrue CA, Toebes M, et al. TIL therapy broadens the tumor-reactive CD8(+) T cell compartment in melanoma patients. Oncoimmunology. 2012;1(4):409–18.

67. Robbins PF, Lu YC, El-Gamil M, Li YF, Gross C, Gartner J, et al. Mining exomic sequencing data to identify mutated antigens recognized by adoptively transferred tumor-reactive T cells. Nature Medicine. 2013;19(6):747–52.

68. Prickett TD, Crystal JS, Cohen CJ, Pasetto A, Parkhurst MR, Gartner JJ, et al. Durable complete response from metastatic melanoma after transfer of autologous T cells recognizing 10 mutated tumor antigens. Cancer Immunology Research. 2016;4(8):669–78.

69. Cohen CJ, Gartner JJ, Horovitz-Fried M, Shamalov K, Trebska-McGowan K, Bliskovsky VV, et al. Isolation of neoantigen-specific T cells from tumor and peripheral lymphocytes. Journal of Clinical Investigation. 2015;125(10):3981–91.

70. Tran E, Robbins PF, Lu YC, Prickett TD, Gartner JJ, Jia L, et al. T-cell transfer therapy targeting mutant KRAS in cancer. New England Journal of Medicine. 2016;375(23):2255–62.

71. Tran E, Ahmadzadeh M, Lu YC, Gros A, Turcotte S,

Robbins PF, et al. Immunogenicity of somatic mutations in human gastrointestinal cancers. Science. 2015;350 (6266):1387–90.

72. Gattinoni L, Klebanoff CA, Restifo NP. Paths to stemness: building the ultimate antitumour T cell. Nature Reviews Cancer. 2012;12(10):671–84.

73. Kebriaei P, Singh H, Huls MH, Figliola MJ, Bassett R, Olivares S, et al. Phase I trials using Sleeping Beauty to generate CD19-specific CAR T cells. Journal of Clinical Investigation. 2016;126(9):3363–76.

74. Crompton JG, Sukumar M, Roychoudhuri R, Clever D, Gros A, Eil RL, et al. Akt inhibition enhances expansion of potent tumor-specific lymphocytes with memory cell characteristics. Cancer Research. 2015;75(2):296–305.

75. Macintyre AN, Finlay D, Preston G, Sinclair LV, Waugh CM, Tamas P, et al. Protein kinase B controls transcriptional programs that direct cytotoxic T cell fate but is dispensable for T cell metabolism. Immunity. 2011;34(2):224–36.

76. Li Y, Bleakley M, Yee C. IL-21 influences the frequency, phenotype, and affinity of the antigen-specific CD8 T cell response. Journal of Immunology. 2005;175(4): 2261–9.

77. Loh YH, Hartung O, Li H, Guo C, Sahalie JM, Manos PD, et al. Reprogramming of T cells from human peripheral blood. Cell Stem Cell. 2010;7(1):15–9.

78. Seki T, Yuasa S, Oda M, Egashira T, Yae K, Kusumoto D, et al. Generation of induced pluripotent stem cells from human terminally differentiated circulating T cells. Cell stem cell. 2010;7(1):11–4.

79. Vizcardo R, Masuda K, Yamada D, Ikawa T, Shimizu K, Fujii S, et al. Regeneration of human tumor antigen-specific T cells from iPSCs derived from mature CD8(+) T cells. Cell Stem Cell. 2013;12(1):31–6.

80. Beane JD, Lee G, Zheng Z, Mendel M, Abate-Daga D, Bharathan M, et al. Clinical scale zinc finger nuclease-mediated gene editing of PD-1 in tumor infiltrating lymphocytes for the treatment of metastatic melanoma. Molecular Therapy. 2015;23(8):1380–90.

81. Rosenberg SA, Yang JC, Restifo NP. Cancer immunotherapy: moving beyond current vaccines. Nature Medicine. 2004;10(9):909–15.

82. Carreno BM, Magrini V, Becker-Hapak M, Kaabinejadian S, Hundal J, Petti AA, et al. Cancer immunotherapy. A dendritic cell vaccine increases the breadth and diversity of melanoma neoantigen-specific T cells. Science. 2015;348(6236):803–8.)3–8.

83. Castle JC, Kreiter S, Diekmann J, Lower M, van de Roemer N, de Graaf J, et al. Exploiting the mutanome for tumor vaccination. Cancer Research. 2012;72(5):1081–91.

84. Gubin MM, Zhang X, Schuster H, Caron E, Ward JP,
Noguchi T, et al. Checkpoint blockade cancer immunotherapy targets tumour-specific mutant antigens. Nature. 2014;515(7528):577–81.

85. Kreiter S, Vormehr M, van de Roemer N, Diken M, Lower M, Diekmann J, et al. Mutant MHC class II epitopes drive therapeutic immune responses to cancer. Nature. 2015;520(7549):692–6.

86. Yadav M, Jhunjhunwala S, Phung QT, Lupardus P, Tanguay J, Bumbaca S, et al. Predicting immunogenic tumour mutations by combining mass spectrometry and exome sequencing. Nature. 2014;515(7528):572–6.

87. Gros A, Parkhurst MR, Tran E, Pasetto A, Robbins PF, Ilyas S, et al. Prospective identification of neoantigen-specific lymphocytes in the peripheral blood of melanoma patients. Nature Medicine. 2016.

88. Parkhurst MR, Gros A, Pasetto A, Prickett TD, Crystal JS, Robbins PF, et al. Isolation of T cell receptors specifically reactive with mutated tumor associated antigens from tumor infiltrating lymphocytes based on CD137 expression. Clinical Cancer Research. 2016; doi:10.1158/1078-0432.CCR-16-2680.

89. Zaretsky JM, Garcia-Diaz A, Shin DS, Escuin-Ordinas H, Hugo W, Hu-Lieskovan S, et al. Mutations associated with acquired resistance to PD-1 blockade in melanoma. New England Journal of Medicine. 2016;375(9):819–29.

90. Restifo NP, Marincola FM, Kawakami Y, Taubenberger J, Yannelli JR, Rosenberg SA. Loss of functional beta 2-microglobulin in metastatic melanomas from five patients receiving immunotherapy. Journal of the National Cancer Institute. 1996;88(2):100–8.

91. Garrido F, Aptsiauri N, Doorduijn EM, Garcia Lora AM, van Hall T. The urgent need to recover MHC class I in cancers for effective immunotherapy. Current Opinion in Immunology. 2016;39:44–51.

92. Verdegaal EM, de Miranda NF, Visser M, Harryvan T, van Buuren MM, Andersen RS, et al. Neoantigen landscape dynamics during human melanoma-T cell interactions. Nature. 2016;536(7614):91–5.

93. Anagnostou V, Smith KN, Forde PM, Niknafs N, Bhattacharya R, White J, et al. Evolution of neoantigen landscape during immune checkpoint blockade in non-small cell lung cancer. Cancer Discovery. 2016;7(3):264–76.

94. Matsushita H, Vesely MD, Koboldt DC, Rickert CG, Uppaluri R, Magrini VJ, et al. Cancer exome analysis reveals a T-cell-dependent mechanism of cancer immunoediting. Nature. 2012;482(7385):400–4.

95. Shin DS, Zaretsky JM, Escuin-Ordinas H, Garcia-Diaz A, Hu-Lieskovan S, Kalbasi A, et al. Primary resistance to PD-1 blockade mediated by JAK1/2 mutations. Cancer Discovery. 2016;7(2):188–201.

第4章
检查点阻断

Tracy A. Proverbs - Singh, Jedd Wolchok, Alexandra Snyder

临床前机制

简介

免疫系统对机体(自身)抵御广泛外源病原体(异物)的作用具有强力和高度监管的特征[1]。T 淋巴细胞是介导这一过程的主要角色。严格的控制是必须的,以避免对机体肆无忌惮的攻击。免疫耐受是避免自身识别的过程,包括中枢耐受——胸腺对发育早期自我识别 T 细胞的选择和消除和外周耐受——通过刺激或抑制信号控制 T 淋巴细胞作用的复杂网络[1,2]。这些信号或检查点可帮助控制免疫系统的自我应答。

一个多世纪以来,免疫系统与肿瘤的识别和控制相互关联(自身转变)。在 19 世纪 90 年代,William Coley 发现肿瘤会在感染化脓性链球菌的情况下消退。这一观察促使了"科利毒素"的发展,这些毒素由细菌或细菌产物制成,并被注射到数百名患者的骨肉瘤中,其中一些患者得到临床获益[3,4]。从此后,随着对免疫活化和调节认识的提高,免疫肿瘤学领域得到发展。

T 淋巴细胞的相互作用有助于促进肿瘤的识别,甚至抑制肿瘤的生长[5-8]。先天性免疫系统和适应性免疫系统都通过免疫监视来保护自身免受肿瘤的生长和浸润[9-11]。肿瘤可以开发调节自身抗原来逃避免疫监视。两个共抑制分子信号的抗体,细胞毒性 T 淋巴细胞相关蛋白 4(CTLA-4)和程序性细胞死亡受体-1(PD-1),已经在一些肿瘤中被证明其有抗肿瘤活性,这是目前最前沿的发展。本章重点介绍这些药物的临床前发展和迄今最有价值的临床经验。

T 细胞活化

仅 T 细胞受体(TCR)的激活不足以支持 T 细胞克隆的扩增和分化,需要第二信号的参与。20 世纪 80 年代末,协同刺激受体 CD28 及其相应配体 CD80 和 CD86(B7.1 或 B7.2)的发现,证实需要双信号通路[12,13]。在缺乏 CD28:B7 相互作用的情况下,T 细胞反应受损,导致处于一种无应答状态,即克隆无能[14,15]。此外,还需要协同刺激和协同抑制信号来协调最佳的抗原特异性免疫应答[16]。

CTLA-4

1987 年,CTLA-4 被认为是 CD28:B7 免疫球蛋白超家族的成员,是一种与活化的细胞毒性 T 细胞上相同配体结合的细胞表面糖蛋白[15,17-19]。CTLA-4 通常在初始效应 T 细胞和调节性 T 细胞(Treg)上低水平表达,CTLA-4 在 TCR 激活后被上调到细胞表面[20,21]。最初被认为是另一种协同刺激信号,进一步的研究表明,其具有抑制作用[22-24]。与 TCR 结合后,CD28 截断了 T 细胞激活所必需的协同刺激信号[24]。CTLA-4 对 CD80/CD86(B7-1 和 B7-2)的亲和力高于 CD28,竞争性抑制与 CD28 结合,最终阻止 T 细胞活化[25]。CTLA-4 有效地作用于释放免疫系统的生理"刹车",从而促进增强效应子功能[26-28]。CTLA-4 缺乏的小鼠处于淋巴细胞浸润到所有器官的快速灾难性淋巴增殖状态[29]。被给予抗 CTLA-4 单克隆抗体的小鼠经历了移植同基因结肠和纤维肉瘤肿瘤的排斥反应[30]。第一种研制出的针对 CTLA-4 的临床抗体是 ipilimumab;这是美国食品和药物管理局(FDA)批准的第一个针对转移性黑色素瘤患者的免疫检查点抑制剂[31]。曲美姆单抗(cp-675,206),为另一种抗 CTLA-4 抗体在晚期黑色素瘤患者中没有表现出比化疗更好的生存优势,并且还没有得到批准。然而,该结果可能与随机到未接受曲美姆单抗治疗的患者组接受了 ipilimumab,或者应用药物时的剂量和疗程不足有关。

PD-1、PD-1 配体 1 和 PD-1 配体 2

PD-1(CD279)和相应的配体 PD-L1(B7-H1)和 PD-L2(B7-H2)是跨膜蛋白,在调节 T 细胞活化中起着不同的作用[33]。PD-1 是免疫球蛋白超家族的成员,在肿瘤浸润淋巴细胞(TIL)中表达,包括 T 细胞、B 细胞和 NK 细胞。PD-L1 在许多实体肿瘤[12,34-37]和恶性血液病[38-42]的表面表达,并与多种肿瘤的预后相关[25,43,44]。PD-L1 在肿瘤浸润的免疫细胞中也有表达[45](图 4.1,改编自 Postow 等[46])。

PD-1、PD-L1 和 PD-L2 的相互作用直接抑制肿瘤细胞凋亡,降低外周 T 细胞效应功能,促进 Tregs 细胞增殖[34,47],从而阻断 T 细胞活化和增殖。PD-1:PD-L1 相互作用也被认为能维持外周耐受[48]。使用抗 PD-L1 抗体可恢复 T 细胞反应,包括增殖、分泌细胞因子和病毒感染细胞的杀伤[49,50]。在慢性抗原刺激中,PD-1 通路似乎能保护宿主免受免疫介导的组织破坏[28]。PD-1、PD-L1 在促炎细胞因子 IL-12 和 IFN-γ 存在时被上调[51,52]。PD-1 缺陷的小鼠表现为迟发性器官特异性自身免疫浸润[53-55]。此外,阻断 PD-1 通路在小鼠模型中显示出抗肿瘤活性和治疗潜力[56]。

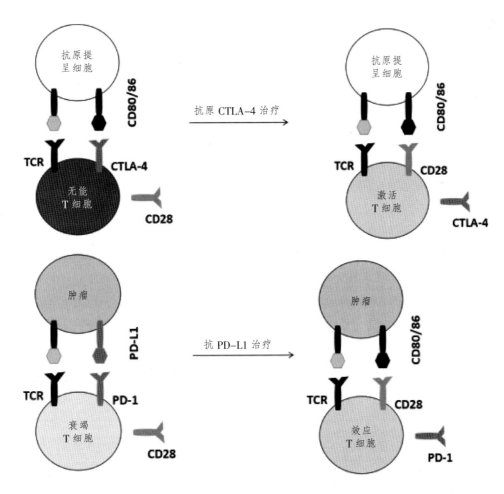

图 4.1 肿瘤突变引起的新抗原在免疫反应中的作用(橙色六角=假定的肿瘤新抗原;黑色六角=协同刺激信号)。T 细胞激活需要 2 个信号:①抗原(Ag)通过与 T 细胞受体(TCR)的主要组织相容性复合物相互作用而呈现给 T 细胞;②CD28 与 B7 配体的协同刺激作用。T 细胞活化的调控涉及多种协同抑制和协同刺激机制,包括细胞毒性 T 淋巴细胞相关蛋白-4(CTLA-4)的上调,该蛋白竞争 B7 配体结合并抑制 T 细胞活化,以及 PD-1 与配体PD-L1 和 PD-L2 的相互作用。(见彩插)

针对 PD-1 和 PD-L1 的抗体正在研制中。纳武单抗（欧狄沃、BMS - 936558, 或 MDX1106）和帕姆单抗（可瑞达、MK - 3475），均为 PD - 1 抑制剂；阿维鲁单抗(MSB0010718C)和阿特朱单抗(MPDL3280A)，均为 PD - L1 抑制剂，已经在数种实体肿瘤和血液肿瘤中显示了抗肿瘤作用（下面将进一步讨论）。

CTLA-4、PD-1 和 PD-L1 阻断剂的临床活性

表 4.1 显示了这些药物在发展中最快的临床活性。越来越多的临床试验正在进行中，可了解这些药物在不同肿瘤亚型中的抗肿瘤活性。值得注意的是，在研究实体肿瘤的试验中使用的实体瘤疗效评价标准（RECIST）之外，由于免疫疗法治疗的肿瘤表现出明显的行为特性，最近的免疫疗法研究中加入了使用免疫疗法的影像学评估相关反应标准(irRC)，这是由 Wolchok 和其同事提出的[57]。这些标准增加了"非常规"反应，包括新病变存在时的反应、延迟反应（现有病变生长后肿瘤缩小）和长期的疾病稳定。长期的稳定疾病对于说明 ipilimumab 是如何与整体存活率相比表现出适度的总体反应率是特别重要的[58]。

恶性黑色素瘤

FDA 第一个批准的免疫检查点阻断剂是应用在黑色素瘤上，一种一旦出现转移就会进展迅速的致命性疾病。ipilimumab 是一种针对 CTLA-4 的单克隆抗体，在两项 Ⅲ 期试验中显示出更高的存活率，因此获得批准。在第一个研究中，676 名先前接受治疗的患者被随机分为三

表 4.1 截至 2016 年初在临床发展中最先进的检查点阻断剂摘要

药物研究	疾病	n	分期	结果	FDA 意见	参考文献
抗 CTLA-4						
ipilimumab	不可切除/Ⅳ 期黑色素瘤	676	Ⅲ	ipilimumab+gp 100 : 6% ORR；14% SD；OS 10 个月比 6 个月(gp 100 组)	批准 3/2011	[58]
		502	Ⅲ	ipilimumab+达卡巴嗪与单用达卡巴嗪。ORR 15.2% :10.3%(P=0.09)，中位反应持续时间 19.3 个月比 8.3 个月(P=0.03)。中位 OS 11.2 个月比 9.1 个月		[59]
	Ⅲ 期黑色素瘤（辅助剂）	951	Ⅲ	ipilimumab 与安慰剂。RFS 26.1 个月比 17.1 个月。3 年 RFS 46.5%: 34.8%。OS 未达到	批准 10/2015	[135]
曲美姆单抗	晚期黑色素瘤	665	Ⅲ	曲美姆±化疗。ORR 10.7% : 9.8%。OS 12.6 个月比 10.7 个月	未批准	[32]
	恶性间皮瘤	29	Ⅱ	无 CR，PR 2 名(7%)。SD 9 名(31%)。中位 PFS 6.2 个月。中位 OS 10.2 个月	罕见药 #	[81]
抗 PD-1						
纳武单抗	黑色素瘤，晚期	418	Ⅲ	纳武单抗+达卡巴嗪与单用达卡巴嗪。ORR 40% : 13.9%	批准 9/2014	[132]
	未治疗			中位 PFS 5.1 个月比 2.2 个月。1 年 OS 72.9% : 42.1%	批准	
		945	Ⅲ	纳武单抗+ipilimumab 与纳武单抗。中位 PFS 11.5 个月比 2.9 个月比 6.9 个月	与 ipilimumab 联用 9/2015#	[61]

（待续）

表 4.1(续表)

药物研究	疾病	n	分期	结果	FDA 意见	参考文献
		142	I	纳武单抗+ipilimumab 与 ipilimumab。OR 61%(16 CR):11%(0 CR)。中位 PFS 未达到（纳武单抗+ipilimumab）比 4.4 个月		[124]
	黑色素瘤，应用 ipilimumab,晚期进展后	631	III	纳武单抗与 ICC。ORR 31.7%(4 CR,34PR):10.6%(0CR,5PR)。6 个月 PFS 48%：34%		[134]
	晚期非鳞状 NSCLC 铂类耐药	582	III	纳武单抗与多西他赛。ORR19%:12%($p=0.02$)。OS 12.2 个月比 9.4 个月。PD–L1 表达可预测 ORR、PFS 和 OS	批准 10/2015 批准伴 PD–L1IHC22C3 药物 Dx 试验	[136]
	晚期鳞状NSCLC 铂类耐药	272	III	纳武单抗与多西他赛。ORR 20% : 9%($P=0.008$)。中位 PFS 3.5 个月比 2.8 个月OS 9.2 个月比 6 个月	批准 3/2015	[73]
	霍奇金淋巴瘤	23	I	ORR 87%(4 CR 16 PR),24 周 PFS 86%。中位 OS 未达到	批准 5/2017*	[94]
	肾细胞癌	821	III	纳武单抗与依维莫司。ORR 25% ： 5%。中位 OS 25 个月比 19.6 个月（$P<0.001$）	批准 11/2015	[79]
帕姆单抗 (MK–3475)	黑色素瘤	834	III	帕姆单抗每 2 周与帕姆单抗每 3 周与 ipilimumab。ORR 33.7%($P<0.001$ 比伊匹）:32.9%($P<0.001$ 比 ipilimumab):11.9%。中位 PFS 5.5 个月比 4.4 个月或 2.8 个月。中位 OS 未达到	批准 9/2014≠, 12/2015	[137]
	晚期黑色素瘤 ipilimumab 耐药	540	II	帕姆单抗 2mg/kg 与帕姆单抗 10mg/kg 与 ICC。ORR 21% 比 25% 比 8%。中位 PFS 2.9 个月比 2.7 个月		[60]
	NSCLC	495	II	帕姆单抗 2mg/kg 每 3 周与 10mg/kg 每 3 周与 10mg/kg 每 2 周。剂量与时间之间无重大差异。所有患者的 ORR 为 19.4%。中位 PFS 为 3.7 个月,中位 OS 为 12 个月	批准 10/2015≠ 批准伴 PD–L1IHC22C3 药物 Dx 试验	[74]

(待续)

表 4.1(续表)

药物研究	疾病	n	分期	结果	FDA 名称	参考文献
抗 PD-L1						
阿维鲁单抗 (MSB10718C)	NSCLC	184	I	ORR 为 13.6%(1CR,24PR), DCR 为 50.5%。中位 PFS 为 11.6 周。OS 为 8.4 个月	突破状态 *	[75]
阿特珠单抗 (MPDL3280A)	膀胱上皮癌	316	Ⅱ	在所有患者中,ORR 为 15%, 18% 的 PD-L1 ≥1%, ORR 为 27% 的 PD-L1≥ 5%。CR 为 12 名,PR 为 35 名。反应持续时间中位 数未达到 24 周	批准 5/2016*	[85]

罕见药物:给予一种药物特殊地位,以便应赞助者的要求治疗一种罕见的疾病,并提供发展奖励。

*加速批准:允许满足未满足医疗需求的严重情况的药物根据代替终点获得批准。

* 突破疗法:一种旨在加速药物开发和审查的过程,它可能显示出比现有疗法有很大的改善。

注:ORR=客观有效率;SD=稳定疾病;OS=总生存期;RFS=无复发生存;CR=完全反应;PR=部分反应;PFS=无进展生存期;ICC=研究者选择化疗;DCR=疾病控制率;ipi=易普利单抗;nivo=纳武单抗;pembro=碘解磷定单抗。

组:ipilimumab 与糖蛋白 100(gp100)疫苗,ipilimumab 单独使用及 gp100 单独使用。ipilimumab+gp100 组的总生存期(OS)提高到 10 个月,单独使用 ipilimumab 组的生存期为 10.1 个月,单独使用 gp100 组的生存期为 6.4 个月[58]。在第二项研究中,502 名转移性黑色素瘤患者随机分为 ipilimumab 组和达卡巴嗪组,或单用达卡巴嗪组。同样,对于那些接受 ipilimumab 治疗的患者也有总生存期优势 (11.2 个月,95%CI 为 9.4～13.6 个月, 与 9.1 个月相比,95% CI 为 7.8~10.5 个月)[59]。

两项Ⅲ期试验显示,不论是否接触过抗 CTLA-4,都不能否认抗 PD-1 药物 ipilimumab 治疗转移性黑色素瘤的疗效。在 KEYNOTE-006 研究中,834 名患者被随机分为每 2 周或 3 周服用 1 次 10mg/kg 的 ipilimumab 持续 2 年,或每 3 周服用 1 次 ipilimumab 3mg/kg,每次 4 剂量(FDA 批准的方案)。总生存期在两组帕姆单抗上均有改善,分别为 74.1% 和 68.4%(分别为每 2 周或每 3 周 1 次), 而 ipilimumab 则为 58.2%。与 ipilimumab(11.9%)相比,本组的 ORR 分别为 33.7% 和 32.9%,每 2 周或每 3 周 1 次更高,3~5 级不良反应(AES)发生率较低(13% 和 10%,而 ipilimumab 为 20%)。

在 KEYNOTE-002 研究中,540 名在 ipilimumab 上或之后进展的患者接受了帕姆单抗(每 3 周,10mg/kg)或化疗。无进展生存期(PFS)经帕姆单抗治疗后得到改善。两组 ORR 分别为 21% 和 26%(均为每 2 周,10mg/kg), 而化疗组为 4%。帕姆单抗有良好的耐受性,3~4 级 AE 的治疗组分别为 11% 和 14%,而化疗组为 26%[60]。

ipilimumab 与纳武单抗(PD-1 抑制剂)联合使用比单独使用任何一种药物都有更好的疗效, 这在Ⅲ期的研究 CheckMate067 中得到了证实[61]。这一联合使用在 2015 年迅速获得 FDA 的批准。在本研究中,945 名未接受治疗的患者被随机分为两组,每 3 周服用纳武单抗(每 3 周,1mg/kg)和 ipilimumab(每 3 周,3mg/kg),共 4 次, 然后服用纳武单抗(3mg);其次是纳武单抗(每 2 周,3mg/kg)或 ipilimumab(每 3 周,3mg/kg,共 4 次);纳武单抗继续应用于包含纳武单抗组中。联合用药的 PFS、单用纳武单抗和 ipilimumab 分别为 11.5 个月、6.9 个月和 2.9 个月。ORR 分别为 58%、44% 和 19%。正如预期的那样,联合组的毒性更大。联合用药 3~4 级 AE 分别为 55%、16% 和 27%,其中 36.4%、7.7% 和 14.8% 的患者停止治疗。

鉴于这些研究的结果,检查点阻断疗法现在被应用于无 BRAF 突变的转移性黑色素瘤患者的一线治疗。BRAF 突变型黑色素瘤 BRAF 靶向药物和免疫调节剂的最优测序仍有待确定。

非小细胞肺癌（NSCLC）

在美国，肺癌是癌症相关死亡的主要原因[62]。虽然肺癌的发病率在免疫抑制状态的患者中较高，如艾滋病毒、艾滋病和实体后器官移植[63-65]，但是细胞因子免疫操作治疗[66,67]或疫苗疗法[68]没有显示出效益。伴或不伴化疗的 ipilimumab 显示出极小的疗效[69,70]。然而随着纳武单抗安全性和早期临床疗效的早期试验成功，人们对在鳞状和非鳞状非小细胞肺癌的免疫治疗重新产生兴趣[71,72]。

两项Ⅲ期研究检测了纳武单抗每 2 周 3mg/kg 的疗效，相比于每 3 周多西他赛 75mg/m²Ⅳ的疗效，纳武单抗用于非小细胞肺癌的鳞状细胞组织学（CheckMate017）和非鳞状细胞型（Check-Mate 057）。作为生物标志物的检测，两项试验均应用免疫组织化学（IHC）抗体检测 PD-L1 的表达（Dako，clone，Epitomics），并采用预先设定的 1%、5% 和 10% 作为临界值。在 CheckMate017 中，272 名鳞状非小细胞肺癌患者接受了治疗。纳武单抗组 ORR 为 20%，多西他赛组为 9%（$P=0.008$），纳武单抗组 OS 改善（9.2 比 6 个月，$HR=0.59$，$P<0.001$）。纳武单抗治疗后 3 级和 4 级 AE 分别为 7% 和 55%。在本试验中，63 名（47%）纳武单抗患者有 $\geq 1\%$ 的 PD-L1 表达。在任何一个预定义的临界值上的表达都不能判断或预测对纳武单抗的反应[73]。

在非鳞状非小细胞肺癌患者（CheckMate 057）中也有类似结果。共有 582 名患者入选，其中 287 名用纳武单抗治疗，268 名用多西他赛治疗。纳武单抗组 ORR 为 19%，化疗组为 12%（$P=0.002$）。OS 支持纳武单抗（12.2 比 9.4 个月，$HR=0.73$，$P=0.002$）。纳武单抗组 3、4 级毒性较轻（10% 比 54%）。78% 的肿瘤 PD-L1 表达（$\geq 1\%$）；纳武单抗治疗组与临床疗效密切相关（ORR 在 PD-L1 $\geq 1\%$ 比 <1% 为 31% 比 9%，$P=0.002$），PD-L1 表达与 OS 的相关性在 $\geq 1\%$ 时不显著，在 $\geq 5\%$（$P<0.001$）和 $\geq 10\%$（$P<0.001$）时显著[58]。

最近，进一步研究了抗 PD-1 药物帕姆单抗和抗 PD-L1 药物阿维鲁单抗。在 Checkpoint-001 研究中，纳入了 495 名 NSCLCL 患者，包括未接受过治疗的患者（$n=101$）和曾接受治疗的患者（$n=394$），应用帕姆单抗（2mg/kg，或 10mg/kg 每 3 周，或 10 mg/kg 每 2 周）。在这一单臂研究中，按剂量水平反应是相似的。据报道，所有患者的 ORR 为 19.4%。在以前未治疗的患者（ORR=24.8%）、吸烟者（ORR=22.5%）与不吸烟者（ORR=10.8%）相比治疗反应略高。所有患者的 PFS 中位数为 3.7 个月（95% CI 为 2.9~4.1 个月），中位 OS 为 12 个月（95% CI 为 9.3~14.7 个月）。在以前未治疗的患者中，OS 中位数为 16.2 个月（16.2 个月未达到），而先前治疗失败的患者的 OS 中位数为 9.3 个月（95% CI 为 8.4~12.4 个月）。≥ 3 级毒副反应发生率为 9.3%（47 名），其中 1 名因肺炎死亡。同时研究了 Merck 22C3 IHC 作为辅助检测 PD-L1 在此队列中的表达预测价值。PD-L1 染色 $\geq 50\%$ 为阳性。在 313 名受试者中，73 名 PD-L1 表达阳性的患者的 ORR 显著高于 PD-L1 染色在 1%~49% 的患者。ORR 45.2% 比 16.5%（$P<0.001$）。

阿维鲁单抗（Avelumab）（MSB00010718C）是一种抗 PD-L1 抑制剂，在进行一线含铂类治疗方案进展后，对 184 名患者进行了检测。Ⅰ 期试验患者接受阿维鲁单抗每 3 周 10mg/kg。ORR 为 13.6%，1 名完全缓解（CR），24 名部分缓解（PR）。稳定期为 68 名（37%），疾病控制率为 50.5%。OS 为 8.4 个月（95%CI 为 7.3~10.7 个月），1 年生存率为 37%。PD-L1 染色阳性率为 41%（$\geq 41\%$），阳性率为 66.3%。PD-L1 阳性患者的 ORR 无显著性差异[ORR 为 15.6% 比 10%（无显著性），中位 OS 为 8.9 比 4.6 个月（无显著性）]。在本试验中，77.2% 的患者发生了与治疗相关的急性呼吸衰竭和放射性肺炎，其中 2 名因治疗而死亡（急性呼吸衰竭和放射性肺炎）[75]。

上述结果导致 FDA 批准纳武单抗治疗鳞状和非鳞状非小细胞肺癌。帕姆单抗被批准用于 PD-L1 阳性的 NSCLC，并附带诊断 PD-L1 IHC 22C3 药物 Dx 试验，这是第一个旨在检测 PD-L1 在非小细胞肺癌中表达的试验。阿维鲁单抗已经获得突破性进展。

肾细胞癌

细胞因子治疗,包括白细胞介素-2(IL-2)和干扰素-α(IFN-α),是20世纪90年代治疗一组其他健康转移性肾细胞癌(mRCC)患者时,用在使用哺乳动物靶向西罗莫斯(MTOR)抑制剂和血管内皮生长因子酪氨酸激酶抑制剂(VEGF-TKI)治疗转移性疾病之前。但是IL-2临床疗效不大(约15%有效率),往往被实质性毒性抵消[76]。此外,虽然目标药物,如索拉非尼、舒尼替尼、依维莫司、特米罗莫司和贝伐单抗改善了PFS和OS,但很少出现完全的反应,肿瘤最终产生耐药性[77]。

纳武单抗对mRCC的抗PD-1抑制作用在Ⅱ期试验[78]中显示出可接受的安全性指标,并很快被Ⅲ期试验(CheckMate 025)所跟踪。将纳武单抗与mTOR抑制剂依维莫司的治疗标准相比较,治疗晚期透明细胞mRCC患者至少有1次使用VEGF-TKI[79]。患者(n=821)随机(1:1)分为接受每2周服纳武单抗3mg/kg的组和依维莫司每天服10 mg的组,803名患者接受治疗[79,80]。OS的主要终点支持纳武单抗(25比19.6个月,HR=0.73,P=0.002),并证明ORR有5倍的提高(25%比5%,HR=5.98,P<0.001)[79]。76名(19%)出现3~4级毒性反应。31名患者(8%)因治疗相关的不良反应而停止治疗,而服用依维莫司组只52名患者(13%)。总的来说,这些结果导致FDA批准了纳武单抗用于mRCC。亚组分析结果表明,无论纪念斯隆-凯特林癌症中心的预后评分如何,都能获得生存获益[79,80]。虽然在756名患者中,有181名患者(24%)为PD-L1阳性(用多抗I-HC法定义为≥1%染色阳性),但这一因素并不能预测抗PD-1治疗的疗效[79]。

膀胱癌

尽管转移性尿路上皮癌经常是一种快速进展的致命性疾病[81],然而没有任何治疗方法能像铂类药物治疗那样给患者带来生存优势。许多膀胱肿瘤表达PD-L1[37,82],并且肿瘤内浸润的淋巴细胞与提高生存率高低有关[82]。此外,其他免疫调节疗法的使用,包括卡介苗杆菌,在治疗膀胱癌方面也显示出了积极的效果[82-84]。

在早期试验中,阿特珠单抗和帕姆单抗已显示出抗肿瘤活性。根据Ⅱ期临床试验IMvigor210试验的报道,阿特珠单抗在以铂为基础的转移性尿路上皮癌(mUC)患者进行治疗后,对其进行了检测[85]。这项研究对316名患者进行了研究,并每3周给他们注射一次剂量为1200mg的阿特珠单抗。311名患者中1/3有肝转移,其中40%的患者曾接受≥2周治疗,74%的患者曾接受过顺铂治疗。用SP142IHC法检测PD-L1的表达。ORR的主要终点占所有患者的15%,PD-L1表达≥1%的ORR为18%,PD-L1表达≥5%的ORR为27%。12名为CR,35名为PR。15%的患者出现与治疗相关的3级和4级急症,其中最常见的是疲劳(2%)。3%的患者因毒性反应而停止治疗[85]。这项试验的结果使FDA在2014年6月指定了具有突破状态的阿特珠单抗用于治疗顺铂耐药的mUC[86]。此外,帕姆单抗在mUC中也表现出抗肿瘤的作用,并发表了一份KEYNOTE-012的研究报告。在Ⅰb期试验中,每2周使用1次10mg/kg的帕姆单抗。在本研究中,反应与PD-L1高表达相关[87]。

霍奇金淋巴瘤

PD-1通路抑制已经在实体肿瘤中显示了持久的临床反应,并且有证据表明,在某些血液恶性肿瘤[88-90]中,有潜在的益处。R-S细胞是霍奇金淋巴瘤(HL)的标志之一,其逃避免疫系统的机制之一是通过PD-1途径[91,92]。在经典HL(cHL)中,尽管恶性R-S细胞数量很少(通常<1%),但反应性免疫浸润是由淋巴细胞、白细胞、浆细胞和成纤维细胞组成的[91-93]。此外,编码PD-1、CD274和PDCD1LG2配体的基因是染色体9p24.1的靶点,可在HL中扩增,导致PD-L1和PD-L2过度表达[91]。

纳武单抗和帕姆单抗已在大量预处理的cHL患者中进行测试[94]。在第二阶段试验中,23名复发难治性慢性粒细胞白血病患者每2周使用纳武单抗3mg/kg。在报道时,23名患者中有20名有临床反应(ORR为87%,95%CI为66%~77%),4名CR和16名PR,其余3名为SD。24周PFS为86%(62%~95%),OS中位数未达到

40 周(0~75 周)。6 名患者进行同种异体干细胞移植[94,95]。大多数患者(78%)发生与治疗相关的急性症状,最常见的是皮疹(22%)和血小板减少(17%)。5 名(22%)发生 3 级与药物有关的急性症状,包括骨髓增生异常综合征、胰腺炎、肺炎、口腔炎、结肠炎和血小板减少症;未发现与药物有关的 4 或 5 级事件发生[94]。纳武单抗于 2016 年 5 月获得 FDA 批准,用于治疗自体干细胞移植和本妥昔单抗治疗后复发难治性 HL。同样,在 II 期试验(KEYNOTE-013)中,使用单剂帕姆单抗每 2 周服用 10mg/kg。被评估的 15 名患者曾接受过 4 次治疗。ORR 为 53%(3 名为 CR,5 名为 PR)。治疗可耐受,主要是 1~2 级的副反应,包括呼吸系统事件和甲状腺疾病,分别发生在 20% 的患者中,而且没有观察到与治疗相关的死亡[95]。

初步阳性临床数据

卵巢癌

70% 以上的卵巢癌患者被诊断为晚期[96],即使采用多种有效的治疗方法,包括减瘤手术和用铂与紫杉类系统化疗,超过 70% 的患者还是出现疾病复发[97]。免疫系统在卵巢肿瘤发生中的作用是由 TIL 的存在和肿瘤细胞 PD-L1 的表达支持的[9,98,99]。在纳武单抗、帕姆单抗(抗 PD-1)和阿维鲁单抗(抗 PD-L1)的 I 期和 II 期试验中,已经证明了早期的临床活动和可接受的安全性。

对 20 名多次治疗后的患者进行了纳武单抗 1mg/kg 或 3mg/kg 的试验,其中 75% 的患者进行了浆液组织学检查。半数(55%)的患者有 4 个或更多的先前的治疗方案。两个队列的 ORR 为 15%(2 名为 CR,其中 1 名为透明细胞,1 名为 PR)。45%(95%CI 为 23.1%~68.5%)的患者为疾病控制(SD)。两个队列的 PFS 总体为 3.5 个月(1.7~3.9 个月),OS 为 20 个月 (7 个月至 NR)。40% 的患者出现 3 级和 4 级急性症状,其中 2 名患者需要停止治疗,与甲状腺功能有关。采用福尔马林固定、石蜡包埋的小鼠 PD-L1 抗体(克隆 27A2,MBL,日本 LSI 医学)检测 PD-L1 的表达[100,101]。一项独立回顾性研究表明,基于 PD-L1 表达在治疗上效果没有差异[101]。

相比之下,帕姆单抗(每 2 周 10mg/kg,持续 2 年) 在 PD-L1 选定的人群中进行检测 PD-L1 阳性定义为免疫组化显示的在癌巢细胞 ≥1%,或基质中出现 PD-L1 阳性带。OMA(由 IHC 确定) 在 I b 期 KEYNOTE-028 试验应用帕姆单抗。在治疗的 26 名患者中,84.6% 的患者曾接受过治疗,38.4% 的患者接受过 ≥5 次转移治疗。3 名患者有客观反应(1 名为 CR,2 名为 PR),6 名患者为 SD。在出现缓解的 3 名患者中,缓解时间最长的 ≥24 周,药物相关的不良反应发生率为 62.9%,1 名患者出现 ≥3 级的不良反应[100]。

阿维鲁单抗(MSB00010718C)是一种抗 PD-L1 抗体,应用于经治疗的难治性卵巢癌和复发性卵巢癌患者。一项 I b 期的单臂剂量扩展研究将 10mg/周剂量的阿维鲁单抗应用于未经 PD-L1 表达状态的患者。75 名患者接受了治疗,其中大多数患者有浆液亚型(78%),中位数为 4 次的前期治疗。在提交时,有 23 名患者可评价疗效。最佳总有效率为 17.4%(95%CI 为 11.5%~57.2%);有 SD 的占 47.8%[11],进展后肿瘤缩小>30% 的为 2 名。中位 PFS 为 11.9 周,24 周 PFS 发生率为 33.3%(95% CI 为 11.5%~57.2%)。最常见的治疗相关不良反应是疲劳、恶心和腹泻 (>10% 的患者)。只有 2 名因 ≥3 级毒性反应而停止治疗(1 名为自身免疫性肌炎,1 名为脂肪酶升高)。未报道任何严重不良事件[102]。

结肠癌伴错配修复缺陷肿瘤

伴有错配修复(MMR)缺陷的结肠癌表现为微卫星不稳定。虽然 MMR 缺陷肿瘤仅占大肠癌(CRC)的一小部分[103],但其数量是 MMR 正常肿瘤[104,105]的 10~100 倍。

在一个小型 II 期试验中,32 名 CRC 患者每 2 周使用 1 次 10m/kg 的帕姆单抗,直到进展。MMR 缺陷的患者 ORR 为 40%(95%CI 为 12%~74%),20 周时的 PFS 为 78%(95%CI 为 40%~97%)。与 MMR 正常的 CRC 患者相比,ORR 为 0%(0%~20%),20 周时的 PFS 为 11%(95%CI 为 2%~13%)。MMR 缺失组未达到无进展和总体生存参数,正常组 PFS 中位数为 2.2 个月(1.4~2.8 个月),OS 为 5 个月。高的体细胞突变负荷与反应有关[106]。

2017 年，帕姆单抗被批准用于错配修复缺陷(MMR-D)无法切除的癌症,而纳武单抗则被批准用于 MMR-D 结直肠癌。

乳腺癌

检查点抑制剂在乳腺癌中的作用目前正在三阴性乳腺癌(TNBC)亚组中进行研究。这种异质性肿瘤是通过缺乏雌激素、黄体酮和人表皮生长因子(HER2)受体来临床鉴别的。与其他受体阳性类型相比,TNBC 显示 PD-L1 表达增加[107,108],TIL 的比例较高,具有预后意义[109-112]。前两项研究该亚组检查点抑制的试验,即帕姆单抗和阿特珠单抗(MPDL3280A),由于反应的持久性和低毒特性显示出了前景。

在 TNBC 中,32 名 PD-L1 阳性肿瘤患者接受了帕姆单抗治疗。在 27 个可评价的反应中,ORR 为 18%(1 名为 CR,4 名为 PR),PFS 为 1.9 个月(95%CI 为 1.7~5.4 个月)。然而 5 名反应者中有 3 名仍在研究,至少需要 48 周,中位应答时间未达到(5~40 周)。略多于半数的患者经历过任何级别的治疗相关毒性。最常见的是关节痛和疲劳 (18.8%)、肌痛 (15.6%) 和恶心 (15.6%)。15.6%的患者分为 3 级和 4 级,包括贫血、头痛、无菌性脑膜炎和发热。血纤维蛋白原水平下降的 4 级事件最终导致弥散性血管内凝血[113]死亡。近年来,对雌激素受体阳性、HER 2 阴性疾病的早期临床活动进行了描述,ORR 为 12%(3PR),临床有效率为(20%)24 周。与治疗相关的不良反应与先前报道的相似,16%的患者出现 3 或 4 级毒性[114]。

一项 I 期研究纳入了未经筛选的 TNBC 患者,每 3 周给予阿特珠单抗(MPDL3280A,15mg/kg,或 20mg/kg,或单位剂量 1200mg 每 3 周)。入选患者 27 名,其中 59%有内脏疾病,85%曾接受过 4 次以上系统治疗。在 21 名可评价的患者中,未证实的 ORR 为 24%(8%~47%),3 名为 PR,2 名为 CR。反应持续时间长达 42 个月,并且研究仍在进行中。67%的患者发生与治疗相关的事件,包括肾上腺功能不全、中性粒细胞减少、恶心、呕吐、白细胞减少等 3 级事件,以及 1 名房间隔缺损患者出现肺动脉高压的 5 级事件[115]。

其他恶性肿瘤

更多的研究成果出现在各种其他肿瘤的研究当中。KEYNOTE-012 试验是一项帕姆单抗应用于实体瘤的 I b 期试验,KEYNOTE - 028 一项帕姆单抗应用于 PD-L1 筛选后的实体瘤的 Ib 期试验。鳞癌[116,117]、间皮瘤[118]、胃癌[119,120]、食管癌[121]、卵巢[100]和乳腺癌[114]的新结果令人鼓舞,并给出了实验结果。

检查点抑制的肿瘤有极低的成功率,其临床或生存效益也极低,其中包括纳武单抗治疗的多发性骨髓瘤[122]、pMMR(MMR-proficient,即 DNA 错配修复功能正常)结肠癌[106]和前列腺癌[123]。

联合策略

CTLA-4、PD-1 或 PD-L1 的抑制性非冗余机制为与检查点抑制剂协同治疗提供了机制及原理。ipilimumab 和纳武单抗最近已被批准用于转移性黑色素瘤的生存获益[61,124]。与预期一样,其 3 级和 4 级毒性与单一药剂相比是增加的,但未见报道有致命毒性[61]。

其他结合检查点抑制剂的临床试验正在不同的肿瘤亚型中进行,包括非小细胞肺癌、卵巢癌、结直肠癌、霍奇金淋巴瘤、肾细胞癌、乳腺癌和软组织肉瘤。目前的试验正在研究各种新的检查点抑制剂和激动剂,以及化疗、放射、靶向治疗、疫苗、嵌合抗原受体 T 细胞和肿瘤病毒联合治疗。

生物标志物

有用的生物标志物可以帮助临床医生进行治疗决策和患者选择。例如,表达表皮生长因子或间变性淋巴瘤激酶重排的肺癌患者可分别用厄洛替尼或克唑替尼治疗。本章回顾的临床研究表明,检查点抑制剂在某些患者中具有持久的疗效,这是令人难以置信的前景。然而并不是所有的患者都会做出反应,这表明需要识别和选择那些从治疗中受益的患者,而不暴露那些不会受益的患者。继续努力建立临床相关的生物标志物来预测对治疗的反应是至关重要的。虽然许多人已经进行了研究[106,125-130],但没有有效的标志物在临床上得到广泛的应用。

PD-L1 是最先进的候选生物标志物，它在许多实体肿瘤和肿瘤浸润的免疫细胞表面表达，在某些情况下，与预后相关，并受益于 PD-1 和 PD-L1 抑制剂，如上文所讨论。然而 PD-L1 的表达是动态的，可能取决于肿瘤的微环境和细胞因子反馈信号[51]。此外，检测的最佳抗体，以及阳性和阴性的临界值仍存在争议[131]。虽然在大多数情况下，表达 PD-L1 的肿瘤患者对检查点抑制反应的可能性更高，但没有 PD-L1 表达的患者并不一定没有反应[61，132-134]，并且还有一些前瞻性研究未能证明基于 PD-L1 表达水平的反应差异[73,79,101,132]。此外，PD-L1 染色似乎不能预测转移性黑色素瘤对纳武单抗和 ipilimumab 双重检查点抑制的反应[61]。接连不断的生物标志物正在被不断发现[135-137]。

结论

检查点抑制疗法在一组患者中提供持久的缓解和临床获益，其副作用通常是可以忍受的或可逆的。然而并不是所有患者都有反应，也没有临床可用的生物标志物来预测对治疗的反应。结合免疫靶向药物和不同治疗方式的持续研究，初步证据显示有望改善反应率。

参考文献

1. Sakaguchi S, Yamaguchi T, Nomura T, Ono M. Regulatory T cells and immune tolerance. Cell. 2008; 133(5):775-87.

2. Bluestone JA, Bour-Jordan H, Cheng M, Anderson M. T cells in the control of organ-specific autoimmunity. Journal of Clinical Investigation. 2015;125(6): 2250-60.

3. Coley WB. The treatment of inoperable sarcoma by bacterial toxins (the mixed toxins of the Streptococcus erysipelas and the Bacillus prodigiosus). Proceedings of the Royal Society of Medicine. 1910;3(Surg Sect):1-48.

4. Parish CR. Cancer immunotherapy: the past, the present and the future. Immunology and Cell Biology. 2003;81(2):106-13.

5. Shankaran V, Ikeda H, Bruce AT, White JM, Swanson PE, Old LJ, et al. IFNgamma and lymphocytes prevent primary tumour development and shape tumour immunogenicity. Nature. 2001;410(6832):1107-11.

6. Matsushita H, Vesely MD, Koboldt DC, Rickert CG, Uppaluri R, Magrini VJ, et al. Cancer exome analysis reveals a T-cell-dependent mechanism of cancer immunoediting. Nature. 2012;482(7385):400-4.

7. Koebel CM, Vermi W, Swann JB, Zerafa N, Rodig SJ, Old LJ, et al. Adaptive immunity maintains occult cancer in an equilibrium state. Nature. 2007;450(7171):903-7.

8. Dunn GP, Old LJ, Schreiber RD. The three Es of cancer immunoediting. Annual Review of Immunology. 2004; 22:329-60.

9. Zwaal RF, Schroit AJ. Pathophysiologic implications of membrane phospholipid asymmetry in blood cells. Blood. 1997;89(4):1121-32.

10. de Visser KE, Eichten A, Coussens LM. Paradoxical roles of the immune system during cancer development. Nature Reviews Cancer. 2006;6(1):24-37.

11. Caligiuri MA. Human natural killer cells. Blood. 2008; 112(3):461-9.

12. Thompson CB, Lindsten T, Ledbetter JA, Kunkel SL, Young HA, Emerson SG, et al. CD28 activation pathway regulates the production of multiple T-cell-derived lymphokines/cytokines. Proceedings of the National Academy of Sciences of the United States of America. 1989; 86(4):1333-7.

13. Schwartz RH. A cell culture model for T lymphocyte clonal anergy. Science. 1990;248(4961):1349-56.

14. Greenwald RJ, Boussiotis VA, Lorsbach RB, Abbas AK, Sharpe AH. CTLA-4 regulates induction of anergy in vivo. Immunity. 2001;14(2):145-55.

15. Shahinian A, Pfeffer K, Lee KP, Kundig TM, Kishihara K, Wakeham A, et al. Differential T cell costimulatory requirements in CD28-deficient mice. Science. 1993; 261(5121):609-12.

16. Kyi C, Postow MA. Checkpoint blocking antibodies in cancer immunotherapy. FEBS letters. 2014;588(2): 368-76.

17. Brunet JF, Denizot F, Luciani MF, Roux-Dosseto M, Suzan M, Mattei MG, et al. A new member of the immunoglobulin superfamily: CTLA-4. Nature. 1987; 328(6127):267-70.

18. Harper K, Balzano C, Rouvier E, Mattei MG, Luciani MF, Golstein P. CTLA-4 and CD28 activated lymphocyte molecules are closely related in both mouse and human as to sequence, message expression, gene structure, and chromosomal location. Journal of Immunology. 1991;147(3):1037-44.

19. Linsley PS, Brady W, Urnes M, Grosmaire LS, Damle NK, Ledbetter JA. CTLA-4 is a second receptor for the B cell activation antigen B7. Journal of Experimental Medicine. 1991;174(3):561-9.

20. Freeman GJ, Gribben JG, Boussiotis VA, Ng JW, Restivo VA, Jr., Lombard LA, et al. Cloning of B7-2: a CTLA-4 counter-receptor that costimulates human T cell proliferation. Science. 1993;262(5135):909-11.

21. Lindsten T, Lee KP, Harris ES, Petryniak B, Craighead N, Reynolds PJ, et al. Characterization of CTLA-4 structure and expression on human T cells. Journal of Immuno-

logy. 1993;151(7):3489–99.

22. Green JM, Noel PJ, Sperling AI, Walunas TL, Gray GS, Bluestone JA, et al. Absence of B7-dependent responses in CD28-deficient mice. Immunity. 1994;1(6):501–8.

23. Krummel MF, Allison JP. CTLA-4 engagement inhibits IL-2 accumulation and cell cycle progression upon activation of resting T cells. Journal of Experimental Medicine. 1996;183(6):2533–40.

24. Walunas TL, Lenschow DJ, Bakker CY, Linsley PS, Freeman GJ, Green JM, et al. CTLA-4 can function as a negative regulator of T cell activation. Immunity. 1994; 1(5):405–13.

25. Walker LS, Sansom DM. The emerging role of CTLA4 as a cell-extrinsic regulator of T cell responses. Nature Reviews Immunology. 2011;11(12):852–63.

26. Brunner MC, Chambers CA, Chan FK, Hanke J, Winoto A, Allison JP. CTLA-4-mediated inhibition of early events of T cell proliferation. Journal of Immunology. 1999;162(10):5813–20.

27. Callahan MK, Wolchok JD. At the bedside: CTLA-4- and PD-1-blocking antibodies in cancer immunotherapy. Journal of Leukocyte Biology. 2013;94(1):41–53.

28. Intlekofer AM, Thompson CB. At the bench: preclinical rationale for CTLA-4 and PD-1 blockade as cancer immunotherapy. Journal of Leukocyte Biology. 2013;94(1):25–39.

29. Waterhouse P, Penninger JM, Timms E, Wakeham A, Shahinian A, Lee KP, et al. Lymphoproliferative disorders with early lethality in mice deficient in CTLA-4. Science. 1995;270(5238):985–8.

30. Leach DR, Krummel MF, Allison JP. Enhancement of antitumor immunity by CTLA-4 blockade. Science. 1996;271(5256):1734–6.

31. Schadendorf D, Hodi FS, Robert C, Weber JS, Margolin K, Hamid O, et al. Pooled analysis of long-term survival data from phase II and phase III trials of ipilimumab in unresectable or metastatic melanoma. Journal of Clinical Oncology. 2015;33(17):1889–94.

32. Ribas A, Kefford R, Marshall MA, Punt CJ, Haanen JB, Marmol M, et al. Phase III randomized clinical trial comparing tremelimumab with standard-of-care chemotherapy in patients with advanced melanoma. Journal of Clinical Oncology. 2013;31(5):616–22.

33. Ishida Y, Agata Y, Shibahara K, Honjo T. Induced expression of PD-1, a novel member of the immunoglobulin gene superfamily, upon programmed cell death. The EMBO Journal. 1992;11(11):3887–95.

34. Ahmadzadeh M, Johnson LA, Heemskerk B, Wunderlich JR, Dudley ME, White DE, et al. Tumor antigen-specific CD8 T cells infiltrating the tumor express high levels of PD-1 and are functionally impaired. Blood. 2009;114(8): 1537–44.

35. Dong H, Strome SE, Salomao DR, Tamura H, Hirano F, Flies DB, et al. Tumor-associated B7-H1 promotes T-cell apoptosis: a potential mechanism of immune evasion. Nature Medicine. 2002;8(8):793–800.

36. Zou W, Chen L. Inhibitory B7-family molecules in the tumour microenvironment. Nature Reviews Immunology. 2008;8(6):467–77.

37. Taube JM, Klein A, Brahmer JR, Xu H, Pan X, Kim JH, et al. Association of PD-1, PD-1 ligands, and other features of the tumor immune microenvironment with response to anti-PD-1 therapy. Clinical Cancer Research. 2014;20(19):5064–74.

38. Xerri L, Chetaille B, Serriari N, Attias C, Guillaume Y, Arnoulet C, et al. Programmed death 1 is a marker of angioimmunoblastic T-cell lymphoma and B-cell small lymphocytic lymphoma/chronic lymphocytic leukemia. Human Pathology. 2008;39(7):1050–8.

39. Tamura H, Dan K, Tamada K, Nakamura K, Shioi Y, Hyodo H, et al. Expression of functional B7-H2 and B7.2 costimulatory molecules and their prognostic implications in de novo acute myeloid leukemia. Clinical Cancer Research. 2005;11(16):5708–17.

40. Rosenwald A, Wright G, Leroy K, Yu X, Gaulard P, Gascoyne RD, et al. Molecular diagnosis of primary mediastinal B cell lymphoma identifies a clinically favorable subgroup of diffuse large B cell lymphoma related to Hodgkin lymphoma. Journal of Experimental Medicine. 2003;198(6):851–62.

41. Liu J, Hamrouni A, Wolowiec D, Coiteux V, Kuliczkowski K, Hetuin D, et al. Plasma cells from multiple myeloma patients express B7-H1 (PD-L1) and increase expression after stimulation with IFN-{gamma} and TLR ligands via a MyD88-, TRAF6-, and MEK-dependent pathway. Blood. 2007;110(1):296–304.

42. Dorfman DM, Brown JA, Shahsafaei A, Freeman GJ. Programmed death-1 (PD-1) is a marker of germinal center-associated T cells and angioimmunoblastic T-cell lymphoma. American Journal of Surgical Pathology. 2006;30(7):802–10.

43. Iwai Y, Ishida M, Tanaka Y, Okazaki T, Honjo T, Minato N. Involvement of PD-L1 on tumor cells in the escape from host immune system and tumor immunotherapy by PD-L1 blockade. Proceedings of the National Academy of Sciences of the United States of America. 2002;99(19):12293–7.

44. Thompson RH, Webster WS, Cheville JC, Lohse CM, Dong H, Leibovich BC, et al. B7-H1 glycoprotein blockade: a novel strategy to enhance immunotherapy in patients with renal cell carcinoma. Urology. 2005;66(5 Suppl):10–4.

45. Herbst RS, Soria JC, Kowanetz M, Fine GD, Hamid O, Gordon MS, et al. Predictive correlates of response to the anti-PD-L1 antibody MPDL3280A in cancer patients. Nature. 2014;515(7528):563–7.

46. Postow MA, Callahan MK, Wolchok JD. Immune Checkpoint Blockade in Cancer Therapy. Journal of Clinical Oncology. 2015;33(17):1974–82.

47. Francisco LM, Salinas VH, Brown KE, Vanguri VK, Freeman GJ, Kuchroo VK, et al. PD-L1 regulates the development, maintenance, and function of induced regulatory T cells. Journal of Experimental Medicine.

2009;206(13):3015–29.

48. Okazaki T, Honjo T. The PD-1-PD-L pathway in immunological tolerance. Trends in Immunology. 2006;27(4): 195–201.

49. Barber DL, Wherry EJ, Masopust D, Zhu B, Allison JP, Sharpe AH, et al. Restoring function in exhausted CD8 T cells during chronic viral infection. Nature. 2006;439(7077):682–7.

50. Day CL, Kaufmann DE, Kiepiela P, Brown JA, Moodley ES, Reddy S, et al. PD-1 expression on HIV-specific T cells is associated with T-cell exhaustion and disease progression. Nature. 2006;443(7109):350–4.

51. Kinter AL, Godbout EJ, McNally JP, Sereti I, Roby GA, O'Shea MA, et al. The common gamma-chain cytokines IL-2, IL-7, IL-15, and IL-21 induce the expression of programmed death-1 and its ligands. Journal of Immunology. 2008;181(10):6738–46.

52. Spranger S, Spaapen RM, Zha Y, Williams J, Meng Y, Ha TT, et al. Up-regulation of PD-L1, IDO, and T(regs) in the melanoma tumor microenvironment is driven by CD8(+) T cells. Science Translational Medicine. 2013;5(200):200ra116.

53. Nishimura H, Nose M, Hiai H, Minato N, Honjo T. Development of lupus-like autoimmune diseases by disruption of the PD-1 gene encoding an ITIM motif-carrying immunoreceptor. Immunity. 1999;11(2):141–51.

54. Okazaki T, Tanaka Y, Nishio R, Mitsuiye T, Mizoguchi A, Wang J, et al. Autoantibodies against cardiac troponin I are responsible for dilated cardiomyopathy in PD-1-deficient mice. Nature Medicine. 2003;9(12):1477–83.

55. Wang J, Yoshida T, Nakaki F, Hiai H, Okazaki T, Honjo T. Establishment of NOD-Pdcd1-/- mice as an efficient animal model of type I diabetes. Proceedings of the National Academy of Sciences of the United States of America. 2005;102(33):11823–8.

56. Blank C, Brown I, Peterson AC, Spiotto M, Iwai Y, Honjo T, et al. PD-L1/B7H-1 inhibits the effector phase of tumor rejection by T cell receptor (TCR) transgenic CD8+ T cells. Cancer Research. 2004;64(3):1140–5.

57. Wolchok JD, Hoos A, O'Day S, Weber JS, Hamid O, Lebbe C, et al. Guidelines for the evaluation of immune therapy activity in solid tumors: immune-related response criteria. Clinical Cancer Research. 2009;15(23): 7412–20.

58. Hodi FS, O'Day SJ, McDermott DF, Weber RW, Sosman JA, Haanen JB, et al. Improved survival with ipilimumab in patients with metastatic melanoma. New England Journal of Medicine. 2010;363(8):711–23.

59. Robert C, Thomas L, Bondarenko I, O'Day S, Weber J, Garbe C, et al. Ipilimumab plus dacarbazine for previously untreated metastatic melanoma. New England Journal of Medicine. 2011;364(26):2517–26.

60. Ribas A, Puzanov I, Dummer R, Schadendorf D, Hamid O, Robert C, et al. Pembrolizumab versus investigator-choice chemotherapy for ipilimumab-refractory melanoma (KEYNOTE-002): a randomised, controlled, phase 2 trial. The Lancet Oncology. 2015;16(8):908–18.

61. Larkin J, Chiarion-Sileni V, Gonzalez R, Grob JJ, Cowey CL, Lao CD, et al. Combined nivolumab and ipilimumab or monotherapy in untreated melanoma. New England Journal of Medicine. 2015;373(1):23–34.

62. Siegel RL, Miller KD, Jemal A. Cancer statistics, 2015. CA Cancer J Clin. 2015;65(1):5–29.

63. Silverberg MJ, Lau B, Achenbach CJ, Jing Y, Althoff KN, D'Souza G, et al. Cumulative incidence of cancer among persons with HIV in North America: a cohort study. Ann Intern Med. 2015;163(7):507–18.

64. Carenco C, Faure S, Herrero A, Assenat E, Duny Y, Danan G, et al. Incidence of solid organ cancers after liver transplantation: comparison with regional cancer incidence rates and risk factors. Liver Int. 2015;35(6):1748–55.

65. Sigel K, Wisnivesky J, Gordon K, Dubrow R, Justice A, Brown ST, et al. HIV as an independent risk factor for incident lung cancer. AIDS. 2012;26(8):1017–25.

66. Ardizzoni A, Salvati F, Rosso R, Bruzzi P, Rubagotti A, Pennucci MC, et al. Combination of chemotherapy and recombinant alpha-interferon in advanced non-small cell lung cancer. Multicentric Randomized FONICAP Trial Report. The Italian Lung Cancer Task Force. Cancer. 1993;72(10):2929–35.

67. Ridolfi L, Bertetto O, Santo A, Naglieri E, Lopez M, Recchia F, et al. Chemotherapy with or without low-dose interleukin-2 in advanced non-small cell lung cancer: results from a phase III randomized multicentric trial. Int J Oncol. 2011;39(4):1011–7.

68. Thomas A, Giaccone G. Why has active immunotherapy not worked in lung cancer? Annals of Oncology. 2015;26(11):2213–20.

69. Lynch TJ, Bondarenko I, Luft A, Serwatowski P, Barlesi F, Chacko R, et al. Ipilimumab in combination with paclitaxel and carboplatin as first-line treatment in stage IIIB/IV non-small-cell lung cancer: results from a randomized, double-blind, multicenter phase II study. Journal of Clinical Oncology. 2012;30(17):2046–54.

70. O'Day SJ, Maio M, Chiarion-Sileni V, Gajewski TF, Pehamberger H, Bondarenko IN, et al. Efficacy and safety of ipilimumab monotherapy in patients with pretreated advanced melanoma: a multicenter single-arm phase II study. Annals of Oncology. 2010;21(8):1712–7.

71. Brahmer JR, Tykodi SS, Chow LQ, Hwu WJ, Topalian SL, Hwu P, et al. Safety and activity of anti-PD-L1 antibody in patients with advanced cancer. New England Journal of Medicine. 2012;366(26):2455–65.

72. Topalian SL, Hodi FS, Brahmer JR, Gettinger SN, Smith DC, McDermott DF, et al. Safety, activity, and immune correlates of anti-PD-1 antibody in cancer. New England Journal of Medicine. 2012;366(26):2443–54.

73. Brahmer J, Reckamp KL, Baas P, Crino L, Eberhardt WE, Poddubskaya E, et al. Nivolumab versus docetaxel in advanced squamous-cell non-small-cell lung cancer. New England Journal of Medicine. 2015;373(2):123–35.

74. Garon EB, Rizvi NA, Hui R, Leighl N, Balmanoukian

AS, Eder JP, et al. Pembrolizumab for the treatment of non-small-cell lung cancer. New England Journal of Medicine. 2015;372(21):2018–28.

75. Gulley J, Spigel D, Kelly K, Chandler J, Rajan A, Hassan R, et al., editors. Avelumab (MSB0010718C), an anti-PD-L1 antibody, in advanced NSCLC patients: a phase 1b, open-label expansion trial in patients progressing after platinum-based chemotherapy. J Clin Oncol. 2015;33.

76. Rosenberg SA, Lotze MT, Muul LM, Chang AE, Avis FP, Leitman S, et al. A progress report on the treatment of 157 patients with advanced cancer using lymphokine-activated killer cells and interleukin-2 or high-dose interleukin-2 alone. New England Journal of Medicine. 1987;316(15):889–97.

77. Escudier B, Goupil MG, Massard C, Fizazi K. Sequential therapy in renal cell carcinoma. Cancer. 2009;115(10 Suppl):2321–6.

78. Motzer RJ, Barrios CH, Kim TM, Falcon S, Cosgriff T, Harker WG, et al. Phase II randomized trial comparing sequential first-line everolimus and second-line sunitinib versus first-line sunitinib and second-line everolimus in patients with metastatic renal cell carcinoma. Journal of Clinical Oncology. 2014;32(25):2765–72.

79. Motzer RJ, Rini BI, McDermott DF, Redman BG, Kuzel TM, Harrison MR, et al. Nivolumab for metastatic renal cell carcinoma: results of a randomized phase II trial. Journal of clinical Oncology. 2015;33(13):1430–7.

80. Motzer RJ, Bacik J, Schwartz LH, Reuter V, Russo P, Marion S, et al. Prognostic factors for survival in previously treated patients with metastatic renal cell carcinoma. Journal of Clinical Oncology. 2004;22(3):454–63.

81. Calabro L, Morra A, Fonsatti E, Cutaia O, Amato G, Giannarelli D, et al. Tremelimumab for patients with chemotherapy-resistant advanced malignant mesothelioma: an open-label, single-arm, phase 2 trial. The Lancet Oncology. 2013;14(11):1104–11.

82. Brancato SJ, Lewi K, Agarwal PK. Evolving immuno-therapy strategies in urothelial cancer. American Society of Clinical Oncology educational book/ASCO meeting. 2015;35:e284–90.

83. Bisiaux A, Thiounn N, Timsit MO, Eladaoui A, Chang HH, Mapes J, et al. Molecular analyte profiling of the early events and tissue conditioning following intravesical bacillus Calmette-Guerin therapy in patients with superficial bladder cancer. Journal of Urology. 2009;181(4):1571–80.

84. Shintani Y, Sawada Y, Inagaki T, Kohjimoto Y, Uekado Y, Shinka T. Intravesical instillation therapy with bacillus Calmette-Guerin for superficial bladder cancer: study of the mechanism of bacillus Calmette-Guerin immunotherapy. International Journal of Urology. 2007;14(2):140–6.

85. Rosenberg J, Petrylak D, Abidoye O, Van der Heijden MS, Hofman-Censits J, Necchi A, et al. Atezolizumab in patients (pts) with locally-advanced or metastatic urothelial carcinoma (mUC): Results from a pivotal multi-center phase II study (IMvigor 210). Eur J Cancer. 2015;51:S720.

86. Powles T, Eder JP, Fine GD, Braiteh FS, Loriot Y, Cruz C, et al. MPDL3280A (anti-PD-L1) treatment leads to clinical activity in metastatic bladder cancer. Nature. 2014;515(7528):558–62.

87. Plimack ER, Bellmunt J, Gupta S, Berger R, Montgomery RB, Heath K, et al. Pembrolizumab (MK-3475) for advanced urothelial cancer: updated results and bio-marker analysis from KEYNOTE-012. Journal of Clinical Oncology. 2015;33(15).

88. Andorsky DJ, Yamada RE, Said J, Pinkus GS, Betting DJ, Timmerman JM. Programmed death ligand 1 is expressed by non-Hodgkin lymphomas and inhibits the activity of tumor-associated T cells. Clinical Cancer Research. 2011;17(13):4232–44.

89. Armand P, Nagler A, Weller EA, Devine SM, Avigan DE, Chen YB, et al. Disabling immune tolerance by programmed death-1 blockade with pidilizumab after autologous hematopoietic stem-cell transplantation for diffuse large B-cell lymphoma: results of an international phase II trial. Journal of Clinical Oncology. 2013;31(33):4199–206.

90. Berger R, Rotem-Yehudar R, Slama G, Landes S, Kneller A, Leiba M, et al. Phase I safety and pharmacokinetic study of CT-011, a humanized antibody interacting with PD-1, in patients with advanced hematologic malignancies. Clinical Cancer Research. 2008;14(10):3044–51.

91. Green MR, Monti S, Rodig SJ, Juszczynski P, Currie T, O'Donnell E, et al. Integrative analysis reveals selective 9p24.1 amplification, increased PD-1 ligand expression, and further induction via JAK2 in nodular sclerosing Hodgkin lymphoma and primary mediastinal large B-cell lymphoma. Blood. 2010;116(17):3268–77.

92. Juszczynski P, Ouyang J, Monti S, Rodig SJ, Takeyama K, Abramson J, et al. The AP1-dependent secretion of galectin-1 by Reed Sternberg cells fosters immune privilege in classical Hodgkin lymphoma. Proceedings of the National Academy of Sciences of the United States of America. 2007;104(32):13134–9.

93. Kuppers R, Rajewsky K, Zhao M, Simons G, Laumann R, Fischer R, et al. Hodgkin disease: Hodgkin and Reed-Sternberg cells picked from histological sections show clonal immunoglobulin gene rearrangements and appear to be derived from B cells at various stages of development. Proceedings of the National Academy of Sciences of the United States of America. 1994;91(23):10962–6.

94. Ansell SM, Lesokhin AM, Borrello I, Halwani A, Scott EC, Gutierrez M, et al. PD-1 blockade with nivolumab in relapsed or refractory Hodgkin's lymphoma. New England Journal of Medicine. 2015;372(4):311–9.

95. Moskowitz C, Ribrag V, Michot N, Martinelli G, Zinzani P, Gutierrez M, et al., editors. PD-1 blockade with the monoclonal antibody pembrolizumab (MK-3475) in patients with classical Hodgkin lymphoma after brentuximab vedotin failure: preliminary results from a phase 1b

study (KEYNOTE-013). ASH; 2014; San Francisco, CA.

96. Barakat R, Berchuck A, Markman M, Randall M. Principles and Practice of Gynecologic Oncology, sixth ed. Lippincott Williams & Wilkins; 2013.

97. Herzog TJ. Recurrent ovarian cancer: how important is it to treat to disease progression? Clinical Cancer Research. 2004;10(22):7439–49.

98. Zhang L, Conejo-Garcia JR, Katsaros D, Gimotty PA, Massobrio M, Regnani G, et al. Intratumoral T cells, recurrence, and survival in epithelial ovarian cancer. New England Journal of Medicine. 2003;348(3):203–13.

99. Hwang WT, Adams SF, Tahirovic E, Hagemann IS, Coukos G. Prognostic significance of tumor-infiltrating T cells in ovarian cancer: a meta-analysis. Gynecologic Oncology. 2012;124(2):192–8.

100. Varga A, Piha-Paul S, Ott P, Mehnert J, Berton-Rigaud D, Johnson E, et al., editors. Antitumor activity and safety of pembrolizumab in patients (pts) with PD-L1 positive advanced ovarian cancer: interim results from a phase Ib study. ASCO; 2015; Chicago, IL.

101. Hamanishi J, Mandai M, Ikeda T, Minami M, Kawaguchi A, Murayama T, et al. Safety and antitumor activity of anti-PD-1 antibody, nivolumab, in patients with platinum-resistant ovarian cancer. Journal of Clinical Oncology. 2015;33(34):4015–22.

102. Disis M, Patel M, Pant S, Infante J, Lockhart A, Kelly K, et al., editors. Avelumab (MSB0010718C), an anti-PD-L1 antibody, in patients with previously treated, recurrent or refractory ovarian cancer: a phase Ib, open-label expansion trial. ASCO; 2015; Chicago, IL.

103. Koopman M, Kortman GA, Mekenkamp L, Ligtenberg MJ, Hoogerbrugge N, Antonini NF, et al. Deficient mismatch repair system in patients with sporadic advanced colorectal cancer. Br J Cancer. 2009;100(2):266–73.

104. Goldstein J, Tran B, Ensor J, Gibbs P, Wong HL, Wong SF, et al. Multicenter retrospective analysis of metastatic colorectal cancer (CRC) with high-level microsatellite instability (MSI-H). Annals of Oncology. 2014;25(5):1032–8.

105. Segal NH, Parsons DW, Peggs KS, Velculescu V, Kinzler KW, Vogelstein B, et al. Epitope landscape in breast and colorectal cancer. Cancer Research. 2008;68(3):889–92.

106. Le DT, Uram JN, Wang H, Bartlett BR, Kemberling H, Eyring AD, et al. PD-1 Blockade in tumors with mismatch-repair deficiency. New England Journal of Medicine. 2015;372(26):2509–20.

107. Muenst S, Schaerli AR, Gao F, Daster S, Trella E, Droeser RA, et al. Expression of programmed death ligand 1 (PD-L1) is associated with poor prognosis in human breast cancer. Breast Cancer Research and Treatment. 2014;146(1):15–24.

108. Sabatier R, Finetti P, Mamessier E, Adelaide J, Chaffanet M, Ali HR, et al. Prognostic and predictive value of PDL1 expression in breast cancer. Oncotarget. 2015;6(7):5449–64.

109. Denkert C, Loibl S, Noske A, Roller M, Muller BM, Komor M, et al. Tumor-associated lymphocytes as an independent predictor of response to neoadjuvant chemotherapy in breast cancer. Journal of Clinical Oncology. 2010;28(1):105–13.

110. Dieci MV, Criscitiello C, Goubar A, Viale G, Conte P, Guarneri V, et al. Prognostic value of tumor-infiltrating lymphocytes on residual disease after primary chemotherapy for triple-negative breast cancer: a retrospective multicenter study. Annals of Oncology. 2015;26(7):1518.

111. Dieci MV, Mathieu MC, Guarneri V, Conte P, Delaloge S, Andre F, et al. Prognostic and predictive value of tumor-infiltrating lymphocytes in two phase III randomized adjuvant breast cancer trials. Annals of Oncology. 2015;26(8):1698–704.

112. Salgado R, Denkert C, Demaria S, Sirtaine N, Klauschen F, Pruneri G, et al. The evaluation of tumor-infiltrating lymphocytes (TILs) in breast cancer: recommendations by an international TILs working group 2014. Annals of Oncology. 2015;26(2):259–71.

113. Nanda R, Chow L, Dees E, Berger R, Gupta S, Geva R, et al., editors. A phase Ib study of pembrolizumab (MK-3475) in patients with advanced triple-negative breast cancer. San Antonio Breast Cancer Symposium; 2014; San Antonio, TX.

114. Rugo H, Delord J-P, Im S, Ott P, Piha-Paul S, Bedard P, et al., editors. Preliminary efficacy and safety of pembrolizumab (MK-3475) in patients with PD-L1–positive, estrogen receptor-positive (ER+)/HER2-negative advanced breast cancer enrolled in KEYNOTE-028. San Antonio Breast Cancer Symposium; 2015; San Antonio, TX.

115. Emens L, Braiteh F, Cassier P, Delord J, Eder J, Fasso M, et al., editors. Inhibition of PD-L1 by MPDL3280A leads to clinical activity in patients with metastatic triple-negative breast cancer (TNBC). AACR; 2015; Philadephia, PA.

116. Chow L, Weiss J, Eder. J., Gonzalez E, Pulini J, Johnson J, et al., editors. A phase Ib study of pembrolizumab (Pembro; MK-3475) in patients (Pts) with human papiilloma virus (HPV)-positive and negative head and neck cancer (HNC). ESMO; 2014; Madrid, Spain.

117. Seiwert T, Haddad R, Gupta S, Mehra R, Tahara M, Berger R, et al. Antitumor activity and safety of pembrolizumab in patients (pts) with advanced squamous cell carcinoma of the head and neck (SCCHN): preliminary results from KEYNOTE-012 expansion cohort. J Clin Oncol. 2015;33(suppl; abstr LBA6008).

118. Alley E, Molife L, Santoro A, Beckey K, Yuan S, Cheng J, et al., editors. Clinical safety and efficacy of pembrolizumab (MK-3475) in patients with malignant pleural mesothelioma: preliminary results from KEYNOTE-0 28. AACR; 2015; Philadephia, PA.

119. Bang Y, Chung H, Shankaran V, Geva R, Catenacci D, Gupta S, et al., editors. Relationship between PD-L1

expression and clinical outcomes in patients with advanced gastric cancer treated with the anti-PD-1 monoclonal antibody pembrolizumab (MK-3475) in KEYNOTE-012. ASCO; 2015; Chicago, IL.

120. Muro. K, Bang Y, Shankaran V, Geva R, Catenacci D, Gupta S, et al., editors. A phase 1b study of pembrolizumab (Pembro; MK-3475) in patients (Pts) with advanced gastric cancer. ESMO; 2015; Madrid, Spain.

121. Doi T, Piha-Paul S, Ibrahim Jalal S, Dang H, Yuan S, Koshiji M, et al., editors. Pembrolizumab (MK-3475) for patients (pts) with advanced esophageal carcinoma: Preliminary results from KEYNOTE-028. ASCO; 2015; Chicago, IL.

122. Lesokhin A, Ansell S, Armand P, Scott E, Halwani A, Gutierrez M, et al., editors. Preliminary results of a phase I study of nivolumab (BMS-936558) in patients with relapsed or refractory lymphoid malignancies. ASH; 2014; San Francisco, CA.

123. Kwon ED, Drake CG, Scher HI, Fizazi K, Bossi A, van den Eertwegh AJ, et al. Ipilimumab versus placebo after radiotherapy in patients with metastatic castration-resistant prostate cancer that had progressed after docetaxel chemotherapy (CA184-043): a multicentre, randomised, double-blind, phase 3 trial. The Lancet Oncology. 2014;15(7):700–12.

124. Postow MA, Chesney J, Pavlick AC, Robert C, Grossmann K, McDermott D, et al. Nivolumab and ipilimumab versus ipilimumab in untreated melanoma. New England Journal of Medicine. 2015;372(21):2006–17.

125. Carthon BC, Wolchok JD, Yuan J, Kamat A, Ng Tang DS, Sun J, et al. Preoperative CTLA-4 blockade: tolerability and immune monitoring in the setting of a pre-surgical clinical trial. Clinical Cancer Research. 2010;16(10):2861–71.

126. Delyon J, Mateus C, Lefeuvre D, Lanoy E, Zitvogel L, Chaput N, et al. Experience in daily practice with ipilimumab for the treatment of patients with metastatic melanoma: an early increase in lymphocyte and eosinophil counts is associated with improved survival. Annals of Oncology. 2013;24(6):1697–703.

127. Ku GY, Yuan J, Page DB, Schroeder SE, Panageas KS, Carvajal RD, et al. Single-institution experience with ipilimumab in advanced melanoma patients in the compassionate use setting: lymphocyte count after 2 doses correlates with survival. Cancer. 2010; 116(7):1767–75.

128. Luke JJ, Callahan MK, Postow MA, Romano E, Ramaiya N, Bluth M, et al. Clinical activity of ipilimumab for metastatic uveal melanoma: a retrospective review of the Dana-Farber Cancer Institute, Massachusetts General Hospital, Memorial Sloan-Kettering Cancer Center, and University Hospital of Lausanne experience. Cancer. 2013;119(20):3687–95.

129. Ralph C, Elkord E, Burt DJ, O'Dwyer JF, Austin EB, Stern PL, et al. Modulation of lymphocyte regulation for cancer therapy: a phase II trial of tremelimumab in advanced gastric and esophageal adenocarcinoma. Clinical Cancer Research. 2010;16(5):1662–72.

130. Yuan J, Adamow M, Ginsberg BA, Rasalan TS, Ritter E, Gallardo HF, et al. Integrated NY-ESO-1 antibody and CD8+ T-cell responses correlate with clinical benefit in advanced melanoma patients treated with ipilimumab. Proceedings of the National Academy of Sciences of the United States of America. 2011;108(40):16723–8. CD8+ T-cell responses correlate with clinical benefit in advanced melanoma patients treated with ipilimumab. Proceedings of the National Academy of Sciences of the United States of America. 2011;108(40):16723–8.

131. McLaughlin J, Han G, Schalper KA, Carvajal-Hausdorf D, Pelakanou V, Rehman J, et al. Quantitative assessment of the heterogeneity of PD-L1 expression in non-small-cell lung cancer. JAMA Oncol. 2015:1–9.

132. Robert C, Long GV, Brady B, Dutriaux C, Maio M, Mortier L, et al. Nivolumab in previously untreated melanoma without BRAF mutation. New England Journal of Medicine. 2015;372(4):320–30.

133. Weber JS, Kudchadkar RR, Yu B, Gallenstein D, Horak CE, Inzunza HD, et al. Safety, efficacy, and biomarkers of nivolumab with vaccine in ipilimumab-refractory or -naive melanoma. Journal of Clinical Oncology. 2013; 31(34):4311–8.

134. Weber JS, D'Angelo SP, Minor D, Hodi FS, Gutzmer R, Neyns B, et al. Nivolumab versus chemotherapy in patients with advanced melanoma who progressed after anti-CTLA-4 treatment (CheckMate 037): a randomised, controlled, open-label, phase 3 trial. The Lancet Oncology. 2015;16(4):375–84.

135. Eggermont AM, Chiarion-Sileni V, Grob JJ, Dummer R, Wolchok JD, Schmidt H, et al. Adjuvant ipilimumab versus placebo after complete resection of high-risk stage III melanoma (EORTC 18071): a randomised, double-blind, phase 3 trial. The Lancet Oncology. 2015;16(5):522–30.

136. Borghaei H, Paz-Ares L, Horn L, Spigel DR, Steins M, Ready NE, et al. Nivolumab versus docetaxel in advanced nonsquamous non-small-cell lung cancer. New England Journal of Medicine. 2015;373(17): 1627–39.

137. Robert C, Schachter J, Long GV, Arance A, Grob JJ, Mortier L, et al. Pembrolizumab versus ipilimumab in advanced melanoma. New England Journal of Medicine. 2015;372(26):2521–32.

第5章
髓系白血病疫苗

Paul M. Armistead、*Jonathan S. Serody*

T 细胞介导治疗髓系白血病的证据

急性髓系白血病(AML)和慢性髓系白血病(CML)是最常见的两种髓系白血病类型，在美国，这两种疾病的年新发病例分别约为 20 000 例和 8000 例[1]。一些研究证据表明，它们可以通过 T 细胞介导的疗法治愈，但目前针对两者的免疫治疗方法具有较高的并发症发生率及死亡率。

CML 是一种造血干细胞疾病，其特征为 t(9;22) 易位导致了 BCR-ABL 融合蛋白的产生[2-4]。当前的治疗策略为使用小分子抑制剂阻断突变酪氨酸激酶 BCR-ABL 的功能[5-12]，而在这些小分子药物问世以前，CML 的治疗多使用免疫疗法。20 世纪 80 年代开展的一些早期临床研究显示，长期干扰素 α(IFN-α) 治疗在 30%~70% 的患者中可诱导血液学完全缓解，患者的中位总生存期约为 5 年，显著优于之前的羟基脲或口服白消安方案[13-19]。虽然 IFN-α 体现出明显的生存优势，但患者对其副作用的耐受性较差，因此，早期 IFN-α 研究中约 20% 的患者中止治疗。在划时代的 IRIS 试验中，89% 的 IFN-α+阿糖胞苷组患者转入伊马替尼组[6,13,16]。目前 CML 患者的临床治疗中已不再常用 IFN-α，但与 IFN-α 临床试验联合开展的相关研究表明，该治疗引起针对白血病相关自身抗原的 CD8⁺T 细胞扩增。而且这些 T 细胞的扩增与临床疗效相关[20]。除 IFN-α 之外，异基因造血干细胞移植(allo SCT)也已用于治疗 CML，且疗效显著。自 20 世纪 80 年代后期起，SCT 治疗患者的远期生存不断改善，2 年生存率从最初的约 50%，到 2000 年已增至 60%[21]。随着支持治疗和供体人类白细胞抗原(HLA) 匹配的改善，生存率持续提高。据近期一篇报道，慢性期 CML 患者接受异基因 SCT 后的 3 年 OS 为 91%，而晚期患者为 59%[22]。许多 CML 患者可经 allo SCT 治愈，不过约 30% 接受 allo SCT 的患者会发生慢性移植物抗宿主病[22]。SCT 后复发的 CML 患者对供体淋巴细胞输注(DLI) 的反应率极高，是 CML 对 T 细胞介导疗法敏感性的显著特征之一。SCT 后复发的 CML 患者中，75%～95% 可经 DLI 诱导出分子学缓解，该比例依 DLI 时的疾病复发程度 (分子、细胞遗传学或血液学) 不同而异[23]。这些结果强烈表明，CML 对 T 细胞治疗的敏感性高于许多其他血液系统恶性肿瘤 (包括 AML)。

与 CML 不同的是，对于 AML，allo SCT 是唯一广泛应用的免疫疗法。一些 AML 患者［如存在 t(15;17)、inv(16)、t(8;21) 或携带孤立 NPM1 突变的二倍体细胞遗传学异常］可经单纯化疗治愈[24-29]，但其他大多数 AML 患者都将会因复发而致预后极差[30]。因此，对复发性AML 患者 (治疗后再次获得缓解者)[31]，以及携带与高复发率相关的细胞遗传学或分子学突变的患者[24,26]，尽可能推荐 allo SCT。对这些高风险患者而言，完全缓解状态下接受 allo SCT 后的远期总生存率达 30%~40%[24,31]。研究表明，在清除供体 T 细胞或使用同卵双生供体进行 allo SCT 的情况下，次要组织相容性抗原在供体来源 T 细胞靶向杀伤 AML 中的作用被消除，致使移植患者的复发率增加，而且总生存恶化，这些结果证明，T 细胞介导免疫在有效治愈接受 allo SCT 的 AML 患者中具有重要作用[32,33]。虽然高风险 AML 患者经 allo SCT 治疗的生存结果优于未行 allo SCT 者，但是，供体 T 细胞免疫对 AML 患者能发挥的有效治愈作用似乎小于 CML，活动期 AML 患者接受 DLI 治疗的 2 年生存率仅为 15%，疗效明显较差[34]。

总之，这些数据表明，强化的 T 细胞介导的肿瘤细胞靶向策略可望治愈 CML 和 AML。然而当前的治疗方法远未完善，疗效有限且并发症发生率及死亡率非常高。鉴于 T 细胞介导疗法的这些缺点，研究人员已尝试使用其他毒性更低的疫苗接种策略。

癌症疫苗策略遇到的障碍

常规抗微生物疫苗通常为接种灭活或变性的微生物或特定的重组微生物蛋白，以诱导强烈协同的免疫应答[35]。疫苗使用的微生物蛋白对宿主免疫系统而言是外源性的。这些外来微生物蛋白通常引发强烈的体液应答，产生针对蛋白表位的高亲和力抗体，后者能高效产生主要针对细胞外微生物的强大免疫力。而且当抗原呈递细胞摄取微生物蛋白时，可通过两种途径呈递微生物抗原，一种为通过 II 类 HLA 激活 CD4+辅助 T 细胞（TH）产生应答，另一种为通过 I 类 HLA 经由交叉呈递而激活 CD8 +细胞毒 T 细胞（TC）（图 5.1）。因为宿主 T 细胞库未曾通过中枢或外周机制对所呈递的微生物肽或 HLA 抗原形成耐受，活化的 TH 和 TC 细胞通常拥有对这些抗原高度亲和的 T 细胞受体，导致活化的 TH 和 TC 细胞与这些肽或 HLA 抗原的呈递细胞发生高度亲和性的相互作用[36,37]。这些

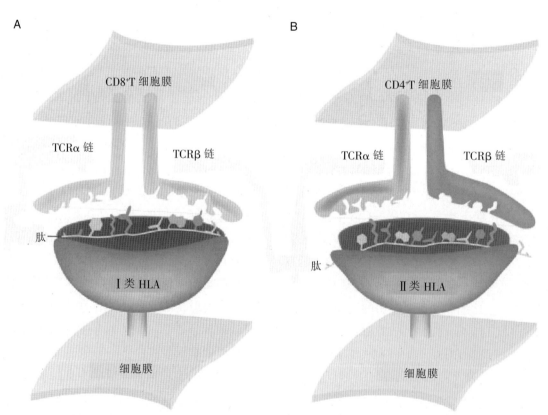

图 5.1　I 类和 II 类抗原呈递。(A)除红细胞外，所有细胞均表达 I 类 HLA 分子，该分子表达内源肽片段。对于 I 类 HLA，所呈递的肽链的第一对和最后一对残基主要负责将肽锚定至 HLA，而 CD8+T 细胞表达的同源 T 细胞受体主要与中间氨基酸和 HLA 分子本身（在一定程度上）相互作用。不同的 HLA 分子以不同的亲和力结合这些氨基酸，这种区别影响着哪种肽可以由哪种 HLA 分子呈递。(B)只有专职的抗原呈递细胞，如单核细胞、巨噬细胞和 B 细胞表达 II 类 HLA。II 类 HLA 所呈递的肽多长于 I 类限制性肽，并且它们可以延伸超出 II 类 HLA 分子上的实际结合裂缝。在 CD4+ T 细胞上表达的 T 细胞受体识别肽或 HLA 复合物。资料来源：Molly Roth Creative LLC。（见彩插）

高亲和力 T 细胞的部分亚群可转变为记忆 T 细胞,以便对该抗原的再次入侵迅速产生应答。这一协同的 T 细胞应答在产生抗病毒和细胞内微生物 (如结核分枝杆菌) 的免疫应答中尤为重要。

与抗微生物疫苗可引发的体液和细胞适应性联合免疫应答相反,抗肿瘤(包括抗髓系白血病) 疫苗多很难诱导出强烈、长期的免疫反应[38-40]。大多数髓系白血病(ML) 疫苗的抗原靶标通常为多肽,这些肽来自细胞内异常表达或过表达的蛋白,此种抗原可以通过 I 类 HLA 呈递,或者在抗原呈递细胞 (单核细胞、巨噬细胞和 B 淋巴细胞) 摄取白血病蛋白后,通过 II 类 HLA 呈递。

由于大多数 ML 疫苗的靶标为来自序列正常但表达异常的蛋白的多肽,而在胸腺中针对此类抗原的高亲和力 T 细胞已通过中枢机制产生了免疫耐受,导致拥有能识别这些抗原的高亲和力 TCR 的 T 细胞在数量上大大减少[41,42]。此外,由于 ML 疫苗在诊断后进行接种(与预防性接种的大多数抗感染疫苗相反),外周耐受机制可能也导致了高亲和力 T 细胞数量的进一步减少。高亲和力 T 细胞的缺乏极大地阻碍了 TC 细胞毒性功能及 TH 细胞协同产生进一步适应性应答的能力[40]。最后,ML 疫苗常用的多肽很难诱导出 B 细胞应答。

骨髓疫苗的靶标

与外源性病原体相反,人类肿瘤 (包括 CML 和 AML) 的基因组与患者的种系非常相似。由于这种遗传相似性,使得可成功用于免疫疗法的抗原靶标在数量和多样性上非常有限。这些抗原可大致分为两组,一组为白血病相关抗原(LAA),在白血病细胞中倾向高表达,但在正常组织内也有一定程度的表达。另一组为白血病特异性抗原,仅在白血病细胞中有表达,原因是白血病特异性基因缺陷产生了一新型抗原或新抗原。抗原肽被呈递给 I 类 MHC(主要组织相容性复合物) 的机制,如图 5.2 所示。

一般认为,LAA 是在一些正常组织内表达,但在白血病细胞中优先由 I 类 HLA 呈递的

蛋白。这些蛋白为自身抗原,因此,在胸腺内有表达,与其亲和力高的 T 细胞经过中枢免疫耐受机制已被清除(图 5.3)。这种蛋白通常表达于极其有限的组织范围内,如睾丸、卵巢和泌尿生殖道[43,44]。

此外,这些蛋白可在不经过典型 I 类 HLA 通路加工的亚细胞区室内表达,如 PRTN3 正常表达于中性粒细胞颗粒内 (并且不易被 I 类 HLA 呈递),但是异常地定位于白血病母细胞的细胞质中[45]。尽管存在中枢耐受,但研究者在白血病患者中已观察到一些 T 细胞能识别由适当的 I 类 HLA 呈递的 LAA 并产生应答,由此引发了以这些抗原为靶标的疫苗试验的开展,如以下部分所述[46]。

新抗原(或白血病特异性抗原) 的产生源于白血病细胞内发生的特定突变事件。由于这些事件是白血病特异性的,所以抗原的来源蛋白不会在胸腺内表达,因而阻止了中枢耐受机制从患者的 T 细胞库中清除高亲和力 T 细胞[41,42]。不过,外周耐受机制可能仍然存在(图 5.3)。新抗原可以来自不同的遗传干扰。非同义单核苷酸突变体诱导的蛋白抗原上单个氨基酸的改变可能是新抗原的最常见来源[47,48],而髓系白血病中,研究最透彻的新抗原是驱动 CML 突变的 BCR-ABL 融合蛋白[49]。该蛋白在融合位点具有一新的氨基酸序列,各种起源于该蛋白并含有新氨基酸序列的多肽可经 I 类 HLA 呈递并刺激 T 细胞应答。已有研究对针对这些抗原的疫苗策略进行了探索 (见下文)。最后,新抗原的另一潜在来源为经过异常剪接的蛋白。在转录期间,新生 RNA 分子经历了高度调控下的内含子去除和外显子剪接过程,该过程由剪接体 (一种核糖核蛋白大分子复合物) 介导。大约 15% 的 AML 和 50% 的骨髓增生异常综合征 (可演变为 AML) 病例在至少一个剪接体基因内存在突变,这种突变可引起异常剪接的 mRNA 和蛋白质分子的合成[50,51]。这些蛋白质可成为新抗原的大量来源。确证此类新抗原的方法正在研究中。

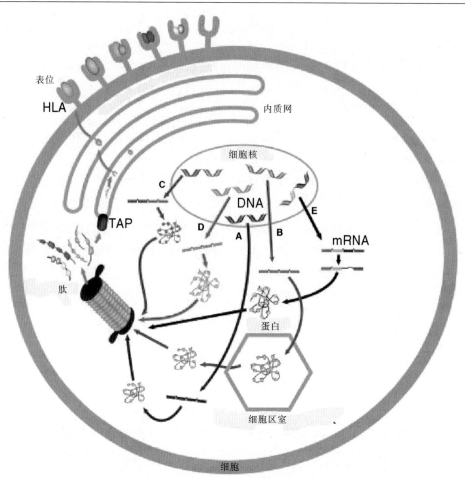

图 5.2　呈递癌症抗原的类型。许多机制可引发癌症肽表位的呈递。**(A)**最常报道的是癌症自身抗原,来自在肿瘤中过表达而在正常组织内很少表达的蛋白(蓝色箭头)。这些肽衍生自具有野生型一级序列的蛋白,并且被视为是最好的癌症(或白血病)相关自身抗原。**(B)**另一与癌症相关自身抗原相似的抗原来自在癌细胞中定位异常的野生型蛋白,易于由Ⅰ类 HLA呈递(绿色箭头)。其中最好的例子是中性粒细胞颗粒蛋白,它们在白血病母细胞的细胞质中以高丰度存在。新抗原不同于自身抗原,它们来源于肿瘤细胞特异性的突变蛋白。**(C)**研究最透彻的白血病新抗原来源于 t(9;22)易位,该易位产生一基因融合产物,编码的多肽可由Ⅰ类 HLA 呈递(紫色箭头)。**(D)**基因组测序的发展,使得预测、发现(少数情况下)由患者种系 DNA 序列与肿瘤基因组之间的单核苷酸差异产生的(粉红色箭头)新抗原成为可能。**(E)**新抗原也可来自异常剪接的 mRNA 分子,导致蛋白质一级结构异常(黑色箭头)。在急性髓系白血病和骨髓增生异常综合征中,剪接体基因突变较常见,因此,这种新抗原产生机制或许在该两种疾病中有重要意义。所有这些机制产生的蛋白最终经蛋白酶体降解,并通过 TAP 蛋白转运到内质网中,在那里它们与Ⅰ类 HLA 分子结合。资料来源:Molly Roth Creative LLC。(见彩插)

疫苗类型

　　最简单和常用的骨髓疫苗为肽疫苗。这类疫苗由一种抗原肽或混合肽组成,常与佐剂和粒细胞-巨噬细胞集落刺激因子(GM-CSF)一起使用[46]。大多数肽来自 LAA,并预期能激发 CD8⁺T 细胞应答。

　　第二类常见疫苗为树突状细胞(DC)疫苗。肽疫苗依赖于所添加的佐剂和内源性抗原呈递细胞(癌症患者可能缺乏这种细胞)来引发T细胞应答,而 DC 疫苗需输注自体功能性 DC 细胞,该 DC 细胞呈递一种白血病抗原,表达共刺激分子,并分泌细胞因子,以强化抗白血病 T 细胞应答[52-56]。大多数情况下,将来自患者本人的 CD14⁺单核细胞诱导分化为呈递白血病疫苗的 DC,通过输注或者更常见的皮内注射途径,将这些 DC 接种至患者体内。输注后的 DC 归巢至区域淋巴结,并诱导 CD8⁺和 CD4⁺ T 细胞应答,这一点比仅含肽的标准疫苗更有优势。研究者已使用多种不同方法制备 DC 及其有效负载抗原的疫苗，以呈递肿瘤抗原。最常见的方法是使用 DC 装载肽。还通过 DNA 或 RNA 转染 DC 使其内源性表达肿瘤抗原。不过，其他研究者已经从白血病细胞[55]或 DC 和白血病细胞的融合细胞诱导出了 DC，用以制造疫苗[56]。此外，有研究使用凋亡的肿瘤细胞处理 DC，获得了可通过交叉呈递同时由 II 类 HLA 和 I 类 HLA 多种抗原呈递的多种抗原[52-54]。

白血病相关抗原疫苗

大多数 ML 疫苗的目标都在于刺激针对 LAA 的 T 细胞应答。这些抗原为肽与 HLA 的复合物，其中的肽来自白血病细胞异常表达或过表达的蛋白。这些肽来源于序列正常的蛋白，因此被视为自身抗原。

WT1

WT1 基因位于染色体 11p13 上，是一细胞内转录因子。该蛋白在正常组织中的表达非常有限，仅在发育中的泌尿生殖系统、睾丸、胎盘、卵巢、肾、间充质细胞和 CD34+造血细胞中可检测到[43,44,57]；但该蛋白在许多肿瘤中过度表达，包括肺癌、乳腺癌、结直肠癌和 AML[58-62]。

在癌症中，根据所表达的异构体类型，WT1 蛋白可作为致癌基因或肿瘤抑制基因而发挥作用[63]。WT1 在白血病发展中扮演重要角色，而其抑制作用可引起生长受抑并最终导致细胞凋亡[64]。由于 WT1 特异性 CD8+T 细胞相对易于体

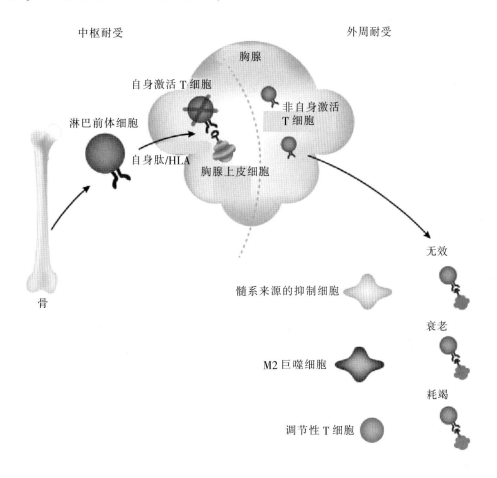

图 5.3　耐受机制。癌症抗原耐受的建立存在多种机制。淋巴前体离开骨髓并迁移到胸腺，经阳性和阴性选择机制，具有可结合自身抗原或 HLA 复合物的 T 细胞受体的 T 细胞被清除。这种中枢耐受过程非常有效，并且大幅降低了可以与癌症自身抗原高亲和力结合的 T 细胞的比例。中枢耐受不影响 T 细胞对新抗原产生应答，然而多种其他外周耐受机制可以抑制免疫反应。T 细胞可能因缺乏共刺激（失能）、检查点抑制蛋白的上调（衰竭）和长期抗原刺激（衰老）而丧失功能。除了效应 T 细胞和靶细胞之间的这些直接相互作用之外，其他非固有细胞类型，如髓源性抑制细胞、M2 巨噬细胞和调节性 T 细胞也可影响抗肿瘤作用。资料来源：Molly Roth Creative LLC。（见彩插）

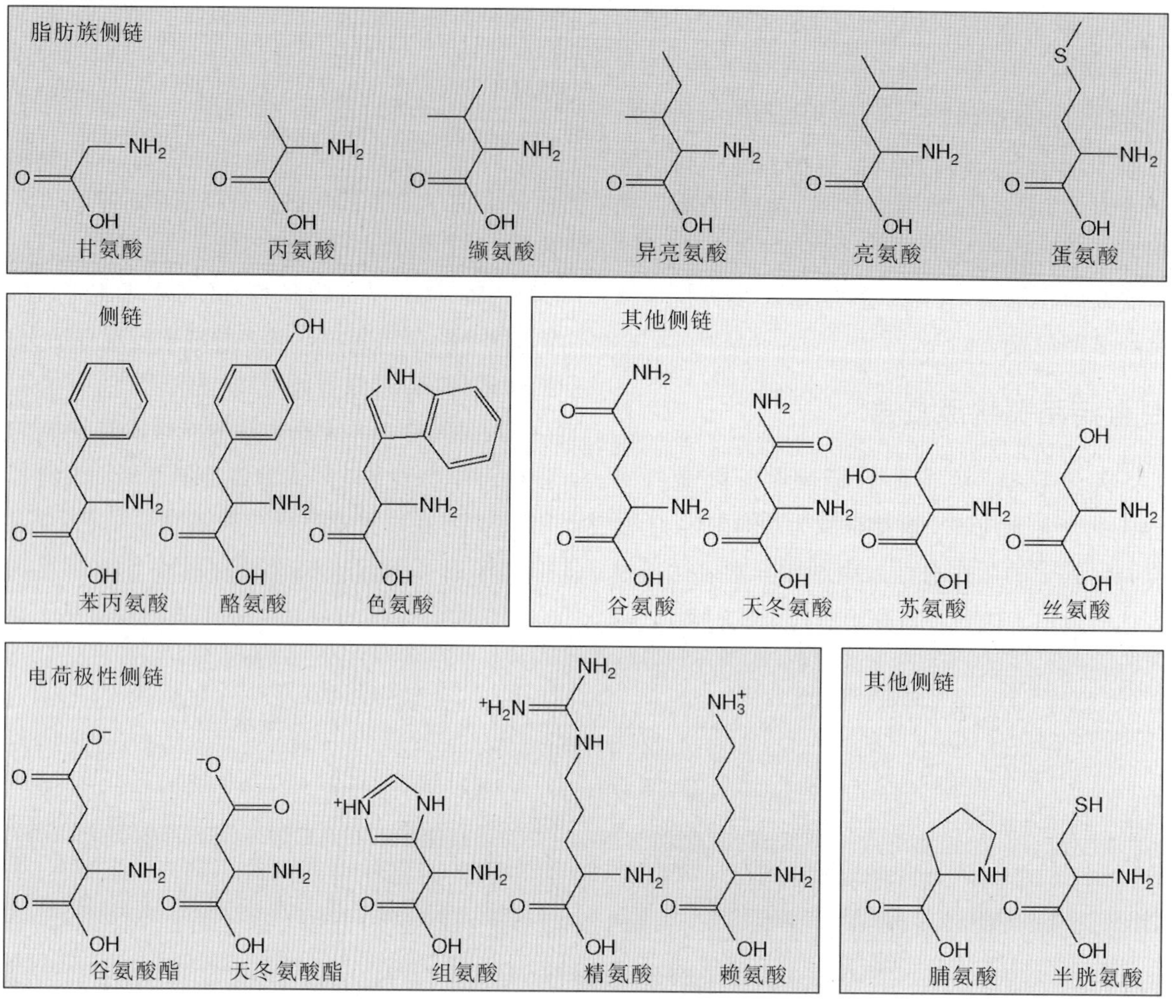

图 5.4　氨基酸。如图所示为天然存在的 20 种氨基酸。通常可以根据它们的侧链性质来分类,其中大多数具有脂族侧链,而其他的具有芳族、极性或带电侧链。通常位于肽表位末端的 HLA 结合或"锚定"位置的氨基酸为疏水性并较小,但是目前已发现多个例外现象。资料来源:Molly Roth Creative LLC。(见彩插)

外扩增,已有相关的过继性细胞疗法试验对该种模式的细胞疗法展开测试[65]。

除了过继性细胞疗法试验外,对于 AML 还有多项 WT1 疫苗试验开展。2004 年,Oka 等报道了首项针对 AML 的 WT1 肽疫苗试验[66]。在该研究中,12 名具有疾病的分子学证据,但处于血液学完全缓解状态,表达 HLA-A24(一种呈递 WT1 肽的 MHC 蛋白)的 AML 患者,接受了 WT1p235-243 肽(CMTWNQMNL)和具有强化结合亲和力的 WT1p235 肽(CYTWNQMNL),后者称为异型肽[12],同时应用不完全弗氏佐剂(I-FA)(对于氨基酸单字母术语,参见图 5.4)。在这 12 名患者中,对 WT1 转录物进行 RT-PCR,显示 5 名患者的肿瘤负荷减轻,并发现 2 名患者的白血病母细胞比例降低。研究使用了 WT1 /

HLA-A24 四聚体测定免疫应答,接种疫苗后 9 名患者的四聚体+CD8+T 细胞增加。研究使用亲和素将 4 个相同的肽与 MHC 的复合物连接到一起生成四聚体试剂。复合物连接一种荧光染料,用于多参数流式细胞术检测。根据四聚体计数显示,产生免疫应答的患者接种疫苗前 WT-1 特异性 CD8+T 细胞占总 CD8+T 细胞的比例相对较高(0.09%~0.98%),接种后的 WT-1 特异性 CD8+T 细胞比例为 0.26%~6.61%,为该研究的一项惊人发现。HLA-A24 是日本人中最常见的 HLA 类型,但在包括高加索人在内的其他种族中,HLA-A24 很少见,而 HLA-A2 是最常见的类型。

2004 年,Mailänder 等报道了首个 HLA-A2 限制性 WT1 表位(WT1p126-134,RMFPNAPYL)疫苗用于 1 名患者[67]。该患者在治疗开始时有

可检测到的病变，但接种 4 次后骨髓原始细胞<5%，WT1 转录水平降低> 1-log，并在治疗 16 周后达到血液学缓解。随后开展的一项 Ⅱ 期研究中，对 19 名有可测量病灶的 HLA-A2 患者，接种了针对相同 WT1 表位的疫苗并使用 GM-CSF 和匙孔血蓝蛋白佐剂[68]。治疗后，10 名患者病情稳定，2 名患者中性粒细胞计数改善。结果显示产生了免疫应答，WT1 特异性 T 细胞计数增加 44%；38% 的试验对象中观察到 WT1 转录物减少。

WT1 疫苗已用于 CML 患者。分别报道的 2 名患者，接种了 HLA-A24 限制性 WT1p235-243 疫苗，使用 IFA 佐剂，同时接受了伊马替尼[69,70]。RT-PCR 显示，2 名患者的 BCR-ABL 转录水平均降低，1 名患者达到完全分子学缓解。还观察到 2 名患者均有接种后 WT1 特异性 T 细胞扩增的证据。

也有研究对多价 WT1 疫苗进行了探索。Maslak 等在四肽库中寻找同时能与 CD8$^+$ 和 CD4$^+$ 两种 T 细胞特异性结合的 WT1 抗原[71]。第一个多肽是异型 WT1p126 类似物 (YMFP-NAPYL，其中 Y 在 1 位替换了 R)。作者选择了 2 个长肽 WT1p427 (RSDELVRHHNMHQRN-MTKL) 和 WT1P331 (PGCNKRYFKLSHLQMH-SRKHTG) 与 Ⅰ 类和 Ⅱ 类 HLA (HLA-DRB1) 结合。最终的肽为异型分子 WT1-p122 (SGQAYMF-PNAPYLPSCLES，其中 Y 在 5 位替换 R)，预期能同时刺激 CD8$^+$ 和 CD4$^+$ T 细胞。9 名处于血液学完全缓解的 HLA-A^2 + AML 患者接受疫苗接种后，4 名复发，5 名保持完全缓解状态，他们的 WT1 转录水平随着时间的推移而降低至检测不到或极低的水平。

DC 疫苗也已用于 AML 患者中的 WT1 抗原。将 WT1 mRNA 经电穿孔法导入患者本人的 DC 内，随后将这些 DC 回输到患者体内。由于进入患者来源 DC 内的是全部 WT1 mRNA，可产生多个 Ⅱ 类 WT1 表位，因此，多种不同 HLA 类型的患者均可入组。一项研究采用 WT1 mRNA 电穿孔转染 DC，治疗 10 名 AML 患者，

其中 2 名患者由姑息化疗后的部分缓解状态转变为完全缓解 (CR)。而 RT-PCR 显示，另外 3 名接种疫苗时处于 CR 的患者的 WT1 转录水平降低[72]。

RHAMM

RHAMM(CD168) 是一种透明质酸受体，其编码基因位于染色体 5q33.2[73,74]。RHAMM 在正常成纤维细胞中的过度表达导致细胞运动增加和非贴壁依赖性生长[75]。该基因的过表达是 H-ras 诱导转化的必要条件[75]。RHAMM 也可以由细胞分泌，随后与锚定在细胞质膜上的透明质酸受体 (CD44) 互相联系。在这种情况下，其可以诱导有丝分裂停滞[76]。在细胞内，RHAMM 与微管相互作用，参与有丝分裂和有丝分裂纺锤体完整性的调控[77,78]。在细胞外，透明质酸与 RHAMM 或透明质酸受体复合物结合，通过 ERK1 和 ERK2 引起 MAP-激酶通路的活化[77]。RHAMM 在有丝分裂期间表达水平达最高，这一现象与其功能有关[79]。RHAMM 在正常组织中的表达很低，但在许多类型肿瘤中过度表达，包括白血病母细胞[80-84]。迄今为止，针对 RHAMM 的肽疫苗试验已将 RHAMM-R3 表位 (p165-173, ILSLELMKL) 作为靶标，该表位经内源加工后由 HLA-A2 呈递[79]。由于 RHAMM 经内源加工后由 Ⅰ 类 HLA 呈递，并且也存在于细胞表面，因此，它能同时引发细胞和体液两种免疫应答[85]。

首项 RHAMM 疫苗试验使用 RHAMM-R3 肽、ISA-51 佐剂和 GM-CSF，共接种了 10 名患者，其中 6 名为 AML 或 MDS 患者[86]。以识别 RHAMM-R3/HLA-A2 四聚体 CD8$^+$T 细胞的扩增作为测量方法发现，在 6 名患者中，4 名产生了免疫应答的证据。表现出 RHAMM-R3 T 细胞扩增应答的 4 名患者中，3 名临床病情改善，其中 2 名患者显示出骨髓原始细胞比例降低，另一名患者脱离了输血依赖。后续对 6 名 AML 和 MDS 患者的研究证实，2 名患者产生了免疫应答。1 名患者骨髓原始细胞减少，另 1 名患者血细胞计数恢复正常[87]。

PR1(PRTN3 和 ELANE)

蛋白酶-3(PRTN3)和中性粒细胞弹性蛋白酶(ELANE)是主要的中性粒蛋白,它们在 AML 母细胞的细胞质内异常表达[88]。胞质溶胶中的这些蛋白经过蛋白酶体消化后,肽表位可以通过细胞表面上的 I 类 HLA 呈递。PR1(VLQELNVTV)是目前研究最充分的表位,它同时存在于蛋白酶-3 和中性粒细胞弹性蛋白酶中[45]。一项检验 PR1 疫苗的研究中,采用 IFA-51 和 GM-CSF 作为佐剂,对 66 名 HLA-A2 AML、MDS 和 CML 患者进行了接种,其中 53 名在接种时有可测量的病灶[89]。免疫应答定义为经四聚体计数测定得到的 PR1-特异性 CD8⁺T 细胞比例增高 2 倍或以上,对 66 名患者中的 35 名进行测定发现,接种时,疾病负荷低和患者年龄较轻与免疫应答的产生相关。接种疫苗时,存在可检测到的病变的 53 名患者中,12 名(24%) 具有可测量的临床反应,8 名获得完全缓解,而且免疫应答的产生与临床反应相关。10 年无事件生存率和总生存率分别为 20%和 38%[89]。

除了针对单一 PR1 表位的疫苗策略外,一些急、慢性髓系白血病临床试验还联合采用了 PR1 和 HLA-A2 特异性 WT1 表位。一项研究纳入 8 名髓系白血病患者,其中 5 名在研究开始时处于 CR 状态,接种了 WT1p126-134 和 PR-1 组合表位的一种疫苗,以 IFA-51 和 GM-CSF 为佐剂。接种疫苗后,7 名患者产生对 PR-1 的 CD8⁺T 细胞应答,5 名患者产生针对 WT-1p126-134 的 T 细胞应答,所有患者均对至少 1 种表位产生免疫反应。5 名原来处于 CR 的患者中,3 名仍保持 CR,2 名在中止接种疫苗数月后复发[90]。后续一项研究纳入了 6 名 AML 和 2 名 MDS 患者,使用了不同的疫苗接种时间表。6 名患者完成了全部疫苗接种计划。这 6 名患者均在第一次接种后产生了 PR-1 和 WT1p126-134 特异性 T 细胞应答,然而重复接种导致 PR-1 和 WT1p126-134 特异性 T 细胞减少。到研究结束时,所有患者均未观察到 PR-1 或 WT1p126-130 特异性 T 细胞群的存在[91]。在原疫苗计划完成 3 个月后,给予一次加强接种能够诱导 PR-1 和 WT1p126-134 特异性 T 细胞的扩增,但这些 T 细胞针对上述抗原仅具有低亲和力[91]。

白血病特异性新抗原

新抗原最常见的来源为肿瘤细胞内存在的驱动突变或体细胞伴随突变。特定肿瘤细胞内的体细胞突变产生能与 I 类 HLA 蛋白结合的新抗原肽,这种新抗原肽的产生与体细胞突变数量存在很强的相关性[48]。在白血病患者中,这是一个复杂的过程,因为急性髓系白血病患者的突变/细胞数远低于致癌物诱发的肿瘤 (如黑色素瘤、肺鳞状细胞癌或尿路上皮癌) 患者[50,92]。但与白血病相关自身抗原不同,由于胸腺内不能表达来自这些突变蛋白的表位,中枢耐受不会清除对其具有高亲和力的 T 细胞,因此,这种方法是具有吸引力的候选疫苗策略。新抗原可能产自易位或剪接异常,这种情况在白血病中比单核苷酸突变更常见。

迄今为止,尚未开展任何 AML 新抗原特异性疫苗的研究。不过最近报道了一项靶向携带 IDH1 突变(该突变在 AML 中较常见) 胶质瘤的疫苗研究[93]。虽然 AML 新抗原疫苗研究尚未开展,但对于 CML,BCR-ABL 融合蛋白是研究最透彻的癌症特异性突变蛋白之一,是有确诊意义的突变,至今研究者针对 BCR-ABL 融合蛋白已探索了许多不同的疫苗方案。

BCR-ABL

BCR-ABL 蛋白的产生来自 t(9;22)(q34;q11) 易位[2-4]。易位断裂点位于 bcr 的外显子 2 和 3 之间或外显子 3 和 4 之间,断裂后与 abl 的外显子 2 相连。融合蛋白分子量为 210 kDa,名为 b2a2 和 b3a2[94]。b3a2 融合导致插入新的赖氨酸残基,而 bcr 或 abl 中本不存在该残基。来自 b3a2 的这一区域内的几种多肽(例如,KQSSKALQR 和 GFKQSSKAL),可以经内源加工并由相对常见的 I 类 HLA 分子 (HLA-A3、HLA-A11 和 HLA-B8) 呈递[95-97]。BCR-ABL 融合肽也可以由 II 类 HLA 呈递[98]。

首个 BCR-ABL 疫苗使用了 5 种 b3a2 肽，以 QS-21 为佐剂，预期其中 4 种抗原肽由 HLA-A3、HLA-A11 或 HLA-B8 呈递，一种肽由 HLA-DR1、HLA-DR4 或 HLA 呈递。该研究纳入 12 名 CML 患者，这些患者在疫苗接种开始时处于完全或部分缓解状态[99]。而且接种疫苗期间同步给予标准的抗 CML 治疗(IFN-α 或羟基脲)。接受两个最高剂量接种的患者中，50%(n=6) 观察到 T 细胞应答，但是由于给予了同期抗白血病治疗，因而无法得出有关疫苗临床功效的结论。一项类似的随访研究纳入 14 名慢性期 CML 患者，采用类似的六肽疫苗和 IFN-α，结果发现，5 名患者获得细胞遗传学完全缓解，但仍不清楚该疗效来自疫苗还是同期的 IFN-α 治疗[100]。

另有研究使用相同的 5 种 b3a2 肽制备了类似的疫苗，与 QS-21 和 GM-CSF 联合使用，接种方案为每 2 周 1 次，共接种 6 次，对 16 名正在接受 IFN-α 或伊马替尼治疗的患者进行了接种[101]。完成疫苗接种计划 3 个月后，在接种开始时处于细胞遗传学部分缓解状态的 12 名患者中有 6 名达到完全细胞遗传学缓解。表达合适的 HLA Ⅱ 类分子的 14 名患者中，13 名在接种疫苗后出现抗原特异性 CD4+T 细胞的扩增。5 名接受同步 IFN-α 的患者在接种后疫苗表位特异性 IFN-γ 分泌 T 细胞的数量增加[101]。

一项检验三肽 b3a2 疫苗的研究，以 GM-CSF 和泛 Ⅱ 类结合表位 PADRE 作为佐剂，纳入 19 名之前曾接受伊马替尼治疗的慢性期或血液学完全缓解状态的 CML 患者的治疗方案中[102]。19 名患者中，11 名的 PBMC (外周血单核细胞)受刺激后体现出针对一条短肽的肽特异性 T 细胞应答，而 14 名患者观察到更长时间的肽特异性应答。纳入研究的 19 名患者中，13 名表现出"分子学反应"，该反应的定义为 BCR-ABL 转录物减少 1-log。所有 13 名出现分子学反应者在进入试验之前，均已通过之前的治疗获得主要细胞遗传学反应。5 名对接种前的治疗无细胞遗传学反应的患者，接种后均未显示出有分子学反应。1 名患者使用 BCR-ABL 巢式 PCR 分析不能检测到病灶。

为了将 BCR-ABL 疫苗策略扩大应用到更多 CML 患者上，Maslak 等开展了一项疫苗试验，使用来自 b3a2 和 b2a2 两个连接区序列的肽，预期可刺激 CD4+ 应答，以及 3 种包含 b3b2 和 b2a2 连接区的异型肽，预期由 HLA-A2 呈递[103]。通过 IFN-γELISPOT，7 名表达 HLA-A2 的患者中，4 名检测到了针对预期为 HLA-A2 限制性肽的免疫应答，而 13 名患者中有 9 名对较长的预期为 Ⅱ 类的表位产生了 T 细胞应答。因为这项研究中患者的肿瘤负荷极低：3 名患者有 FISH 可检测到的病变，其余患者仅通过巢式 PCR 才可检测到病变，因此临床疗效较复杂。FISH 可检测到病变的 3 名患者中，2 名在接种疫苗后无法通过 FISH 检测到病变。但完成接种后所有患者都可检测到 BCR-ABL 转录本[103]。

一项类似研究联合采用异型肽 HLA-A2 b2a2 和 b3a2，以及与 Ⅱ 类 HLA 结合的 b2a2 和 b3a2 肽，以 IFA-51 和 GM-CSF 作为佐剂，对 10 名细胞遗传学完全缓解但 PCR 可检测到 BCR-ABL 转录本的患者进行接种。完成疫苗接种计划后，3 名患者的 BCR-ABL 转录本短暂减少 1-log[104]。上述试验的总结见表 5.1。

复杂(未定义)抗原树突状细胞疫苗策略

我们可以开发 DC 疫苗以刺激针对特定抗原的免疫应答。如上文中所述，这种方法已用于靶向 AML 中的 WT1[72]。不过这是 DC 疫苗呈递特定表位用于治疗髓系白血病的唯一例子。此外，同时靶向多个肿瘤相关抗原的 DC 疫苗也得到开发。早期的抗肿瘤 DC 疫苗策略使用自体肿瘤裂解物(作为潜在 LAA 和新抗原的来源)致敏 DC，但这一方法尚未在骨髓恶性肿瘤中得到重点关注[52]。相反，其他几种方法已经或正处于广泛研究中[52-54]。

一种方法是使用患者 AML 母细胞的凋亡小体致敏自体 DC，其证据基础为，与使用肿瘤裂解物致敏相比，凋亡小体含有的抗原可更有效地由 DC 摄取。在一项研究中，4 名 AML 患

表 5.1 髓样白血病疫苗试验

肽序列	HLA分型	给药方案	佐剂	髓系患者	临床病情	临床结果
WT1						
CMTWNQMNL 或 CYTWNMNL[66]	A24	200µg SC 每2周×4剂量，然后每28天×23剂量（或进展）。注意:标有下划线的表示异种氨基酸	IFA	12AML,2 MDS	2名患者有活动期,12名患者为CR	5名患者的WT1转录物减少,2名患者的原始细胞百分比减少
RMFPNAPYL[68]	A2	200µg SC 每2周×4剂量，然后每28天×23剂量（或进展）	KLH GM-CSF	17 AML,2 MDS	18名患者有活动期,1名患者为CR	2名患者红细胞反应,4名患者有母细胞比例改善
RMFPNAPYL[71], RSDELVRHHNMHQRNMTKL,PGC-NKRYFKL, SHLQMHSRKHTG, SGQAYMFPNAPYLPSCLES	A2,DR.B1	200µg SC 每2周×6剂量	IFA GM-CSF	9 AML	9名患者为CR	5名患者持续CR（4名患者复发）
RHAMM						
ILSLELMKL (R3)[86]	A2	300µg SC 每2周×4剂量	IFA GM-CSF	3 AML,3 MDS	病情较轻	1名患者为CR（AML）,1名患者为PR（MDS）
ILSLELMKL (R3)[87]	A2	1000µg SC 每2周×4剂量	IFA GM-CSF	1 AML,5 MDS	病情较轻	1名患者有母细胞减少(MDS),1名患者有血液学改善(MDS)
PR1						
VLQELNVTV[89]	A2	250,500 或 1000µg SC 每3周×3剂量（12名×6剂量）	IFA GM-CSF	42AML,13 CML, 9MDS	53名患者有可测量的病变,13名患者为CR	8名患者为CR,1名患者为PR,3名患者有血液学改善
WT1 + PR1						
RMFPNAPYL[90] VLQELNVTV	A2	200µgWT1,500µgPR1 SC×1剂量	IFA	5 AML,1	5名患者为CR,1名患者为CP	3名患者有持续性CR（2名复发）,1名患者有部分反应
RMFPNAPYL[91] VLQELNVTV	A2	200µg WT1,500µg PR1 SC,每2周×6剂量,12周后给予1剂量	IFA GM-CSF	6 AML,2 MDS	6名患者为CR	2名患者有持续性CR（3名复发）,2名患者为SD
BCR-ABL						
IVHSATGFKQSSKALQRPVASDFEP[99] ATGFKQSSK KQSSKALQR HSATGFKQSSK GFKQSSKAL	全部	在第0,14,28,42,70天,将10,30,100,300µg 混合b3a2肽SC	QS-21	12 CML	12名患者为CR/PR	10名患者为CP,1名患者为AP,1名患者为BC

（待续）

表 5.1(续表)

肽序列	HLA 分型	给药方案	佐剂	髓系患者	临床病情	临床结果
IVHSATGFKQSSKALQRPVASDFEP[100] ATGFKQSSK KQSSKALQR HSATGFKQSSK GFKQSSKAL SSKALQRPV	全部	在第 0,14,28,42,70 天,将 10,30,100,300μg 混合 b3a2 肽 SC	QS-21	14 CML	6 名患者为 CCR,2 名患者为 PCR,5 名患者为 MCR,1 名患者细胞遗传学复发 s/p 异体移植	5 名患者为 CCR,2 名患者分子学完全缓解,5 名患者为 SD,2 名患者为 PD
IVHSATGFKQSSKALQRPVASDFEP[101] ATGFKQSSK KQSSKALQR HSATGFKQSSK	A11,A3,B8,DR1,DR4,DR11	100μg 混合 b3a2 肽 SC 每 2 周×6 剂	Molgramostim QS-21 GM-CSF	16 CML	1 名患者为 CCR,12 名患者为 PCR,3 名患者最低的细胞遗传学缓解	7 名患者为 CCR,6 名患者为 PCR,2 名患者最低的细胞遗传学缓解
GFKQSSKAL KQSSKALQR[102] GFKQSSKAL GFKQSSKALQRPV	全部	在第 1,8,15,22,36 天,将 100,300,1000μg 混合 b3a2 肽 ID	PADRE GM-CSF	19 CML	14 名患者主要细胞遗传学有反应,5 名患者细胞遗传学无反应	14 名患者中有主要细胞遗传学反应中的 13 名的 bcr-abl.降低 1 个对数；而细胞遗传学无应答患者中无反应
IVHSATGFKQSSKALQRPVASDFE[103] KQSSKALQR GFKQSSKAL YLKALQRPV KLLQRPVAV VHSIPLTINKEEALQRPVASDFE YLINKEEAL	全部	任一组合 b3a2 型肽或 B2A2 SC 每 2 周×5 剂量,然后每 28 天×4 剂量,最后每 2 周×5 剂量,直至 9~12 个月。注意：标有下划线的表示异种氨基酸	IFA GM-CSF	13 CML	10 名患者为 CCR,2 名患者为 PCR,1 名患者 0.4% Ph + 通过 FISH	13 名患者在外周血或骨髓中,可检测到 bcr-abl
IVHSATGFKQSSKALQRPVASDFE[104] KQSSKALQR GFKQSSKAL YLKALQRPV KLLQRPVAV VHSIPLTINKEEALQRPVASDFE YLINKEEAL (100)	全部	100μg 任一组合 b3a2 型肽或 B2A2 SC 每 2 周×4 剂量,在第 9 周之后,每 28 天×10 剂量。注意：标有下划线的表示异种氨基酸	IFA GM-CSF	10 CML	10 名患者为 CCR	3 名患者的 bcr-abl 转录物暂时减少了 1 对数

注：AML =急性髓性白血病；MDS =骨髓增生异常综合征；CR =完全缓解；PR =部分缓解；IFA =弗氏不完全佐剂；KLH =血蓝蛋白；GM-CSF =粒细胞-巨噬细胞集落刺激因子；CML =慢性髓系白血病。

者接种了凋亡小体致敏的自体 DC 疫苗,同时注射化脓性链球菌 OK-432 作为佐剂,方案为每两周 1 次,共 5 次接种。结果观察到 2 名患者的 WT1 和 hTERT 表位特异性 T 细胞数量增加[105]。

一些研究团队证实,髓系白血病母细胞可分化表达 DC 样抗原呈递表型[55]。当存在合适的共刺激分子时,这些 DC 或许能成为有价值的疫苗试剂,因为它们应该能够有效地呈递 I 类和 II 类表位。

研究人员已经从 AML 母细胞和 CML 细胞制备了白血病来源 DC。小型临床研究已对这些细胞诱导对 CML 和 AML 应答的能力进行了探索。一项早期研究纳入 3 名 CML 患者,成功地使自体 PBMC 分化成 DC,并以血蓝蛋白为佐剂,将这些分化成的 DC 重新注入患者体内。在与 CML 衍生的 DC 体外共培养的情况下,自体 CD4⁺T 细胞分泌 IFN-γ 的功能增强。不过,未观察到血液学反应[106]。

一项类似的 I~II 期试验纳入了 22 名 AML 患者。该研究中,5 名患者在初始化疗后进入 CR,并且体内部分母细胞已经成功分化为"树突样白血病细胞"。根据 ELISPOT 分析结果,接受疫苗接种的 5 名患者中,4 名显示出免疫应答的证据,然而疫苗接种 1 年后仅 2 名仍维持缓解状态[107]。携带 FLT3 突变或缺乏 CD14 的白血病细胞不能转变为成熟的 DC 表型,导致该方法的广泛应用受到实际的限制[54,108,109]。

最近发现了另一种诱导白血病来源 DC 的方法,即 AML/DC 融合细胞的实际合成,该融合细胞由患者的 AML 母细胞与自体 DC 融合产生。近期报道了首项抗 AML 个体化 AML /DC 融合疫苗试验的结果,共纳入 17 名 AML 患者[56]。所有患者均在诱导化疗后进入 CR,并在进入 CR 约 6 个月后接种疫苗。在中位 57 个月的随访后,17 名接种疫苗的患者中有 12 名存活,并且仍处于 CR 状态。

结论

T 细胞介导的免疫疗法可有效治疗髓系白血

病。但是目前 IFN-α 和 allo SCT 之类的治疗手段存在较高的并发症发生率,allo SCT 还有较高的治疗相关死亡率。AML 和 CML 的抗原靶标的数量有限,多数靶标为 LAA。一些疫苗试验已经对数种作为靶标的 LAA 进行了探索,如 WT1、RHAMM 和 PR1,不过这些研究获得的临床疗效有限。已开发了针对来自 BCR-ABL 融合蛋白的白血病特异性新抗原的肽疫苗,还有几种不同的抗 AML DC 疫苗策略得到测试。但到目前为止尚无大型研究观察到广泛的疗效。

随着癌症基因组学和计算免疫学领域的发展,将会令肿瘤特异性新抗原更加容易识别,从而研发更加个性化的疫苗策略,诱导针对多个肿瘤特异性表位的高亲和力 T 细胞产生应答。

致谢

本章插图由 Molly Roth Creative LLC 提供。

参考文献

1. Siegel RL, Miller KD, Jemal A. Cancer statistics, 2016. CA Cancer J Clin. 2016;66(1):7–30.
2. Bartram CR, de Klein A, Hagemeijer A, van Agthoven T, Geurts van Kessel A, Bootsma D, et al. Translocation of c-ab1 oncogene correlates with the presence of a Philadelphia chromosome in chronic myelocytic leukaemia. Nature. 1983;306(5940):277–80.
3. Nowell PC, Hungerford DA. A minute chromosome in human chronic granulocytic leukemia. Science. 1960;142: 1497–501.
4. Rowley JD. Letter: A new consistent chromosomal abnormality in chronic myelogenous leukaemia identified by quinacrine fluorescence and Giemsa staining. Nature. 1973;243(5405):290–3.
5. Druker BJ, Talpaz M, Resta DJ, Peng B, Buchdunger E, Ford JM, et al. Efficacy and safety of a specific inhibitor of the BCR-ABL tyrosine kinase in chronic myeloid leukemia. N Engl J Med. 2001;344(14):1031–7.
6. O'Brien SG, Guilhot F, Larson RA, Gathmann I, Baccarani M, Cervantes F, et al. Imatinib compared with interferon and low-dose cytarabine for newly diagnosed chronic-phase chronic myeloid leukemia. N Engl J Med. 2003;348(11):994–1004.
7. Talpaz M, Shah NP, Kantarjian H, Donato N, Nicoll J, Paquette R, et al. Dasatinib in imatinib-resistant Philadelphia chromosome-positive leukemias. N Engl J

Med. 2006;354(24):2531–41.

8. Cortes JE, Jones D, O'Brien S, Jabbour E, Konopleva M, Ferrajoli A, et al. Nilotinib as front-line treatment for patients with chronic myeloid leukemia in early chronic phase. J Clin Oncol. 2010;28(3):392–7.

9. Kantarjian H, Shah NP, Hochhaus A, Cortes J, Shah S, Ayala M, et al. Dasatinib versus imatinib in newly diagnosed chronic-phase chronic myeloid leukemia. N Engl J Med. 2010;362(24):2260–70.

10. Saglio G, Kim DW, Issaragrisil S, le Coutre P, Etienne G, Lobo C, et al. Nilotinib versus imatinib for newly diagnosed chronic myeloid leukemia. N Engl J Med. 2010;362(24):2251–9.

11. Khoury HJ, Cortes JE, Kantarjian HM, Gambacorti-Passerini C, Baccarani M, Kim DW, et al. Bosutinib is active in chronic phase chronic myeloid leukemia after imatinib and dasatinib and/or nilotinib therapy failure. Blood. 2012;119(15):3403–12.

12. Cortes JE, Kim DW, Pinilla-Ibarz J, le Coutre P, Paquette R, Chuah C, et al. A phase 2 trial of ponatinib in Philadelphia chromosome-positive leukemias. N Engl J Med. 2013;369(19):1783–96.

13. Interferon alfa-2a as compared with conventional chemotherapy for the treatment of chronic myeloid leukemia. The Italian Cooperative Study Group on Chronic Myeloid Leukemia. N Engl J Med. 1994;330(12):820–5.

14. Hehlmann R, Heimpel H, Hasford J, Kolb HJ, Pralle H, Hossfeld DK, et al. Randomized comparison of interferon-alpha with busulfan and hydroxyurea in chronic myelogenous leukemia. The German CML Study Group. Blood. 1994;84(12):4064–77.

15. Talpaz M, McCredie KB, Mavligit GM, Gutterman JU. Leukocyte interferon-induced myeloid cytoreduction in chronic myelogenous leukemia. Blood. 1983;62(3):689–92.

16. Ohnishi K, Ohno R, Tomonaga M, Kamada N, Onozawa K, Kuramoto A, et al. A randomized trial comparing interferon-alpha with busulfan for newly diagnosed chronic myelogenous leukemia in chronic phase. Blood. 1995;86(3):906–16.

17. Allan NC, Richards SM, Shepherd PC. UK Medical Research Council randomised, multicentre trial of interferon-alpha n1 for chronic myeloid leukaemia: improved survival irrespective of cytogenetic response. The UK Medical Research Council's Working Parties for Therapeutic Trials in Adult Leukaemia. Lancet. 1995;345(8962):1392–7.

18. Interferon alfa versus chemotherapy for chronic myeloid leukemia: a meta-analysis of seven randomized trials: Chronic Myeloid Leukemia Trialists' Collaborative Group. J Natl Cancer Inst. 1997;89(21):1616–20.

19. Hasford J, Pfirrmann M, Hehlmann R, Allan NC, Baccarani M, Kluin-Nelemans JC, et al. A new prognostic score for survival of patients with chronic myeloid leukemia treated with interferon alfa. Writing Committee for the Collaborative CML Prognostic

Factors Project Group. J Natl Cancer Inst. 1998;90(11):850–8.

20. Molldrem JJ, Lee PP, Wang C, Felio K, Kantarjian HM, Champlin RE, et al. Evidence that specific T lymphocytes may participate in the elimination of chronic myelogenous leukemia. Nat Med. 2000;6(9):1018–23.

21. Gratwohl A, Brand R, Apperley J, Crawley C, Ruutu T, Corradini P, et al. Allogeneic hematopoietic stem cell transplantation for chronic myeloid leukemia in Europe 2006: transplant activity, long-term data and current results. An analysis by the Chronic Leukemia Working Party of the European Group for Blood and Marrow Transplantation (EBMT). Haematologica. 2006;91(4):513–21.

22. Saussele S, Lauseker M, Gratwohl A, Beelen DW, Bunjes D, Schwerdtfeger R, et al. Allogeneic hematopoietic stem cell transplantation (allo SCT) for chronic myeloid leukemia in the imatinib era: evaluation of its impact within a subgroup of the randomized German CML Study IV. Blood. 2010;115(10):1880–5.

23. Simula MP, Marktel S, Fozza C, Kaeda J, Szydlo RM, Nadal E, et al. Response to donor lymphocyte infusions for chronic myeloid leukemia is dose-dependent: the importance of escalating the cell dose to maximize therapeutic efficacy. Leukemia. 2007;21(5):943–8.

24. Cornelissen JJ, van Putten WL, Verdonck LF, Theobald M, Jacky E, Daenen SM, et al. Results of a HOVON/SAKK donor versus no-donor analysis of myeloablative HLA-identical sibling stem cell transplantation in first remission acute myeloid leukemia in young and middle-aged adults: benefits for whom? Blood. 2007;109(9):3658–66.

25. Grimwade D, Walker H, Oliver F, Wheatley K, Harrison C, Harrison G, et al. The importance of diagnostic cytogenetics on outcome in AML: analysis of 1,612 patients entered into the MRC AML 10 trial. The Medical Research Council Adult and Children's Leukaemia Working Parties. Blood. 1998;92(7):2322–33.

26. Koreth J, Schlenk R, Kopecky KJ, Honda S, Sierra J, Djulbegovic BJ, et al. Allogeneic stem cell transplantation for acute myeloid leukemia in first complete remission: systematic review and meta-analysis of prospective clinical trials. Jama. 2009;301(22):2349–61.

27. Lo-Coco F, Avvisati G, Vignetti M, Thiede C, Orlando SM, Iacobelli S, et al. Retinoic acid and arsenic trioxide for acute promyelocytic leukemia. N Engl J Med. 2013;369(2):111–21.

28. Ravandi F, Estey E, Jones D, Faderl S, O'Brien S, Fiorentino J, et al. Effective treatment of acute promyelocytic leukemia with all-trans-retinoic acid, arsenic trioxide, and gemtuzumab ozogamicin. J Clin Oncol. 2009;27(4):504–10.

29. Schlenk RF, Dohner K, Krauter J, Frohling S, Corbacioglu A, Bullinger L, et al. Mutations and treatment outcome in cytogenetically normal acute myeloid leukemia. N Engl J Med. 2008;358(18):1909–18.

30. Estey EH. Treatment of relapsed and refractory acute myelogenous leukemia. Leukemia. 2000;14(3):476–9.

31. Armistead PM, de Lima M, Pierce S, Qiao W, Wang X, Thall PF, et al. Quantifying the survival benefit for allogeneic hematopoietic stem cell transplantation in relapsed acute myelogenous leukemia. Biology of Blood and Marrow Transplantation. 2009;15(11):1431–8.

32. Gale RP, Horowitz MM, Ash RC, Champlin RE, Goldman JM, Rimm AA, et al. Identical-twin bone marrow transplants for leukemia. Ann Intern Med. 1994;120(8):646–52.

33. Horowitz MM, Gale RP, Sondel PM, Goldman JM, Kersey J, Kolb HJ, et al. Graft-versus-leukemia reactions after bone marrow transplantation. Blood. 1990;75(3):555–62.

34. Schmid C, Labopin M, Nagler A, Bornhauser M, Finke J, Fassas A, et al. Donor lymphocyte infusion in the treatment of first hematological relapse after allogeneic stem-cell transplantation in adults with acute myeloid leukemia: a retrospective risk factors analysis and comparison with other strategies by the EBMT Acute Leukemia Working Party. Journal of Clinical Oncology. 2007;25(31):4938–45.

35. De Gregorio E, Rappuoli R. From empiricism to rational design: a personal perspective of the evolution of vaccine development. Nat Rev Immunol. 2014;14(7):505–14.

36. Walker LS, Abbas AK. The enemy within: keeping self-reactive T cells at bay in the periphery. Nat Rev Immunol. 2002;2(1):11–9.

37. Klein L, Hinterberger M, Wirnsberger G, Kyewski B. Antigen presentation in the thymus for positive selection and central tolerance induction. Nat Rev Immunol. 2009;9(12):833–44.

38. Melief CJ, van Hall T, Arens R, Ossendorp F, van der Burg SH. Therapeutic cancer vaccines. J Clin Invest. 2015;125(9):3401–12.

39. Romero P, Banchereau J, Bhardwaj N, Cockett M, Disis ML, Dranoff G, et al. The Human Vaccines Project: A roadmap for cancer vaccine development. Sci Transl Med. 2016;8(334):334ps9.

40. van der Burg SH, Arens R, Ossendorp F, van Hall T, Melief CJ. Vaccines for established cancer: overcoming the challenges posed by immune evasion. Nat Rev Cancer. 2016;16(4):219–33.

41. Bos R, van Duikeren S, van Hall T, Kaaijk P, Taubert R, Kyewski B, et al. Expression of a natural tumor antigen by thymic epithelial cells impairs the tumor-protective CD4+ T-cell repertoire. Cancer Res. 2005;65(14):6443–9.

42. Pedersen SR, Sorensen MR, Buus S, Christensen JP, Thomsen AR. Comparison of vaccine-induced effector CD8 T cell responses directed against self- and non-self-tumor antigens: implications for cancer immunotherapy. J Immunol. 2013;191(7):3955–67.

43. Call KM, Glaser T, Ito CY, Buckler AJ, Pelletier J, Haber DA, et al. Isolation and characterization of a zinc finger polypeptide gene at the human chromosome 11 Wilms' tumor locus. Cell. 1990;60(3):509–20.

44. Haber DA, Buckler AJ, Glaser T, Call KM, Pelletier J, Sohn RL, et al. An internal deletion within an 11p13 zinc finger gene contributes to the development of Wilms' tumor. Cell. 1990;61(7):1257–69.

45. Molldrem J, Dermime S, Parker K, Jiang YZ, Mavroudis D, Hensel N, et al. Targeted T-cell therapy for human leukemia: cytotoxic T lymphocytes specific for a peptide derived from proteinase 3 preferentially lyse human myeloid leukemia cells. Blood. 1996;88(7):2450–7.

46. Casalegno-Garduno R, Schmitt A, Schmitt M. Clinical peptide vaccination trials for leukemia patients. Expert Rev Vaccines. 2011;10(6):785–99.

47. McGranahan N, Furness AJ, Rosenthal R, Ramskov S, Lyngaa R, Saini SK, et al. Clonal neoantigens elicit T cell immunoreactivity and sensitivity to immune checkpoint blockade. Science. 2016;351(6280):1463–9.

48. Rizvi NA, Hellmann MD, Snyder A, Kvistborg P, Makarov V, Havel JJ, et al. Cancer immunology. Mutational landscape determines sensitivity to PD-1 blockade in non-small cell lung cancer. Science. 2015;348(6230):124–8.

49. Vonka V, Petrackova M. Immunology of chronic myeloid leukemia: current concepts and future goals. Expert Rev Clin Immunol. 2015;11(4):511–22.

50. Genomic and epigenomic landscapes of adult de novo acute myeloid leukemia. The New England Journal of Medicine. 2013;368(22):2059–74.

51. Yoshida K, Sanada M, Shiraishi Y, Nowak D, Nagata Y, Yamamoto R, et al. Frequent pathway mutations of splicing machinery in myelodysplasia. Nature. 2011;478(7367):64–9.

52. Constantino J, Gomes C, Falcao A, Cruz MT, Neves BM. Antitumor dendritic cell-based vaccines: lessons from 20 years of clinical trials and future perspectives. Transl Res. 2016;168:74–95.

53. Ni M, Hoffmann JM, Schmitt M, Schmitt A. Progress of dendritic cell-based cancer vaccines for patients with hematological malignancies. Expert Opin Biol Ther. 2016.

54. Pyzer AR, Avigan DE, Rosenblatt J. Clinical trials of dendritic cell-based cancer vaccines in hematologic malignancies. Hum Vaccin Immunother. 2014;10(11):3125–31.

55. Kremser A, Dressig J, Grabrucker C, Liepert A, Kroell T, Scholl N, et al. Dendritic cells (DCs) can be successfully generated from leukemic blasts in individual patients with AML or MDS: an evaluation of different methods. Journal of Immunotherapy. 2010;33(2):185–99.

56. Rosenblatt J, Stone RM, Uhl L, Neuberg D, Joyce R, Levine JD, et al. Individualized vaccination of AML patients in remission is associated with induction of antileukemia immunity and prolonged remissions. Sci Transl Med. 2016;8(368):368ra171.

57. Menssen HD, Renkl HJ, Rodeck U, Maurer J, Notter M,

Schwartz S, et al. Presence of Wilms' tumor gene (wt1) transcripts and the WT1 nuclear protein in the majority of human acute leukemias. Leukemia. 1995;9(6): 1060–7.

58. Loeb DM, Evron E, Patel CB, Sharma PM, Niranjan B, Buluwela L, et al. Wilms' tumor suppressor gene (WT1) is expressed in primary breast tumors despite tumor-specific promoter methylation. Cancer Res. 2001; 61(3):921–5.

59. Miyoshi Y, Ando A, Egawa C, Taguchi T, Tamaki Y, Tamaki H, et al. High expression of Wilms' tumor suppressor gene predicts poor prognosis in breast cancer patients. Clinical Cancer Research. 2002;8(5):1167–71.

60. Oji Y, Miyoshi S, Maeda H, Hayashi S, Tamaki H, Nakatsuka S, et al. Overexpression of the Wilms' tumor gene WT1 in de novo lung cancers. Int J Cancer. 2002;100(3):297–303.

61. Oji Y, Yamamoto H, Nomura M, Nakano Y, Ikeba A, Nakatsuka S, et al. Overexpression of the Wilms' tumor gene WT1 in colorectal adenocarcinoma. Cancer Sci. 2003;94(8):712–7.

62. Sugiyama H. Cancer immunotherapy targeting Wilms' tumor gene WT1 product. Expert Rev Vaccines. 2005;4(4):503–12.

63. Burwell EA, McCarty GP, Simpson LA, Thompson KA, Loeb DM. Isoforms of Wilms' tumor suppressor gene (WT1) have distinct effects on mammary epithelial cells. Oncogene. 2007;26(23):3423–30.

64. Inoue K, Tamaki H, Ogawa H, Oka Y, Soma T, Tatekawa T, et al. Wilms' tumor gene (WT1) competes with differentiation-inducing signal in hematopoietic progenitor cells. Blood. 1998;91(8):2969–76.

65. Chapuis AG, Ragnarsson GB, Nguyen HN, Chaney CN, Pufnock JS, Schmitt TM, et al. Transferred WT1-reactive CD8+ T cells can mediate antileukemic activity and persist in post-transplant patients. Sci Transl Med. 2013;5(174):174ra27.

66. Oka Y, Tsuboi A, Taguchi T, Osaki T, Kyo T, Nakajima H, et al. Induction of WT1 (Wilms' tumor gene)-specific cytotoxic T lymphocytes by WT1 peptide vaccine and the resultant cancer regression. Proc Natl Acad Sci U S A. 2004;101(38):13885–90.

67. Mailänder V, Scheibenbogen C, Thiel E, Letsch A, Blau IW, Keilholz U. Complete remission in a patient with recurrent acute myeloid leukemia induced by vaccination with WT1 peptide in the absence of hematological or renal toxicity. Leukemia. 2004;18(1):165–6.

68. Keilholz U, Letsch A, Busse A, Asemissen AM, Bauer S, Blau IW, et al. A clinical and immunologic phase 2 trial of Wilms tumor gene product 1 (WT1) peptide vaccination in patients with AML and MDS. Blood. 2009;113(26):6541–8.

69. Narita M, Masuko M, Kurasaki T, Kitajima T, Takenouchi S, Saitoh A, et al. WT1 peptide vaccination in combination with imatinib therapy for a patient with CML in the chronic phase. Int J Med Sci. 2010;7(2): 72–81.

70. Oji Y, Oka Y, Nishida S, Tsuboi A, Kawakami M, Shirakata T, et al. WT1 peptide vaccine induces reduction in minimal residual disease in an Imatinib-treated CML patient. Eur J Haematol. 2010; 85(4): 358–60.

71. Maslak PG, Dao T, Krug LM, Chanel S, Korontsvit T, Zakhaleva V, et al. Vaccination with synthetic analog peptides derived from WT1 oncoprotein induces T-cell responses in patients with complete remission from acute myeloid leukemia. Blood. 2010;116(2):171–9.

72. Van Tendeloo VF, Van de Velde A, Van Driessche A, Cools N, Anguille S, Ladell K, et al. Induction of complete and molecular remissions in acute myeloid leukemia by Wilms' tumor 1 antigen-targeted dendritic cell vaccination. Proc Natl Acad Sci U S A. 2010;107(31):13824–9.

73. Spicer AP, Roller ML, Camper SA, McPherson JD, Wasmuth JJ, Hakim S, et al. The human and mouse receptors for hyaluronan-mediated motility, RHAMM, genes (HMMR) map to human chromosome 5q33.2-qter and mouse chromosome 11. Genomics. 1995;30(1):115–7.

74. Misra S, Hascall VC, Markwald RR, Ghatak S. Interactions between hyaluronan and its receptors (CD44, RHAMM) regulate the activities of inflammation and cancer. Front Immunol. 2015;6:201.

75. Hall CL, Yang B, Yang X, Zhang S, Turley M, Samuel S, et al. Overexpression of the hyaluronan receptor RHAMM is transforming and is also required for H-ras transformation. Cell. 1995;82(1):19–26.

76. Mohapatra S, Yang X, Wright JA, Turley EA, Greenberg AH. Soluble hyaluronan receptor RHAMM induces mitotic arrest by suppressing Cdc2 and cyclin B1 expression. J Exp Med. 1996;183(4):1663–8.

77. Hall CL, Lange LA, Prober DA, Zhang S, Turley EA. pp60(c-src) is required for cell locomotion regulated by the hyaluronanreceptor RHAMM. Oncogene. 1996;13(10):2213–24.

78. Joukov V, Groen AC, Prokhorova T, Gerson R, White E, Rodriguez A, et al. The BRCA1/BARD1 heterodimer modulates ran-dependent mitotic spindle assembly. Cell. 2006;127(3):539–52.

79. Greiner J, Li L, Ringhoffer M, Barth TF, Giannopoulos K, Guillaume P, et al. Identification and characterization of epitopes of the receptor for hyaluronic acid-mediated motility (RHAMM/CD168) recognized by CD8+ T cells of HLA-A2-positive patients with acute myeloid leukemia. Blood. 2005;106(3):938–45.

80. Greiner J, Ringhoffer M, Taniguchi M, Schmitt A, Kirchner D, Krahn G, et al. Receptor for hyaluronan acid-mediated motility (RHAMM) is a new immunogenic leukemia-associated antigen in acute and chronic myeloid leukemia. Exp Hematol. 2002;30(9):1029–35.

81. Assmann V, Marshall JF, Fieber C, Hofmann M, Hart IR. The human hyaluronan receptor RHAMM is expressed

as an intracellular protein in breast cancer cells. J Cell Sci. 1998;111 (Pt 12):1685–94.

82. Abetamann V, Kern HF, Elsasser HP. Differential expression of the hyaluronan receptors CD44 and RHAMM in human pancreatic cancer cells. Clinical Cancer Research. 1996;2(9):1607–18.

83. Teder P, Bergh J, Heldin P. Functional hyaluronan receptors are expressed on a squamous cell lung carcinoma cell line but not on other lung carcinoma cell lines. Cancer Res. 1995;55(17):3908–14.

84. Crainie M, Belch AR, Mant MJ, Pilarski LM. Overexpression of the receptor for hyaluronan-mediated motility (RHAMM) characterizes the malignant clone in multiple myeloma: identification of three distinct RHAMM variants. Blood. 1999;93(5):1684–96.

85. Greiner J, Ringhoffer M, Taniguchi M, Hauser T, Schmitt A, Dohner H, et al. Characterization of several leukemia-associated antigens inducing humoral immune responses in acute and chronic myeloid leukemia. Int J Cancer. 2003;106(2):224–31.

86. Schmitt M, Schmitt A, Rojewski MT, Chen J, Giannopoulos K, Fei F, et al. RHAMM-R3 peptide vaccination in patients with acute myeloid leukemia, myelodysplastic syndrome, and multiple myeloma elicits immunologic and clinical responses. Blood. 2008;111(3):1357–65.

87. Greiner J, Schmitt A, Giannopoulos K, Rojewski MT, Gotz M, Funk I, et al. High-dose RHAMM-R3 peptide vaccination for patients with acute myeloid leukemia, myelodysplastic syndrome and multiple myeloma. Haematologica. 2010;95(7):1191–7.

88. Dengler R, Munstermann U, al-Batran S, Hausner I, Faderl S, Nerl C, et al. Immunocytochemical and flow cytometric detection of proteinase 3 (myeloblastin) in normal and leukaemic myeloid cells. British Journal of Haematology. 1995;89(2):250–7.

89. Qazilbash MH, Wieder E, Thall PF, Wang X, Rios R, Lu S, et al. PR1 peptide vaccine induces specific immunity with clinical responses in myeloid malignancies. Leukemia. 2017;31(3):697–704.

90. Rezvani K, Yong AS, Mielke S, Savani BN, Musse L, Superata J, et al. Leukemia-associated antigen-specific T-cell responses following combined PR1 and WT1 peptide vaccination in patients with myeloid malignancies. Blood. 2008;111(1):236–42.

91. Rezvani K, Yong AS, Mielke S, Jafarpour B, Savani BN, Le RQ, et al. Repeated PR1 and WT1 peptide vaccination in Montanide-adjuvant fails to induce sustained high-avidity, epitope-specific CD8+ T cells in myeloid malignancies. Haematologica. 2011;96(3):432–40.

92. Vogelstein B, Papadopoulos N, Velculescu VE, Zhou S, Diaz LA, Jr., Kinzler KW. Cancer genome landscapes. Science. 2013;339(6127):1546–58.

93. Schumacher T, Bunse L, Pusch S, Sahm F, Wiestler B, Quandt J, et al. A vaccine targeting mutant IDH1 induces antitumour immunity. Nature. 2014;512(7514):324–7.

94. Shtivelman E, Lifshitz B, Gale RP, Canaani E. Fused transcript of abl and bcr genes in chronic myelogenous leukaemia. Nature. 1985;315(6020):550–4.

95. Bocchia M, Wentworth PA, Southwood S, Sidney J, McGraw K, Scheinberg DA, et al. Specific binding of leukemia oncogene fusion protein peptides to HLA class I molecules. Blood. 1995;85(10):2680–4.

96. Clark RE, Dodi IA, Hill SC, Lill JR, Aubert G, Macintyre AR, et al. Direct evidence that leukemic cells present HLA-associated immunogenic peptides derived from the BCR-ABL b3a2 fusion protein. Blood. 2001;98(10):2887–93.

97. Norbury LC, Clark RE, Christmas SE. b3a2 BCR-ABL fusion peptides as targets for cytotoxic T cells in chronic myeloid leukaemia. British Journal of Haematology. 2000;109(3):616–21.

98. Pawelec G, Max H, Halder T, Bruserud O, Merl A, da Silva P, et al. BCR/ABL leukemia oncogene fusion peptides selectively bind to certain HLA-DR alleles and can be recognized by T cells found at low frequency in the repertoire of normal donors. Blood. 1996;88(6):2118–24.

99. Pinilla-Ibarz J, Cathcart K, Korontsvit T, Soignet S, Bocchia M, Caggiano J, et al. Vaccination of patients with chronic myelogenous leukemia with BCR-ABL oncogene breakpoint fusion peptides generates specific immune responses. Blood. 2000;95(5):1781–7.

100. Cathcart K, Pinilla-Ibarz J, Korontsvit T, Schwartz J, Zakhaleva V, Papadopoulos EB, et al. A multivalent BCR-ABL fusion peptide vaccination trial in patients with chronic myeloid leukemia. Blood. 2004;103(3):1037–42.

101. Bocchia M, Gentili S, Abruzzese E, Fanelli A, Iuliano F, Tabilio A, et al. Effect of a p210 multipeptide vaccine associated with imatinib or interferon in patients with chronic myeloid leukaemia and persistent residual disease: a multicentre observational trial. Lancet. 2005;365(9460):657–62.

102. Rojas JM, Knight K, Wang L, Clark RE. Clinical evaluation of BCR-ABL peptide immunisation in chronic myeloid leukaemia: results of the EPIC study. Leukemia. 2007;21(11):2287–95.

103. Maslak PG, Dao T, Gomez M, Chanel S, Packin J, Korontsvit T, et al. A pilot vaccination trial of synthetic analog peptides derived from the BCR-ABL breakpoints in CML patients with minimal disease. Leukemia. 2008;22(8):1613–6.

104. Jain N, Reuben JM, Kantarjian H, Li C, Gao H, Lee BN, et al. Synthetic tumor-specific breakpoint peptide vaccine in patients with chronic myeloid leukemia and minimal residual disease: a phase 2 trial. Cancer. 2009;115(17):3924–34.

105. Kitawaki T, Kadowaki N, Fukunaga K, Kasai Y,

Maekawa T, Ohmori K, et al. Cross-priming of CD8(+) T cells in vivo by dendritic cells pulsed with autologous apoptotic leukemic cells in immunotherapy for elderly patients with acute myeloid leukemia. Exp Hematol. 2011;39(4):424–33 e2.

106. Ossenkoppele GJ, Stam AG, Westers TM, de Gruijl TD, Janssen JJ, van de Loosdrecht AA, et al. Vaccination of chronic myeloid leukemia patients with autologous in vitro cultured leukemic dendritic cells. Leukemia. 2003;17(7):1424–6.

107. Roddie H, Klammer M, Thomas C, Thomson R, Atkinson A, Sproul A, et al. Phase I/II study of vaccina-tion with dendritic-like leukaemia cells for the immu-notherapy of acute myeloid leukaemia. British Journal of Haematology. 2006;133(2):152–7.

108. Anguille S, Willemen Y, Lion E, Smits EL, Berneman ZN. Dendritic cell vaccination in acute myeloid leu-kemia. Cytotherapy. 2012;14(6):647–56.

109. Houtenbos I, Westers TM, Hess CJ, Waisfisz Q, Ossenkoppele GJ, van de Loosdrecht AA. Flt-3 internal tandem duplication hampers differentiation of AML blasts towards leukemic dendritic cells. Leukemia. 2006;20(10):1892–5.

微信扫码，添加本书
智 能 阅 读 助 手

帮助您提高本书阅读效率

Timothy J. Vreeland, Garth S. Herbert, George E. Peoples

简介

在19世纪后期,William Coley博士曾指出了局部感染后肉瘤患者的肿瘤消退。他假设免疫系统在抵抗感染的同时,已经准备好将肿瘤细胞识别为病原体,然后裂解它们。Coley博士故意用链球菌和各种病毒接种癌症患者,然后他再次"神奇"地让人看到肿瘤局部消退[1]。癌症免疫疗法领域诞生了,但Coley博士的研究结果却遭到了极大的怀疑,并将免疫疗法降级为治疗癌症的极其微小的作用。最近以单克隆抗体和检查点抑制剂(CPI)形式的临床成功使免疫疗法成为主流,重新引起人们对癌症疫苗开发的兴趣。与传统化疗相比,甚至超过其他免疫疗法的癌症疫苗的吸引力在于诱导主动免疫的能力。针对肿瘤细胞的全面、主动免疫反应不仅可以溶解当前的肿瘤细胞,还可以诱导持久的免疫记忆,使免疫系统能够攻击休眠中的肿瘤细胞并降低未来复发的机会。最近完成了实现这一目标的实质性进展,但完全实现仍然难以完成。

癌症疫苗策略

诱导主动免疫应答的基本配方涉及在正确的背景下呈递一种或多种肿瘤相关抗原(TAA)。这通常要求抗原被抗原呈递细胞(APC)吸收、加工和呈递。在本章中,我们试图全面审查为实现这一目标而制订的策略,以及已进入Ⅲ期试验的每项策略的例子。我们通过策略划分这些疫苗,涵盖以下各项:树突状细胞(DC)疫苗、肿瘤细胞疫苗、基于蛋白质的疫苗、病毒疫苗和抗独特型抗体疫苗。表6.1~6.5列出了这些疫苗的全面清单,并附有相关细节,本章紧随这些表格进行陈述。

树突状细胞疫苗

树突状细胞是人体最有效的专业APC,可以对淋巴器官中的幼稚T细胞摄取、加工和呈递抗原[2]。

DC疫苗通过增强TAA的呈递来利用该功能将抗原直接加载到DC中。探寻哪种策略来适应,是为了选择可适应的单一抗原,然后合成产生该抗原,并将其加载到自体DC(Provenge和DCVax-Prostate)中。其他DC疫苗类似,但是DC装载有多种合成产生的肽(ICT-107)。另一种策略是将DC暴露于自体肿瘤组分,并允许DC选择呈现哪些表位(DCVax-L)。最后,一种疫苗用自体肿瘤RNA(ASG-003)加载DC。该策略的主要优点是研究人员直接加载DC,而不是假设患者的DC将在体内摄取和处理选定的细胞或抗原。然而缺点是提取、装载和再灌注这些过程所需电池的费用相当昂贵,可能限制了该技术的广泛适用。这些疫苗总结在表6.1中。

Sipuleucel-T(Provenge®,Dendreon)

在许多方面,迄今为止最成功的癌症疫苗当属Provenge,其仍然是唯一的FDA批准的癌症疫苗。Provenge使用自体外周血单核细胞通过加载前列腺特异性抗原和粒细胞巨噬细胞集落刺激因子(GM-CSF)的融合蛋白激活它们对抗前列腺癌细胞。在导致FDA批准的Ⅲ期

表 6.1　树突状细胞疫苗

疫苗	策略	疾病	疫苗类型	免疫佐剂	阶段	患者群体	患者人数	研究名称	结果	参考文献	NCT 编号
Sipuleucel-T (Pnovenge)	DC	前列腺癌	自体 DC 以 PAP 为基础		3	转移性	512	IMPACT	中位 OS 25.8 比 21.7 个月，p=0.03;PFS:14.6 比 14.4 周；p=0.63	[3]	
DCVax	DC	前列腺癌	自体 DC 用 PSMA 启动		1, 2		33		74%患者出现对 PSMA 的增殖反应	[4]	
	DC		自体 DC 由自体全瘤裂解物		3	未知	612		已经被 FDA 批准,尚未开始	[5]	
	DC	GBM			2	新诊断/复发	39		历史对照中位 OS 30 比 14.6 个月;33%患者达到 4 年生存期	[6]	
ICT-107	DC	GBM	自体 DC 用 6 种肽脉冲		3	新诊断	331		预计 2017 年完成	[7]	NCT 00045968
					2	HLA-A1/A2 残留肿瘤<1cm³	124		增加 2 个月的 OS（P=0.58）符合方案集（PP）OS 为 3 个月（P=0.40） PFS 增加 2 个月（P=0.02） PP PFS 增加 3 个月（P=0.01）		NCT 02546102
					3	切除,微小残留病变	414		从 2015 年 11 月开始，预计 2019 年完成	[7]	
AGS-003	DC	RCC	自体 DCw/自体肿瘤		2	转移性	25		OS 是预期的两倍;24%存活>5 年	[9]	
			RNA&C D-40L RNA		3	转移或晚期疾病	450	ADAPT	预计 2017 年 4 月完成	[10,7]	NCT 01582672

注：DC=树突状细胞；PAP=前列腺酸性磷酸酶；OS=总生存期；PFS=无进展生存期；PSMA=前列腺特异膜抗原；GBM=多形性胶质母细胞瘤；RCC=肾细胞癌。

试验中,512 名患有转移性、去势抵抗性前列腺癌的患者被随机分配到 Provenge 组或安慰剂组。中位随访 34.1 个月后,Provenge 组死亡率相对风险降低 22%(HR = 0.78,P =0.03),中位生存期增加(25.8 比 21.7 个月)[3]。

DCVax®(Northwest Biotherapeutics)

DCVax 是一系列疫苗,由各种 TAA 脉冲的自体 DC 组成。其中有两种最先进的形式是 DCVax 前列腺,一种为 DC 用重组前列腺特异性膜抗原全蛋白或 DCVax L 脉冲,另一种为 DC 用从自体肿瘤细胞洗脱的表位酸脉冲[4]。已经用 DCVax 前列腺完成了两项小 I、II 期研究,结果显示,该疫苗具有安全性、免疫原性,能够在转移性雄激素非依赖性前列腺癌患者中诱导高速率的疾病稳定[4]。尽管在本章发表时,FDA 已批准基于这些早期结果的 III 期试验,但试验尚未开始[5]。DCVax L 脉冲已完成 39 名新诊断或复发的多形性胶质母细胞瘤(GBM)患者的 I、II 期临床试验。中位生存率为 30 个月,与历史对照相比有显著改善,典型中位生存期为 14.6 个月[5]。正在进行一项 III 期试验,以测量 331 名新诊断 GBM 患者的无进展生存期(PFS)和总生存期(OS)。该试验已完成注册,并于 2017 年完成[6,7]。

ICT-107(ImmunpCellular)

ICT-107 由来自已知在 GBM 肿瘤细胞上表达的多种 TAA 的 6 种合成 I 类肽脉冲的自体 DC 组成。ICT-107 的 II 期临床试验结果,其中患有微小残留病灶的患者 (n=124) 在切除 GBM 后随机分组接受 ICT-107 或未经治疗的 DC,在治疗意向(HR=0.56,P=0.02)和每个方案分析 (HR=0.53,P=0.01)[8] 中均表现出改善的 PFS。基于这些令人印象深刻的结果,GBM 中的 ICT-107 的 III 期随机对照、双盲研究已经开始,并且正在积极招募患者;该试验当时预计将于 2019 年完成[7]。

AGS-003(Rocapuldencel-T)

AGS-003 是一种针对肾细胞癌(RCC)的疫苗,其从自体 DC 离体制备,所述自体 DC 用两种类型的 RNA 电穿孔,所述 RNA 是患者的扩增的肿瘤 RNA 和合成的 CD40L RNA。在对患有甲状腺癌的患者进行早期研究后,进行了 II 期试验,其中 25 名患者除了计划的舒尼替尼治疗外,还给予 ASG-003。试验结果显示毒性最小,预期存活率大约翻倍,24%的患者存活超过 5 年[9]。在这些有希望的结果之后,开始进行 III 期试验(ADAPT 试验),将患有晚期或转移性 RCC 的患者随机分为舒尼替尼,无论是否有 AGS-003[10]。ADAPT 试验完成了 462 名随机接受 Rocapuldencel-T 标准治疗的患者的入组率,标准疗法以 2:1 的方式进行。尽管各组之间在总生存率方面没有显著差异 [联合治疗与标准治疗的危险比为 1.10(0.83,1.46)],但两个治疗组中超过一半的受试者被审查存活率。研究者注意到延迟治疗效果的可能性,因为联合治疗组的客观反应率和总体反应率趋于改善。需要进行长期随访以确定 Rocapuldencel-T 除标准疗法外是否能改善预后。

基于蛋白质的疫苗

基于蛋白质的疫苗依赖于抗原摄取和呈递的正常途径以促进对研究者选择的一种或多种 TAA 的免疫应答,通常通过皮下注射递送。尽管选择的蛋白质或肽通常具有免疫原性,但它们通常需要免疫佐剂以增加产生充分、主动免疫的可能性。该策略的主要优点是,相同的合成衍生化合物可以在大量的情况下廉价生产并且给予大量患者。然而缺点是患者的免疫系统必须执行用施用的抗原加载 DC 的关键步骤。

基于蛋白质的疫苗可以由单一免疫原性肽组成,其允许免疫系统专注于一种高度表达的 TAA,并且使得评估对疫苗的免疫应答更直接。或者可以同时给予多种特异性肽,允许将疫苗更广泛地应用于表达多种 TAA 的肿瘤,并且可能在多个前沿攻击肿瘤患者。最后,整个蛋白质可以用作接种物,允许患者的 APC 选择要呈现的较大复合物中的最具免疫原性的表位。下面我们讨论 3 种不同策略中的每一种的实例,即单肽疫苗、多肽疫苗和全蛋白疫苗。这些疫苗总结在表 6.2 中。

单肽疫苗

Nelipepimut-S(NeuVax™, Galena Biopharma)

Nelipepimut-S 是一种疫苗，由 GM-CSF 和 E75 组成，这是一种来自 HER2 跨膜部分的肽，一种众所周知的乳腺癌 TAA。E75 被鉴定为来自许多 HER 2 衍生肽的最具免疫显性的肽，然后在大型 I、II 期试验中进行研究，其中接受疫苗的患者比仅接受 GM-CSF 的患者具有改善的 DFS（89.7% 比 80.2%，$P = 0.08$）。亚组分析显示，HER2 低表达(IHC 1+或 2+)肿瘤患者，目前治疗选择很少的人群，DFS 优于安慰剂组（88.1% 比 77.5%，$P = 0.16$）[11]。基于这些发现，2014 年开始的 III 期 PRESENT 研究对 Nelipepimut-S 与 GM-CSF 在淋巴结阳性、HER2 低表达乳腺癌患者中进行比较。2016 年 6 月，PRESENT 在中期审查后暂停。目前正在分析该研究的数据 [12]。这项疫苗也正在两项 II 期试验中与曲妥珠单抗联合研究[7]。

糖蛋白 100(gp100)

gp100 是一种黑素体蛋白，已被证明可诱导强烈的免疫反应。基于 gp100(氨基酸 209-217) 的特异性免疫基因肽创建疫苗，并且已经在临床试验中与免疫佐剂 Montanide ISA-51 一起进行了测试。在早期临床研究中，gp100 显示诱导有意义的免疫 HLA-A0201 阳性患者对黑色素瘤细胞的反应。进行 II 期试验，给予 gp100 和 IL2，与之前仅有的 IL2 报道相比，其表现出改善的客观反应率[13]。这促使进行了一项 III 期试验，将 177 名 III、IV 期黑色素瘤患者随机分配至单独的 IL 2 或 gp100 疫苗加 IL 2。疫苗组显示较高的临床反应率(16% 比 6%，$P =0.03$)和更长的 PFS（2.2 比 1.6 个月，$P=0.008$）[14]。然后将该 gp100 疫苗用作标志性研究中的对照，该研究导致 FDA 批准 ipilimumab(ipilimumab)，一种阻断 CTLA 4 的 CPI。该试验具有 3 个组：单独的 gp100 组、ipilimumab 与 gp100 组合组和单独的 ipilimumab 组。接受 gp100 治疗的患者 3 组中位 OS 最低，比 ipilimumab 与 gp100 组合组（6.4 比 10 个月，$P <0.001$）或单用 ipilimumab 组差（6.4 比 10.1 个月，$P = 0.003$）[15]。虽然试验的结果有利于 ipilimumab 而不是疫苗，但仍在继续研究 gp100，特别是在使用 gp100 作为多种肽之一的疫苗中[7]。

Emepepimut-S(tecemotid,cascadian 疗法)

Emepepimut-S，以前称为 Stimuvax 或 BLP 25 脂质体疫苗，是一种单肽疫苗，但具有更复杂的递送系统。该疫苗由基于 MUC1 的肽、tecemotide 组成，其已与免疫佐剂，即单磷酰脂质 A 组合，并锚定在脂质体的膜中。设计该脂质体制剂的目的是促进肽有效地吸收到 APC 中。虽然 MUC1 在多种恶性肿瘤中过表达，但最大的 Emepepimut-S 试验已在非小细胞肺癌(NSCLC)中完成。在 IIIB 期或 IV 期 NSCLC 患者中完成了 IIb 期试验，结果显示，该疫苗在局部区域性疾病患者亚组(IIIB 期)中最有希望[16]。第一阶段 III 期试验，即 START 试验，已在 1513 名无法切除的 III 期 NSCLC 患者中完成，这些患者在原发性放化疗方面没有进展。组间中位数 OS 没有显著差异(25.6 比 22.3 个月，HR = 0.88，$P = 0.123$)，但接种疫苗的患者症状进展时间的次要终点得到改善（HR = 0.85，$P = 0.023$)。此外，在预定义的亚组分析中，接受同时放化疗的患者在接种疫苗时，显示中位 OS 显著增加(30.8 比 20.6 个月，$P = 0.016$)[17]。鉴于亚组分析的积极结果，开始了另外两项 III 期试验，即 START 2 和 INSPIRE 研究。然而在对日本患者的 I、II 期临床试验(EMR 63325 009 研究)的中期分析结果令人失望之后，两项正在进行的 III 期临床试验终止，目前没有进一步的 E-mepepimut-S 试验[18]。

Elpamotide

Elpamotide 是一种衍生自血管内皮生长因子受体-2(VEGFR2)的肽，与 Montanide ISA-51 一起给予。针对 VEGFR2 的疫苗的目的是基于抗 VEGF 治疗在许多晚期恶性肿瘤中的成功[19]。与既往接受吉西他滨的患者相比，在晚期胰腺癌患者中使用 elpamotide 与吉西他滨联合进行的 I 期研究显示存活期延长(8.7 个月)。这一阳性结果导致了Ⅱ、Ⅲ期研究(PEGASUS PC),其中 159 名局部晚期或转移性胰腺癌患者未接受过任何放化疗,仅随机接种疫苗或单独使用 Montanide ISA-51,均给予标准治疗(SOC)吉西他滨。这项研究的总体结果在很大程度上令人失望,OS 没有差异($P = 0.918$)。在亚组分析中,具有强烈注射部位反应的接种疫苗的患者比没有严重反应的患者(8.28 个月)和接受 Montanide 的患者具有更好的 OS (15.67 个月)。而 Montanide 只有 8.54 个月,P 值尚没有报道[19]。本文的作者提出了这种疫苗在基于皮肤试验反应预选的患者中的潜在作用,但目前没有正在使用 Elpamotide 的试验。

GV1001

GV1001 是人的端粒酶逆转录酶的亚基。GV1001 加 GM-CSF,靶向端粒酶,是肿瘤生长重复 DNA 复制缩短端粒酶所必需的。在有希望显示免疫原性和功效信号的Ⅱ期结果后[20],在Ⅲ期试验(TeloVac)中对其进行了研究[21]。该Ⅲ期试验将 1062 名局部晚期或转移性胰腺癌患者随机分为三组:化疗组、序贯化疗免疫治疗组和并发化疗免疫治疗组。单独化疗组的中位 OS 高于序贯化疗免疫治疗组 (7.89 比 6.94 个月,$P = 0.05$),化疗和同时化疗免疫治疗组之间相似(7.89 比 8.36 个月,$P = 0.64$)[21]。

Rindopepimut(Rintega^R,Celldex 疗法)

Rindopepimut(CDX-110)由与免疫刺激物,即血蓝蛋白(KLH)缀合的 EGFRⅢ肽组成。有趣的是,这种肽最初是在Ⅰ期试验中研究的,作为由 rindopepimut 脉冲的自体 DC 组成的 DC 治疗的一部分[22]。由于培养这些细胞的费用和难度,在后来的试验中放弃了 DC 的使用。相反,在Ⅱ期试验中,它与 GM-CSF 一起作为肽疫苗给予。在新诊断的 GBM 患者中完成了三项小型Ⅱ期试验,即 ACTIVATE、ACT Ⅱ和 ACT Ⅲ试验。最后一项试验(ACT Ⅲ)显示,接种疫苗的患者的 PFS 和 OS 增加超过 ACTIVATE 试验的历史对照[23]。这促使进行了Ⅲ期试验(ACT Ⅳ),在中期分析显示,治疗和对照组基本相同(2016 年中位 OS:治疗组 20.4 个月比对照组 21.1 个月)之后,于 2016 年 3 月停药(HRT Ⅳ)[23,24]。

多肽疫苗

Vitespen(HSPPC-96)

Vitespen(HSPPC-96),以前称为 Oncophage,是一种由自体肿瘤细胞纯化的热休克蛋白(HSP)衍生肽复合物组成的疫苗。该疫苗利用了 HSP 的天然免疫原性,已知 HSP 具有高摄取 DC 而不需要免疫佐剂。在黑色素瘤和 RCC 患者的Ⅰ期和Ⅱ期试验中完成了原理证明[25]。第一个Ⅲ期试验在未治疗的Ⅳ期黑色素瘤患者中完成。在这项试验中,322 名患者被随机分配到 Vitespen 或医生选择标准的黑色素瘤治疗。值得注意的是,随机分配到 Vitespen 组的 215 名患者中有 61 名没有接种疫苗,因为它无法为它们做好准备,突出了使用自体蛋白而非重组蛋白的缺点。生存分析显示接种疫苗的患者的 OS 没有改善,无论是计划治疗人群(HR=1.16,P=0.32),还是正在治疗人群(HR=1.29,P=0.25)。探索性里程碑分析显示,接受 Vitespen(定义为 10 次或更多次接种)的完全治疗的疾病负担较少的患者(M1a 和 M1b)在医师选择组中的类似患者的 OS 显著增加(HR=0.45,P=0.03)[26]。完成 Vitespen 的第二阶段Ⅲ期试验,其中 728 名非转移性 RCC 患者在接受肾切除术后随机接受疫苗治疗或观察。在这项试验中,只有 8% 的患者疫苗生产失败。在初步分析时,无复发生存 RFS(P=0.506)或 OS(P=0.896)无显著差异。然而对疾病负担较低的患者(Ⅰ期和Ⅱ期疾病)进行预先定义的探索性分析显示,接种疫苗的复发率有提高的趋势(HR=0.576,P=0.056)[27]。在 RCC 患者中没有正在进行的这种疫苗试验,但该平台目前正在 GBM 患者的Ⅰ期和Ⅱ期试验中进行研究[7]。

IMA901

IMA901 由 10 种肽(9 种 HLA A2 限制性和 1 种 HLA DR 限制性)组成,这些肽是基于原发性肿瘤组织中的免疫原性和过度表达选择的,使用抗原缺陷平台 XPRESIDENT,给予 GM-CSF[28]。该疫苗在Ⅱ期试验中进行了测试,其中 68 名

表 6.2　基于蛋白质的疫苗

疫苗	疾病	战略	型疫苗	免疫佐剂	阶段	患者群体	患者人数	研究名称	结果	参考资料	NCT编号
Nelipepimut –S (Neuvax)	乳腺癌	肽	HER–2/neu 肽	GM–CSF	2	无病状态	187		5 年 DFS:89.7 比 80.2 个月（p=0.08）；最佳剂量为 5 年 DFS:94.6% 比 80.2%（P=0.05）	[11]	
					3	无病状态,淋巴结阳性,HER2h, 2+	700	PRESENT	在中期审查之后停止。数据正在分析	[12,7]	NCT 01479244
gp100	黑色素瘤	肽	gp100:209–217 肽	Montanide ISA–51		III/IV 期不可切除黑色素瘤	177		OS:17.8 比 11.1 个月,$P=0.06$ PFS:2.2 比 1.6 个月,$P=0.008$ 缓解率 16% 比 6%,$P=0.03$	[14]	
					3	III/IV 期 SOC 治疗后进展			OS:gp100:6.4 比 ipi + gp 100:10 个月,$P<0.001$ OS: gp100:6.4 对 ipi 单药: 10.1 个月,$P=0.003$	[15]	
Emepepimut (tecemotide)	NSCLC	肽	MUC1 脂肽	BSC	2	III 期 B/IV 期 NSCLC	171		整体 3 年 OS 31% 比 17%, $p=0.035$;stgIIIB 期 OS 49% vs 27%,$P=0.07$	[16]	
				MPL	3	不可切除的 III 期	1513	START 研究	中位 OS 25.6 比 22.3 个月,$P=0.123$;TTP:HR = 0.87,$P=0.016$。协同化疗组:中位 OS 30.8 比 20.6 个月,$P=0.016$		
					3	不可切除的 III 期,协同放化疗	35	START 研究	2014 年 8 月终止	[18]	NCT 02049151
					3	不可切除的 III 期,放化疗后稳定	285	IN SPIRE 研究	2014 年 8 月终止	[18]	NCT 01015443
Elpamotide	胰腺癌症	肽	VEGFR2 肽	Montanide ISA–51	2/3 期	局部进展或转移性	153	PEGASUS–PC	OS HR=0.87, $P=0.897$。严重注射反应组（15.67 个月）与安慰剂组（8.54 个月）相比,具有更好的 OS, $p=NS$	[19]	

（待续）

表 6.2（续表）

疫苗	疾病	战略	型疫苗	免疫佐剂	阶段	患者群体	患者人数	研究名称	结果	参考文献	NCT 编号
GV1001	胰腺癌症	肽	端粒酶肽	GM-CSF	3	局部进展或转移性	1062		中位 OS 化疗 vs 序贯化疗 + 疫苗（vax）:7.89 比 6.94 个月,P=0.05 中位 OS 化疗比协同化疗+vax:7.89 vs 8.36 个月,P=0.11	[21]	
Rindopepimut (CDs-110)	GBM	肽	14-多肽 EGFRvⅢ 伴 KLH	GM-CSF	2	EGFRvⅢ +w/o SOC 治疗后进展	82	ACT Ⅲ	与 ACT Ⅳ ATE 的对照组比较：中位 OS 24.6 比 15.2 个月；PFS 12.3 个月 比 PFS 6.4 个月	[23]	
					3	EGFRvⅢ + pts w/o SOC 治疗后进展	374	ACT Ⅳ	已停止。Vax 比对照组:HR =0.99	[24]	NCT 01480479
Vitespen (HSPPC-96)	黑色素瘤	Multiple 肽	自体肿瘤与 gp96(HSP) 的复衍生肽	N/A	3	佐剂：至少部分可切除的Ⅳ期病(dz)	ITT 322 PT 219	C-100-21 研究小组	ITT OS 没有差别。HR =1.16,P=0.32;治疗前 M1a+M1b:HR=0.45,P=0.03		
					3	非转移性可切除的肾癌,肾切除术后	818		ITT RFS HR=0.923,p=0.506；Ⅰ-Ⅱ期亚组:RFS HR =0.576,P=0.056	[27]	
IMA901	RCC	Multiple 肽	10 肽疫苗	GM-CSF	2	转移性肾癌,HLA-A2+	68		OS 免疫应答+Cy 比 OS-Cy HR =0.38,P=0.04	[28]	NCT 01265901
					3	局部进展或转移性,HLA-A2+	339	IMPRINT	舒尼替尼单药与舒尼替尼+Vax:HR=1.34,P=0.087	[29]	
Seviprotimut (POL-103A)	黑色素瘤	Multiple 肽	来自 3 种异体黑色素瘤细胞的脱落肽		2	可切除的,高危Ⅲ期	38		中位 OS: 3.8 比 2.7 年(p=NS);TTP 1.6 比 0.6 年(P=0.03)	[31]	
					2	可切除的Ⅱ/Ⅲ期	116		疫苗比安慰剂 RFS:四价 HR=0.63,P=0.095 三价 HR=0.407,P=0.0018	[30]	
					3	Ⅱb-Ⅲ期切除后	1059	MAVIS	2018 年 10 月完成	[7]	NCT 01546571

（待续）

表 6.2（续表）

疫苗	疾病	战略	型疫苗	免疫佐剂	阶段	患者群体	患者人数	研究名称	结果	参考文献	NCT 编号
Theratope (STn–KLH)	乳腺癌	蛋白质	STn (MUC+表位)+KLH	Enhanzyn	3	转移性:SOC 治疗后无疾病进展	1028		OS: 23.1 比 22 个月,p=0.916 伴内分泌疗法 OS 36.5 比 0.7 个月,P=0.03;>中位抗体反应 41.3 比 25.4 个月,P=0.009	[33][32]	
CvMVax–EGF	NSCLC	蛋白质	rec EGF+ rec 奈瑟菌蛋白质	Montaninde ISA–5+	2	SOC 后 III/IV 期	80		中位 OS 12.7 比 8.5 个月,P=NS≤60。中位数 OS 11.57 比 5.33 个月,P=0.0124	[56]	
					3	SOC 治疗后 III B/IV 期	579		UK 研究	[57]	
MAGE–A3	NSCLC	蛋白质	recMAGE–A3	AS02B	2	辅助切除后 I B/II 期	182		OS HR=0.81,P=0.454 DFS HR=0.76,P=0.248	[35]	
				AS15	3	MAGE–A3 全阳性 I B, II, III A 期可切除 NSCLCC NSCLC	2272	MAGRIT	DFS 60.5 比 57.9 个月,P=0.74	[36]	
	黑色素瘤	蛋白质	recMAGE–A3	AS+5 比 ASO2B	2	不可切除转移性黑色素瘤	75		OS:33 个月 AS 15 比 19.9 个月 AS 02B 6 个月 PFS AS 15 25% 比 A–SO2B 14%	[34]	
				AS+5	3	无疾病 III B/C 期黑色素瘤	1351	DERMA	初次分析显示 DFS 无差异后,试验终止	[38][7]	NCT 00796445

注：DFS=无病生存期；SOC=护理标准；RFS=无复发生存期；TTP=进展时间；CRT=化学放射治疗；ITT=治疗意向；MPL=单磷脂 A；KLH=关键孔蓝花青素。

表 6.3　肿瘤细胞疫苗

疫苗	疾病	战略	型疫苗	免疫佐剂	阶段	患者群体	患者人数	研究名称	结果	参考文献	NCT 编号
GVAX	前列腺癌	肿瘤细胞	异体肿瘤细胞系 PC-3 及表达 LNCaP 的 GM-CSF		2	新辅助,联合多西他赛	6		4 名患者降期,3 名患者治疗 2 个月后,PSA 未检测到	[58]	NCT 00089856
		肿瘤细胞			3	无症状性转移性	626	VITAL-1	HR 1.01,低于预期终点,30%后,中止研究	[39]	
					3	对症治疗转移性	408	VITAL-2	出于安全多患终止	[39]	NCT 00133224
	胰腺癌	肿瘤细胞	2 次辐照同种异体 PDA 细胞系表达 GM-CSF 同种异体肿瘤细胞		2	转移性胰腺导管癌	93		中位 OS 6 比 3.4 个月,P=0.006,Gvax +CRS -207 校优	[40]	
AlgenpantLcel-L (超急性)	胰腺癌症	肿瘤细胞	表达 α Ga		2	I/II 期,R0/R1 切除后辅助	70		中位 DFS 14.1 比预期 11.4 个月;高剂量 12 个月 DFS 81% 比预测 < 50%	[41]	
					3	R0/R1 切除后辅助	722	IMPRESS	OS 无差别 :SOC 30.5 个月比 SOC + vax 27.3 个月	[42]	NCT 01072981
Belagenpumatecel-L (Lucanix)	NSCLC	肿瘤细胞	异体肿瘤细胞 w/反义质粒		3	III/IV 期,化疗后疾病稳定	532	研究中止	总体无改善,部分亚组在 12 周改善	[43,44]	NCT 01072981
OncoVAX	结直肠癌	肿瘤细胞	自体肿瘤细胞+卡介苗		3	辅助,II/III 期	412	ECOG 5283	有免疫应答组比对照组 OS:HR = 165,P=0.012;II 期有免疫应答 OS HR=2.0,P=0.018	[45]	
					3	辅助,II/III 期	254	ECOG 8701	总的减少复发率为 44%,P=0.023;II 期为 61%,P=0.011	[45]	
					3	辅助,II 期	550		预计 2020 年 7 月完成		NCT 02448173

注:PSA=前列腺特异性抗原。

表 6.4　病毒疫苗

疫苗	疾病	战略	疫苗类型	免疫佐剂	阶段	患者群体	患者人数	研究名称	结果	参考文献	NCT 编号
ProstVac-VF	前列腺癌	病毒	PROST VAC 疫苗病毒 (rV-PSA) 和 Fowlpox 病毒 (rF-PSA)	recGM-CSF	2	局部治疗后生化进展	64	ECOG 7897	PSA Prog 的中位时间:rF-PASx4 9.2个月，rF-PSA 接 rV-PSA 9.2个月，rV-PSA 接 rF-PSA 18.2 个月，$P=$ 0.15	[47]	
			rV-PSA-TRICOM prime, rF-PSA-TRICOM boost	recGM-CSF	2	转移，佐剂剥夺疗法耐药	125		中位 OS 25.1 比 16.6 个月，HR= 0.56,$P=$0.006	[48]	
			rV-PSA-TRICOM prime, rF-PSA-TRICOM boost	± recGM-CSF	3	转移，去势耐药	1297		预计2017年8月完成	[49,7]	NCT 01322490
TC4010	NSCLC	病毒	修饰疫苗 Ankara 编码 MUC1 和 IL-2		2	转移性，一线治疗	170	TIME	总体 PFS HR = 0.76,$P=$ NS 非鳞状亚组 PFS 增加 6 个月,HR= 0.67, $P=$ 0.016	[50]	
					3		1000		III期研究结束	[50]	NCT 01383148
					2	转移，一线治疗后疾病进展	33		Vax+纳武单抗预计 2018 年 12 月完成	[7]	
TroVax (MVA-5 T4)	RCC	病毒	修饰疫苗 Ankara 编码 5T4		3	肾切除术后，局部进展/转移性	732		Trovax + IL-2 比安慰剂 +IL-2: OS 20.1 比 19.2 个月,$P=$0.55。预后良好的亚组,HR =0.54, $P=$0.046	[52]	

表 6.5　抗独特型抗体疫苗

疫苗	疾病	战略	型疫苗	免疫佐剂	阶段	患者群体	患者人数	研究名称	结果	参考文献	NCT 编号
Racotumomab	NSCLC	抗体	抗 P3 抗独特型单克隆 AB IEI0	Alum	2	Ⅲb/Ⅳ期,SOC 后客观缓解或疾病稳定	176		中位 OS 8.23 比 6.8 个月,P = 0.004	[55]	
					3		1082		中位 PFS 5.33 比 2.9,P=0.039。预计 2017 年初完成	[7]	N3T 01460472

HLA- A2 阳性的患有静息 RCC 的患者被随机分配到有或没有环磷酰胺预处理的疫苗组中。该试验表明，对疫苗进行免疫应答且用环磷酰胺预处理的患者比没有预处理的患者存活期延长（HR=0.38,P=0.04）[28]。随机Ⅲ期试验（IM-PRINT 试验）于 2015 年完成。在该试验中,339 名患有晚期或转移性 RCC 的 HLA-A2 阳性患者被随机分配到有或没有 IMA901 的舒尼替尼组(标准一线治疗)。接受联合治疗的患者实际上有降低 OS 的趋势(HR=1.34,P=0.087)。与Ⅱ期试验相比，Ⅲ期试验中的 T 细胞反应显著减少,这可能解释了临床反应的缺乏[29]。

Seviprotimut-L(POL-103A)

　　Seviprotimut-L 疫苗由来自三种同种异体的黑色素瘤细胞系的多种表面肽组成，所述细胞系以明矾作为免疫佐剂。这种疫苗是使用一种专有技术的变种产生的，该技术涉及从三种专有黑色素瘤细胞系中分离和纯化脱落蛋白[30]。在Ⅱ期试验中研究了使用该技术产生的类似多价疫苗，其中 38 名患有切除的Ⅲ期黑色素瘤的患者被随机分配至疫苗组或安慰剂组。接种疫苗的患者中位进展时间显著增加(1.6 比 0.6 年,P=0.03)，中位 OS 无显著增加(3.8 比 2.7 年)[31]。最近的Ⅱ期试验将三价疫苗和四价疫苗（均以与 Seviprotimut L 相同的方式生产）与用作对照的无效疫苗进行比较。在该试验中,116 名患有Ⅱ期和Ⅲ期黑色素瘤的患者被随机分配到一种疫苗或安慰剂中。与无效疫苗相比,接受四价疫苗（HR = 0.632,P = 0.095）和三价疫苗（HR = 0.407,P = 0.0018)的患者 RFS 更好[30]。基于这些发现，开始了 Seviprotimut -L 的Ⅲ期 MAVIS 试验。该试验目前活跃但未招募患者,在完全切除后招募患有Ⅱb、Ⅲ期黑色素瘤的患者。患者被随机分配到疫苗组或安慰剂组，该试验计划于 2018 年 10 月完成[7]。

全蛋白疫苗

Theratope(STN-KLH)

　　Theratope 是一种由融合蛋白组成的疫苗，该融合蛋白由唾液酸化 Tn(STn)、癌症相关黏蛋白上发现的 TAA 和 KLH[32]与 Enhanzyn 作为免疫佐剂组成。乳腺癌的早期试验表明,该疫苗具有免疫原性和有效性。一项Ⅲ期试验随机分配了 1028 名患有转移性乳腺癌的女性,这些女性一线化疗后没有任何疾病证据或没有进展性疾病、单独使用 Theratope 或 KLH，双臂接受 En-hanzyn。该试验的总体结果显示,两组之间的中位进展时间(3.4 比 3 个月,P=0.305)和中位 OS (23.1 比 22 个月,P=0.916)相似[33]。然而事后分析显示,在接受伴随内分泌治疗的患者亚组中,Theratope 有生存优势（中位 OS 为 36.5 比 30.7 个月,P=0.0287)。此外,具有中位数或更高抗体反应的该亚组中的女性中位 OS 显著长于抗体反应较低的女性(41.3 比 25.4 个月,P=0.009)[32]。虽然这项试验的总体结果有些令人失望，但这一分析为未来在一部分女性中使用 Theratope 提供了可能。

MAGE-A3

　　MAGE-A3 蛋白在很少的正常成人组织中表达,但通常在肿瘤细胞中表达(高达 76% 的黑色素瘤)[34]，使其成为癌症疫苗的理想靶标。MAGE-A3 疫苗是一种重组蛋白,与两种免疫佐剂中的一种结合。小型试点研究表明,MAGE-A3 是免疫的多发性和诱导抗肿瘤活性恶性肿瘤[35],尤其是黑色素瘤和 NSCLC。在黑色素瘤患者中进行的一项小型Ⅱ期试验探索了伴随 MAGE A3 的最佳免疫佐剂，将 75 名患者随机分配至 MAGE-A3 加 AS15 或 AS02 组。接受 AS15 作为免疫佐剂的患者在 6 个月时显示出改善的免疫应答,更长的中位 OS 和更高的 PFS[34]。基于这些结果,MAGE-A3 在未来的试验中与 AS15 配对。用 MAGE-A3 疫苗进行的第一项Ⅲ期试验（MAGRIT 试验）将 2272 例 MAGE-A3 阳性ⅠB、Ⅱ或ⅢA NSCLC 肿瘤患者(研究后)随机分为标准辅助治疗加 MAGE-A3 疫苗组或安慰剂组。两组的中位 DFS 相似(60.5 比 57.9 个月,P=0.74),未观察到整体治疗效果[36]。在黑色素瘤的第二阶段Ⅲ期试验（DERMA 试验）招募了 1351 名患有ⅢB 期 C 期黑色素瘤的患者，并以 2:1 的比例随机接种疫苗或安慰剂治疗[37]。2013 年 9 月对该试验的初步分析显示，未能满足整体 MAGE-A3 阳性人群中改善 DFS 的共同终点。DERMA 试验继续进行，因为研究人员试图确定可能从疫苗中受益的亚群，但它于 2016 年 9 月终止[7,38]。

肿瘤细胞疫苗

肿瘤细胞疫苗在概念上是最简单的疫苗，依赖于 Coley 博士利用的基本前提，即免疫系统在细胞裂解后引发肿瘤，APC 遇到的表位的引发，以及与那些 APC 相互作用的 T 细胞的引发。通常这些疫苗由同种异体或自体肿瘤细胞组成，其被照射和修饰以增加免疫原性。患者的免疫系统将在体内从裂解细胞中选择免疫原性表位，从而引发免疫系统对抗携带相同表位的肿瘤细胞。这些疫苗总结在表 6.3 中。

GVAX

GVAX 疫苗不仅仅是一种概念，也是一个特定疫苗。它由受辐射的同种物组成许多恶性肿瘤之一的基因肿瘤细胞系，经过遗传修饰以分泌 GM-CSF。GVAX 治疗已达到 III 期临床试验，用于一种实体肿瘤即前列腺癌，但也在胰腺癌和白血病方面取得了成功。用于前列腺癌的 GVAX 由经照射的 PC 3 和 LNCaP 同种异体肿瘤细胞组成。在静态前列腺癌，VITAL 1 和 VITAL 2 研究中进行了两项 III 期试验。VITAL 1 招募患有无症状前列腺癌的男性，随机分组接种疫苗或 SOC。VITAL 2 招募患有症状性前列腺癌的男性，并将其随机分配至疫苗组、多西紫杉醇或泼尼松和多西紫杉醇组治疗。2008 年，对 VITAL 2 的常规安全性审查显示治疗组死亡人数增加（对照组 67 人中死亡 47 人）；评估终止了。对 VITAL 1 的安全性评估显示，没有安全问题，但功效问题促使无效分析。根据这一分析，据报道该试验有不到 30% 的机会达到改善的生存终点，导致该试验终止[39]。尽管在前列腺癌研究中取得了一些成果，但针对胰腺癌的 GVAX 研究仍

在进行。早期研究显示，该疫苗可有效诱导 T 细胞对抗多种胰腺导管腺癌抗原。正在进行多项 II 期临床试验[7,40]。

Algenpantucel-L（超急性）

Algenpantucel-L 是一种利用异种移植物超急性排斥作用机制的癌症疫苗，它基于非人类哺乳动物细胞上 $\alpha(1,3)$ 半乳糖基表位（αGal）的存在。该疫苗由两种胰腺导管腺癌细胞系（HA-Pa 1 和 HAPa 2）组成，这些细胞系经过基因工程改造以表达 αGal[41]。在 I 或 II 期胰腺癌的 R0 或 R1 切除术后，在辅助治疗中进行 II 期研究，招募了 73 名患者，给予两剂疫苗（1 亿或 3 亿细胞/剂量）中的一剂除 SOC 治疗外。总体中位数 DFS 与历史对照组相比是有利的（14.1 比 11.4 个月）。此外，较高剂量组的患者在较低剂量组中的 DFS 增加了 12 个月（81% 比 51%，$P = 0.02$），这导致在未来的试验中使用更高剂量[41]。基于这些结果，该疫苗在最近完成的 III 期试验（IMPRESS 试验）中进行了研究。该试验在 R0 或 R1 切除术后招募了 722 名胰腺癌患者，并将其随机分配至有或没有 Algenpantucel-L 的 SOC 辅助治疗组。该试验的最终分析显示，OS（SOC 为 30.4 个月比 SOC 和疫苗为 27.3 个月）或长期生存（3 年生存率为 41.4% 比 42.1%）无改善[42]。

Belagenpopatucel-L (lusanex[R], NovaRx)

Belagenpumatucel-L 是用转染 TGFβ 反义基因质粒的经辐照的同种异体 NSCLC 细胞产生的疫苗。TGFβ 已被证明在癌症患者中具有免疫抑制作用，并且与预后呈负相关。用肿瘤细胞接种并同时降低局部水平的 TGFβ 被认为可增强对这些肿瘤细胞抗原的免疫应答[43]。一项 II 期试验将常规治疗后的 75 名 II~IV 期 NSCLC 患者随机分配至 3 剂疫苗中的 1 剂（1.25×10^7、2.5×10^7 或 5×10^7 细胞/注射）。与最低剂量组相比，接受 2.5×10^7 或 5×10^7 细胞/注射的患者生存期延长（$P = 0.0069$）[43]。III 期 STOP 试验在 532 名 IIIA~IV 期

NSCLC 患者中进行,化疗后病情稳定,随机分为疫苗组或安慰剂组。疫苗组的中位 OS 为 20.3 个月,安慰剂组为 17.4 个月($P = 0.594$)。在化疗完成后 12 周内随机分组的ⅢB~Ⅳ期患者亚组改善了安慰剂组的中位 OS(20.7 比 13.4 个月;HR = 0.75,$P = 0.083$)。在 12 周内随机分组的ⅢB~Ⅳ期非腺癌患者与安慰剂组相比具有统计学显著性改善(19.9 比 12.3 个月;HR = 0.55,$P = 0.036$)[44]。尽管总体结果不显著,但亚组分析支持继续使用该疫苗进行试验。

OncoVAX^R(Vaccinogen,Inc)

OncoVAX 由与卡介苗(Calmette-Guérin)混合的自体肿瘤细胞组成。在治愈性切除术后,对于Ⅱ期或Ⅲ期结肠癌患者,已经完成了多项小型Ⅲ期试验。其中两项研究表明疫苗是有益的,特别是Ⅱ期疾病患者[45]。试验是相似的,尽管最近的试验(ECOG 8701)是在 6 个月时进行了额外的加强接种,并使用了集中实验室生产的疫苗(在之前的试验 ECOG 5283 中由于没有质量控制,该试验没有使用集中式实验室)。这些Ⅲ期试验的荟萃分析也已完成,并且在符合质量控制规范的患者中,疫苗组相对于安慰剂组的 RFS 增加($P = 0.024$)。此外,与接受安慰剂的患者相比,接受至少 4 剂疫苗的Ⅱ期患者显示出改善的 RFS($P = 0.009$)和 OS($P = 0.018$)[46]。基于这些发现,一项Ⅲ期试验已经开始,预计在治愈性切除后将招募 550 名患有Ⅱ期结肠癌的患者。疫苗将再次在集中化实验室中生产[7]。

病毒疫苗

病毒疫苗与肿瘤细胞疫苗类似,但它们天然具有免疫原性,并经过修饰以含有 TAA。通常,编码 TAA 的重组质粒插入病毒基因组中,有时与编码免疫佐剂或细胞因子的质粒一起插入。然后将病毒注射到患者体内,其中固有的病毒蛋白质将诱导强烈的免疫应答,诱导 APC 的募集。然后已经募集和激活的 APC 将处理并呈递病毒蛋白,包括由研究者选择并插入病毒中

的 TAA。因此,免疫系统将针对这些 TAA 和表达它们的肿瘤进行引发。这些疫苗总结在表 6.4 中。

ProstVac-VF(Bavarian Nordic)

ProstVac 由两种病毒中的一种组成,每种病毒经过修饰以表达用于治疗前列腺癌的前列腺特异性抗原(PSA)。已经在Ⅱ期试验中研究了两种形式的疫苗,即禽痘 PSA(rF-PSA)和牛痘 PSA(rV-PSA)。第一项试验用这两种疫苗的组合测试了初免/加强免疫接种的理论,并且当患者用 rV-PSA 引发并用 rF-PSA 加强时发现最佳结果[47]。基于该结果,该疫苗被称为 PROSTVAC-VF,用 rV-PSA 引发患者并用 rF-PSA 加强,然后将三联体的共刺激分子(称为 TRICOM)添加到疫苗中(与 GM-CSF 一起)。进行了Ⅱ期试验,其中招募了 125 名患者,并随机分配到最终形式的疫苗组或安慰剂组。与随机分配到安慰剂组的患者相比,接种疫苗的患者 OS 显著改善(HR=0.56,$P=0.006$)[48]。这些结果启发了一项三臂Ⅲ期试验,比较了 PROSTVAC-VF 和 GM-CSF,没有 GM-CSF 的 PROSTVAC-VF 和安慰剂。该试验已完成 1297 名患者的入组,两项中期分析证实该研究将按计划继续进行。最终结果预计于 2017 年下半年公布[7,49]。

TG4010(转基因)

TG4010 由修饰的痘苗病毒株 Ankara(MVA)产生,其中已添加了用于 MUC1(众所周知的 TAA)和 IL2 的质粒。该疫苗正在 NSCLC 患者的Ⅱb~Ⅲ期试验(TIME 试验)中进行研究。在该试验的Ⅱb 期部分,170 名患者被随机分配到标准一线治疗加上疫苗组或安慰剂组。虽然 PFS 的总体分析显示无显著性差异(HR=0.76,P=NS),但具有非鳞状细胞肿瘤的亚组确实显示出改善的 6 个月 PFS(HR=0.67,$P=0.016$)。最初,计划进行该试验的Ⅲ期延续,但此试验已经终止[7,50]。这种疫苗的开发将继续以Ⅱ期试验的形式继续,结合 TG4010 和 nivolumab 治疗转移性 NSCLC 患者,这些患者

在一线全身治疗后进展[7]。

TroVax®(MVA–5T4,牛津生物医药)

TroVax 也是一种基于 MVA 的疫苗,改为转而表达 5 T4,这是一种癌胚抗原,在肾脏、乳腺、结直肠癌、前列腺癌和卵巢癌中表达> 80%[51]。该疫苗经历了多阶段 I ~ II 期试验,不仅被发现具有良好的耐受性,而且能够诱导 5 T4 特异性免疫应答,这与临床获益相关[51]。该疫苗在治疗 RCC 方面最为成功,其中一项 III 期试验将 732 名接受局部晚期或转移性疾病肾切除术的患者随机分配至疫苗组或安慰剂组,并进行 SOC 治疗。尽管该试验的总体结果显示 OS 无差异,但亚组的探索性分析显示,具有高 5 T4 特异性抗体的患者具有有利的存活结果(HR = 0.55,95% CI 为 0.39~0.97)[52]。TroVax 继续在多个正在进行的 II 期试验中进行检查,该试验研究了基于免疫反应替代物预测具有强烈的 5 T4 特异性免疫应答的患者, 这是由 TroVax 的制造商开发的[53]。

抗独特型抗体疫苗

抗独特型抗体疫苗只有一个例子已经进入 III 期试验。该疫苗的策略是给予免疫原性抗体,其模拟 TAA 并诱导针对该 TAA 的抗原特异性免疫应答。这种新技术类似肽疫苗,但使用鼠抗体,其应具有更高的免疫原性。该疫苗总结见表 6.5。

Racotumomab

Racotumomab,以前称为 1E10,是一种鼠抗独特型单克隆抗体, 模仿与明矾一起给予的 NeuGcGM3。NeuGc glycoplipids 在正常人类细胞的膜上未发现,但在多种人类肿瘤中发现,包括 NSCLC。NeuGcGM3 是这些糖脂中的一种,已知是一种有效的免疫抑制分子,使其成为癌症疫苗的有吸引力的靶标。早期研究显示,该疫苗具有免疫原性和有效性[54],对 176 名 III 期或 IV 期 NSCLC 患者进行了 II ~ III 期试验, 这些患者在 SOC 治疗后病情稳定或消退。100 名患者被随机分配到疫苗或安慰剂组,中位 OS(HR=0.63,P=0.004)和中位 PFS(HR=0.73,P=0.039)在接种疫苗的患者中显著改善[55]。基于这些结果,开始进行更大的 III 期试验,其中招募 1082 名患有不可切除的 III 期或 IV 期 NSCLC 的患者,其在标准治疗后具有疾病稳定或客观缓解。该试验已达到目标入组率,即将完成[7]。

结论

虽然癌症疫苗领域有很多前景,但只有一种疫苗 Provenge 已经达到 FDA 批准和临床应用的最终目标。每种疫苗策略都有其优点,并且已经取得了一定程度的成功,因此,每项策略都应继续进行有意义的研究。总的来说,这些疫苗的耐受性非常好,毒性极小,这也是使它们作为癌症最终治疗方法具有吸引力的一部分。正如多项试验所表明的那样, 总体结果不合理但在某些患者亚组中有希望的结果, 确定这些疫苗的适合患者人群对于未来的成功至关重要。多项研究表明,患病率最低的患者的疗效有所提高,根据这些疫苗的作用机制,这并不奇怪。健康到足以接受所有剂量疫苗的患者将获得更多益处, 并且最小的疾病负担是免疫机制的更合理的目标,其可能无法克服大的肿瘤负担。最后,多项试验发现, 疫苗对免疫反应改善的患者更有效。因此,最大化对疫苗的免疫反应对于未来试验的成功至关重要。改善疫苗治疗反应的一种非常有前途的方法是与疫苗和 CPI 的联合治疗。CPI 可以释放免疫系统的全部功能,而疫苗可以指导对肿瘤的反应。希望这不仅可以提高疫苗的功效,还可以同时降低 CPI 的毒性。这项新策略正在多次试验中进行调查,并为未来带来巨大希望。

参考文献

1. Coley WB. The treatment of inoperable sarcoma by bacterial toxins (the mixed toxins of the Streptococcus erysipelas and the Bacillus prodigiosus). Proc R Soc Med. 1910;3(Surg Sect):1–48.

2. Banchereau J, Briere F, Caux C, Davoust J, Lebecque S, Liu YJ, et al. Immunobiology of dendritic cells. Annu Rev Immunol. 2000;18:767–811.

3. Kantoff PW, Higano CS, Shore ND, Berger ER, Small EJ, Penson DF, et al. Sipuleucel-T immunotherapy for castration-resistant prostate cancer. N Engl J Med. 2010;363(5): 411–22.

4. Knutson KL. Technology evaluation: DCVax, Northwest Biotherapeutics. Curr Opin Mol Ther. 2002;4(4):403–7.

5. Northwest Biotherapeutics Pipeline. Available from: http://www.nwio.com/clinical-trials. Accessed 5 January 2017.

6. Hdeib A, Sloan AE. Dendritic cell immunotherapy for solid tumors: evaluation of the DCVax(R) platform in the treatment of glioblastoma multiforme. CNS Oncol. 2015;4(2):63–9.

7. National Institute of Health ClinicalTrials.gov. Available from: http://clinicaltrials.gov. Accessed 10 January 2016.

8. Wen PY, Reardon DA, Phuphanich S, Aiken R, Landolfi JC, Curry WT, et al. A randomized, double-blind, placebo-controlled phase 2 trial of dendritic cell (DC) vaccination with ICT-107 in newly diagnosed glioblastoma (GBM) patients. Journal of Clinical Oncology. 2014;32(15 Suppl):2005.

9. Amin A, Dudek AZ, Logan TF, Lance RS, Holzbeierlein JM, Knox JJ, et al. Survival with AGS-003, an autologous dendritic cell-based immunotherapy, in combination with sunitinib in unfavorable risk patients with advanced renal cell carcinoma (RCC): phase 2 study results. J Immunother Cancer. 2015;3:14.

10. Daley A. Independent Data monitoring committee recommends continuation of pivotal adapt phase 3 clinical trial of AGS-003 for metastatic renal cell carcinoma Argos Therapeutics. Available from: ir.argostherapeutics.com [Cited 10 October 2015].

11. Mittendorf EA, Clifton GT, Holmes JP, Schneble E, van Echo D, Ponniah S, et al. Final report of the phase I/II clinical trial of the E75 (nelipepimut-S) vaccine with booster inoculations to prevent disease recurrence in high-risk breast cancer patients. Ann Oncol. 2014;25(9): 1735–42.

12. Galena Biopharma Discontinues NeuVax™ (nelipepimut-S) Phase 3, PRESENT interem analysis based on independent data monitoring committee recommendation. Available from: http://investors.galenabiopharma.com/. Accessed 10 January 2017.

13. Rosenberg SA, Yang JC, Schwartzentruber DJ, Hwu P, Marincola FM, Topalian SL, et al. Immunologic and therapeutic evaluation of a synthetic peptide vaccine for the treatment of patients with metastatic melanoma. Nat Med. 1998;4(3):321–7.

14. Schwartzentruber DJ, Lawson DH, Richards JM, Conry RM, Miller DM, Treisman J, et al. gp100 peptide vaccine and interleukin-2 in patients with advanced melanoma. N Engl J Med. 2011;364(22):2119–27.

15. Hodi FS, O'Day SJ, McDermott DF, Weber RW, Sosman JA, Haanen JB, et al. Improved survival with ipilimumab in patients with metastatic melanoma. N Engl J Med. 2010;363(8):711–23.

16. Butts C, Maksymiuk A, Goss G, Soulières D, Marshall E, Cormier Y, et al. Updated survival analysis in patients with stage IIIB or IV non-small-cell lung cancer receiving BLP25 liposome vaccine (L-BLP25): phase IIB randomized, multicenter, open-label trial. J Cancer Res Clin Oncol. 2011;137(9):1337–42.

17. Butts CA, Socinski MA, Mitchell P, Thatcher N, Havel L, Krzakowski MJ, et al. START: A phase III study of L-BLP25 (tecemotide) cancer immunotherapy for unresectable stage III non-small cell lung cancer. J Clin Oncol. 2013;31(Suppl):Abstract 7500.

18. Merck KGaA discontinues clinical development program of tecemotide as a monotherapy in stage III non-small cell lung cancer. PR Newswire. Available from: http://www.prnewswire.com. Accessed 8 October 2015.

19. Yamaue H, Tsunoda T, Tani M, Miyazawa M, Yamao K, Mizuno N, et al. Randomized phase II/III clinical trial of elpamotide for patients with advanced pancreatic cancer: PEGASUS-PC Study. Cancer Sci. 2015;106(7): 883–90.

20. Bernhardt SL, Gjertsen MK, Trachsel S, Moller M, Eriksen JA, Meo M, et al. Telomerase peptide vaccination of patients with non-resectable pancreatic cancer: A dose escalating phase I/II study. Br J Cancer. 2006;95(11): 1474–82.

21. Middleton G, Silcocks P, Cox T, Valle J, Wadsley J, Propper D, et al. Gemcitabine and capecitabine with or without telomerase peptide vaccine GV1001 in patients with locally advanced or metastatic pancreatic cancer (TeloVac): an open-label, randomised, phase 3 trial. Lancet Oncol. 2014;15(8):829–40.

22. Wikstrand CJ, Hale LP, Batra SK, Hill ML, Humphrey PA, Kurpad SN, et al. Monoclonal antibodies against EGFRvIII are tumor specific and react with breast and lung carcinomas and malignant gliomas. Cancer Res. 1995;55(14):3140–8.

23. Swartz AM, Li QJ, Sampson JH. Rindopepimut: A promising immunotherapeutic for the treatment of glioblastoma multiforme. Immunotherapy. 2014;6(6):679–90.

24. Celldex Therapeutics. RINTEGA (rindopepimut): a phase 3 immunotherapy targeting EGFRvIII-expressing glioblastoma (GBM). Available from: www.celldex.com/pipeline/ Accessed 9 January 2017.

25. Srivastava P. Interaction of heat shock proteins with peptides and antigen presenting cells: chaperoning of the innate and adaptive immune responses. Annu Rev Immunol. 2002;20:395–425.

26. Testori A, Richards J, Whitman E, Mann GB, Lutzky J, Camacho L, et al. Phase III comparison of vitespen, an autologous tumor-derived heat shock protein gp96 peptide complex vaccine, with physician's choice of treatment for stage IV melanoma: the C-100-21 Study Group. J Clin Oncol. 2008;26(6): 955–62.

27. Wood C, Srivastava P, Bukowski R, Lacombe L, Gorelov AI, Gorelov S, et al. An adjuvant autologous therapeutic vaccine (HSPPC-96; vitespen) versus observation alone

29. Rini BI, Stenzl A, Zdrojowy R, Kogan M, Shkolnik M, Oudard S, et al. IMA901, a multipeptide cancer vaccine, plus sunitinib versus sunitinib alone, as first-line therapy for advanced or metastatic renal cell carcinoma (IMPRINT): a multicentre, open-label, randomised, controlled, phase 3 trial. Lancet Oncol. 2016;17(11): 1599–611.

30. Prior clinical trials: seviprotimut-L phase II clinical trials. Available from: www.polynoma.com. Accessed 5 October 2015.

31. Bystryn JC, Zeleniuch-Jacquotte A, Oratz R, Shapiro RL, Harris MN, Roses DF. Double-blind trial of a polyvalent, shed-antigen, melanoma vaccine. Clin Cancer Res. 2001;7(7):1882–7.

32. Ibrahim NK, Murray JL, Zhou D, Mittendorf EA, Sample D, Tautchin M, et al. Survival advantage in patients with metastatic breast cancer receiving endocrine therapy plus sialyl Tn-KLH vaccine: post hoc analysis of a large randomized trial. J Cancer. 2013;4(7):577–84.

33. Miles D, Roche H, Martin M, Perren TJ, Cameron DA, Glaspy J, et al. Phase III multicenter clinical trial of the sialyl-TN (STn)-keyhole limpet hemocyanin (KLH) vaccine for metastatic breast cancer. Oncologist. 2011;16(8):1092–100.

34. Kruit WH, Suciu S, Dreno B, Mortier L, Robert C, Chiarion-Sileni V, et al. Selection of immunostimulant AS15 for active immunization with MAGE-A3 protein: results of a randomized phase II study of the European Organisation for Research and Treatment of Cancer Melanoma Group in Metastatic Melanoma. J Clin Oncol. 2013;31(19):2413–20.

35. Vansteenkiste J, Zielinski M, Linder A, Dahabreh J, Gonzalez EE, Malinowski W, et al. Adjuvant MAGE-A3 immunotherapy in resected non-small-cell lung cancer: phase II randomized study results. J Clin Oncol. 2013;31(19):2396–403.

36. Vansteenkiste JF, Cho B, Vanakesa T, De Pas T, Zielinski M, Kim MS, et al. 1173O MAGRIT, a double-blind, randomized, plaebo-controlled phase III study to assess the efficacy of the RECMAGE-A3 + AS15 cancer immunotherapeutic as adjuvant therapy in patients with resected MAGE-A3-positive non-small cell lung cancer (NSCLC). Ann Oncol. 2014;25(suppl_4):iv409–iv.

37. Kirkwood JM, Dreno B, Hauschild A, Schadendorf D, Testori A, Hersey P, et al. DERMA phase III trial of MAGE-A3 antigen-specific cancer immunotherapeutic (ASCI) as adjuvant therapy in patients with MAGE-A3-positive resected stage III melanoma. J Clin Oncol. 2011;29(15 Suppl):TPS232-TPS.

38. GlaxoSmithKline. Update on phase III clinical trial of investigational MAGE-A3 antigen-specific cancer immunotherapeutic in non-small cell lung cancer. Available from: http://us.gsk.com/en-us/media/press-releases/. Accessed 8 January 2017.

39. Drake CG. Immunotherapy for prostate cancer: walk, don't run. J Clin Oncol. 2009;27(25):4035–37.

40. Le DT, Wang-Gillam A, Picozzi V, Greten TF, Crocenzi T, Springett G, et al. Safety and survival with GVAX pancreas prime and Listeria monocytogenes–expressing mesothelin (CRS-207) boost vaccines for metastatic pancreatic cancer. J Clin Oncol. 2015;33(12):1325–33.

41. Hardacre JM, Mulcahy M, Small W, Talamonti M, Obel J, Krishnamurthi S, et al. Addition of algenpantucel-L immunotherapy to standard adjuvant therapy for pancreatic cancer: a phase 2 study. J Gastrointest Surg. 2013;17(1):94–100; discussion p. 1.

42. NewLink Genetics announces results from phase 3 IMPRESS trial of algenpantucel-l for patients with resected pancreatic cancer. Available from: http://investors.linkp.com/. Accessed 28 December 2016.

43. Nemunaitis J, Dillman RO, Schwarzenberger PO, Senzer N, Cunningham C, Cutler J, et al. Phase II study of belagenpumatucel-l, a transforming growth factor beta-2 antisense gene-modified allogenic tumor cell vaccine in non-small cell lung cancer. J Clin Oncol. 2006;24(29): 4721–30.

44. Giaccone G, Bazhenova LA, Nemunaitis J, Tan M, Juhasz E, Ramlau R, et al. A phase III study of belagenpumatucel-L, an allogeneic tumour cell vaccine, as maintenance therapy for non-small cell lung cancer. Eur J Cancer. 2015;51(16):2321–9.

45. Hoover HC, Jr., Brandhorst JS, Peters LC, Surdyke MG, Takeshita Y, Madariaga J, et al. Adjuvant active specific immunotherapy for human colorectal cancer: 6.5-year median follow-up of a phase III prospectively randomized trial. J Clin Oncol. 1993;11(3):390–9.

46. Hanna MG, Jr., Hoover HC, Jr., Vermorken JB, Harris JE, Pinedo HM. Adjuvant active specific immunotherapy of stage II and stage III colon cancer with an autologous tumor cell vaccine: first randomized phase III trials show promise. Vaccine. 2001;19(17–19):2576–82.

47. Kaufman H, Wang W, Manola J, Dipaola RS, Ko Y, Sweeney J, et al. Phase II prime/boost vaccination using poxviruses expressing PSA in hormone dependent prostate cancer: follow-up clinical results from ECOG 7897. J Clin Oncol. 2005;23(16S):Abstract 4501.

48. Kantoff PW, Schuetz TJ, Blumenstein BA, Glode LM, Bilhartz DL, Wyand M, et al. Overall survival analysis of a phase II randomized controlled trial of a Poxviral-based PSA-targeted immunotherapy in metastatic castration-resistant prostate cancer. J Clin Oncol. 2010;28(7):1099–105.

49. Bavarian Nordic provides update on anticipated timing of prospect study. Available from: http://www.bavarian-nordic.com/investor/news/. Accessed 8 January 2017.

50. Quoix E. Therapeutic vaccination with TG4010 and first-line chemotherapy in advanced NSCLC: a controlled phase 2B trial. Lancet Oncol. 2011;12.

51. Southall PJ, Boxer GM, Bagshawe KD, Hole N, Bromley M, Stern PL. Immunohistological distribution of 5 T4 antigen in normal and malignant tissues. Br J Cancer. 1990;61:89–95.

52. Amato RJ, Hawkins RE, Kaufman HL, Thompson JA, Tomczak P, Szczylik C, et al. Vaccination of metastatic renal cancer patients with MVA-5T4: a randomized, double-blind, placebo-controlled phase III study. Clin Cancer Res. 2010;16(22):5539–47.

53. Oxford BioMedica announces publication of Trovax phase III analyses in cancer immunology, immunotherapy [press release]. Available from: oxfordbiomedica. co.uk. Accessed 1 October 2015.

54. Alfonso S, Díaz RM, de la Torre A, Santiesteban E, Aguirre F, Pérez K, et al. 1E10 anti-idiotype vaccine in non-small cell lung cancer: Experience in stage IIIb/IV patients. Cancer Biol Ther. 2007;6(12):1847–52.

55. Alfonso S, Valdés-Zayas A, Santiesteban ER, Flores YI, Areces F, Hernández M, et al. A randomized, multi-center, placebo-controlled clinical trial of racotu-momab-alum vaccine as switch maintenance therapy in advanced non–small cell lung cancer patients. Clin Cancer Res. 2014;20(14):3660–71.

微信扫码，添加本书
智能阅读助手

帮助您提高本书阅读效率

第 7 章
非转基因 T 细胞免疫治疗

Cassian Yee

简介

　　免疫治疗是治疗癌症患者的一种很有前途的方法，并已成为治疗某些肿瘤类型的标准。免疫疗法的基础来源于 T 细胞的重要作用，将肿瘤免疫后动物的 T 细胞转输给荷瘤动物可使其同样获得肿瘤免疫，即证明了这一点[1]。在过去的 10 年，对于免疫反应的认识和调控有了长足的进展，而肿瘤相关抗原已被证实可激发患者产生强烈 T 细胞反应；因此，分离并在体外扩增此类 T 细胞的策略作为过继性免疫治疗，具有抗肿瘤作用。本章内容旨在说明两种来源 T 细胞：来自肿瘤附近组织，称为肿瘤浸润性淋巴细胞(TIL)，以及来自外周血，称为内源性 T 细胞(ETC)(表 7.1)。

肿瘤浸润性淋巴细胞免疫治疗

　　肿瘤部位存在大量肿瘤反应性富集的效应细胞，这一假设在小鼠研究中首次得到证实。研究发现 TIL 比外周血淋巴细胞产生的淋巴因子所激活的杀伤细胞有效 50~100 倍[2,3]。NCI 的外科分部开创了一种新疗法，即自转移性黑色素瘤患者的肿瘤部位分离淋巴细胞，在体外用大剂量的 IL-2 进行扩增，然后过继至也接受全身高剂量 IL-2 治疗的患者体内[3]。最初的各项研究结果显示具有一致性，但在转移性患者中单用高剂量 IL-2 并不能明显获益，而作为辅助治疗的随机试验可以看到获益[4]。TIL 疗法最终可作为转移性黑色素瘤患者治疗方法可归因于对原方案的两项重要修改：其一，由弗雷

德哈钦森癌症研究中心利用快速扩增的方法大量培养抗原特异性 T 细胞[5]；其二，回输 T 细胞之前进行淋巴细胞消减[6-8]。第一，快速扩增方法，使用 T 细胞受体(TCR)触发(抗 CD3 抗体)，在 2 周内使 IL-2 扩增淋巴细胞数量增加至少 3~10 倍，TCR 触发是辐射培育细胞(外周血单个核细胞，不管是否联合 EB 病毒转化的淋巴母细胞系)，以及相对低剂量的 IL-2(50 μ/ml)。扩增到之前利用高剂量的 IL-2 在体外无法达到的数目(高达 150×10^9)，从而允许研究者进行更大规模的 TIL 治疗研究，并可减少因细胞扩增技术缺陷造成的脱落率[9]。第二，即淋巴细胞消减方案的使用，旨在为输注的 TIL 细胞提供"空间"，同时此消减方案可通过循环中淋巴因子(如 IL-7 和 IL-15)的稳态上调，以及对高剂量环磷酰胺和氟达拉滨敏感的调节细胞的消除而增强[10-13]。此外，高剂量化疗后肠道屏障的破坏会导致细菌易位，通过内毒素导致的 Toll 样受体的增加为 T 细胞的生长和炎症提供了良好的环境[14]。作为一种非清髓性造血干细胞移植方案[15]，被重新定位后应用于 TIL 治疗方案中，此方案包括 5 天的氟达拉滨(25~30 mg/m²)和 2 天的大剂量环磷酰胺[16]。单独的非随机研究的有效率为 40%，持续性 CR 率为 10%~12%，联合低剂量全身照射(2Gy)疗效并未提高。在外科分部，将全身放疗剂量增加到 12Gy，联合 G-CSF 诱导自体干细胞以促进骨髓恢复，虽然最初观察到了应答率的提高(高达 70%)，但后来在一项随机研究中发现，它们与使用非髓方案所能达到的效果并无明

表 7.1　肿瘤浸润性淋巴细胞(TIL)与内源性 T 细胞(ETC)治疗的比较,在来源、方法和用途上都有不同的特点。根据肿瘤的可及性、抗原知识和肿瘤类型,这些方法是相辅相成的,两者都可以提供新的免疫靶向手段

	TIL 治疗	ETC 治疗
来源	肿瘤	外周血
T 细胞库	仅是肿瘤部位	内源性
体外	高剂量 IL-2→扩增	抗原特异性 APC 刺激→筛选→扩增
细胞产物	CD8、CD4、NK 细胞	抗原特异性 CD8 or CD4 T 细胞
产生条件	高剂量淋巴细胞消除	无须或低剂量淋巴细胞消除
临床应用	100 名患者,超过 40%为转移性黑色素瘤、卵巢癌、乳腺癌和结直肠癌	10 名患者,20%~60%为转移性黑色素瘤、腺癌、卵巢癌、肉瘤、默克尔细胞、白血病、结直肠癌和胰腺癌。对大部分实体瘤均具有潜在疗效
优势	无须预先肿瘤抗原的认知 TIL 可作为发现抗原的来源 拥有巨大恶性黑色素瘤相关临床数据	抗原特异性,靶向性灵活快捷 适用癌肿多样 ETC 可验证所发现的抗原 门诊治疗

注释: REP=快速扩增。

显差异,因此,清髓方案被淘汰[16,17]。

在其他机构进行的独立试验,包括 Sheba 医疗中心、MD Anderson 癌症中心和 Moffitt 癌症中心,证实包括既往免疫治疗失败的患者,转移性黑色素瘤患者的总有效率为 40%[18-20]。源于患者选择的偏差而导致的 TIL 治疗严重不良反应,通常需要熟悉高剂量 IL-2 方案的医疗中心,给予 ICU 级别的监测和管理[16]。

TIL 治疗进展

为了增加浸润性淋巴细胞的有效性,并降低毒性,在扩增前增加了选择反应性培养的筛选步骤。对浸润性淋巴细胞进行鉴定,选择具有识别自体肿瘤细胞能力的进一步扩增。然而这种方法需要有足够数量的自体肿瘤细胞进行下游测试,往往导致细胞产出时间的增加,而这种"选择"并没有明显提高反应率或延长无进展时间。MD Anderson 研究小组发现,抗原参与后,T 细胞表面 CD137 表达上调[21],从而增加了 TIL 培养中肿瘤反应性 CD8+T 细胞数量。通过补充 TIL 培养物的抗 CD137 抗体,可以产生具有增强抗肿瘤特性的效应群,并可将 TIL 策略应用于其他非黑色素瘤肿瘤,如卵巢癌和结直肠癌[22]。宾夕法尼亚大学也实施了类似的基于 CD137 的策略,包括在 TIL 培养中体外选择 CD137+T 细胞,

也能够在临床前研究中识别出现存的肿瘤反应性 T 细胞,用于卵巢癌和黑色素瘤患者的过继治疗[23]。

当发现活化后 T 细胞表面的程序性死亡受体-1 (PD-1) 也将上调时,TIL 样本中的 CD8+Pd-1+亚群显示能准确地识别出更多克隆性扩增的 T 细胞群[24],这一特征可以用来选择在 TIL 培养中的肿瘤反应性细胞毒性 T 淋巴细胞(CTL)[25]。在 TIL 培养物中利用活化的代位标志筛选抗原特异性 T 细胞的策略,最近被用来显示自体肿瘤所表达的候选突变的新抗原的免疫原性。在本研究中,肿瘤细胞进行了整个外显子和 RNA 测序,以确定由多达 24 个突变基因产物组成的串联微基因结构中表达的候选突变靶点。这些微基因的自体树突状细胞被用于刺激 TIL 和反应性 T 细胞,并在 CD137 上调的基础上进行分类。通过对这些肿瘤反应性 T 细胞的 TCR 进行测序、克隆和在淋巴细胞中表达,发现它们能识别 14 种自身肿瘤细胞表达的变异肿瘤抗原,这不仅证明了用 CD137 识别肿瘤反应性 T 细胞的可行性,而且表明由突变的肿瘤抗原表位所代表的这些靶标具有免疫原性,可作为过继细胞治疗的靶点[26]。最近使用 TIL 群体的发现进一步确定了突变的表位,用于针对大肠癌中相对难以捉摸的K-RAS 突变[27]和 HPV+宫颈癌

中的新抗原(一种意外的免疫显性反应[28]),这些发现使 ACT 治疗用于更常见实体恶性肿瘤成为可能。

从最近的研究来看,将 TIL 的治疗扩展到黑色素瘤之外的疾病是非常有前景的。解决阻碍 TIL 治疗非黑色素瘤实体肿瘤,如卵巢癌和结直肠癌的障碍,需要获得可用于临床的制剂(即抗 CD137 和抗 PD-1),此类制剂将有助于在 TIL 培养中选择肿瘤反应性 T 细胞。这是一种简化肿瘤培养和 TIL 扩张过程的策略,最好在一个封闭的系统中,然后调节 IL-2 输注方案,此方案不需要密集的医疗护理,但需要精心设计的研究来确定淋巴消减的程度(如果必要的话),以及免疫调节的形式。最后,对 TIL 进行基因改造以提高功效 (如 IL-12 的表达),破坏免疫逃逸机制(即转化生长因子 β 的显性阴性受体Ⅱ)[29-31],增强肿瘤转运(CXCR3)。这些都已经被纳入正在进行的研究,并可能有助于设计第二代和第三代 TIL 治疗试验。

内源性 T 细胞治疗

内源性 T 细胞治疗或 ETC 治疗涉及从外周血中分离和扩增以供过继的抗原特异性 T 细胞[32]。由于来源不一定是肿瘤细胞,因此,对于 ETC 治疗来说,肿瘤细胞的可及性并不是先决条件。此外,与 TIL 治疗不同的是,外周 T 细胞储备并不局限定位于肿瘤部位的细胞群,也不像 TIL 衍生的 T 细胞[33,34]那样容易被克隆耗尽。用于 ETC 的 T 细胞以抗原驱动的周期性方式生长,且不同于 TIL 需超生理剂量的 IL-2 作用,ETC 仅需低剂量的 IL-2,制备条件低,以上原因使之适合门诊治疗 [35-37]。由于不需要基因工程来改变特异性,治疗不会受到监管障碍的阻碍。迄今为止,未观察到严重的细胞因子释放综合征或神经毒性[38,39],也未发生由于抗原表位交叉反应所致正常组织的自体免疫反应,或对具有相同肿瘤特异性抗原的正常组织产生过强的靶向性毒性。使用 CD19 特异性 CAR-T 细胞治疗可观察到致死性细胞因子释放综合征或神经毒性的病例,并可通过相应的滴定细胞剂量、

设计合理剂量和剂量递增参数的研究来减轻此类不良反应[38,39]。靶向性毒性导致致命后果的例子,包括错误地识别神经元组织表达的 MAGE-A12[40],以及心肌细胞表达的肌联蛋白抗原[41],以上两种情况, 多是由于细胞工程表达了 MAGE-A3 TCR,以及使用突变或不能被胸腺选择的 T 细胞抗原受体。

即使采用非突变的 TCR,如 MART-1 特异性 TCR,工程淋巴细胞中 TCR 过表达或非自然调节的 TCR 表达,也会导致表达非常低水平的共享抗原的组织之间的严重毒性,以及难以预料的自身免疫性毒性(如葡萄膜炎、内耳毒性)[42]。当使用天然的 MART-1 特异性 TCR 时, 没有出现相关毒性。说明 ETC 治疗中, 操纵 TCR 的亲和力和调节 TCR 的表达可能导致不必要的后果。利用自身外周血内源性 T 细胞可以避免这些不良反应,同时保持抗肿瘤的疗效。然而由于这种肿瘤相关抗原特异性 CTL 通常以非常低的频率(1:10 万或更少)存在于外周血中,因此,需要能够提取并扩增这种天然 T 细胞至足以过继数量的技术。在限制 ETC 疗法在黑色素瘤之外的应用并将其推广到成为一种治疗模式方面存在两个主要障碍:①简化 T 细胞的生成;②识别非黑色素瘤癌症的免疫原性靶点。

为 ETC 治疗生成效应 T 细胞(图 7.1)

外周血抗原特异性 T 细胞的产生首先需要借助人工或天然抗原呈递细胞(APC)。来自外周血单核细胞的自体树突状细胞 (一种天然的 APC)的使用,为表位肽的表达提供了必要的限制性等位基因。虽然有可能在人工 APC 中引入更常见的等位基因,如 HLA-A*0201(见下文),但随着越来越多的非 A2 等位基因的呈现,需要有一个已经表达所需等位基因的 APC。除了作为一个专业的 APC 可以表达所需共刺激因子 (如 CD80、CD86), 表达单个或多个抗原序列的 RNA 或微型基因质粒可以通过直接转染(RNA 转染)[43]或病毒及非病毒载体途径构建[44,45],从而使树突状细胞能够处理和呈现靶抗原的所有表

位。在这种方法中,实际的肽表位不需要知道,也不需要为了抗原提呈单独合成肽表位。此外,通过实现Ⅱ类限制性表位的表达,生成 CD4 T 细胞[46]。人工 APC,如昆虫细胞、K562 细胞系,或是以珠链状脚手架的方式,难以产生强有力的抗原处理功能,但却具有快速的优势(无须 3~7 天扩增自体树突状细胞的培养周期)[47-51]。所需的限制等位基因通过设计人工抗原呈递细胞(aAPC)来表达,然后与已知的表位肽对接。使用这种方法,可以更好地控制主要组织相容性复合物(MHC)肽链的共刺激特性和密度,并且由于不需要人类来源的外周血单核细胞而大大增加了扩展性。

无论 APC 是人工的还是天然的,选择肽链激活 APC 提供了一种在几周内发现抗原并迅速转化为临床试验的手段。识别(选择)所需的靶抗原及其相应肽表位后,只是形成良好的制造工艺或生产质量管理规范级别的肽段;而质粒、病毒载体或其他过继方法没有形成稳定的设计流程,因此这些方法在使用前往往要经过几个月的验证和监管障碍。此外,还可以前瞻性地建立这类人工 APC 库,然后将其用于针对已知的共享抗原和等位基因。

在临床试验中,大多数 ETC 方案使用自体树突状细胞刺激(扩增)患者外周血中的抗原特异性 CTL[35,46,52,53];然而少数研究已经利用昆虫细胞[49],或以珠链形式以及 K562 细胞系的 APC[48]。ETC 治疗在这些临床试验中对转移性黑色素瘤患者观察到的疗效尚不理想,到目前为止,此治疗方法还没有扩展到非黑色素瘤的实体肿瘤,部分原因是从外周血中识别和扩增罕见抗原特异性 T 细胞需要大量的时间和人力。

扩大目标,拓展适应证

肿瘤反应性抗原特异性 T 细胞的比例可以从不足 1/10 万到超过 1% 不等,这取决于所评估的表位和所用的分析方法。分析表明,测定抗原驱动的细胞因子的释放或产生,如干扰素-α 和肿瘤坏死因子-α,往往低估抗原特异性 T 细胞的数字频率。这个频率最好使用基于结构的分析方法进行评估,如肽 MHC 多聚体(四聚体)或对已知识别表位/MHC 的 TCR 的

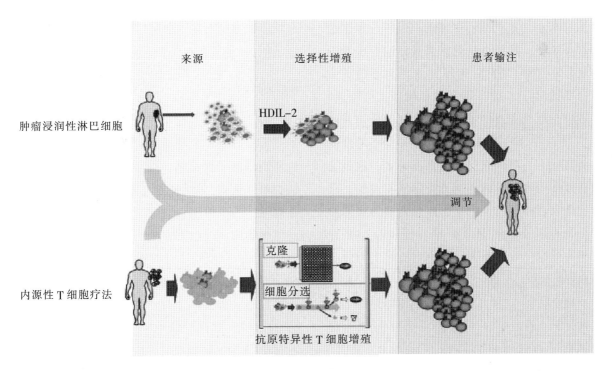

图 7.1 肿瘤浸润淋巴细胞(TIL)和内源性 T 细胞(ETC)产物的产生可用于过继细胞治疗。TIL 是从肿瘤标本中分离出来的,体外暴露于大剂量的 IL-2 中,然后进行扩增。ETC 是从外周血淋巴细胞中分离出来的经抗原提呈细胞体外刺激后进行抗原特异性 T 细胞的筛选。抗原特异性 T 细胞的筛选和扩增。患者在治疗前需接受预处理(如淋巴耗竭)。(见彩插)

CDR3 特定区域进行定量评估[54]。基于四聚体的分析揭示了循环 MART-1 特异性 CTL 的存在，该 CTL 识别 HLA-A2 限制性显性表位 (M27-35)，其在循环 T 细胞群体中出现频率超过 1%。这种异常高频率现象在健康的捐赠者中也存在，其原因可能是胸腺功能不全[55]。然而对于大多数肿瘤相关抗原，其频率低于检测水平 (<1:10 000，即 0.01%)，对于已知的 CDR3 序列，基于聚合酶链式反应 (PCR) 的灵敏度，其频率 $<10^{-5}$ 到 10^{-6}。

当人 T 细胞在多种 γ 链受体细胞因子 (IL-2、IL-7、IL-15、IL-21) 存在的情况下体外启动，据观察，只有 IL-21 可以引起肿瘤相关抗原 (TAA) 特异性 CD8$^+$T 细胞的数量大幅度增加[56]，而且可以被分离出来，当 CD 25 耗尽时，此数量至少能增加 100 倍，相应地，TAA 特异性 CTL 的绝对数量可以增加到 300 倍或更高[57]。此观察涉及 MART-1 表位以及其他自身抗原和肿瘤睾丸抗原。利用这一策略，可以将 TAA 特异性的 CTL 从外周血中几乎无法检测到提高至 >0.2% 的水平，此水平足以进行四聚体细胞的分类和扩增。虽然以前从血清阴性供者中分离 NY-ESO-1 特异性 CTL 是困难的或不可能的，但现在无论血清状态如何，都可以从健康供者和癌症患者中常规分离这种 CTL[58]。此外，T 细胞对肿瘤相关的自身抗原 (如 WT1 和几种肿瘤睾丸抗原) 的反应现在可以通过四聚体引导的细胞分选来产生[59]。一个主要的限制是将四聚体引导下的细胞分类转化为一项研究的新药批准方案，这最终是通过使用临床分级细胞分类器来实现的。从而使研究者能够设计治疗非黑色素瘤的实体肿瘤患者的临床试验，如肉瘤、乳腺癌和卵巢癌。肿瘤相关抗原，如肿瘤睾丸抗原已被确定为肿瘤的亚群。

最近发现，这种方法产生的抗原特异性 T 细胞来源于外周血中的一个极低频率群体，其存在频率低于 PCR 检测的频率 (<1:1 000 000)[54]。TCR 克隆型分析显示，产生的大部分抗原特异性 CTL (本病例为 MART-1 特异性)，在患者输注前的外周血中没有发现，而在输注后会长期

存在。有关研究进一步证明，在 ECT 治疗后，出现完全、部分缓解或稳定疗效的患者，其临床反应与 T 细胞克隆在体内持续时间相关，或者更直接地说是与个体过继 T 细胞克隆的体内半衰期相关。本研究的意义在于延长持久性的策略，或选择具有延长持久性内在能力的 T 细胞，可以改善临床疗效。此外，可以从含量极低的 T 细胞群 (就像天然的 T 细胞群) 中分离出高效的抗原特异性 CTL，意味着机体产生针对不断扩增的肿瘤相关的、非突变自身抗原的 T 细胞的能力，超出了人们的预期，也支持了 ETC 针对利用现有手段挖掘新表位的策略[60]。

这些研究的结果之一是以多种抗原为靶点，以避免出现抗原丢失的肿瘤变异体。另一个发现是，即使只针对单一的抗原 (可能仅是异种表达，而不具备致癌性)，仍可获得持续的完全缓解。研究发现，在某些条件下，T 细胞对非靶向性肿瘤相关抗原 (抗原扩散) 的反应甚至比过继的 T 细胞对靶向抗原的反应频率更高[37,46,53]。抗原向这些可测量的靶标扩散是一种必然结果，还是表现抗原向肿瘤排斥反应靶标扩散的偶然现象，目前尚不清楚，需要进一步研究。然而增强抗原扩散的策略 (如通过阻断 CTLA4 而降低激活阈值) 可能会改善临床结果。

联合治疗

为了在实体肿瘤中获得更大的疗效，联合治疗策略越来越受到重视。免疫检查点抑制剂协同刺激因子兴奋剂，以及多种免疫及非免疫联合治疗模式，包括疫苗、肿瘤细胞溶解酶和放化疗等。一项关于 ACT 联合抗 CTLA-4 治疗的前瞻性临床研究近期发表的结果显示，在联合治疗中加入免疫检查点抑制剂，如 CTLA-4 抑制剂，可获得令人欣喜的结果。10 名难治性转移性恶性黑色素瘤患者，其中 3 名既往 ipilimumab 单药治疗失败，给予 MART-1 特异性 CTL 序贯标准 CTLA4 抑制剂治疗 (ipilimumab3mg/kg，每 3 周)。依据免疫相关反应标准，2 名患者获得持续完全缓解，2 名患者获得持续部分缓解，3 名患者稳定。在所有患者标本中，T 细胞在尽可能长

的随访时间中均可持续检出(>500 天），其中 7
名治疗有效患者，存在重要记忆标志物水平上
调（CD28、CD127、CD62L 和 CCR7）。在本研究
中，抗原扩展高度，即多价抗原对 2 个或多个非
MART-1 抗原的特异性反应，与疗效相关。APC
释放的肿瘤抗原可能激活了新的非目标恶性黑
色素瘤相关蛋白[37, 53, 61, 62]。T 细胞是否直接对指向
性非突变抗原或无价值肿瘤特异性突变抗原产
生应答[63]，决定肿瘤的消退与否。然而这种组合
可能代表了一种特别增加针对患者自身肿瘤的
多种抗原的 T 细胞的数量和强度的策略，而当
针对非致瘤性抗原，如 MART-1 时，尤其明显[64]。
联合治疗的患者未发生超出 ipilimumab 单药的
不良反应，整个方案以门诊治疗为主，同时联合
低剂量环磷酰胺 （300 mg/m²) 及低剂量的 IL-2
皮下注射治疗。

结论

近期出现的针对难治性 B 细胞淋巴瘤以
CD19 为靶点的 CAR-T 治疗方案，在以 ACT 治
疗发展为标准方案中起到主导作用。然而 ACT
在治疗实体肿瘤应用的普遍性仍然是一个重大
挑战。还需考虑其他两种 ACT 治疗方式，即 TIL
治疗及 ETC 治疗，其具有理论方面及生物方面
的优势。对于 TIL 来说，不需要了解肿瘤抗原靶
点，在未来的研究中，开发相关 T 细胞及其 TCR
的 TIL 群体，也许有助于发展基因工程 T 细胞。
严重的毒副反应及仅适用于 TIL+肿瘤的特点，
限制了 TIL 治疗方案的应用。ETC 是一种潜在
的低毒、高效的方法，此方法只需要外周血和靶
向免疫抗原表位的技术，无须肿瘤通路及基因
修饰来重新设定特异性。ETC 的前景在于能够
使这种治疗流线化，现在可以通过结合激活标
志物或基于 TCR 的选择和微流体 （微处理器）
技术来提供一个明确的效应细胞群体。在这种
方式下，ETC 提供了一个灵活的平台来评估各
种免疫调节剂的组合，其可以对肿瘤的微环境
产生有利的影响 （包括但不限于免疫检查点抑
制剂、共刺激因子激动剂、代谢试剂和其他基于
免疫治疗的模式，如溶瘤病毒治疗和疫苗接种

策略）。研究者需要在几十种可能的组合中选择
最佳方案。在一定程度上，特征良好的抗原特异
性 CTL 可以作为一种可转移细胞的生物标志
物，通过这种标志物，可连续采集外周血，并对
肿瘤进行输注和检查。在过继细胞群体中，各种
免疫调节策略的影响，为今后的研究设计提供
了新的思路。

参考文献

1. Greenberg PD. Adoptive T cell therapy of tumors: mechanisms operative in the recognition and elimination of tumor cells. Adv Immunol. 1991;49:281–355.
2. Rosenberg SA, Spiess P, Lafreniere R. A new approach to the adoptive immunotherapy of cancer with tumor-infiltrating lymphocytes. Science. 1986;233(4770):1318–21.
3. Rosenberg SA, Packard BS, Aebersold PM, Solomon D, Topalian SL, Toy ST, et al. Use of tumor-infiltrating lymphocytes and interleukin-2 in the immunotherapy of patients with metastatic melanoma. A preliminary report. New England Journal of Medicine. 1988;319(25): 1676–80.
4. Dreno B, Nguyen JM, Khammari A, Pandolfino MC, Tessier MH, Bercegeay S, et al. Randomized trial of adoptive transfer of melanoma tumor-infiltrating lymphocytes as adjuvant therapy for stage III melanoma. Cancer Immunology, Immunotherapy. 2002;51(10): 539–46.
5. Riddell SR, Greenberg PD. The use of anti-CD3 and anti-CD28 monoclonal antibodies to clone and expand human antigen-specific T cells. Journal of Immunological Methods. 1990;128(2):189–201.
6. North RJ. Cyclophosphamide-facilitated adoptive immunotherapy of an established tumor depends on elimination of tumor-induced suppressor T cells. Journal of Experimental Medicine. 1982;155(4):1063–74.
7. Awwad M, North RJ. Cyclophosphamide-induced immunologically mediated regression of a cyclophosphamide-resistant murine tumor: a consequence of eliminating precursor L3T4+ suppressor T-cells. Cancer Research. 1989;49(7):1649–54.
8. Dudley ME, Wunderlich JR, Robbins PF, Yang JC, Hwu P, Schwartzentruber DJ, et al. Cancer regression and autoimmunity in patients after clonal repopulation with antitumor lymphocytes. Science. 2002;298(5594):850–4.
9. Dudley ME, Yang JC, Sherry R, Hughes MS, Royal R, Kammula U, et al. Adoptive cell therapy for patients with metastatic melanoma: evaluation of intensive myeloablative chemoradiation preparative regimens. Journal of Clinical Oncology. 2008;26(32):5233–9.
10. Gattinoni L, Finkelstein SE, Klebanoff CA, Antony PA, Palmer DC, Spiess PJ, et al. Removal of homeostatic cytokine sinks by lymphodepletion enhances the efficacy of adoptively transferred tumor-specific CD8+ T cells.

Journal of Experimental Medicine. 2005; 202(7):907–12.

11. Tan JT, Ernst B, Kieper WC, LeRoy E, Sprent J, Surh CD. Interleukin (IL)-15 and IL-7 jointly regulate homeostatic proliferation of memory phenotype CD8+ cells but are not required for memory phenotype CD4+ cells. Journal of Experimental Medicine. 2002;195(12):1523–32.

12. Dummer W, Niethammer AG, Baccala R, Lawson BR, Wagner N, Reisfeld RA, et al. T cell homeostatic proliferation elicits effective antitumor autoimmunity. Journal of Clinical Investigation. 2002;110(2):185–92.

13. Tan JT, Dudl E, LeRoy E, Murray R, Sprent J, Weinberg KI, et al. IL-7 is critical for homeostatic proliferation and survival of naive T cells. Proceedings of the National Academy of Sciences of the United States of America. 2001;98(15):8732–7.

14. Paulos CM, Wrzesinski C, Kaiser A, Hinrichs CS, Chieppa M, Cassard L, et al. Microbial translocation augments the function of adoptively transferred self/tumor-specific CD8+ T cells via TLR4 signaling. Journal of Clinical Investigation. 2007;117(8):2197–204.

15. Feinstein L, Sandmaier B, Maloney D, McSweeney PA, Maris M, Flowers C, et al. Nonmyeloablative hematopoietic cell transplantation. Replacing high-dose cytotoxic therapy by the graft-versus-tumor effect. Annals of the New York Academy of Sciences. 2001;938:328–37; discussion 37-9.

16. Dudley ME, Wunderlich JR, Yang JC, Sherry RM, Topalian SL, Restifo NP, et al. Adoptive cell transfer therapy following non-myeloablative but lymphodepleting chemotherapy for the treatment of patients with refractory metastatic melanoma. Journal of Clinical Oncology. 2005;23(10):2346–57.

17. Goff SL, Dudley ME, Citrin DE, Somerville RP, Wunderlich JR, Danforth DN, et al. Randomized, prospective evaluation comparing intensity of lymphodepletion before adoptive transfer of tumor-infiltrating lymphocytes for patients with metastatic melanoma. Journal of Clinical Oncology. 2016;34(20):2389–97.

18. Weber J, Atkins M, Hwu P, Radvanyi L, Sznol M, Yee C. White paper on adoptive cell therapy for cancer with tumor-infiltrating lymphocytes: a report of the CTEP subcommittee on adoptive cell therapy. Clinical Cancer Research. 2011;17(7):1664–73.

19. Besser MJ, Shapira-Frommer R, Itzhaki O, Treves AJ, Zippel DB, Levy D, et al. Adoptive transfer of tumor-infiltrating lymphocytes in patients with metastatic melanoma: intent-to-treat analysis and efficacy after failure to prior immunotherapies. Clinical Cancer Research. 2013;19(17):4792–800.

20. Wu R, Forget MA, Chacon J, Bernatchez C, Haymaker C, Chen JQ, et al. Adoptive T-cell therapy using autologous tumor-infiltrating lymphocytes for metastatic melanoma: current status and future outlook. Cancer Journal. 2012;18(2):160–75.

21. Wolfl M, Kuball J, Ho WY, Nguyen H, Manley TJ, Bleakley M, et al. Activation-induced expression of CD137 permits detection, isolation, and expansion of the full repertoire of CD8+ T cells responding to antigen without requiring knowledge of epitope specificities. Blood. 2007;110(1):201–10.

22. Chacon JA, Wu RC, Sukhumalchandra P, Molldrem JJ, Sarnaik A, Pilon-Thomas S, et al. Co-stimulation through 4-1BB/CD137 improves the expansion and function of CD8(+) melanoma tumor-infiltrating lymphocytes for adoptive T-cell therapy. PloS One. 2013;8(4):e60031.

23. Ye Q, Song DG, Poussin M, Yamamoto T, Best A, Li C, et al. CD137 accurately identifies and enriches for naturally occurring tumor-reactive T cells in tumor. Clinical Cancer Research. 2014;20(1):44–55.

24. Gros A, Robbins PF, Yao X, Li YF, Turcotte S, Tran E, et al. PD-1 identifies the patient-specific CD8(+) tumor-reactive repertoire infiltrating human tumors. Journal of Clinical Investigation. 2014;124(5):2246–59.

25. Inozume T, Hanada K, Wang QJ, Ahmadzadeh M, Wunderlich JR, Rosenberg SA, et al. Selection of CD8+PD-1+ lymphocytes in fresh human melanomas enriches for tumor-reactive T cells. Journal of Immunotherapy. 2010;33(9):956–64.

26. Parkhurst M, Gros A, Pasetto A, Prickett T, Crystal JS, Robbins P, et al. Isolation of T-cell receptors specifically reactive with mutated tumor-associated antigens from tumor-infiltrating lymphocytes based on CD137 expression. Clinical Cancer Research. 2017;23(10):2491–505.

27. Tran E, Robbins PF, Lu YC, Prickett TD, Gartner JJ, Jia L, et al. T-Cell Transfer Therapy Targeting Mutant KRAS in Cancer. New England Journal of Medicine. 2016;375(23):2255–62.

28. Stevanovic S, Pasetto A, Helman SR, Gartner JJ, Prickett TD, Howie B, et al. Landscape of immunogenic tumor antigens in successful immunotherapy of virally induced epithelial cancer. Science. 2017;356(6334):200–5.

29. Bollard CM, Rossig C, Calonge MJ, Huls MH, Wagner HJ, Massague J, et al. Adapting a transforming growth factor beta-related tumor protection strategy to enhance antitumor immunity. Blood. 2002;99(9):3179–87.

30. Foster AE, Dotti G, Lu A, Khalil M, Brenner MK, Heslop HE, et al. Antitumor activity of EBV-specific T lymphocytes transduced with a dominant negative TGF-beta receptor. Journal of Immunotherapy. 2008;31(5):500–5.

31. Lacuesta K, Buza E, Hauser H, Granville L, Pule M, Corboy G, et al. Assessing the safety of cytotoxic T lymphocytes transduced with a dominant negative transforming growth factor-beta receptor. Journal of Immunotherapy. 2006;29(3):250–60.

32. Yee C. The use of endogenous T cells for adoptive transfer. Immunological Reviews. 2014;257(1):250–63.

33. Wang QJ, Hanada K, Robbins PF, Li YF, Yang JC. Distinctive features of the differentiated phenotype and infiltration of tumor-reactive lymphocytes in clear cell renal cell carcinoma. Cancer Research. 2012;72(23):6119–29.

34. Shao H, Ou Y, Wang T, Shen H, Wu F, Zhang W, et al. Differences in TCR-Vbeta repertoire and effector phenotype between tumor infiltrating lymphocytes and peripheral blood lymphocytes increase with age. PloS One. 2014;9(7):e102327.

35. Yee C, Thompson JA, Byrd D, Riddell SR, Roche P, Celis E, et al. Adoptive T cell therapy using antigen-specific CD8+ T cell clones for the treatment of patients with metastatic melanoma: in vivo persistence, migration, and antitumor effect of transferred T cells. Proceedings of the National Academy of Sciences of the United States of America. 2002;99(25):16168–73.

36. Yee C. Adoptive T-cell therapy of cancer. Hematology/Oncology Clinics of North America. 2006; 20(3):711–33.

37. Chapuis AG, Roberts IM, Thompson JA, Margolin KA, Bhatia S, Lee SM, et al. T-cell therapy using interleukin-21-primed cytotoxic T-cell lymphocytes combined with cytotoxic T-cell lymphocyte antigen-4 blockade results in long-term cell persistence and durable tumor regression. Journal of Clinical Oncology. 2016.

38. Davila ML, Brentjens RJ. CD19-Targeted CAR T cells as novel cancer immunotherapy for relapsed or refractory B-cell acute lymphoblastic leukemia. Clinical Advances in Hematology & Oncology. 2016;14(10):802–8.

39. Turtle CJ, Hanafi LA, Berger C, Gooley TA, Cherian S, Hudecek M, et al. CD19 CAR-T cells of defined CD4+:CD8+ composition in adult B cell ALL patients. Journal of Clinical Investigation. 2016;126(6):2123–38.

40. Morgan RA, Chinnasamy N, Abate-Daga D, Gros A, Robbins PF, Zheng Z, et al. Cancer regression and neurological toxicity following anti-MAGE-A3 TCR gene therapy. Journal of Immunotherapy. 2013;36(2):133–51.

41. Cameron BJ, Gerry AB, Dukes J, Harper JV, Kannan V, Bianchi FC, et al. Identification of a Titin-derived HLA-A1-presented peptide as a cross-reactive target for engineered MAGE A3-directed T cells. Science Translational Medicine. 2013;5(197):197ra03.

42. Seaman BJ, Guardiani EA, Brewer CC, Zalewski CK, King KA, Rudy S, et al. Audiovestibular dysfunction associated with adoptive cell immunotherapy for melanoma. Otolaryngology—Head and Neck Surgery. 2012;147(4):744–9.

43. Liao X, Li Y, Bonini C, Nair S, Gilboa E, Greenberg PD, et al. Transfection of RNA encoding tumor antigens following maturation of dendritic cells leads to prolonged presentation of antigen and the generation of high-affinity tumor-reactive cytotoxic T lymphocytes. Molecular Therapy. 2004;9(5):757–64.

44. Kwok A, Eggimann GA, Reymond JL, Darbre T, Hollfelder F. Peptide dendrimer/lipid hybrid systems are efficient DNA transfection reagents: structure-activity relationships highlight the role of charge distribution across dendrimer generations. ACS Nano. 2013;7(5): 4668–82.

45. Chen YZ, Yao XL, Tabata Y, Nakagawa S, Gao JQ. Gene carriers and transfection systems used in the recombination of dendritic cells for effective cancer immunotherapy. Clinical & Developmental Immunology. 2010;2010: 565–643.

46. Hunder NN, Wallen H, Cao J, Hendricks DW, Reilly JZ, Rodmyre R, et al. Treatment of metastatic melanoma with autologous CD4+ T cells against NY-ESO-1. New England Journal of Medicine. 2008;358(25):2698–703.

47. Dupont J, Latouche JB, Ma C, Sadelain M. Artificial antigen-presenting cells transduced with telomerase efficiently expand epitope-specific, human leukocyte antigen-restricted cytotoxic T cells. Cancer Research. 2005;65(12):5417–27.

48. Butler MO, Lee JS, Ansen S, Neuberg D, Hodi FS, Murray AP, et al. Long-lived antitumor CD8+ lymphocytes for adoptive therapy generated using an artificial antigen-presenting cell. Clinical Cancer Research. 2007;13(6):1857–67.

49. Janetzki S, Song P, Gupta V, Lewis JJ, Houghton AN. Insect cells as HLA-restricted antigen-presenting cells for the IFN-gamma elispot assay. Journal of Immunological Methods. 2000;234(1–2):1–12.

50. Mitchell MS, Darrah D, Yeung D, Halpern S, Wallace A, Voland J, et al. Phase I trial of adoptive immunotherapy with cytolytic T lymphocytes immunized against a tyrosinase epitope. Journal of Clinical Oncology. 2002;20(4):1075–86.

51. Maus MV, Thomas AK, Leonard DG, Allman D, Addya K, Schlienger K, et al. Ex vivo expansion of polyclonal and antigen-specific cytotoxic T lymphocytes by artificial APCs expressing ligands for the T-cell receptor, CD28 and 4-1BB. Nature Biotechnology. 2002;20(2): 143–8.

52. Chapuis AG, Thompson JA, Margolin KA, Rodmyre R, Lai IP, Dowdy K, et al. Transferred melanoma-specific CD8+ T cells persist, mediate tumor regression, and acquire central memory phenotype. Proceedings of the National Academy of Sciences of the United States of America. 2012;109(12):4592–7.

53. Chapuis AG, Lee SM, Thompson JA, Roberts IM, Margolin KA, Bhatia S, et al. Combined IL-21-primed polyclonal CTL plus CTLA4 blockade controls refractory metastatic melanoma in a patient. Journal of Experimental Medicine. 2016;213(7):1133–9.

54. Chapuis AG, Desmarais C, Emerson R, Schmitt TM, Shibuya K, Lai I, et al. Tracking the fate and origin of clinically relevant adoptively transferred CD8+ T cells in vivo. Science Immunology. 2017;2(8).

55. Pinto S, Sommermeyer D, Michel C, Wilde S, Schendel D, Uckert W, et al. Misinitiation of intrathymic MART-1 transcription and biased TCR usage explain the high frequency of MART-1-specific T cells. European Journal of Immunology. 2014;44(9):2811–21.

56. Li Y, Bleakley M, Yee C. IL-21 influences the frequency, phenotype, and affinity of the antigen-specific CD8 T cell response. Journal of Immunology. 2005;175(4):

2261–9.

57. Li Y, Yee C. IL-21 mediated Foxp3 suppression leads to enhanced generation of antigen-specific CD8+ cytotoxic T lymphocytes. Blood. 2008;111(1):229–35.

58. Pollack SM, Jones RL, Farrar EA, Lai IP, Lee SM, Cao J, et al. Tetramer guided, cell sorter assisted production of clinical grade autologous NY-ESO-1 specific CD8(+) T cells. Journal for Immunotherapy of Cancer. 2014;2(1):36.

59. Chapuis AG, Ragnarsson GB, Nguyen HN, Chaney CN, Pufnock JS, Schmitt TM, et al. Transferred WT1-reactive CD8+ T cells can mediate antileukemic activity and persist in post-transplant patients. Science Translational Medicine. 2013;5(174):174ra27.

60. Yee C. From the guest editor. The Cancer Journal. 2017;23(2):95–6.

61. Kvistborg P, Philips D, Kelderman S, Hageman L, Ottensmeier C, Joseph-Pietras D, et al. Anti-CTLA-4 therapy broadens the melanoma-reactive CD8+ T cell response. Science Translational Medicine. 2014;6(254): 254ra128.

62. Chapuis AG, Afanasiev OK, Iyer JG, Paulson KG, Parvathaneni U, Hwang JH, et al. Regression of metastatic Merkel cell carcinoma following transfer of polyomavirus-specific T cells and therapies capable of re-inducing HLA class-I. Cancer Immunology Research. 2014;2(1):27–36.

63. Schreiber RD, Old LJ, Smyth MJ. Cancer immunoediting: integrating immunity's roles in cancer suppression and promotion. Science. 2011;331(6024):1565–70.

64. Chandran SS, Paria BC, Srivastava AK, Rothermel LD, Stephens DJ, Dudley ME, et al. Persistence of CTL clones targeting melanocyte differentiation antigens was insufficient to mediate significant melanoma regression in humans. Clinical Cancer Research. 2015;21(3):534–43.

微信扫码，添加本书
智能阅读助手
帮助您提高本书阅读效率

第8章
转基因 T 细胞免疫治疗

Liora Schultz、Crystal Mackall

简介

　　T 细胞是适应性免疫系统的关键组成部分。细胞毒性 T 细胞介导定向免疫应答和针对外源性异物的持久性免疫记忆。在胸腺中，T 细胞通过识别，以区分自身和非自身，并清除表达非自身来源抗原的细胞。与外来微生物不同，肿瘤细胞起源于自身，并具有许多逃避免疫系统监督的机制。免疫治疗利用基因修饰的 T 细胞，针对肿瘤内在的免疫逃避机制，调控 T 细胞重新定向特异性，并利用其细胞毒性功能，实施肿瘤清除。

肿瘤免疫逃逸的方法：自然 T 细胞逃避

T 细胞活化

　　抗原提呈通过主要组织相容性复合物（MHC），使得 T 细胞受体（TCR）结合并诱导通过 TCR 信号成为介导的必要，但其为不充分的初级激活信号。次级共刺激信号，最常见于通过 CD28 或 41BB 传递，是全 T 细胞激活所必需的。当同时激活 TCR 和共刺激信号时，T 细胞进入表型和功能发育程序，进而实现细胞增殖和细胞毒性。在初始的 T 细胞应答之后，活化的细胞亚群进入长期记忆 T 细胞池，其特点是在未来目标接触时，具有自我更新和快速增殖的能力[1]。在幼稚细胞中，在没有共刺激的情况下，TCR 与同源抗原/MHC 复合物的结合诱导 T 细胞无应答，因此细胞不能对未来暴露于该抗原做出应答。肿瘤通常下调 MHC，并可能缺乏共刺激信号，从而逃避 T 细胞识别、活化和细胞毒性，并可能诱发无应答。利用基因工程 T 细胞的过继免疫治疗寻求利用 T 细胞的活化和增殖，联合新基因的传递或过继转移前的基因编辑，以促进肿瘤识别，并增强 T 细胞活化、肿瘤特异性细胞毒性和免疫记忆。

T 细胞修饰方法

　　在过继免疫治疗中，最常用的两种基因修饰方法是编码肿瘤特异性 TCR 或嵌合抗原受体（CAR）的转基因表达。在大多数情况下，为了实现稳定、可靠、持久的转基因表达，采用了慢病毒或逆转录病毒转导方法[2,3]。电穿孔介导的转座子/转座酶的传递还可以以较低的成本实现稳定的长期转基因表达[4,5]。或者，如果希望获得短期转基因表达，则可以利用 mRNA 传递[6]。诸如 megaTAL[7] 和 CRISPR/CAS9[8] 之类的新平台可用于进行基因敲除、基因编辑或更精确的基因整合。与过去造血干细胞的遗传操作经验相比，虽然尚未发现逆转录病毒介导的 T 细胞插入性癌变[9]，但其仍然存在一个理论性风险。

具体的治疗策略

　　TCR 治疗包括改造 T 细胞，以表达肿瘤抗原特异性的 T 细胞受体，从而将 T 细胞重新导向与肿瘤的结合。嵌合抗原受体是人工受体，将 MHC-非依赖性抗原结合域（通常包括源自单克隆抗体的 scFv）与 T 细胞内的激活域融合，从而将肿瘤抗原结合与 T 细胞激活联系起来。这些方法之间的区别，参见表 8.1。两种方法正在并行发展，并已如本章所述进行了广泛的临床前试验和早期临床评估。

表 8.1　T 细胞受体 (TCR) 和嵌合抗原受体 (CAR) 疗法的区别

	TCR 治疗	CAR 治疗
限制性 MHC	是	否
靶向细胞内抗原	是	否
包含内源性共刺激信号	否	是
肿瘤逃逸的方法	主要组织相容性复合物下调,抗原处理和提呈下降	表面抗原丢失

用于过继细胞治疗的转基因 T 细胞受体

T 细胞具有强大的细胞毒特性,而 T 细胞受体决定了这种强效应答的特异性。特异性 T 细胞受体与其同源抗原的结合启动 T 细胞的选择、激活和功能[10]。每个个体都有一个独特的、多样的 T 细胞库,由通过 T 细胞受体基因的 V(D)J 片段的体细胞重排随机产生的个体 T 细胞受体组成。T 细胞受体是由二硫键连接的 α 和 β 链构成的多亚基跨膜复合物,每个链由一个恒定区域和一个决定特异性的可变区域组成。T 细胞受体识别靶细胞主要组织相容性复合物内提呈的短邻接氨基酸序列。自然的、非工程化的 T 细胞只表达一个 T 细胞受体的多个拷贝。

在限制 T 细胞对癌细胞发挥其细胞毒性潜能的众多因素中,由于自然 T 细胞受体与肿瘤主要组织相容性复合物提呈的肽结合不足,因此不能有效识别肿瘤。在某些情况下,这与 T 细胞发育过程中耐受机制的效率有关。然而 T 细胞携带对自身抗原具有高亲和力的 T 细胞受体,包括癌症睾丸抗原或由许多癌症过度表达的组织分化抗原,在胸腺分化过程中是缺失的,导致 T 细胞受体对完全激活的亲和力不足。TCR 与非同源体细胞突变产生的新抗原应答在发育过程中是不能耐受的;然而这种 TCR 可能不能以足够的频率存在,以介导有效地抗肿瘤作用。

采用转基因 TCR 的过继细胞免疫疗法寻求为宿主提供更大的 T 细胞池,能够有效地识别肿瘤特异性抗原,从而潜在地增强抗肿瘤作用。基因工程可以在 T 细胞中高效表达转基因 T 细胞受体。这种工程化 T 细胞表达自然 T 细胞受体以及工程化 T 细胞受体。将转基因 T 细胞受体链与内源 T 细胞受体链配对可降低工程化 T 细胞受体的表达,并对脱靶应答存在一种潜在风险[11,12]。大量工作发现了有效的方法,以增强

转基因 α 和 β 链的配对,从而降低了与内源链的配对率,尽管由于这种现象,对脱靶应答仍有潜在的风险。基因工程还允许表达自然肿瘤应答 TCR 的高亲和力变异体[13-15],预计会增加肿瘤识别的可能性。最后,额外的非 TCR 元件可以在 T 细胞内共表达,以增强超过非工程化 T 细胞所能完成的功能。

具有临床意义的 TCR 治疗的一个实际挑战是 TCR 受到 MHC 的限制,因为 TCR 需要与 MHC 内提呈的蛋白衍生抗原结合。这使得靶向细胞内抗原,但也限制了任何特定 TCR 与特定 HLA 等位基因的结合。迄今为止,大多数临床试验都集中在 HLA-A*02 内提呈的抗原上,HLA-A*02 是在大约 40% 高加索人中表达的一种等位基因,以证实该方法的原理。从实用性的观点来看,这意味着由于缺乏 HLA-A*02 等位基因,许多患者没有资格进行涉及工程 TCR 的研究。此外,每个 TCR 代表一种新的受体,并且靶向具有不同 MHC 等位基因患者的相同抗原需要大量的临床前和临床开发。

临床经验

MART-1

证实 TCR 治疗有效的首次临床试验在恶性黑色素瘤患者中采用靶向黑色素瘤相关抗原 MART-1 的 TCR。在 2006 年,对 15 名 HLA-A*02 黑色素瘤患者进行了转基因 T 细胞治疗,以表达从恶性黑色素瘤患者的肿瘤浸润性淋巴细胞 (TIL) 中分离出 MART-1 特异性 TCR[16]。细胞在淋巴细胞耗竭后给予。在 15 名患者中,14 名在过继转移后 1 个月观察到移植物植入,2 名患者修饰细胞持续存在超过 1 年,并伴有转移性黑色素瘤的客观消退[16]。有趣的是,2/15 患者 (13%) 的缓解率低于采用 TIL 的缓解率(参见第

7 章）。尽管如此,这一经验让不能使用 TIL 的患者中进行 TCR 治疗具有了可能性[16]。

NY-ESO-1 在血液和实体肿瘤中的应用

NY-ESO-1 是一种睾丸癌抗原,广泛表达于恶性黑色素瘤、滑膜肉瘤、多发性骨髓瘤等血液肿瘤和常见实体瘤,在健康活体组织中无表达。对于黑色素瘤和滑膜肉瘤表达 NY-ESO 的患者,进行了靶向 HLA-A*02 内提呈的 NY-ESO 衍生抗原的人源性亲和力增强的 TCR 评价[17,18]。61%的滑膜肉瘤患者(11/18)和55%的黑色素瘤患者(11/20)可见客观的临床缓解。在 2016 年 2 月,FDA 批准了针对滑膜肉瘤中 NY-ESO1 的亲和力增强型 TCR 的突破性治疗设计,支持了 TCR 治疗实体瘤的可能性。

在评估自体干细胞移植后晚期多发性骨髓瘤相同 TCR 的一项 Ⅰ、Ⅱ期研究中,可以达到80%(16/20)的临床缓解率。14/20 的患者接近完全或完全缓解,2/20 的患者有很好的部分缓解,中位无进展生存期为 19.1 个月[19]。这与单次或序贯自体干细胞移植治疗高危患者的 40%或<40%的历史缓解率具有可比性。经慢病毒转导表达 TCR 的 T 细胞在体内扩增并持续存在,转运至骨髓,并显示出肿瘤特异性细胞毒性,证实疾病进展与 T 细胞持续性缺失或抗原逃逸有关[19]。这些结果首次证实了 TCR 平台的潜在临床获益。

从 MAGE 中吸取的毒性经验教训

关于 TCR 可能介导毒性的重要经验来自早期使用亲和力增强的 TCR 靶向黑色素瘤相关抗原家族(MAGE)的经验。MAGE-A 是一种广泛表达于常见上皮恶性肿瘤的睾丸癌抗原。在黑色素瘤、滑膜肉瘤和食管癌患者中进行的一项 Ⅰ、Ⅱ期研究中,采用了 MAGEA3/A9 特异性 TCR,该 TCR 来源于小鼠免疫接种 MAGEA3/A9 共享肽,结果显示 5/9 的患者癌症消退。然而出乎意料的是,3/8 的患者出现明显的神经毒性,其中 2 名迅速昏迷并最终死亡。5/8 的患者表现为脑室周围白质软化,且尸检发现坏死性白质脑病和白质缺损并伴有 T 细胞浸润[20]。后来发现转基因 TCR 与 MAGEA2、A6 和 A12 的肽广泛结合,并且发现 MAGEA12 在脑实质上表达[20]。

另一项针对骨髓瘤和黑色素瘤患者 TCR 的 MAGE-A1 研究发现了非预期的心脏毒性[21,22]。治疗的前两名患者出现致命的心源性休克。尸检显示心肌严重受损,并有组织病理学 T 细胞浸润的证据。虽然在心肌细胞上未发现 MAGE-A1 表达,但是发现工程 TCR 与来源于肌球蛋白(一种在横纹肌上发现的不相关的蛋白质)的肽具有非预期的交叉反应。这些不良事件致使进行了复杂的预测模型,以评估不同蛋白质之间肽的同源性,并评估具有替代肽基序的工程化 TCR 交叉反应的可能性,迄今为止这已被证明足以防止类似的不良结果。然而这些经验突出了首次人类靶向治疗中的风险,并提醒我们该领域的实验性质。

临床开发中的 TCR

目前,针对其他肿瘤相关抗原的 TCR 候选产品尚处于临床开发的早期阶段。针对人类乳头瘤病毒(HPV)-16 E6 和 E7 癌蛋白限制性表位 HLA-A*02:01 的 TCR 正在探索用于治疗 HPV 相关的上皮恶性肿瘤,包括宫颈、头颈和肛门生殖器肿瘤[23]。另一个有前途的抗原靶点是黑色素瘤中优先诱导抗原(PRAME)。PRAME 也是睾丸癌抗原家族的成员,在急性髓系白血病(AML)中过度表达,AML 是一种预后差、临床需求明显尚未满足的疾病。靶向 PRAME 的高亲和力同种异体 T 细胞可在同种异体干细胞移植后分离,且对多种 PRAME+肿瘤细胞系、原发性黑色素瘤和 AML 患者样本具有高度应答,提示 PRAME 可作为靶向 TCR 治疗的候选[24,25]。必须慎重,因为临床前数据显示,PRAME 特异性同种异体限制性 T 细胞具有有限的成熟树突状细胞和肾上皮细胞毒性[15]。临床试验正在研究携带自杀载体的 PRAME 特异性 T 细胞。

CAR

原理与结构

工程化 TCR 的几个特点限制了其介导肿瘤清除的适用性。个体 TCR 仅限于特定 MHC 等位基因,后者仅存在于少数人群中。肿瘤并非经常以下调 MHC 作为免疫逃逸的机制。TCR 不直接介导共刺激作用，并因此依赖于肿瘤通常缺乏的额外共刺激信号。将共刺激信号转入转基因TCR的尝试尚未成功。CAR是一种人工的、工程化的T细胞受体，旨在克服这些障碍。然而重要的是，CAR转导的标准方法并不取代T细胞的TCR，它们除了诱导T细胞的内源性TCR外，还诱导CAR的表达。正在开发敲除TCR表达的基因编辑技术，旨在减少移植物抗宿主病的可能性，消除TCR激活对CAR功能产生负面影响的可能性，并获得能够跨越组织相容性障碍的现有的CAR T细胞产物[26]。迄今为止，对1例T细胞不足以产生自体产物的儿童患者采用表达CD19特异性CART产物的同种T细胞产物进行治疗，并可从中获得缓解，该CD19特异性CART产物是消除内源性TCR的编辑基因[27]。

嵌合抗原受体融合抗原结合域和T细胞激活域。抗原结合结构域通常来源于单克隆抗体(mAbs)，单克隆抗体不需要来自固有MHC的抗原呈递，因此赋予T细胞MHC非依赖性。抗体结合结构域通常包括可变的重(Vh)链和轻(Vl)链，它们可通过结合柔性连接体以维持亲本抗体的抗原特异性而在遗传上表达为单链。理论上，单链可变片段(scFvs)可由任何感兴趣的靶点特异性抗体产生，从而引入设计靶向任何肿瘤抗原的工程化CAR的灵活性，其中可以采用特异性抗体。在实践中，由单克隆抗体衍生CAR的有效性显著不同，因此通常需要大量的临床前优化，以为特定靶点生成有效的CAR。向CAR受体添加共刺激结构域去除了在肿瘤微环境中提供共刺激信号的要求，从而进一步增强效力。

CAR 传代

CAR的起源可追溯到1989年，当时实验数据证实T细胞活化可能是在MHC非依赖结合部分和T细胞衍生活化结构域表达之后[28]。Eshhar和同事们采用工程化的T细胞表达由抗体衍生的可变结构域与TCR恒定结构域融合的人工受体。随后的工作表明，包含scFv结合域的受体达到了更佳的抗原识别，导致融合有scFv的第1代CAR结构进化为单个T细胞激活域。第1代CAR仍然依赖于肿瘤来提供共刺激信

号，以达到治疗获益[29]。随后，将CD28或4-1BB共刺激信号整合到信号结构域，且这被称为第2代CAR。在淋巴瘤中，CD19-CAR的临床资料提供了确凿的证据，表明第2代CAR在体内显示出更好的扩增和持久性，并且绝大多数临床试验都采用了第2代CAR[30-34]。现在有证据表明，不同的共刺激信号不是等效的，并且影响CAR T细胞产物的持续性和有效性。其中CD28可能赋予更强的初始细胞毒性；然而包含CD28信号内域的CAR未显示出长期、高水平的CAR持久性[35]。相比之下，具有4-1BB共刺激信号的CAR通常具有持续性，并且这种CAR在输注CAR后超过两年的患者中并不罕见[30]。

虽然第3代CAR融合了多个共刺激信号，与第2代CAR相比，尚未发现优势。整合更多的共刺激实际上可能增加发展为T细胞衰竭的可能性，从而限制最大的长期免疫效果。许多额外的基因修饰正在CAR T细胞中进行测试，包括设计用于保护T细胞免受肿瘤抑制微环境的修饰物表达，如修饰CAR以表达内源性检查点阻断、趋化因子受体或细胞因子转基因[36-38]。特别是，通过共同的γ链受体(IL-2、IL-7、IL-15和IL-21)增强诱导信号细胞因子或细胞因子受体的CAR T细胞，可提供自分泌增殖和促炎信号，增强体外CAR功能[39-43]，并且正在临床上探索。通过将调节性细胞因子IL-4受体与促炎性IL7R信号结构域融合，将细胞因子介导的抑制信号转变为激活信号的创新方法已经显示出临床前景[44]。随着CAR领域不断扩大，对影响T细胞活化、抑制、耗竭、细胞毒性和持久性机制因素理解的不断深入，我们期望CAR的结构可以定制，以进一步优化CAR介导的抗肿瘤效果。

临床转化

慢性淋巴细胞白血病 (CLL)、非霍奇金淋巴瘤 (NHL)

针对非霍奇金B细胞淋巴瘤和CLL患者的初始Ⅰ期CD19靶向CAR试验在剂量探索、毒

性鉴定和证明淋巴耗竭准备方案重要性方面是至关重要的。第一份证实 CAR 疗效的临床报道描述了在滤泡性淋巴瘤患者中使用具有 CD28 共刺激结构域的第 2 代 CD19 特异性 CAR。Kochenderfer 等描述了 1 名严重的经过预治疗晚期滤泡性淋巴瘤患者出现了显著的肿瘤消退，该患者出现了持续 39 周的 CAR 介导的 B 细胞再生障碍和 32 周的部分缓解[45]。对 3 名 CLL[46,47]患者进行 CD19-BB.z-CAR 治疗，结果令人印象深刻。CAR T 细胞扩增超过 1000 倍，患者表达 CAR 至少 6 个月，其中一些通过流式细胞术证实获得记忆表型[47,48]。另外 8 名在 Memorial Sloan Kettering 治疗的 CLL 患者提供的数据证实了在 CAR T 细胞过继性转移之前淋巴细胞耗竭的重要性。该研究还得出结论，疾病缓解和持续性与肿瘤负荷呈负相关[32]。首次针对难治性侵袭性 NHL 的 CD19-特异性 CAR T 细胞的关键多中心研究达到了总缓解率(ORR) 76% 和完全缓解 (CR)47% 的初步终点 (P< 0.0001)，比以往的 CR 结果高 6 倍[49]。这些结果为 CAR 治疗难治性侵袭性淋巴瘤提供了希望。

急性淋巴细胞白血病(ALL)

尽管难治性急性白血病患者通常是全血细胞减少的或者有较高的循环胚细胞计数，但 IB 期 ALL 经验不仅证明了在这种情况下 CAR T 细胞治疗的可行性，而且 B-ALL 对 CD19-CAR T 细胞治疗具有独特的敏感性。几个来自不同机构的小组现已证明，CD19 靶向 CAR 可以诱导复发/难治性 B-ALL 的成年人和儿童显著缓解，尽管 CAR 结构、预备方案和载体平台存在显著的机构间异质性[30,31,33,34,50](表 8.2)。所有组均报告

B-ALL 的显著完全缓解率为 70%~90%(NCI 报告包括 NHL，因此 B-ALL 的结果为70%)，这明显优于复发/难治性 ALL 患者使用标准挽救化疗 20%~30% 的历史完全缓解率[50]。这些史无前例的成果带来了该领域的早期热情。

从不同机构所推行的并行但又各不相同的策略中获得了见解。NCI 意向治疗分析支持了细胞生产的可行性，显示 100% 参加试验的患者接受了 CAR 治疗[34]。所有研究的评价剂量范围为 0.03~21×10^6。我们还了解到 CAR T 细胞的扩增与疗效相关[34]。UPenn 的经验介绍了首例 CD19 阴性病变 CAR 治疗后复发的患者，介绍了在靶向 CAR 治疗压力下肿瘤抗原重塑的现象[30,31,34,51]。我们已经看到，除了表面抗原重塑，肿瘤可能出现谱系重排和髓系疾病复发[52]。

CAR 持续性是长期免疫记忆的重要决定因素，早期临床试验表明 CAR T 细胞缺失与疾病复发有关[1]。证实 CAR 共刺激结构域对 T 细胞长期存活能力有显著影响。具有内源性 4-1BB 的 CAR T 细胞表现出长期持续性，而具有 CD28 共刺激的 CAR T 细胞未能持续超过 2~3 个月[30,50]。CD28-介导的细胞补体信号已经证明诱导一种与体内 CAR T 细胞持续性降低相关的耗尽性表型[35]。目前，驱动 T 细胞耗竭和持续的基本机制仍然未被充分探索，并且充当未来 CAR T 细胞生物学研究的驱动力，以进行优化 CAR 设计的策略。

美国食品和药物管理局(FDA)于 2014 年 7 月 1 日批准了 CTL019、CD19-靶向 CAR 作为突破性治疗的指定，并于 2017 年 8 月 30 日批准了 CD19-靶向 CAR，将其用于 25 岁以下的儿童

表 8.2 CD19-CAR 试验的机构间差异

中心	嵌合抗原受体设计	scFv	基因转移方法	样本(n)	完全缓解(CR)	细胞因子释放综合征	长期 B 细胞再生障碍
UPENN[30]	4-1BB, CD3ζ	FMC63	慢病毒	30	90% (27/30)	是	是
NCI[34]	CD28, CD3ζ	FMC63	逆转录病毒	21 (20 ALL)	70% (14/20) 意向治疗	是	否
MSKCC[73]	CD28, CD3ζ	SJ2SC1	慢病毒	45	80% (37/45)	是	否
FHCRC[74]	4-1BB, CD3ζ CD4:CD8, 1:1	FMC63	逆转录病毒	29	93% (24/26)	是	待定

注：UPENN=宾夕法尼亚大学；NCI=国家癌症研究所；MSKCC=Memorial Sloan-Kettering 癌症中心；FHCRC=Fred Hutchinson 癌症研究中心。

和年轻患者复发、难治性 B 细胞 ALL。这项具有里程碑意义的指定和批准是在 1989 年首次发表描述 CAR T 细胞疗法基础工作报告之后超过 25 年才获得的。基因修饰的 T 细胞疗法是首个被应用到临床的个体化细胞癌疗法，其整合到临床正在改变我们治疗 B 细胞肿瘤的方法。该领域正在迅速扩展，而且我们预期新的生物学和临床见解将支持进一步的优化，并指导成功应用到免疫原性较低的实体瘤。

实体瘤

尽管有若干临床试验针对多种癌症中的多种抗原，但在实体肿瘤中使用 CAR 治疗的结果不如血液系统肿瘤中令人鼓舞(表 8.3)。限制实体瘤中 CAR 结果的一些障碍包括在肿瘤细胞上缺乏具有高水平一致表面表达的抗原、在机体组织中不表达的抗原、在肿瘤微环境中免疫抑制和受损的 T 细胞运输[53]，以及与其他相比，影响某些 CAR 相对效价的 CAR 工程相关的挑战[35]。允许 CAR 靶向细胞内抗原的一种创新方法是设计一种 CAR，以模拟 TCR 并与表面 MHC 复合的细胞内衍生肽结合。以 WT1(Wilms Tumor 1 抗原)和 NY-ESO 1 为靶点的 TCR-模拟 CAR 已经产生，并且正在探索其他细胞内靶点，以期扩展 CAR 对含有特定细胞内肿瘤抗原的实体肿瘤的适用性。

最初，在神经母细胞瘤中使用第 1 代 GD2-CAR 报道了令人鼓舞的结果(在最初队列中，2/8 的患者具有客观缓解，2/11 治疗的患者具有长期完全缓解)[54,55]。基于共刺激增强 CD19-CAR T 细胞的扩增和持久性的证据[56]，随后的试验使用了相同的 GD2-CAR scFv，但结合了 CD28 和 OX40 共刺激结构域。然而未见客观缓解，且 GD2 CAR.28.OX40.z T 细胞显示了非常有限的扩增和持久性。随后的工作表明，与该 GD2-CAR 结合的 scFv 在细胞表面表现出抗原非依赖性聚集，从而在共刺激结构域存在的情况下，导致补体信号和早期 CAR-T 细胞耗竭[35]。CD28 共刺激可增强耗竭，而 4-1BB 共刺激则提供抗耗竭信号。在结合 CD28 和 OX40 的第 3 代 CAR 中，耗竭表型占优势[57]。这一经验强调了 T 细胞

耗竭在限制 CAR 疗效中的关键作用，并提供了共刺激结构域可以增强或反向影响 CAR 功能的证据。

最近使用 GD2-CAR 异种移植模型的研究也说明了局部骨髓抑制对 CAR T 细胞的影响。在本研究中，与神经母细胞瘤模型相比，异种移植模型中的髓系衍生抑制细胞(MDSC)在肉瘤模型中优先扩增，这与抗 GD2+肉瘤的抗肿瘤作用减弱有关[57]。加入调节 MDSC 的药物可增强 CAR 疗效。可以预见，将来对实体瘤 CAR T 细胞的研究将采用旨在调节肿瘤相关免疫抑制，以增强 CAR 治疗实体瘤疗效作为一个步骤的组合方案。

针对 HER2 抗原的 CAR 初步经验发现，输注 1×10^{10} 第 3 代 HER2 靶向 CAR T 细胞(CD28.4-1BB.CD3ζ-链)后，出现严重致命的不良事件[64]。根据该患者治疗以来出现的情况，现在清楚的是，本例中使用的 CAR T 细胞剂量远远超过其他 CAR 报道的最大耐受剂量，并且临床恶化与严重细胞因子释放综合征相一致。此外，尽管一些最初假设 CAR T 细胞可能由于 HER2 在这些组织上的低水平表达而攻击了心脏和肺，但是现在越来越多的数据表明，与 TCR 相比，CAR 不能识别低水平的抗原表达[65-68]。在随后引入治疗窗可能性的研究中，适当剂量的 HER2-CART 细胞耐受性良好[58]。在 17 名使用超过 $3 \times 10^6/m^2$ 的 HER2.28.z-CAR T 细胞的 HER2+肉瘤患者中，4 名患者病情稳定持续 12 周至 14 个月，且 CAR T 细胞在外周血中低水平持续至少 6 周[58]。在该研究中，疗效有限的基础尚未阐明；然而在使用 HER2 CAR 治疗胶质母细胞瘤的临床前模型中，可观察到由于抗原表达的高度异质性导致的抗原缺失变异体的快速选择[59]。这可以通过同时靶向 HER2 和通过双特异性 CAR 的附加目标 IL13Rα2 来克服。在这项研究中，双特异性 HER2/IL13Rα2CAR 受体优于两个 CAR 在同一 T 细胞上单独共表达。最近，1 名多形性转移性胶质母细胞瘤患者对靶向 IL13Rα2[60]的 CAR 局部给药具有强烈应答，该病例报道提供了额外的数据，表明 IL13Rα2 可能是基于 CAR 的脑肿瘤靶向的有希望的靶点[60]。

表 8.3　实体瘤 CAR 疗法临床试验的已发表报告 *

抗原靶点	疾病	嵌合抗原受体设计	基因转移方法	样本(n)	疗效
CAIX[72]	转移性肾细胞癌	FCRγ	逆转录病毒	12	0/12 患者的肿瘤有疗效;可见精确的非肿瘤毒性
HER-2[64]	难治性结肠癌，转移至肺和肝	4 -1BB、CD28、CD3 和 ξ-链	逆转录病毒	1	输注后 5 天死亡(在 10^{10}CAR 剂量范围内，细胞因子升高和呼吸衰竭)
HER-2[58]	复发/难治性 HER2+ 肉瘤	CD28、CD3 和 ξ-链	逆转录病毒	17	4/17 SD
GD-2[55]	高危神经母细胞瘤	EBV 特异性 CTL 或活化 T 细胞表达的第 1 代 CAR	逆转录病毒	19(8=缓解，11=活动性疾病)	3/11 活动性疾病患者为 CR
Mesothelin[75]	胰腺、恶性胸膜间皮瘤	4 -1BB、CD3 和 ξ-链	mRNA 转导	2	2 名患者肿瘤缓解
IL13R α 2[60]	胶质母细胞瘤	4 -1BB、CD3 和 ξ-链(腔内和心室内给药)	慢病毒	1	1CR** 持续至 7.5 个月
CEA[76]	伴转移性肝病的腺癌	CD28、CD3 和 ξ-链(腔内和心室内给药)	逆转录病毒	6	1 名患者为 SD,5 名患者为 PD 4/6 患者活检显示肝转移瘤坏死或纤维化程度增加
MUC-1[77]	精囊癌	CD28、4-1BB、CD3 和 ξ-链(瘤内注射)	慢病毒	1	局部肿瘤坏死

* 许多针对所列和未列肿瘤抗原的额外临床试验正在招募和进行。本文仅对已发表的实体瘤临床试验的结果进行总结。

** 在 IL13Ra2 CAR 试验中，CR 根据神经肿瘤学标准中的疗效评估。

注:CAIX=碳酸酐酶 IX;HER-2=人表皮生长因子受体 2;GD-2=二唾液酸神经节苷脂;EBV=Epstein-Barr 病毒;CTL=细胞毒性 T 淋巴细胞;IL13Ra2=白细胞介素-13 受体亚单位 α2;CEA=癌胚抗原;MUC-1=黏蛋白 1;FcRg=Fc 受体 g;SD=稳定疾病;CR=完全缓解; PD=进展性疾病。

这些早期的成功支持了 CAR 改变破坏性实体瘤预后的可能性。

嵌合抗原受体毒性

细胞因子释放综合征

CAR 最常见的毒性是细胞因子释放综合征 (CRS)。患者可能出现类似于巨噬细胞激活综合征的临床综合征,其特征为高促炎细胞因子水平下的发热和低血压。细胞因子从 T 细胞、固有免疫细胞如巨噬细胞和肿瘤中释放[61]。症状一般在治疗后 1~2 周内出现,可能介于具有机体症状的轻度综合征到需要 ICU 水平的循环和呼吸机支持的危及生命的严重综合征。IL-6、IL-10、IFN-γ、TNF-α 等细胞因子显著升高与 CRS 严重程度相关[62]。IL-6 与临床综合征的持续和托西利珠单克隆抗体治疗有关,托西利珠单克隆抗体是一种抗 IL-6R 的单克隆抗体,已证明能有效、迅速地逆转综合征[61]。研究正在进行,以确定采用抗 IL-6R 预先治疗是否可以提高安全性和耐受性,而不会对疗效产生不利影响。皮质类固醇为 CRS 提供了一种替代疗法，尽管非对照试验表明,与 IL-6 中的措施相比,可能在抗肿瘤免疫应答上介导更多的副作用[63]。确定 CRS 治疗阈值的算法应用于指导细胞因子风暴的治疗[61]。

神经毒性

CAR 治疗后的神经毒性多见于 CRS 之后,

但机制可能不同,单独细胞因子失调可能无法完全解释 CAR 介导的神经毒性[61]。症状并不局限于大脑特定的解剖区域,可以包括头痛、意识模糊、谵妄、幻觉、面神经麻痹、失用症、共济失调、辨距困难、吞咽困难、癫痫发作和可能需要呼吸机支持的气道保护的意识改变[69]。这些症状几乎总是可逆的。神经毒性尚未显示与中枢神经系统疾病直接相关,但在出现神经毒性患者的脑脊液中已鉴定出 CAR T 细胞和细胞因子水平升高[69]。最近,这种综合征在灵长类动物模型中采用 CD20-CAR 进行了复制,表明该综合征并不反映 CD19-CAR T 细胞的抗原特异性作用[70]。

最近报道了几例 CD19-CAR T 细胞治疗后的致死性脑水肿。导致致命神经毒性的病理生理学尚不清楚,目前尚不清楚这是否反映导致可逆神经毒性的同一病理生理学的更严重版本,还是反映了另一种生物学。血管内皮功能障碍是 CAR 介导神经毒性的潜在触发因素,进一步努力从机理上了解 CAR 的神经毒性,旨在让我们能够学会避免这种可能导致发病率和死亡率的毁灭性原因。

靶向、非肿瘤毒性

在 CD19-CAR 治疗后,通常可见 B 细胞耗竭,并持续到 T 细胞留存期。值得注意的是,这与显著的发病率无相关性,并且似乎可以通过免疫球蛋白替代进行适当治疗[71]。采用碳酸酐酶 IX(CAIX)靶向 CAR 治疗肾细胞癌后,观察其肝胆毒性,推测为靶点而非肿瘤毒性的表现[72]。有趣的是,这种毒性可以通过针对同一抗原的单克隆抗体预处理进行预防。靶向、非肿瘤毒性谱将根据特异性抗原靶向而变化。研究靶向新抗原 CAR 的临床试验需要密切监测靶向、非肿瘤毒性。

未来的方向

采用工程化 T 细胞进行治疗已显示出明显的活性迹象,并且这种治疗方法的全部潜力尚未开发。受体特异性操作(例如,增强 TCR 亲和力,降低 CAR T 细胞中的补体信号),共表达额外的调节剂以增强 T 细胞功能,修改治疗的临床方面(例如,输注时间、细胞剂量和淋巴耗竭方案),以及将工程化 T 细胞与其他免疫调节剂结合均有希望增强新兴治疗类型的活性。在 CD19-CAR 治疗后,充分证实了的抗原阴性复发表明,人造多特异性 T 细胞降低抗原缺失逃逸风险的重要性。

另外的研究重点是对 T 细胞耗竭和抑制的逆转。T 细胞受到内在调节机制及其抑制性肿瘤微环境的抑制。正在研究利用工程化 T 细胞和检查点阻断的组合方法以尽力逆转 T 细胞抑制和耗竭。另一个正在评估的方法是改造 T 细胞,使其具有抑制免疫调节检查点的内在机制。

一项主要的挑战是大规模生产过继性 T 细胞产品的可行性。通过改进技术方法,可使生产时间缩短,许多临床试验报告生产时间少于 21 天。在无菌设施中良好制造条件下进行单采,基因修饰过程是一个技术复杂和昂贵的过程。许多患者由于既往的治疗而具有潜在的 T 细胞功能障碍,且其 T 细胞可能不会扩增到足以满足阈值剂量。并非所有接受单采的患者都成功地继续使用预期产品。正在努力探索采用 CRISPR/cas9 基因编辑等技术可靠地提高转导效率,以及提高基因工程的精确性和可靠性。

对现有 T 细胞产品监测也在努力进行中。对初次采用 HLA 错配供体的 CAR T 细胞产物进行治疗的患者,该产物应修饰为缺乏表面 TCR 表达,以避免同种异体反应。我们预期,精确的基因编辑技术,现成的过继性 T 细胞平台和组合疗法都将有助于促进这种新型疗法精确性、有效性、持久性和可用性的发展。

参考文献

1. Ghoneim HE, Zamora AE, Thomas PG, Youngblood BA. Cell-intrinsic barriers of T cell-based immunotherapy. Trends Mol Med. 2016.
2. Sadelain M, Riviere I, Brentjens R. Targeting tumours with genetically enhanced T lymphocytes. Nat Rev Cancer. 2003;3(1):35–45.
3. Thomas S, Hart DP, Xue SA, Cesco-Gaspere M, Stauss HJ. T-cell receptor gene therapy for cancer: the progress to date and future objectives. Expert Opin Biol Ther. 2007;7(8):1207–18.
4. Kebriaei P, Singh H, Huls MH, Figliola MJ, Bassett R, Olivares S, et al. Phase I trials using Sleeping Beauty to generate CD19-specific CAR T cells. J Clin Invest. 2016;126(9):3363–76.

5. Singh H, Huls H, Kebriaei P, Cooper LJ. A new approach to gene therapy using Sleeping Beauty to genetically modify clinical-grade T cells to target CD19. Immunol Rev. 2014;257(1):181-90.

6. Schutsky K, Song DG, Lynn R, Smith JB, Poussin M, Figini M, et al. Rigorous optimization and validation of potent RNA CAR T cell therapy for the treatment of common epithelial cancers expressing folate receptor. Oncotarget. 2015;6(30):28911-28.

7. Sather BD, Romano Ibarra GS, Sommer K, Curinga G, Hale M, Khan IF, et al. Efficient modification of CCR5 in primary human hematopoietic cells using a megaTAL nuclease and AAV donor template. Sci Transl Med. 2015;7(307):307ra156.

8. Ren J, Liu X, Fang C, Jiang S, June CH, Zhao Y. Multiplex genome editing to generate universal CAR T cells resistant to PD1 inhibition. Clin Cancer Res. 2016.

9. Scholler J, Brady TL, Binder-Scholl G, Hwang WT, Plesa G, Hege KM, et al. Decade-long safety and function of retroviral-modified chimeric antigen receptor T cells. Sci Transl Med. 2012;4(132):132ra53.

10. Han A, Glanville J, Hansmann L, Davis MM. Linking T-cell receptor sequence to functional phenotype at the single-cell level. Nat Biotechnol. 2014;32(7): 684-92.

11. Bialer G, Horovitz-Fried M, Ya'acobi S, Morgan RA, Cohen CJ. Selected murine residues endow human TCR with enhanced tumor recognition. J Immunol. 2010;184(11):6232-41.

12. Cohen CJ, Zhao Y, Zheng Z, Rosenberg SA, Morgan RA. Enhanced antitumor activity of murine-human hybrid T-cell receptor (TCR) in human lymphocytes is associated with improved pairing and TCR/CD3 stability. Cancer Res. 2006;66(17):8878-86.

13. Zhao Y, Bennett AD, Zheng Z, Wang QJ, Robbins PF, Yu LY, et al. High-affinity TCRs generated by phage display provide CD4+ T cells with the ability to recognize and kill tumor cell lines. J Immunol. 2007;179(9):5845-54.

14. Varela-Rohena A, Molloy PE, Dunn SM, Li Y, Suhoski MM, Carroll RG, et al. Control of HIV-1 immune escape by CD8 T cells expressing enhanced T-cell receptor. Nat Med. 2008;14(12):1390-5.

15. Amir AL, van der Steen DM, van Loenen MM, Hagedoorn RS, de Boer R, Kester MD, et al. PRAME-specific Allo-HLA-restricted T cells with potent antitumor reactivity useful for therapeutic T-cell receptor gene transfer. Clin Cancer Res. 2011;17(17):5615-25.

16. Morgan RA, Dudley ME, Wunderlich JR, Hughes MS, Yang JC, Sherry RM, et al. Cancer regression in patients after transfer of genetically engineered lymphocytes. Science. 2006;314(5796):126-9.

17. Robbins PF, Morgan RA, Feldman SA, Yang JC, Sherry RM, Dudley ME, et al. Tumor regression in patients with metastatic synovial cell sarcoma and melanoma using genetically engineered lymphocytes reactive with NY-ESO-1. J Clin Oncol. 2011;29(7):917-24.

18. Robbins PF, Kassim SH, Tran TL, Crystal JS, Morgan RA, Feldman SA, et al. A pilot trial using lymphocytes genetically engineered with an NY-ESO-1-reactive T-cell receptor: long-term follow-up and correlates with response. Clin Cancer Res. 2015;21(5):1019-27.

19. Rapoport AP, Stadtmauer EA, Binder-Scholl GK, Goloubeva O, Vogl DT, Lacey SF, et al. NY-ESO-1-specific TCR-engineered T cells mediate sustained antigen-specific antitumor effects in myeloma. Nat Med. 2015;21(8):914-21.

20. Morgan RA, Chinnasamy N, Abate-Daga D, Gros A, Robbins PF, Zheng Z, et al. Cancer regression and neurological toxicity following anti-MAGE-A3 TCR gene therapy. J Immunother. 2013;36(2):133-51.

21. Cameron BJ, Gerry AB, Dukes J, Harper JV, Kannan V, Bianchi FC, et al. Identification of a titin-derived HLA-A1-presented peptide as a cross-reactive target for engineered MAGE A3-directed T cells. Sci Transl Med. 2013;5(197):197ra03.

22. Linette GP, Stadtmauer EA, Maus MV, Rapoport AP, Levine BL, Emery L, et al. Cardiovascular toxicity and titin cross-reactivity of affinity-enhanced T cells in myeloma and melanoma. Blood. 2013;122(6):863-71.

23. Draper LM, Kwong ML, Gros A, Stevanovic S, Tran E, Kerkar S, et al. Targeting of HPV-16+ epithelial cancer cells by TCR gene engineered T cells directed against E6. Clin Cancer Res. 2015;21(19):4431-9.

24. Ding K, Wang XM, Fu R, Ruan EB, Liu H, Shao ZH. PRAME Gene expression in acute leukemia and its clinical significance. Cancer Biol Med. 2012;9(1): 73-6.

25. Goswami M, Hensel N, Smith BD, Prince GT, Qin L, Levitsky HI, et al. Expression of putative targets of immunotherapy in acute myeloid leukemia and healthy tissues. Leukemia. 2014;28(5):1167-70.

26. Torikai H, Cooper LJ. Translational implications for off-the-shelf immune cells expressing chimeric antigen receptors. Mol Ther. 2016;24(7):1178-86.

27. Ratner M. Off-the-shelf CAR-T therapy induces remission in child with ALL. Nat Biotechnol. 2016;34(1):12.

28. Gross G, Waks T, Eshhar Z. Expression of immunoglobulin-T-cell receptor chimeric molecules as functional receptors with antibody-type specificity. Proc Natl Acad Sci U S A. 1989;86(24):10024-8.

29. Brentjens RJ, Latouche JB, Santos E, Marti F, Gong MC, Lyddane C, et al. Eradication of systemic B-cell tumors by genetically targeted human T lymphocytes co-stimulated by CD80 and interleukin-15. Nat Med. 2003;9(3):279-86.

30. Maude SL, Frey N, Shaw PA, Aplenc R, Barrett DM, Bunin NJ, et al. Chimeric antigen receptor T cells for sustained remissions in leukemia. N Engl J Med. 2014;371(16):1507-17.

31. Grupp SA, Kalos M, Barrett D, Aplenc R, Porter DL, Rheingold SR, et al. Chimeric antigen receptor-modified T cells for acute lymphoid leukemia. N Engl J Med. 2013;368(16):1509-18.

32. Brentjens RJ, Riviere I, Park JH, Davila ML, Wang X,

Stefanski J, et al. Safety and persistence of adoptively transferred autologous CD19-targeted T cells in patients with relapsed or chemotherapy refractory B-cell leukemias. Blood. 2011;118(18):4817–28.

33. Brentjens RJ, Santos E, Nikhamin Y, Yeh R, Matsushita M, La Perle K, et al. Genetically targeted T cells eradicate systemic acute lymphoblastic leukemia xenografts. Clin Cancer Res. 2007;13(18 Pt 1):5426–35.

34. Lee DW, Kochenderfer JN, Stetler-Stevenson M, Cui YK, Delbrook C, Feldman SA, et al. T cells expressing CD19 chimeric antigen receptors for acute lymphoblastic leukaemia in children and young adults: a phase 1 dose-escalation trial. Lancet. 2015;385(9967): 517–28.

35. Long AH, Haso WM, Shern JF, Wanhainen KM, Murgai M, Ingaramo M, et al. 4-1BB costimulation ameliorates T cell exhaustion induced by tonic signaling of chimeric antigen receptors. Nat Med. 2015;21(6): 581–90.

36. Pegram HJ, Park JH, Brentjens RJ. CD28z CARs and armored CARs. Cancer J. 2014;20(2):127–33.

37. Pegram HJ, Purdon TJ, van Leeuwen DG, Curran KJ, Giralt SA, Barker JN, et al. IL-12-secreting CD19-targeted cord blood-derived T cells for the immunotherapy of B-cell acute lymphoblastic leukemia. Leukemia. 2015;29(2):415–22.

38. Pegram HJ, Lee JC, Hayman EG, Imperato GH, Tedder TF, Sadelain M, et al. Tumor-targeted T cells modified to secrete IL-12 eradicate systemic tumors without need for prior conditioning. Blood. 2012;119(18):4133–41.

39. Jena B, Dotti G, Cooper LJ. Redirecting T-cell specificity by introducing a tumor-specific chimeric antigen receptor. Blood. 2010;116(7):1035–44.

40. Vera JF, Hoyos V, Savoldo B, Quintarelli C, Giordano Attianese GM, Leen AM, et al. Genetic manipulation of tumor-specific cytotoxic T lymphocytes to restore responsiveness to IL-7. Mol Ther. 2009;17(5):880–8.

41. Sogo T, Kawahara M, Tsumoto K, Kumagai I, Ueda H, Nagamune T. Selective expansion of genetically modified T cells using an antibody/interleukin-2 receptor chimera. J Immunol Methods. 2008;337(1):16–23.

42. Hoyos V, Savoldo B, Quintarelli C, Mahendravada A, Zhang M, Vera J, et al. Engineering CD19-specific T lymphocytes with interleukin-15 and a suicide gene to enhance their anti-lymphoma/leukemia effects and safety. Leukemia. 2010;24(6):1160–70.

43. Markley JC, Sadelain M. IL-7 and IL-21 are superior to IL-2 and IL-15 in promoting human T cell-mediated rejection of systemic lymphoma in immunodeficient mice. Blood. 2010;115(17):3508–19.

44. Mohammed S, Sukumaran S, Bajgain P, Watanabe N, Heslop HE, Rooney CM, et al. Improving chimeric antigen receptor-modified T cell function by reversing the immunosuppressive tumor microenvironment of pancreatic cancer. Mol Ther. 2017;25(1):249–58.

45. Kochenderfer JN, Wilson WH, Janik JE, Dudley ME, Stetler-Stevenson M, Feldman SA, et al. Eradication of B-lineage cells and regression of lymphoma in a patient treated with autologous T cells genetically engineered to recognize CD19. Blood. 2010;116(20):4099–102.

46. Porter DL, Levine BL, Kalos M, Bagg A, June CH. Chimeric antigen receptor-modified T cells in chronic lymphoid leukemia. N Engl J Med. 2011;365(8):725–33.

47. Kalos M, Levine BL, Porter DL, Katz S, Grupp SA, Bagg A, et al. T cells with chimeric antigen receptors have potent antitumor effects and can establish memory in patients with advanced leukemia. Sci Transl Med. 2011;3(95):95ra73.

48. Porter DL, Kalos M, Zheng Z, Levine B, June C. Chimeric antigen receptor therapy for B-cell malignancies. J Cancer. 2011;2:331–2.

49. Sattva S. Neelapu et al. LBA-6 Kte-C19 (anti-CD19 CAR T cells) induces complete remissions in patients with refractory diffuse large B-cell lymphoma (DLBCL): results from the pivotal phase 2 Zuma-1. ASH.; 12.6.2016; Sand Diego: Blood. Late Breaking Abstract LBA-6.

50. Davila ML, Sauter C, Brentjens R. CD19-targeted T cells for hematologic malignancies: clinical experience to date. Cancer J. 2015;21(6):470–4.

51. Sotillo E, Barrett DM, Black KL, Bagashev A, Oldridge D, Wu G, et al. Convergence of acquired mutations and alternative splicing of CD19 enables resistance to CART-19 immunotherapy. Cancer Discov. 2015;5(12):1282–95.

52. Jacoby E, Nguyen SM, Fountaine TJ, Welp K, Gryder B, Qin H, et al. CD19 CAR immune pressure induces B-precursor acute lymphoblastic leukaemia lineage switch exposing inherent leukaemic plasticity. Nat Commun. 2016;7:12320.

53. Newick K, Moon E, Albelda SM. Chimeric antigen receptor T-cell therapy for solid tumors. Mol Ther Oncolytics. 2016;3:16006.

54. Pule MA, Savoldo B, Myers GD, Rossig C, Russell HV, Dotti G, et al. Virus-specific T cells engineered to coexpress tumor-specific receptors: persistence and antitumor activity in individuals with neuroblastoma. Nat Med. 2008;14(11):1264–70.

55. Louis CU, Savoldo B, Dotti G, Pule M, Yvon E, Myers GD, et al. Antitumor activity and long-term fate of chimeric antigen receptor-positive T cells in patients with neuroblastoma. Blood. 2011;118(23):6050–6.

56. Savoldo B, Ramos CA, Liu E, Mims MP, Keating MJ, Carrum G, et al. CD28 costimulation improves expansion and persistence of chimeric antigen receptor-modified T cells in lymphoma patients. J Clin Invest. 2011;121(5):1822–6.

57. Long AH, Highfill SL, Cui Y, Smith JP, Walker AJ, Ramakrishna S, et al. Reduction of MDSCs with all-trans retinoic acid improves CAR therapy efficacy for sarcomas. Cancer Immunol Res. 2016;4(10): 869–80.

58. Ahmed N, Brawley VS, Hegde M, Robertson C, Ghazi A, Gerken C, et al. Human epidermal growth factor receptor 2 (HER2)-specific chimeric antigen

receptor-modified T cells for the immunotherapy of HER2-positive sarcoma. J Clin Oncol. 2015;33(15): 1688–96.

59. Hegde M, Mukherjee M, Grada Z, Pignata A, Landi D, Navai SA, et al. Tandem CAR T cells targeting HER2 and IL13Ralpha2 mitigate tumor antigen escape. J Clin Invest. 2016;126(8):3036–52.

60. Brown CE, Alizadeh D, Starr R, Weng L, Wagner JR, Naranjo A, et al. Regression of glioblastoma after chimeric antigen receptor T-cell therapy. N Engl J Med. 2016;375(26):2561–9.

61. Lee DW, Gardner R, Porter DL, Louis CU, Ahmed N, Jensen M, et al. Current concepts in the diagnosis and management of cytokine release syndrome. Blood. 2014;124(2):188–95.

62. Bonifant CL, Jackson HJ, Brentjens RJ, Curran KJ. Toxicity and management in CAR T-cell therapy. Mol Ther Oncolytics. 2016;3:16011.

63. Davila ML, Riviere I, Wang X, Bartido S, Park J, Curran K, et al. Efficacy and toxicity management of 19-28z CAR T cell therapy in B cell acute lymphoblastic leukemia. Sci Transl Med. 2014;6(224):224ra25.

64. Morgan RA, Yang JC, Kitano M, Dudley ME, Laurencot CM, Rosenberg SA. Case report of a serious adverse event following the administration of T cells transduced with a chimeric antigen receptor recognizing ERBB2. Mol Ther. 2010;18(4):843–51.

65. Weijtens ME, Hart EH, Bolhuis RL. Functional balance between T cell chimeric receptor density and tumor associated antigen density: CTL mediated cytolysis and lymphokine production. Gene Ther. 2000;7(1): 35–42.

66. Turatti F, Figini M, Balladore E, Alberti P, Casalini P, Marks JD, et al. Redirected activity of human antitumor chimeric immune receptors is governed by antigen and receptor expression levels and affinity of interaction. J Immunother. 2007;30(7):684–93.

67. Anurathapan U, Chan RC, Hindi HF, Mucharla R, Bajgain P, Hayes BC, et al. Kinetics of tumor destruction by chimeric antigen receptor-modified T cells. Mol Ther. 2014;22(3):623–33.

68. Walker AJ, Majzner RG, zhang L, Wanhainen KM, Long AH, Nguyen SM, et al. Tumor antigen and receptor densities regulate efficacy of a novel chimeric antigen receptor targeting anaplastic lymphoma kinase. 2017.

69. Brudno JN, Kochenderfer JN. Toxicities of chimeric antigen receptor T cells: recognition and management. Blood. 2016;127(26):3321–30.

70. Taraseviciute A, Kean L, Jensen M, editors. Creation of the first non-human primate model that faithfully recapitulates chimeric antigen receptor (CAR) T cell-mediated cytokine release syndrome (CRS) and neurologic toxicity following B cell-directed CAR-T cell therapy. Blood; 2016 2016.

71. Bhoj VG, Arhontoulis D, Wertheim G, Capobianchi J, Callahan CA, Ellebrecht CT, et al. Persistence of long-lived plasma cells and humoral immunity in individuals responding to CD19-directed CAR T-cell therapy. Blood. 2016;128(3):360–70.

72. Lamers CH, Sleijfer S, van Steenbergen S, van Elzakker P, van Krimpen B, Groot C, et al. Treatment of metastatic renal cell carcinoma with CAIX CAR-engineered T cells: clinical evaluation and management of on-target toxicity. Mol Ther. 2013;21(4): 904–12.

73. Park J. et al., CD19-targeted CAR T-cell therapeutics for hematologic malignancies: interpreting clinical outcomes to date. ASH; 12.2016. San Diego. Blood, 2016. 127:3312–3320.

74. Turtle CJ, Riddell SR, Maloney DG. CD19-targeted chimeric antigen receptor-modified T-cell immunotherapy for B-cell malignancies. Clin Pharmacol Ther. 2016; 100(3):252–8.

75. Beatty GL, Haas AR, Maus MV, Torigian DA, Soulen MC, Plesa G, et al. Mesothelin-specific chimeric antigen receptor mRNA-engineered T cells induce anti-tumor activity in solid malignancies. Cancer Immunol Res. 2014;2(2):112–20.

76. Katz SC, Burga RA, McCormack E, Wang LJ, Mooring W, Point GR, et al. Phase I hepatic immunotherapy for metastases study of intra-arterial chimeric antigen receptor-modified T-cell therapy for CEA+ liver metastases. Clin Cancer Res. 2015;21(14):3149–59.

77. You F, Jiang L, Zhang B, Lu Q, Zhou Q, Liao X, et al. Phase 1 clinical trial demonstrated that MUC1 positive metastatic seminal vesicle cancer can be effectively eradicated by modified Anti-MUC1 chimeric antigen receptor transduced T cells. Sci China Life Sci. 2016;59(4):386–97.

Dae won Kim, *Adi Diab*

简介

最近，肿瘤免疫治疗因检查点阻断治疗的显著成功而受到关注。然而只有特定癌种的患者才能获得显著且持久的临床获益。已检测出一些分子和细胞因子可提升检查点阻断治疗的抗肿瘤免疫和有限的临床获益。佐剂是被肿瘤和肿瘤微环境诱导的增强抗原特异性免疫应答的疫苗组分。因为疫苗本身不具有足以克服肿瘤的免疫抑制特性的免疫原性，所以佐剂增加了由肿瘤疫苗诱导的抗肿瘤免疫力的效能和寿命。通常，佐剂分为两类：①疫苗输送载体，促进疫苗抗原输送到抗原提呈细胞（APC）；②主要激活固有免疫系统的免疫刺激剂。

理想的肿瘤疫苗佐剂与传统预防疾病的疫苗不同。肿瘤疫苗通常在由免疫抑制的细胞因子、分子和细胞组成的肿瘤微环境中引发 I 型辅助性 T 细胞（Th1）的免疫应答。传统上，多肽和蛋白质疫苗已经与运送载体，如矿物佐剂和油佐剂一起使用。近年来，随着对肿瘤免疫学中调节剂和刺激剂的逐步理解识别和理解，各种佐剂已经在临床前和临床研究中局部和（或）全身使用，其中包括细胞因子、检查点抑制剂、共刺激分子、放疗，甚至化疗。在本章中，我们总结并讨论在肿瘤免疫治疗中增强抗肿瘤免疫的多种佐剂和细胞因子。

载体

由于铝盐具有增强固有免疫的能力，其已被用作几种预防病毒和细菌疫苗的佐剂[1]。然而它们不是肿瘤疫苗的理想佐剂，因为它们不能诱导强烈的细胞免疫应答[2]。

油佐剂是油和注射用表面活性剂的混合物。油佐剂在注射部位形成贮库，以缓慢释放抗原至 APC 并保护抗原免于降解[3]。弗氏不完全佐剂（IFA）和 Montanide ISA 是常用的油佐剂。研究显示，这些佐剂可在外周血中诱导细胞毒性 T 细胞活化[4]。然而最近的临床前和临床研究表明，IFA 在多肽刺激时，通过产生最少的干扰素（IFN）-γ，诱导注射部位抗原特异性 CD8 T 细胞的滞留和功能障碍[5,6]。

Toll 样受体（TLR）

固有免疫系统是抵御微生物或病毒感染的第一道防线，特别是在初次暴露的最初几小时和几天里，其早于适应性免疫细胞（如 B 细胞和 T 细胞）的激活和扩增。与适应性免疫细胞相反，固有免疫细胞在其细胞膜或细胞质中具有模式识别受体，以识别微生物表达的病原体相关模式分子（PAMP）。TLR 是重要的模式识别受体。一旦识别微生物 PAMP 后，TLR 信号传导导致固有免疫细胞的成熟，主要组织相容性复合物（MHC）和共刺激分子（CD40、CD80 和 CD86）的上调，并增强抗原的交叉提呈，从而驱动 Th1、Th2 或 Th17 免疫应答的进展[7]。

聚肌胞苷－聚胞苷酸（poly-IC）

Poly-IC 是一种合成的病毒 dsRNA 类似物，是一种有效的 TLR3 激动剂（图 9.1），其可诱导 I 型干扰素和 IL-12 的产生以及 APC 上 MHC 和共刺激分子的上调，从而增强交叉提呈。由于 poly-IC 在血液中被天然存在的酶快速灭活，因此通常需要用聚赖氨酸来稳定。其稳定形式称为 poly-ICLC。当在临床前研究中用作疫苗佐剂时，poly-IC 和 poly-ICLC 可增强 DC 成熟，IL-12 分泌和肿瘤特异性 T 细胞应答[12,13]。据报道，在一位晚期面部横纹肌肉瘤患者的瘤内注射 poly-ICLC 后，可产生肿瘤炎症，随后发生显著的肿瘤消退和生存延长[14]。目前，在黑色素瘤、前列腺癌和乳腺癌的几项临床试验中，poly-ICLC 正进行试验。

卡介苗

Bacille Calmette-Guérin (BCG) 是一种可激活 TLR2 和 TLR4 的细菌产物（图 9.1）[8]。虽然 TLR2 和 TLR4 均刺激树突状细胞 (DC)，但它们对免疫系统有不同的影响。TLR2 信号通路与 Th2 免疫应答相关，并通过与 TLR6 形成异二聚体诱导耐受性 DC 和调节性 T 细胞[9]。通过 MyD88 途径激活 TLR2 可增加髓源性抑制细胞，增强免疫抑制活性，促进肿瘤的生长、侵袭和转移[9]。相反，TLR4 信号传导可导致白细胞介素 (IL)-12 的产生，I 型干扰素的分泌和 Th1 细胞免疫应答[9]。BCG 已被广泛评定为肿瘤疫苗佐剂，并已被批准用于局部治疗浅表性膀胱癌。但是，几个Ⅲ期随机研究显示，用 BCG 做佐剂的肿瘤疫苗未能表现出临床疗效[10,11]。此外，由于 BCG 是一种活的分枝杆菌产物，因而全身感染是一种风险。这也严重限制了其作为肿瘤疫苗佐剂的广泛应用。

脂多糖(LPS)

LPS 作为革兰阴性细菌外膜的主要组分，是 TLR4 的有效刺激物（图 9.1），其可导致 DC 的激活，I 型干扰素和 IL-12 的分泌，以及 Th1 免疫应答的诱导[15]。尽管 LPS 在多种临床前和临床研究中显示出显著的抗肿瘤作用[16-18]，但因为它与包括细胞因子风暴在内的严重毒性相关，因此对临床使用而言，它被认为毒性过大[19]。

单磷酰脂质 A 是来自明尼苏达沙门菌的解毒形式的 LPS[20]。它是一种 TLR4 激动剂，其通过分泌促炎细胞因子诱导有效的 Th1 细胞反应[21]。由于强烈的免疫刺激活性和无显著毒性，单磷酰脂质 A 作为佐剂应用在几个正在进行的Ⅲ期

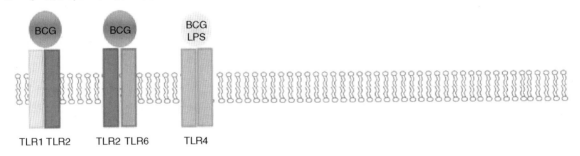

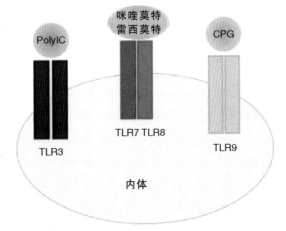

图 9.1　经过临床和临床测试的 Toll 样受体及其配体。（见彩插）

肿瘤疫苗试验中，如 MAGE-A3 疫苗和 MUC-1 抗原疫苗(Stimuvax[R])。

咪喹莫特

咪喹莫特，一种 TLR7 激动剂(图 9.1)，是治疗尖锐湿疣、光化性角化病和基底细胞癌的局部治疗药物。TLR7 在浆细胞样 DC(pDC)中表达，而在髓系 DC(mDC)中表达较少，但在自然杀伤(NK)细胞或 T 细胞中不表达[22]。一旦 TLR7 被咪喹莫特激活，pDC 就会分泌 IL12 和 IFN-α，它们可激活如 NK 细胞和 T 细胞之类的效应细胞，并通过上调 pDC 上的 MHC Ⅰ和Ⅱ来增强共刺激分子的表达和抗原提呈能力[23]。此外，咪喹莫特通过上调 TRAIL、颗粒酶和穿孔素直接激活 pDC 的杀肿瘤活性[23]。一项用 FMS 样酪氨酸激酶 3(Flt3)配体和多肽疫苗治疗转移性黑色素瘤患者的试验评估了咪喹莫特的免疫佐剂活性[24]。在该研究中，与对照组比较，局部咪喹莫特治疗组对多肽疫苗诱导了更频繁的皮肤反应和更多的循环多肽特异性 CD8T 细胞。一些病例报道和病例系列报道已经证明局部咪喹莫特疗法已成功治疗了黏膜黑色素瘤和乳腺癌皮肤转移[25.26]。在一项乳腺癌皮肤转移患者的小型前瞻性研究中，局部应用咪喹莫特显示出两例部分缓解(20%)且没有 3~4 级毒性[27]。咪喹莫特作为疫苗佐剂联合 NY-ESO-1 肽疫苗的另一项试验研究显示，在已切除的黑色素瘤患者中，局部咪喹莫特治疗具有极佳的安全性，以及非常成功的 NY-ESO-1 特异性体液和细胞免疫反应[28]。

雷西莫特

雷西莫特可刺激 TLR8 和 TLR7(图 9.1)。TLR8 在系统发生上与 TLR7 相似，其在单核细胞、中性粒细胞和髓系 DC 中表达，但在 pDC 中不表达。在 pDC 中，TLR8 与 TLR7 互补表达[23.29]。TLR7 途径与 pDC 的活化和 IFN-α 的分泌有关，而刺激 TLR8 可激活 mDC 和 IL-12 的分泌[30]。与咪喹莫特类似，雷西莫特可诱导 IFN-α，肿瘤坏死因子 α(TNF-α)、IL-6 和 IL-12 的分泌；上调 DC 上共刺激分子的表达；加强 DC 的交叉提呈；

激活细胞毒性 T 细胞[9]。雷西莫特被认为是 NY-ESO-1 蛋白疫苗的免疫佐剂，与 montanide 联合应用于切除后的高危黑色素瘤患者[31]。尽管在大多数患者中局部使用雷西莫特联合 montanide 诱导了对 NY-ESO-1 的抗体和 CD4 T 细胞应答，但在 12 名患者中仅有 3 名检测到 NY-ESO-1 特异性 CD8 T 细胞的应答[31]。

CpG

CpG 寡脱氧核苷酸是刺激 TLR9 的最有效的细胞免疫佐剂之一(图 9.1)。TLR9 主要在 pDC 和 B 细胞中表达[32]。TLR9 可通过激活 pDC 和记忆 B 细胞诱导强烈的细胞和体液免疫[32]。许多临床前研究表明，对于同时给药的肿瘤疫苗，CpG 可以增强肿瘤抗原特异性免疫应答，并显著降低肿瘤负荷[32]。由于 CpG 在小鼠研究中的免疫刺激活性，CpG 已在多项临床研究中进行了广泛研究。在 Ⅰ 期和 Ⅱ 期研究中，评估了 CpG 单药连续瘤内注射治疗复发性胶质母细胞瘤患者的疗效[33.34]。在这些研究中，患者伴有轻度发热和短暂的神经功能恶化，其耐受性良好。虽然它们是些小型并且无对照的研究，但接受 CpG 治疗患者的一年生存率(24%)高于对照组(15%)。一项多肽疫苗联合 CpG 和 IFA 治疗黑色素瘤的 Ⅰ 期研究表明，接受多肽疫苗联合 CpG 的患者中，循环肿瘤特异性 T 细胞的数量比接受疫苗联合 IFA 的患者高 10 倍[35]。此外，与仅接受相同疫苗而无 CpG 患者相比，接种 CpG-疫苗患者的 Ⅰ 型细胞因子的生成(IFN-γ、TNF-α 和 IL-2)和 CD107a(脱粒标志物)的表达增加了 10 倍。在另一项临床研究中，转移性黑色素瘤患者接受多表位多肽疫苗的治疗，包括 MART-1，gp100 和具有 CpG、IFA 及 GMCSF 的 montanide 中的酪氨酸酶[36]。治疗的耐受性良好，无明显毒性；10%(2 名患者)有客观反应率，观察到 48%(10 名患者)的疾病控制率，中位无进展生存(PFS)为 1.9 个月。中位总生存期(OS)为 13.4 个月，中位随访时间为 7.4 个月。

在几项临床研究中，将 CpG 掺入具有免疫原性病毒样纳米颗粒和 Melan-A/MART-1 多肽

(MelQbG10 疫苗)中以增强抗肿瘤免疫力。在一项 Ⅱ 期研究中,使用 MelQbG10 治疗了 7 名切除后无可测量病灶的黑色素瘤患者和 15 名有可测病灶的转移性黑色素瘤[37]。该疫苗是安全的并且在 14 名患者(66%)中产生了可检测的 Melan-A/MART-1 特异性 T 细胞应答,如脱颗粒现象和 IL-2、IFN-γ 以及 TNF-α 的产生。在 14 名具有可评估靶病灶的患者中,1 名患者部分缓解,1 名患者病情稳定。MelQbG10 联合 IFA 和(或)局部咪喹莫特也在转移性黑色素瘤患者中进行了测试[38]。虽然 MelQbG10 联合 IFA 诱导出更多的具有显著记忆效应的 T 细胞,但 MelQbG10 联合咪喹莫特可产生更高比例的中枢记忆细胞且 CD127⁺T 细胞也增加。在该研究中,未观察到客观缓解。在以 IFA 乳化的 Wilms 肿瘤 1 肽疫苗的 I 期研究中,CpG 也被评估为免疫刺激剂[39]。共 28 名难治性实体恶性肿瘤患者接受了单用疫苗治疗,疫苗联合 GM-CSF 治疗或疫苗联合 CpG 治疗。该治疗耐受性良好,无明显毒性,最初 2 个月里,单用疫苗组(10 名患者),疫苗加 GM-CSF 组($n=8$)和疫苗加 CpG 组($n=10$)的疾病控制率分别为 20%、25% 和 60%。

检查点抑制剂

免疫检查点抑制剂,如抗-CTLA-4/PD-1 作为黑色素瘤、非小细胞肺癌和肾细胞癌的单一用药,已显示出显著的临床功效。在一些临床前和临床研究中,这些检查点抑制剂与肿瘤疫苗一起使用以增强抗肿瘤免疫力。由于大多数关于检查点抑制剂的研究在本书的相关章节中有详细描述,因此我们这里仅简要讨论具有代表性的临床研究。

ipilimumab(抗 CTLA-4)

在一项 Ⅲ 期研究中,先前接受过治疗的晚期黑色素瘤患者随机分组为 gp100 疫苗组、ipilimumab 组或 ipilimumab 联合 gp100 疫苗组[40]。Ipilimumab 组的客观缓解率和中位 OS 分别为 10.9% 和 10.1 个月,ipilimumab 联合 gp100 疫苗组分别为 5.7% 和 10 个月。该研究的长期存活数

据显示,单用 ipilimumab 组在 2 年和 3 年的存活率分别为 25% 和 25%,而 ipilimumab 联合 gp100 疫苗组的存活率分别为 19% 和 15%[41]。并且,与单用 ipilimumab 组比较,ipilimumab 联合 gp100 疫苗组表现出较短的 PFS(ipilimumab 联合 gp100 疫苗组的 $P = 0.04$),及较低的 2 年和 3 年的存活率。在 I 期研究中,ipilimumab 还与 PROSTVAC、表达 PSA 和 TRICOM 的重组痘病毒(LFA-3、ICAM-1 和 B7.1)联合应用[42]。用 PROSTVAC 联合逐渐提高剂量的 ipilimumab 治疗去势抵抗性转移性前列腺癌患者。所有剂量组的中位 OS 为 31.3 个月,最高剂量组(10mg/kg)为 37.2 个月,ipilimumab 组(10mg/kg)的 20% 患者在 80 个月时仍存活。

Nivolumab(抗 PD-1)

在 I 期研究中,ipilimumab 初治或难治性晚期黑色素瘤患者接受 nivolumab 联合 IFA 乳化的多肽(gp100,MART-1,NY-ESO-1)疫苗治疗[43]。治疗的耐受性及安全性良好。ipilimumab 初治患者用 nivolumab 联合疫苗治疗的客观缓解率为 24%(8 名)。在 ipilimumab 难治性患者中,使用 nivolumab 联合疫苗治疗的 4 名患者(27%)获得客观缓解,单用 nivolumab 治疗组的 10 名患者(26%)获得客观缓解。Nivolumab 联合多肽疫苗也被研究作为 ⅢC 或 IV 期黑色素瘤患者的术后辅助治疗[44]。该治疗耐受性良好。中位随访时间为 32.1 个月,估计中位 PFS 为 47.1 个月,中位 OS 尚未达到。

共刺激分子

共刺激分子可通过直接靶向作用于 T 细胞来增强抗肿瘤免疫力。因此,人们开始对使用共刺激分子作为免疫佐剂感兴趣。

CD28

CD28 在静息初始 T 细胞上组成性表达,CD28 与 CD80 或 CD86 连接后,通过上调抗凋亡蛋白 Bcl-xL,诱导 Th1 和 Th2 型细胞因子的产生、T 细胞的扩增,以及增强 T 细胞抗凋亡性

能[45]。在研究 TGN1412(抗 CD28 抗体的超激动剂)的 I 期试验中,其可没有 TCR 参与而激活 T 细胞。所有接受该抗体的 6 名健康志愿者都发生了几乎致命的伴有多器官衰竭的全身性炎症综合征[46]。由于这些严重的不良事件,所以不鼓励使用 CD28 激动剂。

4-1BB

4-1BB(CD137)在活化的 T 细胞、活化的 NK 细胞、DC、B 细胞和骨髓细胞上表达。在 APC 上 4-1BB 与其配体连接导致 T 细胞增殖,IL-2 产生,颗粒酶 B 和穿孔素的表达,以及 T 细胞寿命延长 [47]。4-1BB 共刺激对于记忆性 CD8 T 细胞的扩增是必要的,并且在产生细胞毒性 T 细胞和增强细胞溶解活性时,优于 CD28 共刺激分子[48]。抗 4-1BB 抗体激动剂通过消耗免疫细胞(包括 B、NK 和 CD4 T 细胞)和上调吲哚胺双加氧酶而具有反常的免疫抑制活性[49,50]。此外,一些临床前研究表明,4-1BB 的刺激抑制了自身免疫性疾病的进展 [49,51]。有趣的是,抗-CTLA-4 和抗-4-1BB 抗体激动剂的联合应用增强了抗肿瘤免疫,同时通过增加小鼠中 Treg 的功能来减少抗-CTLA-4 治疗相关的自身免疫性疾病[52]。虽然具有免疫抑制活性,但由于 4-1BB 在记忆 CD8 T 细胞的扩增和溶细胞功能中的关键作用以及抗-4-1BB 抗体激动剂在小鼠研究中的有效抗肿瘤活性,4-1BB 共刺激物正在成为肿瘤免疫治疗中有吸引力的靶标[50,52]。在临床前研究中,抗-4-1BB 抗体激动剂联合肽类肿瘤疫苗或 DC 疫苗能够通过使 T 细胞反应向 1 型极化,增加活化 T 细胞的存活和增殖,及激活 NK 细胞,来消退已建立的免疫原性差的肿瘤[53,54]。此外,另一项临床前研究证明,抗-4-1BB 抗体激动剂与肽疫苗和 CpG 通过产生抗原特异性细胞毒性 T 细胞并随后渗入肿瘤部位来治疗黑色素瘤[55]。有几项正在进行的抗-4-1BB 抗体激动剂的临床试验,包括 urelumab 和 PF-05082566,而其中一项关于 urelumab 的临床研究,由于 4 级肝毒性发生率过高而终止[56]。

OX40

OX40 是在活化的 T 细胞上表达的肿瘤坏死因子受体(TNFR)家族的成员。OX40 与其在活化的 APC 上表达的配体 OX40L 的接合,通过增强促生存分子的表达和细胞因子的产生来促进 T 细胞的存活和扩增[57]。OX40 在小鼠 Treg 中组成性表达,而 OX40 在人类 Treg 中激活后表达上调[57]。研究显示,在小鼠中单独应用抗 OX40 抗体激动剂可根除免疫原性肿瘤,但 OX40 单药疗法未能在免疫原性较差的肿瘤,如 B16 黑色素瘤中显示抗肿瘤活性[58]。OX40 激动剂联合肿瘤疫苗的研究表明,通过增强效应 T 细胞的增殖和存活[59],降低 Treg 数目和抑制免疫抑制性 Treg 的功能,可以改善肿瘤控制情况[60,61]。此外,刺激 OX40 可诱导具有杀肿瘤功能的独特的 CD4 T 细胞[62]。用小鼠 IgG1 抗人 OX40 抗体进行的第一项临床研究显示,其毒性可接受,却没有任何客观缓解[63]。抗 OX40 抗体激动剂的临床试验正在进行中。

糖皮质激素诱导的 TNFR 相关蛋白(GITR)

GITR 低水平表达于静息 T 细胞上,但是受刺激 24~72 小时后的 GITR 表达上调[64]。相反,Treg 细胞组成性表达 GITR。GITR 通过与活化的 APC 上表达的 GITR 配体(GITRL)进行连接,通过上调 CD25、IL-2 和 IFN-γ 以及保护 T 细胞免受活化诱导的细胞死亡,最终增强 T 细胞的增殖和效应功能 [65]。GITR 连接还通过消除 Treg 介导的抑制来破坏对自身和肿瘤抗原的免疫耐受[66,67]。研究显示,在包括肉瘤、CT26 和小 B16 肿瘤在内的多种小鼠肿瘤模型中,使用抗小鼠 GITR 抗体(DTA-1)激动剂刺激 GITR 会使已建立的肿瘤退缩并通过长期记忆 T 细胞保护小鼠免受肿瘤再攻击[68-70]。用 DNA 疫苗联合 DTA-1 治疗增强了肿瘤抗原特异性 CD8 T 细胞的应答和存活,并增加了 CD8 T 细胞对加强免疫接种地再应答[71]。与联合其他佐剂(咪喹莫特、抗 CD4 和 IFN-α)相比,T 细胞疫苗联合 DTA-1 方案可完全和永久性地根除表达 HPV 癌基因的肿瘤(TC1)[72]。黑色素瘤 DC 疫苗与转染了编码抗-CTLA-4 和抗 GITR 抗体激动剂 mRNA 的 DC 联合，提高了抗肿瘤免疫力和黑色素瘤荷瘤小鼠的存活率[73]。目前，一些人源化抗 GITR 抗体激动剂和表达 GITRL 的 DC 联合 DC 肿瘤疫苗的临床研究正在进行中。

CD27

与其他共刺激分子相反，CD27 在初始 T 细胞和 Treg 细胞上组成性表达，并且其表达在激活后上调[74]。CD70(CD27 的配体)在活化的 APC 和 T 细胞上短暂表达。CD70 与 CD27 的结合增强了 T 细胞的增殖、存活和效应功能，以及记忆 T 细胞的产生 [75]。据报道，CD70 在包括肾细胞癌、淋巴瘤和头颈肿瘤在内的几种肿瘤中组成性表达[76]，在表达 CD70 的小鼠淋巴瘤模型中，效应细胞上 CD27 与肿瘤细胞上 CD70 的相互作用通过穿孔素和 IFN-γ 依赖性机制，增强了 NK 细胞和 T 细胞介导的肿瘤排斥[77]。在临床前研究显示，即使没有 DC 成熟信号，通过 CD27 抗体激动剂刺激 CD27 也能够防止淋巴瘤[78]。然而据报道，在长期表达 CD70 的慢性病毒感染中，CD27 刺激可诱导 T 细胞功能障碍[79]，并随着肿瘤环境和肿瘤引流淋巴结中 Tregs 数量的增加而促进肿瘤进展[80]。由于 CD27 信号既可以诱导抗肿瘤免疫又可诱导免疫抑制，这可能取决于 CD27 刺激信号的传递环境和 CD27 刺激的持续时间，因此可能需要精确刺激 CD27 以增强抗肿瘤免疫力。目前，在几项 I 期研究中正在评估 varlilumab（完全人源化激动性 CD27 抗体），其中包括在晚期乳腺癌或卵巢癌患者中联用 ONT-10(MUC1 肽类疫苗)的研究。

CD40 分子

CD40 在包括 DC 和巨噬细胞的 APC 上表达。CD40 与其配体(CD40L，主要在活化的 CD4 T 细胞上表达) 的相互作用导致 APC 的活化和成熟，随后上调共刺激分子 (CD70、CD80 和 CD86) 以及肿瘤坏死因子超家族成员，如 4-1BBL、OX40L 和 GITRL 等[81]。CD40 连接还诱导 DC 分泌促炎细胞因子，包括 IL-1β、IL-6 和 IL-12 [82]。该过程增强了 T 细胞的活化和初始 CD4 和 CD8 T 细胞向辅助性 T 细胞和细胞毒性 T 细胞的分化[81]。此外，活化的 DC 分泌的促炎细胞因子可间接激活 NK 细胞[83]。据报道，CD40 表达于几种肿瘤细胞，如 B 细胞淋巴瘤、黑色素瘤和肾细胞癌，并且肿瘤细胞上的 CD40 连接通过 I-CAM-1、Fas 的表达上调和 IL-6、IL-8、GM-CSF 以及 TNF-α 的分泌，把具有杀肿瘤作用的免疫效应细胞募集到肿瘤微环境中 [84]。肿瘤细胞的 CD40 连接还通过抑制细胞进入 S 期而诱导生长停滞[84]。

在荷瘤小鼠中，CD40 抗体激动剂增强肽类肿瘤疫苗的功效，逆转由最少表位疫苗诱导的外周细胞毒性 T 细胞的耐受性，并增强抗肿瘤疫苗的功效[85]。在临床试验中，测试了几种 CD40 激动剂，包括 CD40 抗体激动剂和重组 CD40L。一项 I 期研究显示，在实体瘤或高级别非霍奇金淋巴瘤(NHL)患者中应用重组人 CD40L，客观缓解率为 6%(2 名患者)，而且 1 名出现持久的完全缓解[86]。在晚期实体瘤患者中评估了 CD40 抗体激动剂 CP-870 893[87]。在该研究中，29 名患者接受单剂量治疗，4 名黑色素瘤患者(14%)获得客观缓解。然而随后每周应用一次 CP-870 893 的研究未能显示任何客观缓解[88]。

Dacetuzumab 是另一种人源化 CD40 抗体激动剂，并且是比 CP-870 893 更弱的激动剂。对难治性或复发性 NHL 患者，Dacetuzumab 单药治疗显示出 12%(6 名患者)的客观反应率，而且毒性可控[89]。一些 CD40 抗体激动性与其他疗法相结合的临床试验正在进行中。

细胞因子

IFN-α 和 IL-2 在肾细胞癌和黑色素瘤中初步的临床成功引起了大家对应用细胞因子治疗肿瘤的兴趣。尽管细胞因子在固有免疫和适应性免疫应答进程中起重要作用，但在某些环境中，它们可以促进肿瘤生长而不是抑制肿瘤。下面回顾了广泛研究的细胞因子的生物相关性和临床结果。

干扰素-α

干扰素-α（IFN-α）可增强 DC 的成熟和交叉提呈以及 NK 细胞的细胞毒性和存活。它还产生细胞毒性 T 细胞和记忆性 T 细胞。此外，IFN-α 通过上调肿瘤细胞上的 MHC I 类分子，促进肿瘤细胞凋亡和对肿瘤新生血管的抗血管生成作用，产生直接的抗肿瘤活性[90]。最初的临床研究中，IFN-α 单药治疗晚期黑色素瘤患者显示出约 16% 的总体反应率[90,91]。然而随后的研究 IFN-α 未能在晚期黑色素瘤中显示出临床疗效[92]。与转移性疾病相反，在切除术后高风险黑色素瘤患者中 IFN-α 已被证实具有临床疗效。在一项随机对照研究中，287 名切除术后的 IIb 期或 III 期患者被随机分配到 1 年的高剂量 IFN-α 组或密切观察组。中位随访时间为 6.9 年，与对照组相比，IFN-α 延长了无复发生存（RFS）（中位 RFS: 1.7 比 1 年，P =0.0023）和总生存（中位 OS: 3.8 比 2.8 年，P=0.0237）[93]。随后的长期随访数据证实了 IFN-α 对于 RFS 的获益，但未证实对 OS 有获益[94]。在一项 III 期试验中评价了聚乙二醇化（PEG）IFN-α，其在较低频率给药时仍可维持对 IFN-α 的最大暴露[95,96]。在该研究中，将 1256 名切除术后的 III 期黑色素瘤患者随机分配到 PEG IFN-α 治疗组或观察组。中位随访时间 7.6 年，7 年 RFS 率为 39.1% 比 34.6%（P=0.055），而没有任何 OS 差异。IFN-α 和 PEG IFN-α 均已被批准用于切除术后高危黑色素瘤患者的辅助治疗。在一些临床研究中，将 IFN-α 作为肿瘤疫苗佐剂进行研究，因为它可以作为固有免疫系统和获得性免疫系统之间的桥梁。在一项 I ~ II 期的试验研究中，MART-1 和 gp100 肽类疫苗联合应用 IFN-α，5 名（71.4%）转移性黑色素瘤患者诱导出了高水平的可识别出 MART-1 和 gp100 肽的 CD8 T 细胞，也上调了单核细胞上的共刺激分子 CD40 和 CD86[97]。IFN-α 联合改良痘苗病毒 Ankara 编码癌胚抗原 5 T4（MVA-5 T4/TroVax）疫苗，在转移性肾细胞癌患者中可产生有效的 5 T4 特异性抗体和细胞反应[98]。然而在 III 期随机试验中它未能证明临床疗效（表 9.1）[99]。

几项生存素（抗凋亡蛋白）或 TP53 肽类疫苗的 I、II 期研究也显示，在转移性结直肠癌、胰腺癌和尿路上皮癌中，IFN-α 增强了肽类特异性细胞毒 T 细胞的免疫反应[100]。然而没有观察到客观的临床缓解。几项将 IFN-α 与检查点抑制剂以及肽类疫苗相结合的临床试验正在进行中。

IL-2

IL-2 是 CD4 辅助细胞正常分泌的生长因子，可诱导 T 细胞扩增，促进活化 B 细胞的生长和分化，增强 NK 细胞的细胞毒性和增殖[101]。它还通过激活 Treg 的增殖[102]，并在 CD4 T 细胞中通过 Fas 介导的细胞凋亡消除过度刺激的 T 细胞，起着免疫抑制的作用[103]。IL-2 受体包含 3 个亚基：IL-2Rα（CD25）、IL-2Rβ（CD122）和 IL-2Rγ（CD132），一旦 IL-2 结合 IL-2 受体，就会释放促炎细胞因子，如 TNF-α、IL-1β、IL-6 和 IFN-γ[90]。一些临床研究表明，高剂量 IL-2 治疗转移

表 9.1 疫苗和细胞因子治疗的 II 期和 III 期研究的临床疗效数据

方案	n	肿瘤类型	治疗背景	主要终点	危险比（95% CI）	P 值	引用
MVA - 5 T4 联合干扰素 α、IL-2 舒尼替尼比安慰剂	365	转移性肾细胞癌	一线	总生存 20.1 个月	1.07 （0.86~1.32）	0.55	[99]
联合干扰素-αI、L-2，或舒尼替尼	367			19.2 个月			
MVA-5 T4 联合高剂量 IL-2	25	转移性肾细胞癌	一线	客观反应率 0%			[106]
高剂量 IL-2 联合 GP100 比单独高剂量 IL-2	91 94	转移性黑色素瘤 （HLA A0201）	一线	客观反应率 16%、6%		0.03	[107]

性黑色素瘤或肾细胞癌患者获得了 15%临床缓解，其中包括 5%的完全缓解[104]。在长期随访中，大多数完全缓解者无病生存达 10 年以上。然而包括可导致低血压、肺水肿和肾衰竭的毛细血管渗漏综合征在内的一些严重毒性，限制了其广泛使用。

在转移性黑色素瘤患者中，IL-2 也是过继性 T 细胞移植疗法的重要组成部分，该疗法使用自体离体扩增的肿瘤浸润性淋巴细胞(TIL)。在体外通过 IL-2 将手术切除肿瘤中分离的 TIL 进行扩增，然后扩增的 TIL 在清除淋巴细胞后进行输注。TIL 输注后，继续注射高剂量 IL-2 用于 TIL 的增殖和存活。总体而言，过继性 T 细胞移植疗法的临床反应率为 40%~50%，且具有持久的反应[105]。

在转移性黑色素瘤和肾细胞癌患者中，已经评估了 IL-2 可增强肿瘤疫苗功效。在一项 Trovax(MVA-5 T4)疫苗联合 IL-2 的 II 期临床研究中，该联合治疗能够在转移性肾细胞癌中诱导 5 T4 特异性抗体的产生和 T 细胞的应答(表 9.1)[106]。然而没有观察到客观的临床缓解。一项随机多中心 III 期临床试验中，185 名转移性黑色素瘤患者接受高剂量 IL-2 联合或不联合 gp100 肿瘤疫苗，结果显示 gp100 的加入显著提高了总体反应率(16%比 6%)和无进展生存(2.2 比 1.6 个月，$P = 0.008$)(表 9.1)[107]。接受该联合治疗的患者也表现出总生存提高的趋势，但没有达到统计学意义(17.8 比 11.1 个月，$P=0.06$)。

最近的一项研究表明，由于缺乏 IL-2Rα 表达，初始 T 细胞通常对 IL-2 不敏感，但基因工程重组的 IL-2"超级因子"对 IL-2Rβ 具有更高的结合亲和力，并且可以激活初始 T 细胞。与 IL-2 相比，IL-2 超级因子通过增强细胞毒性 T 细胞的扩增，减少 Treg 的扩增和减少肺水肿而诱导抗肿瘤效应的增强。一项针对 CD122(IL-2Rβ)激动剂(NKTR-214)的 I ~ II 期研究正在招募转移性实体瘤患者。

IL-10

IL-10 是众所周知的抗炎细胞因子，其可抑制 CD4 T 细胞增殖和 Th1 免疫应答。通常，IL-10 被认为促进肿瘤进展。在多个临床前研究中，阻断 IL-10 信号传导联合其他免疫制剂，如 CpG 和肽类疫苗，可诱导具有较强肿瘤排斥功能的效应 T 细胞的应答和具有抑制肿瘤再攻击功能的细胞毒性记忆 T 细胞的应答[108,109]。这表明阻断 IL-10 信号传导可以在启动阶段增强有效的细胞毒性 T 细胞应答。然而越来越多的证据支持 IL-10 可诱导有效的抗肿瘤免疫。在小鼠中基因敲除 IL-10 促进化学致癌物所致肿瘤的发生，移植瘤的生长，以及在肿瘤微环境和肿瘤引流淋巴结中 MDSC 和 Treg 数目增加而促进转移灶形成[110]。虽然在肿瘤疫苗治疗之前或之后注射 IL-10 可诱导免疫抑制并促进肿瘤进展，但在强化免疫接种后，IL-10 通过维持效应 T 细胞的数量和功能显著增强抗肿瘤免疫力和疫苗功效[111]。PEG IL-10 疗法通过激活和扩增肿瘤浸润 CD8 T 细胞，及增加 CD8 T 细胞中颗粒酶 B 和 IFN-γ 的表达，从而导致已有肿瘤消退[112,113]。总之，虽然 IL-10 在启动阶段可能抑制抗肿瘤免疫，但 IL-10 信号传导对于肿瘤浸润 CD8 T 细胞的活化是必需的。因此，IL-10 需要在精确的时间点和部位给药，以增强抗肿瘤免疫力，避免免疫抑制。目前，一项在晚期实体瘤患者中应用 PEG IL-10 的 I 期研究正在进行中。

IL-12

IL-12 是有效的 Th1 细胞因子，其主要由抗原刺激活化后的 APC 分泌。IL-12 通过产生 IFN-γ、颗粒酶 B 和穿孔素诱导 T 细胞和 NK 细胞的活化和增殖，并增强它们的效应功能[114]。它还抑制血管的生成、IL-4 介导的 IFN-γ 合成抑制，以及 TGF-β 依赖性 Treg 和 Th17 的发展[114]。研究显示，在多种小鼠肿瘤中，IL-12 通过细胞毒性 T 细胞及 NK/NKT 细胞以剂量和肿瘤模型依赖性方式减少肿瘤生长，增加存活，并防止转移[115]。据报道，在小鼠肿瘤模型中，当与细胞因子、肿瘤疫苗、单克隆抗体和化疗等其他治疗方式联合应用时，IL-12 可增强抗肿瘤功效。在临床前研究中，IL-12 与其他细胞因子，包括 IL-2、

IL-7、IL-15、IL-18、IL-21、GM-CSF 和 IFN-α，联合应用能够诱导持久和有效的抗肿瘤免疫[116]。然而由于其可产生全身性高水平 IFN-γ，该疗法与相当程度的毒性有关。

HER2/neu 转基因小鼠中，IL-12 联合同种异体肿瘤细胞疫苗可使肿瘤发病率降低 90%，并延长生存[117]。在表达 HER2/neu 的小鼠结肠腺癌模型中，IL-12 通过 NK 细胞产生 IFN-γ 增强了曲妥珠单抗的抗肿瘤能力[118]。以前人们认为，化疗与显著的免疫抑制有关，因为它诱导淋巴细胞减少，同细胞凋亡—起比坏死有着更少的免疫原性细胞死亡。然而最近的数据表明，化疗可以通过抑制 Treg，诱导免疫细胞死亡，增强交叉提呈以及减少肿瘤细胞来增强抗肿瘤免疫[119]。有趣的是，在应用环磷酰之前或联合应用，IL-12 治疗可致肿瘤完全根除，但是在应用环磷酰胺之后却不行，这表明当与化疗联合时，免疫疗法时机的选择非常重要[120]。

已经在几项临床研究中评估了 IL-12 的抗肿瘤活性。不幸的是，IL-12 的全身给药显示出较差的临床效果和严重的不良反应，包括在实体瘤患者中即使已确定了最大耐受剂量后的毒性相关死亡[121]。与实体瘤相反，IL-12 在血液系统恶性肿瘤中显示出了较好的结果。皮下或瘤内注射 IL-12 在皮肤 T 细胞淋巴瘤患者中的客观缓解率高达 56%[122,123]。在复发和难治性 NHL 中，IL-12 全身用药显示出 21%(6 名患者)的客观缓解率[124]。在 NHL 中，当 IL-12 与利妥昔单抗联合使用时，反应率增加高达 69%(29 名患者)[125]。研究证实，IL-12 在瘤内应用可避免严重的全身毒性。在转移性黑色素瘤患者中，用电穿孔技术局部注射编码 IL-12 的质粒 DNA 显示出明显的肿瘤坏死和淋巴细胞浸润，疾病控制率达到 52%(10 名患者)，其中包括 2 名完全缓解者[126]。研究也评估了在晚期消化肿瘤和黑色素瘤患者中局部应用表达 IL-12 的病毒载体[127,128]。然而它未能在临床上显示出显著的临床获益。目前，在几种实体和血液系统恶性肿瘤中，瘤内使用表达 IL-12 的质粒，生物聚合物和腺病毒载体的一些临床试验正在进行中 [121]。

IL-15

IL-15 是 IL-2 细胞因子家族的成员，与 IL-2 共享受体 [IL-2/IL-15Rβ（CD122）和 γc（CD132）]、信号传导途径和生物学活性。单核细胞、巨噬细胞和 DC 在受 I 型干扰素和 TLR 激动剂刺激后可产生 IL-15[101]。IL-15 在 CD8 记忆 T 细胞的产生、CD8 T 细胞和 NK 细胞的增殖和分化中起重要作用 [101]。它通过上调抗凋亡蛋白 Bcl-2 来提高初始和记忆 CD8 T 细胞及 NK 细胞的存活[129]。与 IL-2 相反，IL-15 抑制 IL-2 介导的活化诱导的细胞死亡，并且对 Treg 的存活没有影响[130]。一些临床前研究已经证明 IL-15 的抗肿瘤作用，是通过增强 NK 细胞的细胞溶解活性和 ADCC 效应以及肿瘤抗原特异性 CD8 T 胞的细胞毒作用来介导的[130]。有趣的是，据报道，IL-15 可增加 CD8 T 细胞上 PD-1 的表达，以及 IL-10 的分泌。将 IL-15 与抗 PD-L1 抗体和抗-CTLA-4 抗体联合，导致 CD8 T 细胞上 PD-1 表达和 IL-10 分泌的显著降低，并且使结肠癌荷瘤小鼠的存活延长[131]。在转移性黑色素瘤或肾细胞癌中关于 IL-15 的 I 期研究中，IL-15 治疗显示出几种 3 级毒性，包括低血压、血小板减少和转氨酶升高，但是疾病没有客观缓解[132]。许多关于 IL-15 的临床研究正在进行中。

IL-21

IL-21 是 IL-2 家族的另一成员，其与 IL-2 和 IL-15 共享 γc 受体。它主要由 CD4 T 细胞产生，并具有调节固有性和获得性免疫应答的能力。IL-21 刺激 B 细胞、记忆 T 细胞和骨髓祖细胞的增殖，并增强 CD8 T 细胞和 NK 细胞的细胞毒作用[133]。它还可促进 Th17 分化和 IL-17 的产生，并诱导 B 细胞和 DC 的凋亡[133]。由于 IL-21 能够增强 CD8 T 细胞和 NK 细胞的细胞毒作用，IL-21 的抗肿瘤活性已经在许多临床前研究中进行了评估。全身应用编码 IL-21 的质粒 DNA，可通过增强 NK 细胞的细胞溶解活性来抑制 B16 黑色素瘤和 MCA205 纤维肉瘤的生长[134]。当比较 IL-2、IL-15 和 IL-21 的抗肿瘤活性时，由于 CD8 记忆 T 细胞的存活增加，以及效应 T 细胞的活化和扩增，IL-21 是胸腺瘤小鼠模型中唯一能够获得持久治愈的细胞因子[135]。在 B16 黑色素瘤模型中，与单独应用 IL-2 或 IL-21 相比，IL-21 与 IL-2 联合应用可获得更好的无瘤生存和免受肿瘤再攻击，其循环 CD8 记忆 T 细胞的绝对数比前者高 2~3 倍[136]。IL-21 联合 IL-15 可促进初始和记忆 CD8 T 细胞的增殖，并导致已建立的 B16 黑色素瘤显著消退[137]。IL-21 在转移性黑色素瘤和（或）肾细胞癌患者中的 Ⅰ 期和 Ⅱ 期研究表明，IL-21 治疗是安全的且耐受性良好，其临床反应率适中（8%~22%）[138-140]。IL-21 已与其他治疗药物联合应用以协同抗肿瘤。IL-21 联合西妥昔单抗治疗转移性结直肠癌的 Ⅰ 期临床试验中，治疗耐受性良好，疾病控制率为 60%（9 名患者）[141]。IL-21 与利妥昔单抗的联合显示出有较好的结果，其在难治性低级别 B 细胞增殖性疾病中有 42% 的客观反应率[142]。IL-21 与检查点抑制剂联合的几项试验正在进行中。

结论

　　自 1819 年 William Coley 将链球菌用于不能手术的肿瘤患者以来，肿瘤免疫疗法得到了广泛研究。已经测试了许多分子和细胞因子作为免疫佐剂，其中一些已经在临床前研究中显示出了显著的抗肿瘤活性。然而其中只有少数在临床研究中取得了有限的成功。它们中的大多数具有多样的免疫效应，包括免疫刺激和免疫抑制，这取决于它们所处的环境。更好地了解肿瘤微环境中的固有性和获得性免疫反应，可能有助于我们找到这些免疫佐剂和细胞因子疗法的精确的及最佳的时间点、剂量和组合方式，以获得抗肿瘤效应最大化并避免免疫抑制。

致谢

　　这项工作得到了得克萨斯大学 MD 安德森肿瘤中心黑色素瘤 Moon Shots 项目的支持。

参考文献

1. Li H, Nookala S, Re F. Aluminum hydroxide adjuvants activate caspase-1 and induce IL-1beta and IL-18 release. J Immunol. 2007;178(8):5271–6.

2. Pashine A, Valiante NM, Ulmer JB. Targeting the innate immune response with improved vaccine adjuvants. Nat Med. 2005;11(4 Suppl):S63–8.

3. Freund J. The mode of action of immunologic adjuvants. Bibl Tuberc. 1956(10):130–48.

4. Iseki K, Matsunaga H, Komatsu N, Suekane S, Noguchi M, Itoh K, et al. Evaluation of a new oil adjuvant for use in peptide-based cancer vaccination. Cancer Sci. 2010;101(10):2110–4.

5. Hailemichael Y, Dai Z, Jaffarzad N, Ye Y, Medina MA, Huang XF, et al. Persistent antigen at vaccination sites induces tumor-specific CD8(+) T cell sequestration, dysfunction and deletion. Nat Med. 2013;19(4):465–72.

6. Hersey P, Menzies SW, Coventry B, Nguyen T, Farrelly M, Collins S, et al. Phase I/II study of immunotherapy with T-cell peptide epitopes in patients with stage IV melanoma. Cancer Immunol Immunother. 2005;54(3):208–18.

7. Kaisho T, Akira S. Toll-like receptors as adjuvant receptors. Biochim Biophys Acta. 2002;1589(1):1–13.

8. Kumar H, Kawai T, Akira S. Pathogen recognition in the innate immune response. Biochem J. 2009;420(1):1–16.

9. Toussi DN, Massari P. Immune adjuvant effect of molecularly-defined toll-like receptor ligands. Vaccines (Basel). 2014;2(2):323–53.

10. Kirkwood JM, Ibrahim JG, Sosman JA, Sondak VK, Agarwala SS, Ernstoff MS, et al. High-dose interferon alfa-2b significantly prolongs relapse-free and overall survival compared with the GM2-KLH/QS-21 vaccine in patients with resected stage IIB-III melanoma: results of intergroup trial E1694/S9512/C509801. J Clin Oncol. 2001;19(9):2370–80.

11. Morton DL, Mozzillo N, Thompson JF, Kelley MC, Faries M, Wagner J, et al., editors. An international, randomized, phase III trial of bacillus Calmette-Guerin (BCG) plus allogeneic melanoma vaccine (MCV) or placebo after complete resection of melanoma metastatic to regional or distant sites. Journal of Clinical Oncology, 2007 ASCO Annual Meeting Proceedings; 2007.

12. Zhu X, Nishimura F, Sasaki K, Fujita M, Dusak JE, Eguchi J, et al. Toll like receptor-3 ligand poly-ICLC promotes the efficacy of peripheral vaccinations with tumor antigen-derived peptide epitopes in murine CNS tumor models. J Transl Med. 2007;5:10.

13. Pulko V, Liu X, Krco CJ, Harris KJ, Frigola X, Kwon ED, et al. TLR3-stimulated dendritic cells up-regulate B7-H1 expression and influence the magnitude of CD8 T cell responses to tumor vaccination. J Immunol. 2009;183(6):3634–41.

14. Salazar AM, Erlich RB, Mark A, Bhardwaj N, Herberman RB. Therapeutic in situ autovaccination against solid cancers with intratumoral poly-ICLC: case report, hypothesis, and clinical trial. Cancer Immunol Res. 2014;2(8):720–4.

15. Lu YC, Yeh WC, Ohashi PS. LPS/TLR4 signal transduction pathway. Cytokine. 2008;42(2):145–51.

16. Berendt MJ, North RJ, Kirstein DP. The immunological basis of endotoxin-induced tumor regression. Requirement for T-cell-mediated immunity. J Exp Med. 1978;148(6):1550–9.

17. Goto S, Sakai S, Kera J, Suma Y, Soma GI, Takeuchi S. Intradermal administration of lipopolysaccharide in treatment of human cancer. Cancer Immunol Immunother. 1996;42(4):255–61.

18. Otto F, Schmid P, Mackensen A, Wehr U, Seiz A, Braun M, et al. Phase II trial of intravenous endotoxin in patients with colorectal and non-small cell lung cancer. Eur J Cancer. 1996;32A(10):1712–8.

19. Engelhardt R, Mackensen A, Galanos C, Andreesen R. Biological response to intravenously administered endotoxin in patients with advanced cancer. J Biol Response Mod. 1990;9(5):480–91.

20. Thompson BS, Chilton PM, Ward JR, Evans JT, Mitchell TC. The low-toxicity versions of LPS, MPL adjuvant and RC529, are efficient adjuvants for CD4+ T cells. J Leukoc Biol. 2005;78(6):1273–80.

21. Kathaperumal K, Park SU, McDonough S, Stehman S, Akey B, Huntley J, et al. Vaccination with recombinant Mycobacterium avium subsp. paratuberculosis proteins induces differential immune responses and protects calves against infection by oral challenge. Vaccine. 2008;26(13):1652–63.

22. Gorden KB, Gorski KS, Gibson SJ, Kedl RM, Kieper WC, Qiu X, et al. Synthetic TLR agonists reveal functional differences between human TLR7 and TLR8. J Immunol. 2005;174(3):1259–68.

23. Kobold S, Wiedemann G, Rothenfusser S, Endres S. Modes of action of TLR7 agonists in cancer therapy. Immunotherapy. 2014;6(10):1085–95.

24. Shackleton M, Davis ID, Hopkins W, Jackson H, Dimopoulos N, Tai T, et al. The impact of imiquimod, a Toll-like receptor-7 ligand (TLR7L), on the immunogenicity of melanoma peptide vaccination with adjuvant Flt3 ligand. Cancer Immun. 2004;4:9.

25. Henriques L, Palumbo M, Guay MP, Bahoric B, Basik M, Kavan P, et al. Imiquimod in the treatment of breast cancer skin metastasis. J Clin Oncol. 2014;32(8):e22–5.

26. Smyth EC, Flavin M, Pulitzer MP, Gardner GJ, Costantino PD, Chi DS, et al. Treatment of locally recurrent mucosal melanoma with topical imiquimod. J Clin Oncol. 2011;29(33):e809–11.

27. Adams S, Kozhaya L, Martiniuk F, Meng TC, Chiriboga L, Liebes L, et al. Topical TLR7 agonist imiquimod can induce immune-mediated rejection of skin metastases in patients with breast cancer. Clin Cancer Res. 2012;18(24):6748–57.

28. Adams S, O'Neill DW, Nonaka D, Hardin E, Chiriboga L, Siu K, et al. Immunization of malignant melanoma patients with full-length NY-ESO-1 protein using TLR7 agonist imiquimod as vaccine adjuvant. J Immunol. 2008;181(1):776–84.

29. Cervantes JL, Weinerman B, Basole C, Salazar JC. TLR8: the forgotten relative revindicated. Cell Mol Immunol. 2012;9(6):434–8.

30. Ito T, Amakawa R, Kaisho T, Hemmi H, Tajima K, Uehira K, et al. Interferon-alpha and interleukin-12 are induced differentially by Toll-like receptor 7 ligands in human blood dendritic cell subsets. J Exp Med. 2002;195(11):1507–12.

31. Sabado RL, Pavlick A, Gnjatic S, Cruz CM, Vengco I, Hasan F, et al. Resiquimod as an immunologic adjuvant for NY-ESO-1 protein vaccination in patients with high-risk melanoma. Cancer Immunol Res. 2015;3(3):278–87.

32. Shirota H, Tross D, Klinman DM. CpG oligonucleotides as cancer vaccine adjuvants. Vaccines (Basel). 2015;3(2):390–407.

33. Carpentier A, Laigle-Donadey F, Zohar S, Capelle L, Behin A, Tibi A, et al. Phase 1 trial of a CpG oligodeoxynucleotide for patients with recurrent glioblastoma. Neuro Oncol. 2006;8(1):60–6.

34. Carpentier A, Metellus P, Ursu R, Zohar S, Lafitte F, Barrie M, et al. Intracerebral administration of CpG oligonucleotide for patients with recurrent glioblastoma: a phase II study. Neuro Oncol. 2010;12(4):401–8.

35. Baumgaertner P, Jandus C, Rivals JP, Derre L, Lovgren T, Baitsch L, et al. Vaccination-induced functional competence of circulating human tumor-specific CD8 T-cells. Int J Cancer. 2012;130(11):2607–17.

36. Tarhini AA, Leng S, Moschos SJ, Yin Y, Sander C, Lin Y, et al. Safety and immunogenicity of vaccination with MART-1 (26-35, 27L), gp100 (209–217, 210M), and tyrosinase (368–376, 370D) in adjuvant with PF-3512676 and GM-CSF in metastatic melanoma. J Immunother. 2012;35(4):359–66.

37. Speiser DE, Schwarz K, Baumgaertner P, Manolova V, Devevre E, Sterry W, et al. Memory and effector CD8 T-cell responses after nanoparticle vaccination of melanoma patients. J Immunother. 2010;33(8):848–58.

38. Goldinger SM, Dummer R, Baumgaertner P, Mihic-Probst D, Schwarz K, Hammann-Haenni A, et al. Nanoparticle vaccination combined with TLR-7 and -9 ligands triggers memory and effector CD8(+) T-cell responses in melanoma patients. Eur J Immunol. 2012;42(11):3049–61.

39. Ohno S, Okuyama R, Aruga A, Sugiyama H, Yamamoto M. Phase I trial of Wilms' Tumor 1 (WT1) peptide vaccine with GM-CSF or CpG in patients with solid malignancy. Anticancer Res. 2012;32(6):2263–9.

40. Hodi FS, O'Day SJ, McDermott DF, Weber RW, Sosman JA, Haanen JB, et al. Improved survival with ipilimumab in patients with metastatic melanoma. N Engl J Med. 2010;363(8):711–23.

41. McDermott D, Haanen J, Chen TT, Lorigan P, O'Day S, Investigators MDX. Efficacy and safety of ipilimumab in metastatic melanoma patients surviving more than 2 years following treatment in a phase III trial (MDX010-20). Ann Oncol. 2013;24(10):2694–8.

42. Singh H, Madan R, Dahut W, Coyne G, Rauckhorst M, McMahon S, et al., editors. Combining active immunotherapy and immune checkpoint inhibitors in prostate cancer. 2015 Genitourinary Cancer Symposium; 2015; Orlando, Florida, USA.

43. Weber JS, Kudchadkar RR, Yu B, Gallenstein D, Horak CE, Inzunza HD, et al. Safety, efficacy, and biomarkers of nivolumab with vaccine in ipilimumab-refractory or -naive melanoma. J Clin Oncol. 2013;31(34):4311–8.

44. Gibney GT, Kudchadkar RR, DeConti RC, Thebeau MS, Czupryn MP, Tetteh L, et al. Safety, correlative markers, and clinical results of adjuvant nivolumab in combination with vaccine in resected high-risk metastatic melanoma. Clin Cancer Res. 2015;21(4):712–20.

45. Watts TH. Staying alive: T cell costimulation, CD28, and Bcl-xL. J Immunol. 2010;185(7):3785–7.

46. Suntharalingam G, Perry MR, Ward S, Brett SJ, Castello-Cortes A, Brunner MD, et al. Cytokine storm in a phase 1 trial of the anti-CD28 monoclonal antibody TGN1412. N Engl J Med. 2006;355(10):1018–28.

47. Karin M, Gallagher E. TNFR signaling: ubiquitin-conjugated TRAFfic signals control stop-and-go for MAPK signaling complexes. Immunol Rev. 2009;228(1):225–40.

48. Zhang H, Snyder KM, Suhoski MM, Maus MV, Kapoor V, June CH, et al. 4-1BB is superior to CD28 costimulation for generating CD8+ cytotoxic lymphocytes for adoptive immunotherapy. J Immunol. 2007;179(7):4910–8.

49. Seo SK, Choi JH, Kim YH, Kang WJ, Park HY, Suh JH, et al. 4-1BB-mediated immunotherapy of rheumatoid arthritis. Nat Med. 2004;10(10):1088–94.

50. Vinay DS, Kwon BS. 4-1BB (CD137), an inducible costimulatory receptor, as a specific target for cancer therapy. BMB Rep. 2014;47(3):122–9.

51. Sun Y, Chen HM, Subudhi SK, Chen J, Koka R, Chen L, et al. Costimulatory molecule-targeted antibody therapy of a spontaneous autoimmune disease. Nat Med. 2002;8(12):1405–13.

52. Kocak E, Lute K, Chang X, May KF, Jr., Exten KR, Zhang H, et al. Combination therapy with anti-CTL antigen-4 and anti-4-1BB antibodies enhances cancer immunity and reduces autoimmunity. Cancer Res. 2006;66(14):7276–84.

53. Wilcox RA, Flies DB, Zhu G, Johnson AJ, Tamada K, Chapoval AI, et al. Provision of antigen and CD137 signaling breaks immunological ignorance, promoting regression of poorly immunogenic tumors. J Clin Invest. 2002;109(5):651–9.

54. Ito F, Li Q, Shreiner AB, Okuyama R, Jure-Kunkel MN, Teitz-Tennenbaum S, et al. Anti-CD137 monoclonal antibody administration augments the antitumor efficacy of dendritic cell-based vaccines. Cancer Res. 2004;64(22):8411–9.

55. Sin JI, Kim H, Ahn E, Jeon YH, Park WS, Lee SY, et al. Combined stimulation of TLR9 and 4.1BB augments Trp2 peptide vaccine-mediated melanoma rejection by increasing Ag-specific CTL activity and infiltration into tumor sites. Cancer Lett. 2013;330(2):190–9.

56. Ascierto PA, Simeone E, Sznol M, Fu YX, Melero I. Clinical experiences with anti-CD137 and anti-PD1 therapeutic antibodies. Semin Oncol. 2010;37(5):508–16.

57. Croft M. Control of immunity by the TNFR-related molecule OX40 (CD134). Annu Rev Immunol. 2010;28:57–78.

58. Weinberg AD, Morris NP, Kovacsovics-Bankowski M, Urba WJ, Curti BD. Science gone translational: the OX40 agonist story. Immunol Rev. 2011;244(1):218–31.

59. Linch SN, McNamara MJ, Redmond WL. OX40 agonists and combination immunotherapy: putting the pedal to the metal. Front Oncol. 2015;5:34.

60. Kitamura N, Murata S, Ueki T, Mekata E, Reilly RT, Jaffee EM, et al. OX40 costimulation can abrogate Foxp3+ regulatory T cell-mediated suppression of anti-tumor immunity. Int J Cancer. 2009;125(3):630–8.

61. Qian J, Zheng Y, Zheng C, Wang L, Qin H, Hong S, et al. Active vaccination with Dickkopf-1 induces protective and therapeutic antitumor immunity in murine multiple myeloma. Blood. 2012;119(1):161–9.

62. Hirschhorn-Cymerman D, Budhu S, Kitano S, Liu C, Zhao F, Zhong H, et al. Induction of tumoricidal function in CD4+ T cells is associated with concomitant memory and terminally differentiated phenotype. J Exp Med. 2012;209(11):2113–26.

63. Curti BD, Kovacsovics-Bankowski M, Morris N, Walker E, Chisholm L, Floyd K, et al. OX40 is a potent immune-stimulating target in late-stage cancer patients. Cancer Res. 2013;73(24):7189–98.

64. Schaer DA, Murphy JT, Wolchok JD. Modulation of GITR for cancer immunotherapy. Curr Opin Immunol. 2012;24(2):217–24.

65. Ronchetti S, Zollo O, Bruscoli S, Agostini M, Bianchini R, Nocentini G, et al. GITR, a member of the TNF receptor superfamily, is costimulatory to mouse T lymphocyte subpopulations. Eur J Immunol. 2004;34(3):613–22.

66. Shimizu J, Yamazaki S, Takahashi T, Ishida Y, Sakaguchi S. Stimulation of CD25(+)CD4(+) regulatory T cells through GITR breaks immunological self-tolerance. Nat Immunol. 2002;3(2):135–42.

67. Turk MJ, Guevara-Patino JA, Rizzuto GA, Engelhorn ME, Sakaguchi S, Houghton AN. Concomitant tumor immunity to a poorly immunogenic melanoma is prevented by regulatory T cells. J Exp Med. 2004;200(6):771–82.

68. Ko K, Yamazaki S, Nakamura K, Nishioka T, Hirota K, Yamaguchi T, et al. Treatment of advanced tumors with agonistic anti-GITR mAb and its effects on tumor-infiltrating Foxp3 + CD25 + CD4+ regulatory T cells. J Exp Med. 2005;202(7):885–91.

69. Zhou P, L'Italien L, Hodges D, Schebye XM. Pivotal roles of CD4+ effector T cells in mediating agonistic anti-GITR mAb-induced-immune activation and tumor immunity in CT26 tumors. J Immunol. 2007;179(11): 7365–75.

70. Cohen AD, Schaer DA, Liu C, Li Y, Hirschhorn-Cymmerman D, Kim SC, et al. Agonist anti-GITR monoclonal antibody induces melanoma tumor immunity in mice by altering regulatory T cell stability and intra-tumor accumulation. PLoS One. 2010;5(5):e10436.

71. Cohen AD, Diab A, Perales MA, Wolchok JD, Rizzuto G, Merghoub T, et al. Agonist anti-GITR antibody enhances vaccine-induced CD8(+) T-cell responses and tumor immunity. Cancer Res. 2006;66(9):4904–12.

72. Hoffmann C, Stanke J, Kaufmann AM, Loddenkemper C, Schneider A, Cichon G. Combining T-cell vaccination and application of agonistic anti-GITR mAb (DTA-1) induces complete eradication of HPV onco-gene expressing tumors in mice. J Immunother. 2010;33(2):136–45.

73. Pruitt SK, Boczkowski D, de Rosa N, Haley NR, Morse MA, Tyler DS, et al. Enhancement of anti-tumor immunity through local modulation of CTLA-4 and GITR by dendritic cells. Eur J Immunol. 2011;41(12):3553–63.

74. Schaer DA, Hirschhorn-Cymerman D, Wolchok JD. Targeting tumor-necrosis factor receptor pathways for tumor immunotherapy. J Immunother Cancer. 2014;2:7.

75. van de Ven K, Borst J. Targeting the T-cell co-stimulatory CD27/CD70 pathway in cancer immunotherapy: rationale and potential. Immunotherapy. 2015;7(6): 655–67.

76. Jacobs J, Deschoolmeester V, Zwaenepoel K, Rolfo C, Silence K, Rottey S, et al. CD70: An emerging target in cancer immunotherapy. Pharmacol Ther. 2015; 155:1–10.

77. Kelly JM, Darcy PK, Markby JL, Godfrey DI, Takeda K, Yagita H, et al. Induction of tumor-specific T cell memory by NK cell-mediated tumor rejection. Nat Immunol. 2002;3(1):83–90.

78. French RR, Taraban VY, Crowther GR, Rowley TF, Gray JC, Johnson PW, et al. Eradication of lymphoma by CD8 T cells following anti-CD40 monoclonal antibody therapy is critically dependent on CD27 costimulation. Blood. 2007;109(11):4810–5.

79. Matter M, Odermatt B, Yagita H, Nuoffer JM, Ochsenbein AF. Elimination of chronic viral infection by blocking CD27 signaling. J Exp Med. 2006;203(9): 2145–55.

80. Claus C, Riether C, Schurch C, Matter MS, Hilmenyuk T, Ochsenbein AF. CD27 signaling increases the frequency of regulatory T cells and promotes tumor growth. Cancer Res. 2012;72(14):3664–76.

81. Fonsatti E, Maio M, Altomonte M, Hersey P. Biology and clinical applications of CD40 in cancer treatment. Semin Oncol. 2010;37(5):517–23.

82. Summers deLuca L, Gommerman JL. Fine-tuning of dendritic cell biology by the TNF superfamily. Nat Rev Immunol. 2012;12(5):339–51.

83. Turner JG, Rakhmilevich AL, Burdelya L, Neal Z, Imboden M, Sondel PM, et al. Anti-CD40 antibody induces antitumor and antimetastatic effects: the role of NK cells. J Immunol. 2001;166(1):89–94.

84. Hassan SB, Sorensen JF, Olsen BN, Pedersen AE. Anti-CD40-mediated cancer immunotherapy: an update of recent and ongoing clinical trials. Immunopharmacol Immunotoxicol. 2014;36(2):96–104.

85. Diehl L, den Boer AT, Schoenberger SP, van der Voort EI, Schumacher TN, Melief CJ, et al. CD40 activation in vivo overcomes peptide-induced peripheral cytotoxic T-lymphocyte tolerance and augments anti-tumor vaccine efficacy. Nat Med. 1999;5(7):774–9.

86. Vonderheide RH, Dutcher JP, Anderson JE, Eckhardt SG, Stephans KF, Razvillas B, et al. Phase I study of recombinant human CD40 ligand in cancer patients. J Clin Oncol. 2001;19(13):3280–7.

87. Vonderheide RH, Flaherty KT, Khalil M, Stumacher MS, Bajor DL, Hutnick NA, et al. Clinical activity and immune modulation in cancer patients treated with CP-870,893, a novel CD40 agonist monoclonal antibody. J Clin Oncol. 2007;25(7):876–83.

88. Ruter J, Antonia SJ, Burris HA, Huhn RD, Vonderheide RH. Immune modulation with weekly dosing of an agonist CD40 antibody in a phase I study of patients with advanced solid tumors. Cancer Biol Ther. 2010; 10(10):983–93.

89. Advani R, Forero-Torres A, Furman RR, Rosenblatt JD, Younes A, Ren H, et al. Phase I study of the humanized anti-CD40 monoclonal antibody dacetuzumab in refractory or recurrent non-Hodgkin's lymphoma. J Clin Oncol. 2009;27(26):4371–7.

90. Floros T, Tarhini AA. Anticancer cytokines: biology and clinical effects of interferon-alpha2, interleukin (IL)-2, IL-15, IL-21, and IL-12. Semin Oncol. 2015;42(4): 539–48.

91. Kim-Schulze S, Taback B, Kaufman HL. Cytokine therapy for cancer. Surg Oncol Clin N Am. 2007;16(4):793–818, viii.

92. Agarwala SS, Kirkwood JM. Interferons in melanoma. Curr Opin Oncol. 1996;8(2):167–74.

93. Kirkwood JM, Strawderman MH, Ernstoff MS, Smith TJ, Borden EC, Blum RH. Interferon alfa-2b adjuvant therapy of high-risk resected cutaneous melanoma: the Eastern Cooperative Oncology Group Trial EST 1684. J Clin Oncol. 1996;14(1):7–17.

94. Kirkwood JM, Manola J, Ibrahim J, Sondak V, Ernstoff MS, Rao U, et al. A pooled analysis of Eastern Cooperative Oncology Group and Intergroup trials of adjuvant high-dose interferon for melanoma. Clin Cancer Res. 2004;10(5):1670–7.

95. Eggermont AM, Suciu S, Santinami M, Testori A, Kruit WH, Marsden J, et al. Adjuvant therapy with pegylated interferon alfa-2b versus observation alone in resected stage III melanoma: final results of EORTC 18991, a ran-

domised phase III trial. Lancet. 2008;372(9633):117–26.

96. Eggermont AM, Suciu S, Testori A, Santinami M, Kruit WH, Marsden J, et al. Long-term results of the randomized phase III trial EORTC 18991 of adjuvant therapy with pegylated interferon alfa-2b versus observation in resected stage III melanoma. J Clin Oncol. 2012;30(31):3810–8.

97. Di Pucchio T, Pilla L, Capone I, Ferrantini M, Montefiore E, Urbani F, et al. Immunization of stage IV melanoma patients with Melan-A/MART-1 and gp100 peptides plus IFN-alpha results in the activation of specific CD8(+) T cells and monocyte/dendritic cell precursors. Cancer Res. 2006;66(9):4943–51.

98. Kim DW, Krishnamurthy V, Bines SD, Kaufman HL. TroVax, a recombinant modified vaccinia Ankara virus encoding 5 T4: lessons learned and future development. Hum Vaccin. 2010;6(10):784–91.

99. Amato RJ, Hawkins RE, Kaufman HL, Thompson JA, Tomczak P, Szczylik C, et al. Vaccination of metastatic renal cancer patients with MVA-5 T4: a randomized, double-blind, placebo-controlled phase III study. Clin Cancer Res. 2010;16(22):5539–47.

100. Rizza P, Moretti F, Capone I, Belardelli F. Role of type I interferon in inducing a protective immune response: perspectives for clinical applications. Cytokine Growth Factor Rev. 2015;26(2):195–201.

101. Pulliam SR, Uzhachenko RV, Adunyah SE, Shanker A. Common gamma chain cytokines in combinatorial immune strategies against cancer. Immunol Lett. 2015;169:61–72.

102. Ahmadzadeh M, Rosenberg SA. IL-2 administration increases CD4+ CD25(hi) Foxp3+ regulatory T cells in cancer patients. Blood. 2006;107(6):2409–14.

103. Refaeli Y, Van Parijs L, London CA, Tschopp J, Abbas AK. Biochemical mechanisms of IL-2-regulated Fas-mediated T cell apoptosis. Immunity. 1998;8(5):615–23.

104. Rosenberg SA. IL-2: the first effective immunotherapy for human cancer. J Immunol. 2014;192(12):5451–8.

105. Rosenberg SA, Yang JC, Sherry RM, Kammula US, Hughes MS, Phan GQ, et al. Durable complete responses in heavily pretreated patients with metastatic melanoma using T-cell transfer immunotherapy. Clin Cancer Res. 2011;17(13):4550–7.

106. Kaufman HL, Taback B, Sherman W, Kim DW, Shingler WH, Moroziewicz D, et al. Phase II trial of Modified Vaccinia Ankara (MVA) virus expressing 5 T4 and high dose Interleukin-2 (IL-2) in patients with metastatic renal cell carcinoma. J Transl Med. 2009;7:2.

107. Schwartzentruber DJ, Lawson DH, Richards JM, Conry RM, Miller DM, Treisman J, et al. gp100 peptide vaccine and interleukin-2 in patients with advanced melanoma. N Engl J Med. 2011;364(22):2119–27.

108. Vicari AP, Chiodoni C, Vaure C, Ait-Yahia S, Dercamp C, Matsos F, et al. Reversal of tumor-induced dendritic cell paralysis by CpG immunostimulatory oligonucleo-

tide and anti-interleukin 10 receptor antibody. J Exp Med. 2002;196(4):541–9.

109. Chen S, Wang X, Wu X, Wei MQ, Zhang B, Liu X, et al. IL-10 signalling blockade at the time of immunization inhibits Human papillomavirus 16 E7 transformed TC-1 tumour cells growth in mice. Cell Immunol. 2014;290(1):145–51.

110. Tanikawa T, Wilke CM, Kryczek I, Chen GY, Kao J, Nunez G, et al. Interleukin-10 ablation promotes tumor development, growth, and metastasis. Cancer Res. 2012;72(2):420–9.

111. Fujii S, Shimizu K, Shimizu T, Lotze MT. Interleukin-10 promotes the maintenance of antitumor CD8(+) T-cell effector function in situ. Blood. 2001;98(7):2143–51.

112. Emmerich J, Mumm JB, Chan IH, LaFace D, Truong H, McClanahan T, et al. IL-10 directly activates and expands tumor-resident CD8(+) T cells without de novo infiltration from secondary lymphoid organs. Cancer Res. 2012;72(14):3570–81.

113. Mumm JB, Emmerich J, Zhang X, Chan I, Wu L, Mauze S, et al. IL-10 elicits IFNgamma-dependent tumor immune surveillance. Cancer Cell. 2011;20(6):781–96.

114. Lasek W, Zagozdzon R, Jakobisiak M. Interleukin 12: still a promising candidate for tumor immunotherapy? Cancer Immunol Immunother. 2014;63(5):419–35.

115. Smyth MJ, Taniguchi M, Street SE. The anti-tumor activity of IL-12: mechanisms of innate immunity that are model and dose dependent. J Immunol. 2000;165(5):2665–70.

116. Weiss JM, Subleski JJ, Wigginton JM, Wiltrout RH. Immunotherapy of cancer by IL-12-based cytokine combinations. Expert Opin Biol Ther. 2007; 7(11):1705–21.

117. Nanni P, Nicoletti G, De Giovanni C, Landuzzi L, Di Carlo E, Cavallo F, et al. Combined allogeneic tumor cell vaccination and systemic interleukin 12 prevents mammary carcinogenesis in HER-2/neu transgenic mice. J Exp Med. 2001;194(9):1195–205.

118. Jaime-Ramirez AC, Mundy-Bosse BL, Kondadasula S, Jones NB, Roda JM, Mani A, et al. IL-12 enhances the antitumor actions of trastuzumab via NK cell IFN-gamma production. J Immunol. 2011;186(6):3401–9.

119. Bracci L, Schiavoni G, Sistigu A, Belardelli F. Immune-based mechanisms of cytotoxic chemotherapy: implications for the design of novel and rationale-based combined treatments against cancer. Cell Death Differ. 2014;21(1):15–25.

120. Zhang L, Feng D, Yu LX, Tsung K, Norton JA. Preexisting antitumor immunity augments the antitumor effects of chemotherapy. Cancer Immunol Immunother. 2013;62(6):1061–71.

121. Tugues S, Burkhard SH, Ohs I, Vrohlings M, Nussbaum K, Vom Berg J, et al. New insights into IL-12-mediated tumor suppression. Cell Death Differ. 2015;22(2):237–46.

122. Rook AH, Wood GS, Yoo EK, Elenitsas R, Kao DM,

Sherman ML, et al. Interleukin-12 therapy of cutaneous T-cell lymphoma induces lesion regression and cytotoxic T-cell responses. Blood. 1999;94(3): 902–8.

123. Duvic M, Sherman ML, Wood GS, Kuzel TM, Olsen E, Foss F, et al. A phase II open-label study of recombinant human interleukin-12 in patients with stage IA, IB, or IIA mycosis fungoides. J Am Acad Dermatol. 2006;55(5):807–13.

124. Younes A, Pro B, Robertson MJ, Flinn IW, Romaguera JE, Hagemeister F, et al. Phase II clinical trial of interleukin-12 in patients with relapsed and refractory non-Hodgkin's lymphoma and Hodgkin's disease. Clin Cancer Res. 2004;10(16):5432–8.

125. Ansell SM, Witzig TE, Kurtin PJ, Sloan JA, Jelinek DF, Howell KG, et al. Phase 1 study of interleukin-12 in combination with rituximab in patients with B-cell non-Hodgkin lymphoma. Blood. 2002;99(1):67–74.

126. Daud AI, DeConti RC, Andrews S, Urbas P, Riker AI, Sondak VK, et al. Phase I trial of interleukin-12 plasmid electroporation in patients with metastatic melanoma. J Clin Oncol. 2008;26(36):5896–903.

127. Triozzi PL, Allen KO, Carlisle RR, Craig M, LoBuglio AF, Conry RM. Phase I study of the intratumoral administration of recombinant canarypox viruses expressing B7.1 and interleukin 12 in patients with metastatic melanoma. Clin Cancer Res. 2005; 11(11): 4168–75.

128. Sangro B, Mazzolini G, Ruiz J, Herraiz M, Quiroga J, Herrero I, et al. Phase I trial of intratumoral injection of an adenovirus encoding interleukin-12 for advanced digestive tumors. J Clin Oncol. 2004;22(8):1389–97.

129. Waldmann TA. The shared and contrasting roles of IL2 and IL15 in the life and death of normal and neoplastic lymphocytes: implications for cancer therapy. Cancer Immunol Res. 2015;3(3):219–27.

130. Pagliari D, Cianci R, Frosali S, Landolfi R, Cammarota G, Newton EE, et al. The role of IL-15 in gastrointestinal diseases: a bridge between innate and adaptive immune response. Cytokine Growth Factor Rev. 2013;24(5):455–66.

131. Yu P, Steel JC, Zhang M, Morris JC, Waldmann TA. Simultaneous blockade of multiple immune system inhibitory checkpoints enhances antitumor activity mediated by interleukin-15 in a murine metastatic colon carcinoma model. Clin Cancer Res. 2010;16(24): 6019–28.

132. Conlon KC, Lugli E, Welles HC, Rosenberg SA, Fojo AT, Morris JC, et al. Redistribution, hyperproliferation, activation of natural killer cells and CD8 T cells, and cytokine production during first-in-human clinical trial of recombinant human interleukin-15 in patients with cancer. J Clin Oncol. 2015;33(1): 74–82.

133. Spolski R, Leonard WJ. Interleukin-21: a double-edged sword with therapeutic potential. Nat Rev Drug Discov. 2014;13(5):379–95.

134. Wang G, Tschoi M, Spolski R, Lou Y, Ozaki K, Feng C, et al. In vivo antitumor activity of interleukin 21 mediated by natural killer cells. Cancer Res. 2003; 63(24): 9016–22.

135. Moroz A, Eppolito C, Li Q, Tao J, Clegg CH, Shrikant PA. IL-21 enhances and sustains CD8+ T cell responses to achieve durable tumor immunity: comparative evaluation of IL-2, IL-15, and IL-21. J Immunol. 2004;173(2):900–9.

136. He H, Wisner P, Yang G, Hu HM, Haley D, Miller W, et al. Combined IL-21 and low-dose IL-2 therapy induces anti-tumor immunity and long-term curative effects in a murine melanoma tumor model. J Transl Med. 2006;4:24.

137. Zeng R, Spolski R, Finkelstein SE, Oh S, Kovanen PE, Hinrichs CS, et al. Synergy of IL-21 and IL-15 in regulating CD8+ T cell expansion and function. J Exp Med. 2005;201(1):139–48.

138. Petrella TM, Tozer R, Belanger K, Savage KJ, Wong R, Smylie M, et al. Interleukin-21 has activity in patients with metastatic melanoma: a phase II study. J Clin Oncol. 2012;30(27):3396–401.

139. Thompson JA, Curti BD, Redman BG, Bhatia S, Weber JS, Agarwala SS, et al. Phase I study of recombinant interleukin-21 in patients with metastatic melanoma and renal cell carcinoma. J Clin Oncol. 2008; 26(12):2034–9.

140. Davis ID, Brady B, Kefford RF, Millward M, Cebon J, Skrumsager BK, et al. Clinical and biological efficacy of recombinant human interleukin-21 in patients with stage IV malignant melanoma without prior treatment: a phase IIa trial. Clin Cancer Res. 2009;15(6):2123–9.

141. Steele N, Anthony A, Saunders M, Esmarck B, Ehrnrooth E, Kristjansen PE, et al. A phase 1 trial of recombinant human IL-21 in combination with cetuximab in patients with metastatic colorectal cancer. Br J Cancer. 2012;106(5):793–8.

142. Timmerman JM, Byrd JC, Andorsky DJ, Yamada RE, Kramer J, Muthusamy N, et al. A phase I dose-finding trial of recombinant interleukin-21 and rituximab in relapsed and refractory low grade B-cell lymphoproliferative disorders. Clin Cancer Res. 2012;18(20): 5752–60.

第 10 章
癌症和免疫治疗中的免疫细胞迁移

Timothy Murray、*Daniel E. Speiser*

简介

癌症的免疫结构

实体肿瘤的微环境由肿瘤细胞、基质细胞、淋巴管和血管内皮细胞及细胞外基质蛋白、可溶性因子等非细胞成分共同构成。大量先天性或获得性免疫细胞亚群趋化至此，包括 T 淋巴细胞、B 淋巴细胞、自然杀伤(NK)细胞、巨噬细胞和树突状细胞(DC)等。这些免疫细胞统称为肿瘤浸润性淋巴细胞，其类型、位置和功能组成了肿瘤的"免疫结构"，具有很高的预后价值[1]。

某些免疫细胞，如CD8⁺T 淋巴细胞和 NK 细胞具有识别和消除肿瘤细胞的能力。正如人们所想，实体瘤中这些细胞的存在常与良好的预后相关[1-3]，T 和 NK 细胞联合免疫缺陷的小鼠有着更高的自发性肿瘤发生率，也更易在致癌物质的诱导下形成肿瘤。

然而肿瘤中的免疫细胞并不总能指向正向的预后结果，某些免疫细胞在肿瘤微环境中发挥着免疫抑制作用，如调节性 T 细胞和 M2 巨噬细胞等，这使实际情况变得十分复杂。

总的来说，某个肿瘤的转归取决于肿瘤细胞、组织细胞、肿瘤微环境中可溶性因子及免疫系统中促肿瘤和抗肿瘤成分的共同影响。肿瘤免疫治疗即是通过调节肿瘤免疫与抗肿瘤免疫之间的平衡，恢复、促进机体的抗肿瘤免疫反应，从而达到控制肿瘤的目的一种治疗方法。

免疫细胞的迁移

过去的 20 年中，我们对免疫细胞迁移过程的理解呈现着指数级的增长。免疫过程中的许多基因及其机制得到了充分的解析，虽然在组织及肿瘤炎性浸润过程中的某些方面尚欠清晰，人们对免疫细胞的发育过程及其功能调控已有了较为全面的理解。

大多数免疫细胞源于骨髓中的造血干细胞，这些免疫细胞会在骨髓中发育分化后迎来生命周期中的第一次迁移，即离开骨髓进入血液或淋巴循环。T 淋巴细胞是个例外，其会先迁移到胸腺，只有在胸腺组织中进一步完成分化后，才进入循环。

成熟免疫细胞的迁移趋向会因其功能的不同而不同。例如，作为抵御感染的先锋屏障，树突状细胞和单核巨噬细胞会直接迁移至外周组织以清除入侵的病原体。粒细胞，如中性粒细胞和嗜酸性粒细胞，随血液循环，在病原体引发感染时，才会被募集到感染部位。幼稚的 B 淋巴细胞与 T 淋巴细胞则不断地循环于次级淋巴器官和血液之中，以此将获得性免疫系统保持在一个适当的水平上。当相关细胞及细胞因子作用于淋巴结特定区域时，能够更为有效地触发免疫应答过程。B 细胞在提呈抗原之后与 CD4⁺T 细胞发生相互作用，在淋巴结内进行进一步的分化。T 细胞则在外周淋巴器官中借助专职性抗原提呈细胞(如树突状细胞)和抗原，进一步分化为效应细胞。最终，这些激活的 T 淋巴细胞及 B 淋巴细胞经由血液循环迁移至抗原聚集部位，发挥相应的免疫效应。

器官的特异性"归巢地址"

免疫细胞在全身各个器官间的迁徙及其相

互作用是一个受到多种因子精密调控的复杂过程,此过程中的某些缺陷会打破免疫平衡,使机体更易受到感染或发生自身免疫病。通常情况下,组织间隙中的血管内皮细胞、上皮细胞组成着多道屏障,限制着免疫细胞的自由迁移。某一特定环境下,不同免疫细胞通过屏障渗出至不同组织区域的过程取决于免疫细胞表面归巢受体的表型组成、表达丰度及内皮细胞表面相应的配体。这种受体、配体的关系类似"钥匙与锁孔":免疫细胞表面的归巢受体为"钥匙",插入靶组织中血管内皮屏障上相应的"锁孔"解锁屏障,继而使免疫细胞进入特定的组织区域。免疫细胞的渗出过程依赖于这种受体-配体结合的作用形式,如幼稚淋巴细胞进入淋巴结的过程需要淋巴细胞表面表达归巢受体 CD62L 和 CCR7,以及淋巴结内血管内皮细胞上的对应配体 PNAd 和 CCL21。

对于免疫细胞的特异性归巢行为,一种假设是器官具有特异性的"归巢地址",即特定组织区域需要特定的归巢受体表达模式。此观点受到了大量文献的佐证,如归巢至淋巴结、肠道、皮肤的免疫细胞表面的归巢受体差异显著。趋向皮肤归巢的免疫细胞常表达 E-或 P-选择素的相应配体、CCR4 和(或)CCR10,趋向肠道归巢者则常表达 a4b7 整合素及 CCR9。而如前

文所述,趋向淋巴结的免疫细胞需表达 L-选择素(CD62L)及 CCR7。由表面黏附分子组成的特异性"归巢地址"还可在炎症诱导下发生改变,从而调节免疫细胞的分布,使合适的效应细胞迁移至合适的组织部位。

免疫细胞迁移的分子机制

免疫细胞表面的大多数归巢受体可被归为四类:选择素、选择素配体、整合素和趋化因子受体家族。在免疫细胞从一个组织迁移至另一个组织的事件中,不同受体家族发挥着不同的作用。

选择素家族包含 3 个成员:L-选择素、P-选择素以及 E-选择素,均在 N 端具有高度保守的 C 型凝集素结构域。选择素的配体为细胞表面的多种寡糖基团。L-选择素表达于淋巴细胞表面,可与淋巴结中血管内皮上的 PNAd 结合。E-和 P-选择素则相反,它们常表达于外周组织的血管内皮细胞表面,其存在常与炎症反应相关。白细胞表面可表达 E - 选择素和 P -选择素的配体,以对外周内皮细胞进行弱黏附。选择素与其配体之间的结合较弱,这种短暂且松散的黏附作用使白细胞在血管内皮细胞表面滚动,形成白细胞渗出的第一步。

趋化因子受体是 G 蛋白耦联的跨膜受体,选择性表达于免疫细胞其他多种细胞表面。其

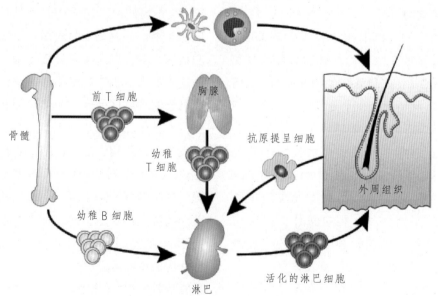

图 10.1 概述了各免疫细胞亚型的迁移行为。(见彩插)

配体趋化因子为小分子分泌性蛋白，主要功能为引导细胞的迁移。白细胞在内皮细胞表面的滚动促进了趋化因子及趋化因子受体间的结合，引起一系列的下游效应，包括整合素介导的细胞黏附等。

整合素家族包含 24 种异质二聚体，由 18 种 α 亚基和 8 种 β 亚基相互组合形成，主要功能为介导白细胞与内皮细胞及细胞外基质间的牢固黏附，其黏附能力受自身构象、转录水平以及细胞表面元件的影响。整合素与趋化因子受体间的相互作用能够诱导黏附发生。T 细胞表面受体在整合素细胞黏附的激活过程中也起着重要作用。

因此，白细胞的渗出、迁移过程是一系列复杂的级联事件，经由多种关键因子调控。其主要事件首先为选择素介导白细胞滚动，而后趋化因子受体激活，进而诱导整合素介导的细胞黏附过程(图 10.2)。免疫细胞在组织内部的趋化(组织间迁移)机制仍不明确，但至少可以确定的是，趋化因子受体与整合素在此过程中亦发挥着重要的作用。

免疫治疗：靶向白细胞迁移

肿瘤疾病中的免疫细胞迁移

过继细胞疗法、癌症疫苗等大部分免疫治疗的策略在于诱导和激活树突状细胞、NK 细胞及 T 淋巴细胞等抗肿瘤免疫细胞。已有大量样本能够证明，这些治疗显著增强了患者的抗肿瘤免疫，与之相比却仅有少数病例显示出理想的临床缓解情况。对这种情况的一种合理解释是免疫细胞难以正确迁移至肿瘤微环境内，或无法有效地进行效应作用。实际上，一些研究已经证实，在 CAR-T 治疗中，仅少部分过继 T 细胞能够顺利达到肿瘤部位[4,5]。因此，在肿瘤归巢能力较弱及效应细胞作用效率较低的情况下，增加高度活化的抗肿瘤免疫细胞所带来的临床获益是十分有限的。如何克服这种免疫迁移限制已成为迫切需要解决的问题，是近十年间免疫研究的热点所在。我们现有的知识更多地基于临床前的动物模型研究，目前已有一些成功的新策略开始运用于临床，其发展前景是十分巨大的。

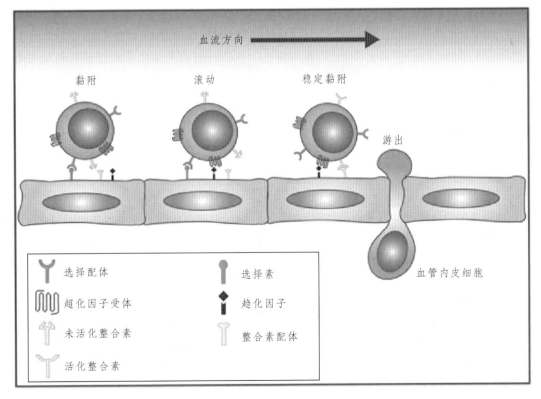

图 10.2　白细胞渗出的分子机制。选择素与其配体间的低亲和力相互作用介导了白细胞与血管内皮的最初结合；内皮细胞表面的趋化因子与白细胞表面的趋化因子受体结合，上调、活化整合素分子使其与内皮细胞表面整合素配体结合，导致白细胞与内皮细胞的稳定黏附；牢固的黏附力使白细胞穿出血管壁，达到炎症部位。(见彩插)

总的来讲,针对免疫细胞迁移,免疫治疗的方向可大致分为以下 3 类:

1、对免疫细胞进行体外修饰。

2、刺激归巢促使免疫细胞进入肿瘤微环境。

3、药物及生物制剂的综合应用。我们将在下文对不同类型进行展开论述。

通过体外修饰调节免疫迁移

在如今,得益于组织培养技术和遗传学技术的发展,分离、扩增、修饰抗肿瘤免疫细胞并进行再回输已成为可能。通过细胞因子治疗和病毒转导系统等多种手段允许我们在体外人为地修改免疫细胞的迁移特性。后者即利用工程化病毒来感染、整合免疫细胞基因组,从转录水平调节特定基因(如趋化因子受体)的表达。这些技术主要用于改变 T 淋巴细胞和 NK 细胞的归巢特性,因这两种细胞明确存在于人类实体肿瘤中,且已被广泛证明与高存活率相关。

此种方法的治疗效果取决于免疫细胞表面免疫归巢受体及肿瘤部位趋化性配体之间的匹配程度。几项近期研究在不同肿瘤间针对这一问题进行了探究,发现不同来源肿瘤具有各自独特的趋化因子,而抗肿瘤免疫细胞在通常情况下却缺乏相应的归巢受体。例如,转移性黑色素瘤的特征为分泌趋化因子 CXCL1 及 CXCL8[6,7],而其配体 CXCR1 及 CXCR2 很少表达于 T 淋巴细胞表面。肺部肿瘤表达 CCL2[8,9],但 T 细胞却通常缺乏 CCR2 受体。大量研究显示,CXCR3 配体高表达于结直肠癌组织中,并对 NK 细胞的趋化过程有着重要作用[10,11]。然而,CXCR3 在成熟 NK 细胞中罕见表达,在活化后的 T 淋巴细胞中却有着很高丰度。

许多团队致力于寻找克服问题的方法。Moon 等[9]曾在 2011 年使用肺癌异种移植瘤模型探究了肿瘤特异性 T 细胞中 CCR2 过表达对肺癌增殖的影响。研究者们首先将表达间皮素(一种肿瘤相关性抗原)的人恶性胸膜间皮瘤细胞移植至免疫缺陷鼠的皮下部位。继而从人血液中分离大量的 CD4 和 CD8 T 细胞,使用编码间皮素特异性嵌合抗原受体(MesoCAR)的慢病毒进行转染,并加入或不加入编码人趋化因子受体 CCR2 的慢病毒作为变量。最后,研究者将转导病毒后的 T 细胞 (MesoCAR 表型或 Meso-CAR-CCR2 表型)过继性转移至荷瘤小鼠体内,并连续监测肿瘤的生长情况数周。结果显示,相较单一转染 MesoCAR 的细胞,同时转染了 MescoCAR 与 CCR2 的 T 淋巴细胞肿瘤在抑制肿瘤增殖、浸润中效果更佳。

结直肠癌领域的研究表明,趋化因子 CXCL9 和 CXCL10 频繁表达于结直肠肿瘤中。这些趋化因子的受体为 CXCR3,而 CXCR3 可在 NK 细胞、T 淋巴细胞中诱导表达。研究显示,相比 T 淋巴细胞,对 NK 细胞进行基因修饰更具挑战性[12],因此寻找修饰 NK 细胞的替代方法成了研究的另一个重点。Wennerberg 等[13]开发了一种新型的 NK 细胞离体扩增方法,能够将 CXCR3 表达水平诱导至静息 NK 细胞的 10 倍以上。此方案是将分离纯化后的 NK 细胞与 EB 病毒转化形成的淋巴母细胞样细胞以及白细胞介素-2 共同培养。研究者将扩增后的 NK 细胞过继性转移至皮下负荷 CXCL10 阳性(或阴性)黑色素瘤的小鼠体内,结果显示 CXCR3 修饰的 NK 细胞向 CXCL10 阳性肿瘤的迁移明显增加,并导致其肿瘤负荷减小,存活率显著增加。

另一种改变 NK 细胞迁移特性的方法是利用胞啃作用(trogocytosis),即一种使细胞膜碎片(及其中含有的受体)在抗原提呈等细胞和淋巴细胞之间转移的接触依赖性过程[14]。许多癌细胞发生淋巴结转移的原因是 CCR7 扩增[15-18],该受体能与淋巴结中广泛存在的趋化因子 CCL19 及 CCL21 结合。然而,细胞毒性 NK 细胞并不表达 CCR7,因此难以迁移至淋巴结转移区域[19]。就此问题,Somanchi 等[20]将 NK 细胞与表达 CCR7 的白血病细胞共同培养,利用其胞啃作用增加了 NK 细胞中 CCR7 的瞬时表达量。成功表达 CCR7 的 NK 细胞无论在荷瘤小鼠体外还是体内均表现出了更强的向 CCL19、CCL21 或淋巴结迁移的能力。利用胞啃作用的修饰方式为免疫细胞迁移特性的编辑提供了一种极有意义的新颖方法。

大量研究已经证明,在离体条件下改造人免疫细胞的迁移及归巢特性是可行的。除血源性细胞外,类似的方法可能也适用于肿瘤来源的淋巴

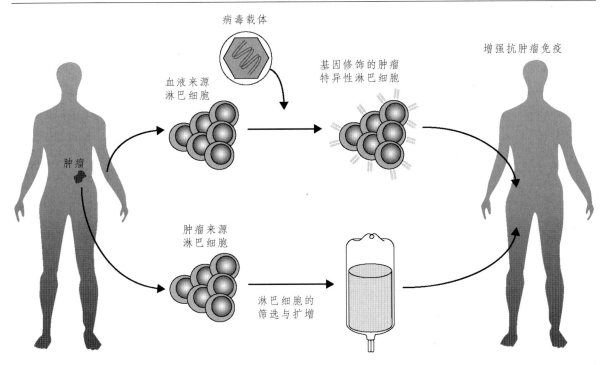

图 10.3　过继性免疫治疗的两个主要分支:肿瘤源性淋巴细胞扩增与血液源性淋巴细胞遗传修饰。 在体外扩增或修饰免疫活性细胞,然后向患者回输,以达到直接杀伤肿瘤或激发机体的抗肿瘤免疫应答的目的。(见彩插)

细胞的编辑修饰。这些编辑方法的成熟对癌症免疫治疗的发展有着重大的意义。

靶向肿瘤微环境刺激免疫细胞归巢

除直接对免疫细胞进行修饰外,如何向肿瘤部位传递免疫迁移刺激物也是免疫治疗研究的近期热点。研究者致力于将趋化因子人为放置于肿瘤区域,其方法包括瘤内注射、体内转染、转导肿瘤细胞以及局部应用溶瘤病毒等。下面将举例对这些方法进行大致描述。

如前面所述,CXCR3/CXCL10 轴是 NK 细胞向肿瘤区域浸润的关键,将高表达 CXCR3 的 NK 细胞过继转移到荷瘤小鼠中可以显著延长其生存期。那么换角度来想,直接在肿瘤部位注射 CXCL10 也是简单可行的。Wendel 等[11]将小鼠源淋巴瘤细胞系 RMA 与重组 CXCL10 蛋白混合后注射至裸鼠皮下,在种植 5 天后分析 NK 细胞浸润情况。结果发现,将 CXCL10 输送至肿瘤部位使 NK 细胞的浸润数量显著增加。因这种混合重组趋化因子后再注射的肿瘤移植模型难以向临床转化,作者进一步将重组 CXCL10 注射到预先种植好的淋巴瘤组织中以检测是否能取得类似的效果。正如所想,定期在肿瘤内注射这

种趋化因子显著延长了荷瘤小鼠的生存期。

其他研究团队在不同模型中报道了类似的结果。然而外源性的趋化因子蛋白,如 CXCL10,进入体内后极有可能在组织间隙内迅速降解、广泛扩散,导致趋化梯度的不稳定。为了解决此问题,最近的一项研究比较了肿瘤内注射趋化因子,或使用过表达载体瞬时转染肿瘤细胞时,T 细胞向肿瘤区域募集的情况。先前研究显示,趋化因子 CCL21 能够将 T 细胞及抗原提呈细胞募集至小鼠皮下的 B16 黑色素瘤中[21]。基于此 Igoucheva 等[22]构建了过表达 CCL21 基因的质粒,并创造了一种在瘤内注射时进行电穿孔以直接将该质粒转染至体内肿瘤细胞内的技术方法。细胞膜磷脂双分子层在电脉冲作用下被破坏而形成孔洞,带电荷的分子(如质粒 DNA)因膜电位的驱动进入细胞内,并经由转录、翻译瞬时表达目的基因。作者证明,与瘤内直接注射蛋白相比,使用瘤内电转染法能够有效地使靶肿瘤细胞表达 CCL21 至少 72 小时,且观察到 CD4、CD8 T 细胞募集明显多于瘤内注射。因此或许在抗肿瘤免疫细胞募集方面,使肿瘤细胞持续产生趋化因子的技术比直接注射更为有效。

另一种靶向肿瘤区域的基因治疗方法是使用工程化病毒载体。过去的研究显示,某些病毒在向哺乳动物细胞传递遗传物质方面具有高度特异性。现代的分子生物学技术已允许研究者在保持病毒感染能力的同时将目的基因插入病毒基因组中。更为重要的是,病毒用于复制的成分是可以被移除的,从而形成具感染性却不具复制性的病毒颗粒,能够安全地为哺乳动物模型及人类自身所用。Kanagawa 等[23]的研究团队开发了一种腺病毒载体系统,用于将趋化因子基因传递给肿瘤细胞。它们生成了编码趋化因子 CCL17、CCL19、CCL20、CCL21、CCL22、CCL27、XCL1 及 CX3CL1 的腺病毒颗粒,并用其感染小鼠源结肠癌细胞株 CT26。研究者继而将编码不同趋化因子的毒颗粒注射入不同荷瘤小鼠的皮下肿瘤中,监测、记录肿瘤生长情况。实验结果显示,注射了 CCL19、CCL20、CCL22 或 XCL1 编码病毒的小鼠的肿瘤的生长速度与对照组相同,而注射了 CCL17、CCL21、CCL27 或 CX3CL1 编码病毒的小鼠肿瘤生长明显放缓,甚至一些肿瘤出现了完全消退。其中 CCL17 是 T 细胞趋化因子受体 CCR4 的配体,是促进抗肿瘤免疫应答的最有效的趋化因子。更重要的是,在3个月后,研究者对初次实验中肿瘤完全消退的小鼠进行了第二次肿瘤种植,惊讶地发现所有接受 CCL17 编码病毒(AdRGD-CCL17)的小鼠都未二次成瘤而无须进一步治疗。免疫组化分析显示,AdRGD-CCL17 可显著增加 CD8+ T 细胞(而不是 CD4+ T 细胞)向肿瘤区域的浸润程度。这些结果共同证明了向肿瘤内注射编码趋化因子的复制缺陷型病毒的有效性。与瘤内电转染技术相比,病毒转导模型可使用肿瘤细胞至少表达 9 天的目的基因,因此在持续募集免疫细胞方面可能更具优势。

上述两种方法存在着局限性。作为局部治疗手段,免疫效应细胞仅能被募集到接受注射或其他处理的肿瘤区域,其他器官或一些难以操作的困难位置无法得到有效治疗。

最后一种给予肿瘤细胞特定基因的方法是使用溶瘤病毒(OVS)。迄今已有多种溶瘤病毒被开发出来,包括疱疹、腺病毒和牛痘等。在问世之初,溶瘤病毒被认为是一种较为特异的裂解肿瘤细胞的手段,因为病毒会优选感染分裂旺盛的细胞,如癌细胞。通常情况下,溶瘤病毒先进行全身"赶热闹",然后肿瘤细胞才被"特异性"感染。然而,任何涉及感染性病毒的治疗都存在着难以忽略的安全性质疑。近期的研究在努力地克服这一问题,具有更小脱靶感染率的高度肿瘤特异性病毒已逐渐出现。例如,研究者从牛痘病毒中删除其 DNA 复制组分会导致病毒对宿主细胞复制能力的更大依赖性,从而减少在病毒在相对静息的细胞中的繁殖概率。此外,去除生长因子组分(如牛痘生长因子、VGF)可以阻止邻近静息细胞的分裂,减少降低随之而来的脱靶感染,将感染限制在分裂活跃细胞中。这两种修饰的协同作用能使 TK-VGF-痘苗株(ddVV)呈现出更强的肿瘤特异性。尽管如此,一定程度的脱靶感染和复制仍是不可避免的。

最近,Li 等[24]使用基因修饰技术扩展了溶瘤病毒的概念。他们重新设计了 ddVV,使其整合上编码炎性趋化因子 CCL5 的基因(ddCCL5)。这种趋化因子能被效应 T 细胞上多个受体识别,包括 CCR1、CCR3 和 CCR5。研究者使皮下携带结肠腺癌 MC38 种植瘤的荷瘤小鼠感染 ddCCL5 病毒后监测其肿瘤生长情况。统计结果显示与感染 ddVV 相比,ddCCL5 可显著改善肿瘤的控制情况,这种抗肿瘤效应与 CD4+ T 细胞及 DC(而非 CD8+T 细胞)的大量招募有关。此外,vvCCL5 与另一种免疫治疗方式 DC 疫苗联合使用时具有协同效应。研究者使用 DC 负载 MC38 细胞的裂解物后进行皮下注射,随后使用 ddVV 或 vvCCL5 对小鼠进行感染。结果表明,DC 疫苗和 vvCCL5 联合使用时,肿瘤控制最佳,CD4+、CD8+ T 细胞和 NK 细胞在肿瘤区域均有较好的浸润。

直接靶向肿瘤来促进免疫细胞向肿瘤归巢的免疫治疗手段各有优劣。肿瘤内注射趋化蛋白或趋化因子编码载体是风险度较低的保守策略,可能会带来较弱的、持续时间较短的治疗效果。通过瘤内注射或全身感染靶向肿瘤特异性病毒是更为激进的策略,可以在更长的时间内改变抗肿瘤免疫反应,却存在着较大的安全性隐患。

系统应用药物和生物制剂

在前两节中，我们详细讨论了通过体外修饰或直接靶向肿瘤微环境来促进抗癌免疫细胞迁移的治疗策略。除这些以外，还可以利用系统应用药物和生物制剂来改变免疫细胞的迁移行为。许多研究都曾出乎意料地发现自身的治疗方案能对 T 细胞迁移行为造成影响，这包括了免疫治疗药物和标准化疗。

CTLA-4 是一种 T 细胞抑制性受体。其结构类似于共刺激分子 CD28，且这两种受体在抗原提呈细胞上共享配体 CD80 和 CD86。当 CD28 参与激活刺激性 T 细胞信号转导通路，CTLA-4 则作为竞争性抑制物负性调控 T 细胞免疫。因此，针对 CTLA-4 的单克隆抗体，如 ipilimumab，可以有效地阻止抑制性受体结合并促进 T 细胞活化，我们称为"免疫检查点阻断"。

抗 CTLA-4 抗体促进 T 细胞功能的确切机制尚有争议。Pentcheva-Hoang 等[25]研究了 CT-LA-4 阻滞是否会对 T 细胞运动产生影响。作者观察到，在黑色素瘤小鼠模型中，使用抗 CTLA-4 抗体进行长期低剂量系统治疗后，会导致瘤内 T 细胞的流动性增加，而且这种流动性是特异趋向肿瘤抗原的。然而，肿瘤引流淋巴结内的 T 细胞却并不如此。可是，在更大剂量、更高频率地使用 CTLA-4 抗体后，淋巴结内 T 细胞的流动性也会出现增强。因此，抗 CTLA-4 治疗会不同程度地增加不同组织环境中肿瘤特异性 T 细胞的迁移率。鉴于抗 CTLA-4 对黑色素瘤患者的喜人疗效，这一效应可能会促进抗肿瘤 T 细胞在抗原-提呈靶细胞之间更有效的移动。因此接受抗 CTLA-4 治疗的患者的肿瘤内 T 细胞可能会更积极地参与抗肿瘤免疫并溶解更多的肿瘤细胞。

据报道，某些化疗药物也会影响 T 淋巴细胞向实体肿瘤迁移，包括黑色素瘤和乳腺癌。最近的两项研究调查了这一现象。首先，Nardin 等[26]描述了人类黑色素瘤病灶微环境中的分子变化，以及这些变化对化疗药物达卡巴嗪治疗的反应。与临床效应密切相关的是 CD8+T 细胞和相关基因（如 TNF）的浸润增加，以及与细胞外基质重塑相关的基因表达增高[26,27]，如富含半胱氨酸的酸性分泌蛋白（SPARC）。Hong 等[28]的后续研究证实，达卡巴嗪以及包括替莫唑胺和顺铂在内的其他化疗药物，可直接诱导人黑色素瘤细胞表达趋化因子。诱导的趋化因子，包括 CCL5、CXCL9 和 CXCL10。这些受化疗诱导的趋化因子的表达与黑色素瘤患者更好的 T 细胞浸润及更长的生存期相关。因此，化疗药物对肿瘤的控制似乎不仅依赖直接阻断细胞分裂，还能够通过诱导局部趋化因子分泌、促细胞外基质重塑来增加免疫细胞在的抗肿瘤浸润。

T 细胞和 NK 细胞等免疫效应细胞的迁移是抗肿瘤免疫应答的重要组成部分。然而，并非所有的免疫细胞都具有抗肿瘤作用。实际上，许多肿瘤会特异性地募集某些免疫细胞亚群，如 Treg 细胞以及髓源抑制性细胞（MDSC），两者都能够促进免疫抑制性微环境产生，抑制抗肿瘤免疫细胞的效应功能，增强肿瘤的血管生成。截至目前，本章讨论的治疗模型都旨在增强抗肿瘤免疫细胞的迁移，而阻断免疫抑制细胞的迁移亦是一种值得注意的替代方法。

最近的两项研究在不同的小鼠肿瘤模型中证实了这一想法。Tan 等[29]观察到在患有胰腺癌的小鼠中，表达趋化因子受体 CCR5 的肿瘤中的 Treg 细胞的比例是显著高于 CD4+T 细胞的。这表明 CCR5 可能介导了此肿瘤类型对调节性 T 细胞的优先募集。TAK-779 是一种对 CCR5 有特异性拮抗作用的小分子抑制剂，在肿瘤生长早期系统地给予荷瘤小鼠此种抑制剂会导致肿瘤生长速度显著下降，同时 Treg 细胞浸润肿瘤的比例也明显降低。Priceman 等[30]在 MDSC 浸润肺和前列腺肿瘤的背景下进行了类似的分析。他们通过灌胃给荷瘤小鼠注射了一种抑制菌落刺激因子 1 受体（CSF1R）的小分子抑制剂 GW2580，这是一种骨髓细胞因子受体，在实体肿瘤募集 MDSC 过程中起着一定作用。结果显示，抑制 CSF1R 阻止了 MDSC 募集至肿瘤组织，导致瘤内血管密度降低，免疫抑制分子表达减少。当患有肺癌的小鼠接受 GW2580 联合抗血管生成（anti-VEGFR-2mAb）治疗时，能够观察到肿瘤生长的协同抑制。因此，抗免疫抑制与抗血管生成相联合可能具有巨大的发展潜力。

结论

本章节阐述了影响免疫细胞迁移特性的免疫治疗策略。这些方法大致可分为3类。

1.体外修饰和回输免疫细胞。

2.使趋化因子直接进入肿瘤微环境。

3. 用增强抗肿瘤免疫细胞或抑制促肿瘤细胞的全身性药物进行综合治疗。

本章中引用了一些例子来说明这3类治疗策略中的可行方法。这些研究大多是在临床前小鼠模型中进行的，尚未在临床试验中得到验证。近年来,随着免疫治疗在癌症治疗领域的关注度增加,临床方面的探索变得更为广泛,定会为免疫治疗提供更多的发展道路。免疫细胞迁移过程的重要性及其抗肿瘤、促肿瘤的分别机制如今都已得到了充分的认识。影响这些过程的免疫疗法对于转移性疾病的治疗有着重大的推动意义。

参考文献

1. Fridman WH, Pagès F, Sautès-Fridman C, Galon J. The immune contexture in human tumours: impact on clinical outcome. Nat Rev Cancer. 2012;12(4):298–306.

2. Takanami I, Takeuchi K, Giga M. The prognostic value of natural killer cell infiltration in resected pulmonary adenocarcinoma. J Thorac Cardiovasc Surg. 2001;121(6): 1058–63.

3. Coca S, Perez-Piqueras J, Martinez D, Colmenarejo A, Saez MA, Vallejo C, et al. The prognostic significance of intratumoral natural killer cells in patients with colorectal carcinoma. Cancer. 1997;79(12):2320–8.

4. Fisher B, Packard BS, Read EJ, Carrasquillo JA, Carter CS, Topalian SL, et al. Tumor localization of adoptively transferred indium-111 labeled tumor infiltrating lymphocytes in patients with metastatic melanoma. J Clin Oncol. 1989;7(2):250–61.

5. Pockaj BA, Sherry RM, Wei JP, Yannelli JR, Carter CS, Leitman SF, et al. Localization of [111]indium-labeled tumor infiltrating lymphocytes to tumor in patients receiving adoptive immunotherapy. Cancer. 1994;73(6):1731–7.

6. Sapoznik S, Ortenberg R, Galore-Haskel G, Kozlovski S, Levy D, Avivi C, et al. CXCR1 as a novel target for directing reactive T cells toward melanoma: implications for adoptive cell transfer immunotherapy. Cancer Immunol Immunother. 2012;61(10):1833–47.

7. Peng W, Ye Y, Rabinovich BA, Liu C, Lou Y, Zhang M, et al. Transduction of tumor-specific T cells with CXCR2 chemokine receptor improves migration to tumor and antitumor immune responses. Clin Cancer Res. 2010;16(22):5458–68.

8. Asai H, Fujiwara H, An J, Ochi T, Miyazaki Y, Nagai K, et al. Co-introduced functional CCR2 potentiates in vivo anti-lung cancer functionality mediated by T cells double gene-modified to express WT1-specific T-cell receptor. PLoS ONE. 2013;8(2):e56820.

9. Moon EK, Carpenito C, Sun J, Wang L-CS, Kapoor V, Predina J, et al. Expression of a functional CCR2 receptor enhances tumor localization and tumor eradication by retargeted human T cells expressing a mesothelin-specific chimeric antibody receptor. Clin Cancer Res. 2011;17(14):4719–30.

10. Mlecnik B, Tosolini M, Charoentong P, Kirilovsky A, Bindea G, Berger A, et al. Biomolecular network reconstruction identifies T-cell homing factors associated with survival in colorectal cancer. Gastroenterology. 2010;138(4):1429–40.

11. Wendel M, Galani IE, Suri-Payer E, Cerwenka A. Natural killer cell accumulation in tumors is dependent on IFN-gamma and CXCR3 ligands. Cancer Res. 2008;68(20):8437–45.

12. Carlsten M, Childs RW. Genetic manipulation of NK cells for cancer immunotherapy: techniques and clinical implications. Front Immunol. 2015;6:266.

13. Wennerberg E, Kremer V, Childs R, Lundqvist A. CXCL10-induced migration of adoptively transferred human natural killer cells toward solid tumors causes regression of tumor growth in vivo. Cancer Immunol Immunother. 2015;64(2):225–35.

14. Rosenits K, Keppler SJ, Vucikuja S, Aichele P. T cells acquire cell surface determinants of APC via in vivo trogocytosis during viral infections. Eur J Immunol. 2010;40(12):3450–7.

15. Pan M-R, Hou M-F, Chang H-C, Hung W-C. Cyclooxygenase-2 up-regulates CCR7 via EP2/EP4 receptor signaling pathways to enhance lymphatic invasion of breast cancer cells. J Biol Chem. 2008;283(17): 11155–63.

16. Nakata B, Fukunaga S, Noda E, Amano R, Yamada N, Hirakawa K. Chemokine receptor CCR7 expression correlates with lymph node metastasis in pancreatic cancer. Oncology. 2008;74(1-2):69–75.

17. Günther K, Leier J, Henning G, Dimmler A, Weissbach R, Hohenberger W, et al. Prediction of lymph node metastasis in colorectal carcinoma by expression of chemokine receptor CCR7. Int J Cancer. 2005;116(5): 726–33.

18. Fang L, Lee VC, Cha E, Zhang H, Hwang ST. CCR7 regulates B16 murine melanoma cell tumorigenesis in skin. J Leukoc Biol. 2008;84(4):965–72.

19. Berahovich RD, Lai NL, Wei Z, Lanier LL, Schall TJ. Evidence for NK cell subsets based on chemokine receptor expression. J Immunol. 2006;177(11):7833–40.

20. Somanchi SS, Somanchi A, Cooper LJN, Lee DA. Engineering lymph node homing of ex vivo-expanded human natural killer cells via trogocytosis of the chemokine receptor CCR7. Blood. 2012;119(22):5164–72.

21. Novak L, Igoucheva O, Cho S, Alexeev V. Characterization of the CCL21-mediated melanoma-specific immune responses and in situ melanoma eradication. Mol Cancer Ther. 2007;6(6):1755–64.

22. Igoucheva O, Grazzini M, Pidich A, Kemp DM, Larijani M, Farber M, et al. Immunotargeting and eradication of orthotopic melanoma using a chemokine-enhanced DNA vaccine. Gene Ther. 2013;20(9):939–48.

23. Kanagawa N, Niwa M, Hatanaka Y, Tani Y, Nakagawa S, Fujita T, et al. CC-chemokine ligand 17 gene therapy induces tumor regression through augmentation of tumor-infiltrating immune cells in a murine model of preexisting CT26 colon carcinoma. Int J Cancer. 2007;121(9):2013–22.

24. Li J, O'Malley M, Urban J, Sampath P, Guo ZS, Kalinski P, et al. Chemokine expression from oncolytic vaccinia virus enhances vaccine therapies of cancer. Mol Ther. 2011;19(4):650–7.

25. Pentcheva-Hoang T, Simpson TR, Montalvo-Ortiz W, Allison JP. Cytotoxic T lymphocyte antigen-4 blockade enhances antitumor immunity by stimulating melanoma-specific T-cell motility. Cancer Immunol Res. 2014;2(10):970–80.

26. Nardin A, Wong W-C, Tow C, Molina TJ, Tissier F, Audebourg A, et al. Dacarbazine promotes stromal remodeling and lymphocyte infiltration in cutaneous melanoma lesions. J Invest Dermatol. 2011;131(9):1896–905.

27. Demaria S, Volm MD, Shapiro RL, Yee HT, Oratz R, Formenti SC, et al. Development of tumor-infiltrating lymphocytes in breast cancer after neoadjuvant paclitaxel chemotherapy. Clin Cancer Res. 2001;7(10):3025–30.

28. Hong M, Puaux A-L, Huang C, Loumagne L, Tow C, Mackay C, et al. Chemotherapy induces intratumoral expression of chemokines in cutaneous melanoma, favoring T-cell infiltration and tumor control. Cancer Res. 2011;71(22):6997–7009.

29. Tan MCB, Goedegebuure PS, Belt BA, Flaherty B, Sankpal N, Gillanders WE, et al. Disruption of CCR5-dependent homing of regulatory T cells inhibits tumor growth in a murine model of pancreatic cancer. J Immunol. 2009;182(3):1746–55.

30. Priceman SJ, Sung JL, Shaposhnik Z, Burton JB, Torres-Collado AX, Moughon DL, et al. Targeting distinct tumor-infiltrating myeloid cells by inhibiting CSF-1 receptor: combating tumor evasion of antiangiogenic therapy. Blood. 2010;115(7):1461–71.

第 11 章
抗肿瘤药物在免疫治疗药物中的再利用

Jyothishmathi Swaminathan、Vidya Gopalakrishnan

简介

　　免疫疗法能够智能地对抗多种肿瘤，它的引入使癌症治疗领域发生了革命性的变化。免疫疗法利用免疫细胞靶向肿瘤，通过抑制肿瘤生长、增强宿主免疫反应对抗肿瘤的发生、发展。正常免疫系统的功能是识别可能导致癌症的异常细胞并摧毁它们。然而肿瘤细胞进化出了隐藏自己身份的方法，从而不被免疫细胞发现，维持自身的无限复制。失调状态下的免疫系统也可通过无效 T 细胞或肿瘤产生的抑制性调节性 T 细胞中和宿主 T 细胞的防御机制（M2：M1 等），从而促进肿瘤生长。

　　传统的免疫疗法药物多种多样，这些药物或能抑制肿瘤掩盖自身抗原，或能增强机体对肿瘤的免疫力。几项目前正在进行的临床试验采用针对免疫系统的药物取得了积极的疗效，但这些治疗方案仍需进一步的改进来继续完善[1-3]。

　　过继细胞疗法（ACT）是一种收集患者自身淋巴细胞并在体外进行改造、扩增，然后再将其输回原患者体内的治疗方法，已被许多文献证实具有显著的临床效果[4, 5]。在体外编辑 T 细胞为其增添嵌合抗原受体，赋予其 HLA 非依赖的方式识别肿瘤抗原的能力的治疗方法（即 CAR-T 细胞疗法）已应用于多项临床试验中，可能在黑色素瘤、肉瘤、B 细胞肿瘤及神经母细胞瘤中具有良好的应用前景[6-11]。

　　免疫疗法的另一个临床应用前景是阻断免疫检查点，即通过靶向免疫调节分子，阻断被癌细胞劫持的具有保护肿瘤细胞的异常免疫反应

进而增强抗肿瘤免疫的治疗手段[12]。自然杀伤细胞（NK）相关的治疗方法也在临床前研究中获得了令人兴奋的结果，在临床试验中也取得了一定的成效[13]。

　　这些免疫疗法有着各自的潜力，但是每种方法都有其局限性，联合治疗或许是克服这些局限的关键[14]。探索孤儿药或成熟临床药物在联合免疫治疗中的新用途可能是解决这一问题的有力工具，也有利于降低新药的研发成本及试验费用。

　　在本章中，我们将重点介绍一些已知抗肿瘤药物，如 DNA 甲基化抑制剂、组蛋白去乙酰化酶抑制剂、非甾体抗炎药、化疗药等。这些药物均于新近发现了免疫调节功能，具有联合免疫疗法协同对抗肿瘤的潜力。

DNA 甲基转移酶抑制剂

　　历史上，抑癌基因、癌基因的突变累积被认为是引起肿瘤发生、发展的主要原因[15]。许多研究清楚地表明，染色质结构的改变会导致包括癌症在内的病变状态[16]。甲基化是哺乳动物细胞中研究最多的 DNA 修饰之一。在正常细胞中，DNA 甲基化与组蛋白修饰等其他事件相协调，共同调控基因的适当表达 [17]。一方面，癌症的发生与 DNA 整体的低甲基化水平有关，这导致了基因组不稳定、转座子激活和基因印记异常等[18, 19]。另一方面，位于抑癌基因启动子区域的异常高度甲基化会沉默其表达，继而促进肿瘤的生长[18]。DNA 甲基化由 3 种不同的 DNA 甲基转移酶（DNMT）介导：DNMT1、DNMT3A 和 DNMT3B，它

们会在 CpG 岛与甲基化胞嘧啶相结合。影响 DNA 甲基化的抗癌药物有 DNMT 抑制剂(DN-MTI)、阿扎胞苷(AZA)及地西他滨(DAC),分别为前体药物、核糖核苷及脱氧核糖核苷,能够以氮杂胞嘧啶-鸟嘌呤对的形式结合到 DNA 中,捕获 DNMT 并形成共价连接的加合物,抑制异常甲基化发生而杀伤肿瘤细胞(图 11.1)。此外,此类药物还能够诱发 DNA 损伤应答,促进 DN-MT 降解并重新激活抑癌基因表达[20]。在临床试验中,AZA 和 DAC 已成功地应用于骨髓增生异常综合征、急性髓系白血病和慢性髓单核细胞白血病的治疗[21]。

AZA 与 DAC 重新激活肿瘤细胞中抑癌基因的能力已为人们所熟知。最近的研究显示,此类药物具有联合免疫疗法的潜力,能够调节肿瘤中的抗原表达并通过主要组织相容性复合物 I 类(MHC-I)呈递,继而促进免疫系统对肿瘤细胞的识别能力[22-24]。研究者们注意到一类称为肿瘤-睾丸抗原(CTA)的分子,它们在肿瘤细胞中特异性表达并能增加肿瘤对细胞毒性 T 细胞(CTL)的可见性[25]。CTA 常在肿瘤细胞中表达下调,如纽约食管鳞状上皮癌抗原 1(NY-ESO1)、mRNA 核输出因子 2(NXF2)、滑膜肉瘤 X 断裂点基因 2(SSX-2)、黑色素瘤优先表达的抗原(PRAME)、人黑素瘤相关抗原(MAGE 1,2,3,4)等。在研究中,AZA 显示出了上调 PRAME 及 SSX-2 的能力,并能在体外提高 CTL 对黑色素瘤和骨髓瘤细胞的溶解活性,此情况也同样见于使用 AZA 治疗的黑色素瘤和骨髓瘤患者中[26]。ICAM-1 在单核细胞向肿瘤浸润及细胞间相互作用过程中非常重要,在黑色素瘤中,AZA 不仅促进 MHC-I,还能激活细胞间黏附分子 1 (ICAM-1) 表达,从而促进 MHC 向 T 细胞呈递抗原。在肾细胞癌细胞系中也发现了 AZA 对 ICAM-1 的上调作用[27,28]。一些针对 CLL 和 AML 的研究显示,与 MHC-1 相一致,AZA 也能够上调 CTA 的表达:在 CLL 细胞

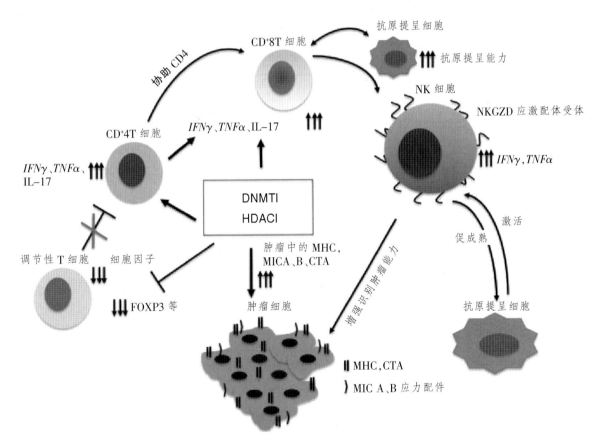

图 11.1 DNMTI 与 HDACI 在免疫治疗中的应用。DNMTI 和 HDACI 增加了肿瘤中的 MHC 和抗原呈递,使其对 T 细胞更加可见,并增强了 T 细胞和 NK 细胞对肿瘤的细胞毒作用。HDACI 还可以有效下调 Treg 中的细胞因子释放并降低 FOXP3 水平。(见彩插)

系及原代细胞中，AZA 会增加 NY-ESO1、NXF2、SSX-2 以及 MAGE-1、-2 和 -4 的表达量；在 AML 细胞系中则会上调 SSX-2 和 PRAME[26, 29]。DNMT 抑制剂也能促进免疫细胞的识别肿瘤能力。MICA 和 MICB 是在肿瘤细胞上表达的应激反应配体，能够与 NK 细胞和活化的 CD8 细胞上的 NKGD2 受体结合[19,30]。DAC 单药会上调人胚胎肾细胞 HEK293T 的 MICB 表达，且在与组蛋白去乙酰化酶抑制剂丙戊酸连用时，可正向调控骨髓瘤细胞中的 MICA 水平[19,30,31]。

一些研究阐释了 AZA 和 DAC 对免疫活性的影响，包括免疫效应细胞分泌细胞因子增加、肿瘤免疫细胞及调节性免疫细胞浸润增强等[22-24]。IFNγ、TNFα、IL-2 等能够调节细胞毒性 T 细胞活性，研究者们发现，这些细胞因子会在阿扎胞苷或地西他滨处理后升高，其表达水平与卵巢癌及黑色素瘤细胞的破坏相关[22-24,32,33]，且此效应特异于幼稚的 CD8+T 细胞[34]。IFNγ 在 T 细胞中的表达受到自身启动子区域甲基化的控制，在 CDCD8+T 细胞中，此基因启动子区去甲基化事件会先于细胞活化出现。DAC 治疗与 NK 细胞、CD8+T 细胞高分泌 IFNγ、TNFα 相关，且能显著延长卵巢癌荷瘤小鼠的生存时间[24]。IL-17 也受到甲基化调控，研究显示 AZA 能够上调辅助性 T 细胞中的 IL-17 水平[35]。在骨髓增生异常综合征患者中，于体外使用 AZA 处理 CD4+T 细胞能够诱导 IL-17 上调[36]。此外，DAC 可增加 Th0 细胞向 Th1 极化并提高细胞溶解活性，此效应与 IL-17 的启动子区去甲基化水平相关[37]。另一项研究显示，使用 AZA 处理自 MDS 患者中分离的 CD4+T 细胞可增加其 Th1 表型，提高患者的治疗效果[38]。DAC 和 AZA 还可在体外促进 NK 细胞分泌 IFNγ 从而增强其溶解活性[39]。Wang 等在卵巢癌小鼠模型中发现，DAC 能增加 NK 细胞和 CD8+ T 细胞在肿瘤组织中浸润数目[24]。此外，表达于 NK 细胞表面的杀伤性免疫球蛋白样受体（KIR）在肿瘤识别过程中非常重要，肿瘤中的 KIR 常呈下调状态，而 DAC 具有上调 KIR 的作用，能够提高 NK 细胞对肿瘤细胞的识别能力[40]。

调节性 T 细胞和骨髓源抑制性细胞（MD-SC）具有免疫抑制功能，可抑制抗原表达及细胞因子产生。阻断这些免疫抑制细胞的失调激活是免疫疗法的另一研究重点。在卵巢癌和骨髓瘤背景的研究中，AZA 及 DAC 能够降低 MDSC 增殖能力并诱导其分化，抑制其肿瘤浸润数目[24, 41,42]。上述研究为 DNMTI 联合免疫治疗提供了有力临床前证据。

目前，DAC 和 AZA 已被批准用于治疗所有亚型的 MDS。一项率先探索此类药物免疫调节能力的临床研究中，研究者以 75mg/(m²·a) 皮下注射、每 28 天持续给药 7 天给予 MDS 患者阿扎胞苷，并收集患者的外周血以统计 Treg 数目，结果显示应用阿扎胞苷会减少 Treg 数目，且使其表现出 FOXP3 下调和 IL-17 增加趋势，此种 Treg 经典表型的缺失趋向能预示免疫抑制作用被减弱[38]。在一项独立的 I、II 期三臂试验中，研究者针对 14 名不同恶性肿瘤患者使用单独低剂量 DAC、低剂量 DAC 联合其他标准化疗方案（R-COP、CHOP、COP 或 R-GEMOX）、低剂量地西他滨联合输注细胞因子诱导的免疫杀伤细胞（CIK）作为分组，结果显示与未接受 CIK 的两组相比，接受低剂量 DAC 联合 CIK 治疗的患者在 PFS 上得到了显著的改善[43]。这些研究显示了低剂量 DAC 对 CIK 治疗的积极的潜在影响。一项针对儿童复发性神经母细胞瘤及肉瘤的 I 期临床试验探究了 DAC 与抗 CTA（MAGE-A1、MAGE-A3 及 NY-ESO1）DC 疫苗的联合可能性[44]。研究者收集患者疗前、疗后的外周血样本，使用流式细胞技术量化活化性 T 细胞与肽的比值。结果显示 10 名患者中有 2 名表现出 CD4 和 CD8 的募集、反应增加，其中 1 名在疗后两年仍无进展，另 1 名在治疗后 10 个月内出现复发[44]。越来越多的实验数据表明，表观遗传修饰药物具有巨大的与免疫疗法联合的潜力。美国、加拿大及欧洲的研究组进行的一些临床试验证明了在实体瘤中表观遗传药物对免疫检查点抑制剂的增强功效[45]，但与此同时，也发现了难以忽视的更大的毒副反应[46]。例如，DNMTI 通常会引起白细胞增加，而免疫检查点抑制剂，如 ipilimumab,会进一步激活免疫系统而引发针对正常组织的过度免疫反应[45]。

组蛋白去乙酰化酶抑制剂

组蛋白去乙酰化是表观遗传修饰方式之一。此过程经由组蛋白去乙酰化转移酶催化,通过改变染色质结构增加或减少 DNA 对各种转录复合物的暴露程度调控基因的转录水平,通常起到转录激活的作用[47]。组蛋白去乙酰化酶(HDAC)能够从组蛋白中去除乙酰基,引起染色质压缩,阻断基因的表达[48]。HDAC 家族由含锌酶组成,在真核生物钟被分为四类:I 类(HDAC1、2、3 和 8)、Ⅱ 类[Ⅱ A 类(HDAC4、5、7 和 9)、Ⅱ B 类(HDAC6 和 10)]、Ⅲ类(Sirtuins)和Ⅳ类(HDAC11)[49, 50]。HDAC 是许多细胞抑制性复合物的组成成分,影响着组蛋白的乙酰化修饰,也参与调控胞核内外多种蛋白的乙酰化过程(图 11.1 及表 11.1)。

起初,HDAC 抑制剂因其能够诱导癌细胞分化被用于癌症治疗之中。随后的临床前研究揭示了 HDAC 抑制剂在转录、DNA 复制、细胞分化、细胞凋亡、DNA 损失修复等细胞过程中的巨大调控潜力,参与肿瘤及免疫系统、神经系统的多种病理过程[51]。现有 HDAC 抑制剂种类繁杂,从广谱抑制剂(帕比司他、伏立诺他、丁酸钠、丙戊酸、曲古抑菌素 A)到更具特异性的 I 类(罗米地辛、恩替诺特)、Ⅱ 类(Tubacin)和 IV 类(阿比特龙、Quisinostat)HDAC 抑制剂[52]。Sirtuins(即Ⅲ类 HDAC)是个例外,它具有与其他分类不同的催化机制,因此不属于广谱 HDAC 的抑制范围内。迄今为止,已有 3 种 HDAC 抑制剂(伏立诺他、罗米地辛和贝利司他)被批准用于治疗难治性皮肤和外周 T 细胞淋巴瘤[53-56]。丙戊酸(valproic acid, VPA)、丁酸钠、帕比司他、贝利司他 (PXD101)、恩替诺特(MS275)、givinostat(ITF2357)、mocetinostat (MGCD01030) 和 pracinostat(SB939)已进入了临床评估阶段,其评估结果存在着一定差异[57-59]。表 11.1 概括一些近期的HDAC 抑制剂相关的临床试验。

曾有大量文献强调过 HDAC 在免疫系统发育中的重要性,但直至最近才开始有研究探索使用 HDACI 调节免疫或增强免疫疗法效果的可能性[49, 51]。下面讲述的几个报道阐述了 HDACI在肿瘤抗原表达、免疫细胞识别、免疫细胞分化及其活性调节过程中的有趣作用,这些临床前研究为 HDACI 抑制剂联合免疫治疗的临床探索奠定了坚实的基础。

gp100 糖蛋白是一种在黑色素瘤中高表达

表 11.1　HDAC 抑制剂相关的近期临床试验

HDAC 抑制剂	靶点	阶段	肿瘤类型	试验编号
帕比司他(Panobinostat, LBH-589)	泛 HDACs	Ⅱ期	皮肤 T 细胞淋巴瘤	NCT00425555
贝利司他(Belinostat, PXD101)	HDAC1、HDAC2、HDAC6	Ⅱ期	胸腺瘤	NCT00589290
恩替诺特(Entinostat, MS275)	HDAC1、HDAC2、HDAC3	Ⅱ期	黑色素瘤	NCT02437136
Mocetinostat(MGCD01030)	HDAC1、HDAC2、HDAC3	Ⅱ期	B 细胞淋巴瘤	NCT02282358
Givinostat(ITF2357)	HDAC1、HDAC2、HDAC3、HDAC4、HDAC5、HDAC7、HDAC9	Ⅱ期	骨髓增殖性肿瘤	NCT00928707
Pracinostat(SB939)	HDAC1、HDAC2、HDAC3、HDAC4、HDAC5、HDAC7、HDAC9、HDAC6	Ⅱ期	前列腺癌	NCT01075308
Quisinostat(JNJ-26481585)	HDAC1、HDAC2、HDAC3、HDAC4、HDAC5、HDAC7、HDAC9	Ⅱ期	皮肤 T 细胞淋巴瘤	NCT01486277
Abexinostat(PCI-24781)	HDAC1、HDAC2、HDAC3、HDAC6、HDAC10	Ⅱ期	B 细胞淋巴瘤	NCT00724984

的特异性肿瘤相关抗原[60]。在 MHC-I 的背景下,gp100 能够促进细胞毒性 T 细胞对肿瘤细胞的识别,已作为多肽疫苗制剂进入临床试验阶段[61,62]。不幸的是,gp100 的临床效果并不稳定,其原因可能为人类白细胞抗原背景以及 gp100 肽稳定性的限制[63]。研究显示,亚细胞毒性剂量的罗米地辛能够上调荷瘤模型中鼠及人黑色素瘤细胞的 gp100 水平,增强黑色素瘤特异性 CTL 诱导的细胞溶解过程,说明罗米地辛具有与黑色素瘤 T 细胞疗法协同作用的潜力[64]。肿瘤细胞通常低表达 MHC-I 类分子,以此来逃避 CTL 介导的免疫应答[65]。而曲古抑菌素 A(TSA)能够有效抑制 MHC-I 缺陷的鼠源肺上皮细胞癌,上调肿瘤细胞的 MHC-I 表达,增强 CTL 的溶解反应。机制研究显示 MHC-I 的再表达与抗原加工相关转运体(TAP)上调相关,且在 TAP 阳性和阴性肿瘤中均可测及,表明 TAP 的遗传性失活会引起 MHC-I 的抗原呈递能力降低[66,67]。此效应无法重现在 B 和 T 细胞缺乏的小鼠模型中,证明了 TSA 抑制肿瘤的免疫依赖性[67]。一项在黑色素瘤小鼠模型中评估帕比司他效果的研究显示,HDACI 治疗会上调黑色素瘤特异性抗原、MHC-I 类分子、共刺激因子(CD40 和 CD86)和促炎细胞因子(IL-2 和 IFNγ)的表达,改善小鼠 CTL 的肿瘤识别能力,增强其抗肿瘤活性[68]。CD8+T 细胞的 IFNγ 和 IL-2 基因位点存在高度乙酰化修饰,其反应性需要 CD4+T 细胞的协助[69,70]。移植物抗宿主模型中,在给予小鼠骨髓移植后使用帕比司他能够促进 CD4+T 细胞与 CD8+T 细胞之间的交联反应[71]。我们已经知道,T 细胞的肿瘤浸润程度增加与患者生存改善密切相关[72-74]。而 HDAC 抑制剂罗米地辛能够上调肿瘤细胞和肿瘤巨噬细胞中的趋化因子 CXCL5、CXCL9、CXCL10,增强免疫检查点抑制剂在肺癌荷瘤模型中的效果,并促进 T 细胞向肿瘤细胞募集[75]。

虽然上述的这些研究强烈支持着 HDAC 抑制剂能够增强免疫治疗效果这一观点。但与此同时,也有越来越多的证据指出,此类药物在某种情况下也会抑制免疫反应,并适用于治疗类风湿性关节炎、溃疡性结肠炎等炎症性疾病[76,77]。一项研究比较了伏立诺他和 BML281 在胶原诱导性关节炎模型中的抗炎特性,结果表明,这些药物能够调节巨噬细胞受脂多糖诱导而释放的炎症因子 IL12p40、IL6、TNF 及 IL1β:在低剂量时表现为抗炎效应。高剂量时,则产生抗炎效应加剧炎症性病理反应[78]。这表明,在癌症治疗中,伏立诺他及 BML281 的长期安全性需要更为仔细的剂量斟酌。在子宫内膜基质细胞中,依赖于 ILβ1,曲古抑菌素 A 可以抑制促炎蛋白环氧合酶 2(COX2)的表达[79]。然而,曲古抑菌素可上调 PPARγ(氧化物酶体增殖物激活受体 γ,具有促进炎症因子释放的能力)的表达。因此,TSA 是否能与癌症免疫疗法联合应用仍有争议[80]。TSA 也曾被证明可以增加小鼠胸腺中 Foxp3+CD4+表型调节性 T 细胞的产生[81]。TSA 还能够促进 Foxp3 蛋白乙酰化,继而抑制 IL-2 表达。此外,TSA 会增加细胞毒性 T 淋巴细胞抗原 4(CTLA4)和糖皮质激素诱导的肿瘤坏死因子家族受体(GITR)的表达水平,这些分子均已知具有免疫抑制功能[82]。与此一致的是,曲古抑菌素 A 和丙戊酸会增强结肠炎小鼠模型的 Treg 依赖性免疫抑制[81]。恩替司他在自身免疫性前列腺炎大鼠模型中也表现出类似的免疫抑制效果[83,84]。程序性细胞死亡蛋白 1(PD-1)参与免疫耐受,靶向 PD-1 及其配体的疗法已在转移性黑色素瘤和非小细胞肺癌中取得了巨大成功[85,86]。研究显示,在黑色素瘤模型中,相比单独使用任何一种药物,联合应用帕比司他和 PD-1 抑制剂显示了更好的肿瘤控制情况及更高的小鼠存活率,其机制为 HDAC 抑制剂促进了 PD-L1 基因的乙酰化修饰,引起其表达上调[68]。HDAC6 是 IIB 类去乙酰化酶,可与 STAT3 和 HDAC11 形成复合物共同调节抗炎性细胞因子 IL-10[13]。有趣的是,HDAC11 可作为该通路的抑制剂,并可抑制 HDAC6 的活性[87]。在 HDAC11 缺失的情况下,HDAC6 会激活抗原呈递细胞中 STAT-3 /IL-10 途径介导的抗炎反应。在遗传水平或使用药物抑制巨噬细胞中的 HDAC6 会激活抗原提呈细胞及幼稚 CD4+T 细胞[13]。在黑色素瘤模型中进行的研究

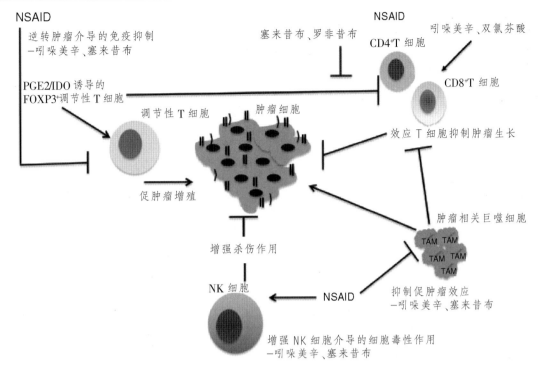

图 11.2　NSAIDS 在免疫治疗中的应用。NSAIDS 通过逆转肿瘤介导的免疫抑制作用和抑制 FOXP3 + Treg 发挥作用。它们抑制由肿瘤相关巨噬细胞介导的促肿瘤效应。非甾体抗炎药会增加 T 细胞增殖，并增强 NK 细胞对肿瘤的细胞毒性。（见彩插）

显示，HDAC6 特异性抑制剂 tubastatin-A 和 nexturastat-A 会抑制肿瘤细胞增殖，且能增强 MHC I 类分子呈递的黑色素瘤特异性抗原，如 gp100、MART-1、酪氨酸酶相关蛋白、TYRP-1 和 TYRP-2 等。但其他研究曾显示，HDAC6 抑制剂能下调 PD-L1、PD-L2、B7-H4 和 TRAIL-R1 等免疫检查点蛋白的表达[88]。

综上所述，对于 HDAC 抑制剂在联合免疫疗法中的效用，已有文献所提供的信息是十分矛盾的，进一步明确 HDAC 在肿瘤中的作用或能帮助我们更为准确地预测 HDAC 抑制剂的抗癌作用。一种较为令人的信服的观点是 HDAC 在肿瘤发生发展的不同阶段以及不同肿瘤干细胞亚群中具有不同甚至相反的作用。HDAC 抑制剂已显示出了较为明确的抗癌活性，或能与其他药物协同以进一步增强抗肿瘤效应。然而因潜在的特异性缺陷可能导致过高的细胞毒性，HDAC 抑制剂所带来的获益需被慎重权衡。总而言之，HDAC 抑制剂对免疫反应的作用具有两面性。我们仍需努力开发更有效的窄谱 HDAC，在提高抗肿瘤效果的同时最大限度地减少毒性副作用。

非甾体消炎药

慢性炎症是胃癌、食管癌、胰腺癌、肝癌和结肠直肠癌诱发因素之一，其特征为促炎细胞因子、趋化因子、前列腺素水平升高伴免疫细胞浸润失调。一些研究表明，使用非甾体消炎药（NSAID）可降低肿瘤发病率，但其潜在机制尚不完全清晰[89-91]（图 11.2、表 11.2）。NSAID 属于解热镇痛药范畴，主要通过限制环加氧酶 COX-1 和 COX-2 活性降低前列腺素生成，抑制炎症过程[92,93]。COX-1 在大多数组织中呈组成性表达，而 COX-2 则在炎症和肿瘤中明显上调[91,94]。环氧化酶介导的前列腺素增加，特别是 PGE2 增加，被认为能直接作用于肿瘤和基质细胞以促进肿瘤进展。最近的一项开创性研究首次证明了 COX 和 PGE2 能够介导免疫逃避过程促进肿瘤生长[95]。该过程包括 Th1 细胞向 Th2 细胞转变、抗原提呈细胞迁移和活性异常、细胞毒性 CD8+T 细胞和 NK 细胞活性受损，免疫抑制细胞诸如 MDSC 和 Treg 活性增强。在 Zelenay 等的研究中，研究者观察到小鼠黑色素瘤细胞分

表 11.2　表观遗传药物、NSAID 或化疗联合免疫治疗的近期临床试验[141]

试验编号	阶段	肿瘤类型	联合方案药物	免疫制剂
NCT02453620	I	乳腺癌	恩替诺特	Nivolumab 或 ipilimumab
NCT02032810	I	黑色素瘤	Panobinostat	ipilimumab
NCT01928576	II	NSCLC	恩替诺特和阿扎胞苷	Nivolumab
NCT02437136	I、II	NSCLC、黑色素瘤	恩替诺特	Pembrolizumab
NCT02538510	I、II	头颈部鳞癌、唾液腺癌	伏立诺他	Pembrolizumab
NCT02638090	I、II	IV 期 NSCLC	伏立诺他	Pembrolizumab
NCT02619253	I、II	进展期肾癌、尿路上皮癌	伏立诺他	Pembrolizumab
NCT02395627	II	雌激素治疗无效的乳腺癌	伏立诺他	Pembrolizumab
NCT02530463	II	MDS	阿扎胞苷	Nivolumab 和（或）ipilimumab
NCT02399917	II	AML	阿扎胞苷	Lirilumab
NCT02599649	II	MDS	阿扎胞苷	Lirilumab 或 nivolumab
NCT02397720	II	AML	阿扎胞苷	Nivolumab
NCT02260440	II	转移性结直肠癌	阿扎胞苷	Pembrolizumab
NCT02546986	II	进展期 NSCLC	阿扎胞苷（口服）	Pembrolizumab
NCT02512172	I	MSS 结直肠癌	罗米地和（或）阿扎胞苷	Pembrolizumab
NCT02508870	I	MDS	阿扎胞苷	Atezolizumab
NCT02151448	I、II	胰腺癌、腹膜间皮瘤、腹膜癌	塞来昔布	DC 疫苗、干扰素-α2b、rintatolimod

注：NSCLC = 非小细胞肺癌；HNSCC = 头颈部鳞癌；SGC = 唾液腺癌；AML = 急性髓细胞性白血病；CRC = 结直肠癌；MSS = 微卫星稳定；MDS = 骨髓增生异常综合征；DC = 树突细胞。

泌的 PGE2 能够促进肿瘤细胞分泌趋化因子 CXCL1 和 IL6，以及促进骨髓细胞分泌 G-CSF[96]。另外，巨噬细胞从抗肿瘤的 M1 表型（IL-12、TNFα、MHCII 阳性）向抗肿瘤的 M2 表型（IL-10、IL-4 和 IL-13 阳性）极化[95]。此外，来自乳腺癌、结肠直肠癌和黑色素瘤小鼠模型的遗传数据也表明，PGE2 能干扰髓系祖细胞/单核细胞向树突细胞的分化过程使其分化成为 MDSC，从而促进肿瘤生长[24, 97, 98]。而 MDCS 可以抑制效应 T 细胞的激活、增殖、迁移和持久性，阻断 NK 细胞活性并支持 Treg 激活和扩增。尽管免疫检查点抑制剂具有光明的应用前景，但事实上仍仅有少数结肠直肠癌、乳腺癌、胰腺癌和胃癌患者，以及不到 30% 的黑色素瘤、肾细胞癌或非小细胞肺癌患者能得到有效的缓解[99, 100]。有研究表明，肿瘤浸润性 MDSC 及其对效应 T 细胞、NK 细胞和 Treg 的影响是导致较差治疗回馈的原因之一。当联合阻断 MDSC 活性时，小鼠横纹肌肉瘤模型中的抗 PD1 治疗疗效会得到增强[89]。

由于前列腺素能够影响炎症介导的免疫过程，我们可以理所当然地推测 NSAID 所介导的前列腺素产物具有免疫调节特性。NSAID 包括非选择性（吲哚美辛）和选择性 COX-2 抑制剂（塞来昔布、阿司匹林、罗非昔布和双氯芬酸）均可抑制 PGE2 的分泌[101]。验证这一假设的早期研究指出，吲哚美辛与免疫抑制药物 OK-432 的联合应用会降低 PGE2 的分泌水平，增加单核细胞和巨噬细胞对子宫癌和宫颈癌细胞的抗肿瘤活性[102]。随后，吲哚美辛被证明可以提高乳腺癌患者巨噬细胞对同种异体、自体肿瘤的溶解活性，但对头颈部肿瘤患者的巨噬细胞溶解活性却具有抑制作用 [103, 104]。近期一些关于塞来昔布和（或）吲哚美辛的研究发现，NSAID 同样能增强 NK 细胞对乳腺癌、肝癌和胃癌的活性[105-109]。

针对头颈部肿瘤的两项研究探究了 NSAID 抗肿瘤的潜在机制，证明罗非昔布能增加单核细胞上的 ICAM1 表达，从而促进其迁移和浸润能力[110,111]。同样，塞来昔布也可促进肺癌细胞的 ICAM1 表达，促进免疫杀伤细胞对其溶解[112]。另有研究显示，在盆腔肿瘤患者中，放射治疗能够显著增加单核细胞分泌的 TNFα 并改善肿瘤溶解活性，这提示在放疗期间应用 COX 抑制剂可能能够增强免疫细胞的抗肿瘤反应[113,114]。

其他研究观察到了 NSAID 治疗对免疫细胞生长的影响。在乳腺癌小鼠模型中,舒林酸治疗提供了显著的生存收益[115]。进一步的结果显示,此抑癌作用经受 CD8+T 细胞调控,而且与 M2 型巨噬细胞、促炎细胞因子,如 TNFα、IL1β 和 IL6 以及肿瘤血管生成减少相关[115]。

临床研究显示,吲哚美辛可显著促进肺癌患者 T 细胞的增殖[116]。塞来西布、罗非昔布、双氯芬酸、尼美舒利和吲哚美辛单独或联合其他肿瘤疫苗可提高宫颈癌、结肠直肠癌、乳腺癌和胃肠道癌的生存率,此效应与肿瘤浸润性 T 细胞显著增加相关[117-120]。

其他非选择性 COX 抑制剂,如阿司匹林和选择性 COX-2 抑制剂(如塞来昔布),也在黑色素瘤和结直肠癌小鼠模型中显示出与抗 PD1 疗法协同作用的能力[95]。

综上所述,作为最常用的临床药物,NSAID 在黑色素瘤、肾细胞癌、非小细胞肺癌、结直肠癌、乳腺癌和胰腺癌等肿瘤中的抗癌效应已被广泛证明。然而,从全局来看,与目前的成熟化疗药物相比,NSAID 的抗肿瘤作用是过于柔和的。寻找更多的衍生物或是改善 NSAID 抗癌活性的一种方法,其联合免疫治疗的可能性仍需大量的临床前及临床研究来继续探索。

化疗药物

化学治疗药物在对肿瘤细胞产生细胞毒性的同时,也对正常细胞和组织造成损害。近年来,对药物联合治疗的探索使研究者逐渐关注到化疗药物在低剂量水平的作用,在这里我们将简述一些化疗药物在低剂量水平对免疫应答的调节作用。

环磷酰胺

环磷酰胺(CTX)属于烷化剂,可在肝脏中转化为能与 DNA 结合的活性代谢物磷酰胺芥末,继而通过形成链间和链内 DNA 交联抑制 DNA 复制。由于在低剂量水平下的抗血管生成和免疫调节功能的作用,CTX 成了节拍化疗领域中

研究最为彻底的化疗药物[121](图 11.3)。化疗药物对抗肿瘤血管生成的作用已被广泛验证,但对正常组织的毒性使其无法作为抗血管生成剂来长期使用。与之相比,化疗药物在低剂量水平的免疫调节能力对于临床或许更为实用。

Lutsiak 等的一项研究显示,低剂量 CTX 给药显著减少了肿瘤微环境中的 Treg 和 MDSC 数目,并同样在一定程度上减少了外周血中的 Treg 和 MDSC 数量[119,122]。在多发性骨髓瘤中,每隔 45 天给予低剂量 CTX 延长了患者的生存期并减少了复发事件,此效应与 Treg 生成减少有关[123]。

将 CTX 与阿霉素联合使用可抑制结肠癌细胞的肿瘤生长,且能增加肿瘤微环境中的 IFN-γ,抑制 FOXP3 及 TGFβ 的表达[124]。另一项研究表明,在荷瘤小鼠中单次给予低剂量 CTX 可显著增加 DC 介导的 T 细胞增殖,暗示了 DC 的抗原呈递功能增强[125]。低剂量 CTX 与 DC 疗法联合的试验显示,与单独使用任何一种治疗方法相比,联合应用可协同增加荷瘤小鼠的存活率[126]。此外,研究者还观察到骨髓细胞生成增加、DC 前体细胞向肿瘤部位迁移、功能性 DC 分化增多、抗原呈递细胞增加及 T 细胞募集增强[127,128]。

紫杉醇

紫杉醇(PTX)是一种有丝分裂抑制剂,通过稳定微管中的微管蛋白引起细胞周期停滞。与 CTX 类似,低剂量 PTX 联合 DC 疫苗可有效抑制肿瘤生长并增加肿瘤浸润性 CD4+和 CD8+T 细胞应答[129]。低剂量 PTX 避免了骨髓毒性,能够减少 DC 凋亡,促进 DC 的成熟并改善其功能[127]。在肺癌及乳腺癌小鼠模型中,联合应用低剂量 PTX 及 DC 疗法可显著提高小鼠生存率,此效应与 IFN-γ 分泌增加相关[130,131]。

其他药物诸如 5-FU、吉西他滨和奥沙利铂也已被发现能刺激 CD8+和 NK 细胞,从而选择性地减少 MDSC,并增强抗肿瘤能力[132,133]。因此,在甄选与免疫疗法联合应用的化疗药物时,应综合考虑到药物类型、用药顺序以及肿瘤类型等情况[134]。

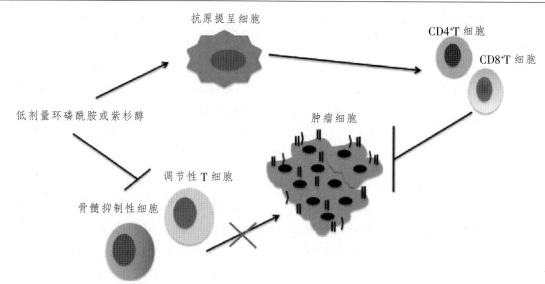

图 11.3 化疗药物在免疫治疗中的应用。低剂量的 CTX 和 PTX 抑制肿瘤微环境的抑制分子,如 Treg 和 MDSC。 通过预先控制 DC 和 T 细胞介导的杀伤肿瘤细胞,节律剂量的 CTX 和 PTX 还可增强对肿瘤的细胞毒性。(见彩插)

过继性 T 细胞疗法

过继性 T 细胞疗法(ACT)涉及自体 T 细胞的体外扩增,这些自体 T 细胞经过基因修饰可以更有效地识别和攻击肿瘤。使用肿瘤抗原激活(TIL)及使用高亲和性 T 细胞受体或用人工构建的嵌合抗原受体(TCR-T 或 CAR-T)转导是临床试验中最常使用的两种的技术方法,这些编辑过的 T 细胞具有对癌症抗原高识别力[135]。ACT 细胞疗法已在白血病和某些实体肿瘤中取得了颇具希望的结果,而越来越多的证据表明,联合治疗对于拓展 ACT 的泛用性是十分必要的。

一些临床前研究验证了 HDACI 可为过继性T 细胞疗法的潜在佐剂。在黑色素瘤小鼠模型中,与单独 ACT (过继受黑色素肿瘤相关抗原gp100 诱导的 T 细胞) 或单独罗米地辛相比,罗米地辛+ACT 的联合治疗方案增强了 T 细胞介导的肿瘤细胞的杀伤效果,明显抑制了肿瘤生长[64]。类似的,帕比司他也可与 gp100 特异性ACT 协同降低 B16 小鼠黑色素瘤模型体内的肿瘤负荷,产生促炎效应[136]。HDACI 也可用于改善CAR-T 治疗反应。在卵巢癌中,丙戊酸处理能够诱导表面识别配体 NKG2D 的表达,特异地致敏肿瘤细胞继而提高 CAR-T 的治疗效果[137]。

在 ACT 治疗前使用放、化疗手段预处理耗竭受者淋巴细胞可以提高过继性 T 细胞的存活率并改善其功能[138]。其机制旨在减少抑制性 T 细胞(Treg)及增加增殖性细胞因子[139]。烷化剂环磷酰胺已被用于过继性 T 细胞疗法的预处理。然而 Ding 等的研究表明,在淋巴瘤小鼠模型中,CTX 预处理治疗在显著提高 ACT 抗肿瘤效果的同时也增加了免疫抑制性髓样单核细胞 (MD-SC)群落[140]。此结果提示我们应对化疗后及免疫治疗前的免疫细胞亚群进行更为仔细的纵向评估,药物在不同癌症中是否效应一致,也需继续验证。HDACI 与 ACT 联合的治疗方案或具有不错的临床前景,但仍存在着长期效果及自身免疫毒性方面的担忧,在实际临床应用前,还需更为深入的探索。

参考文献

1. Mellman I, Coukos G, Dranoff G. Cancer immunotherapy comes of age. Nature. 2011;480(7378):480–9.
2. Sharma P, Allison JP. Immune checkpoint targeting in cancer therapy: toward combination strategies with curative potential. Cell. 2015;161(2):205–14.
3. Topalian SL, Weiner GJ, Pardoll DM. Cancer immunotherapy comes of age. J Clin Oncol. 2011;29(36): 4828–36.
4. Gilham DE, Anderson J, Bridgeman JS, Hawkins RE, Exley MA, Stauss H, et al. Adoptive T cell therapy for cancer in the United kingdom: a review of activity for the British Society of Gene and Cell Therapy annual meeting 2015. Human Gene Therapy. 2015;26(5):276–85.
5. Hinrichs CS, Rosenberg SA. Exploiting the curative

potential of adoptive T cell therapy for cancer. Immunol Rev. 2014;257(1):56–71.

6. Johnson LA, Morgan RA, Dudley ME, Cassard L, Yang JC, Hughes MS, et al. Gene therapy with human and mouse T cell receptors mediates cancer regression and targets normal tissues expressing cognate antigen. Blood. 2009;114(3):535–46.

7. Louis CU, Savoldo B, Dotti G, Pule M, Yvon E, Myers GD, et al. Antitumor activity and long-term fate of chimeric antigen receptor-positive T cells in patients with neuroblastoma. Blood. 2011;118(23):6050–6.

8. Maher J. Immunotherapy of malignant disease using chimeric antigen receptor engrafted T cells. ISRN Oncology. 2012;2012:278093.

9. Maude SL, Frey N, Shaw PA, Aplenc R, Barrett DM, Bunin NJ, et al. Chimeric antigen receptor T cells for sustained remissions in leukemia. New England Journal of Medicine. 2014;371(16):1507–17.

10. Maus MV, Grupp SA, Porter DL, June CH. Antibody-modified T cells: CARs take the front seat for hematologic malignancies. Blood. 2014;123(17):2625–35.

11. Robbins PF, Morgan RA, Feldman SA, Yang JC, Sherry RM, Dudley ME, et al. Tumor regression in patients with metastatic synovial cell sarcoma and melanoma using genetically engineered lymphocytes reactive with NY-ESO-1. J Clin Oncol. 2011;29(7):917–24.

12. Pardoll DM, Topalian SL. The role of CD4+ T cell responses in antitumor immunity. Current Opinion in Immunology. 1998;10(5):588–94.

13. Cheng M, Chen Y, Xiao W, Sun R, Tian Z. NK cell-based immunotherapy for malignant diseases. Cellular & Molecular Immunology. 2013;10(3):230–52.

14. Webster RM. Combination therapies in oncology. Nature Reviews Drug Discovery. 2016;15(2):81–2.

15. Hanahan D, Weinberg RA. Hallmarks of cancer: the next generation. Cell. 2011;144(5):646–74.

16. Baylin SB, Jones PA. A decade of exploring the cancer epigenome: biological and translational implications. Nature Reviews Cancer. 2011;11(10):726–34.

17. Kulis M, Esteller M. DNA methylation and cancer. Advances in Genetics. 2010;70:27–56.

18. Esteller M. Epigenetics in cancer. New England Journal of Medicine. 2008;358(11):1148–59.

19. Rodriguez-Paredes M, Esteller M. Cancer epigenetics reaches mainstream oncology. Nature Medicine. 2011;17(3):330–9.

20. Stresemann C, Lyko F. Modes of action of the DNA methyltransferase inhibitors azacytidine and decitabine. International Journal of Cancer. 2008;123(1):8–13.

21. Derissen EJ, Beijnen JH, Schellens JH. Concise drug review: azacitidine and decitabine. The Oncologist. 2013;18(5):619–24.

22. Bubenik J. MHC class I down-regulation: tumour escape from immune surveillance? (review). International Journal of Oncology. 2004;25(2):487–91.

23. Fratta E, Coral S, Covre A, Parisi G, Colizzi F, Danielli R, et al. The biology of cancer testis antigens: putative function, regulation and therapeutic potential. Molecular Oncology. 2011;5(2):164–82.

24. Wang L, Amoozgar Z, Huang J, Saleh MH, Xing D, Orsulic S, et al. Decitabine enhances lymphocyte migration and function and synergizes with CTLA-4 blockade in a murine ovarian cancer model. Cancer Immunology Research. 2015;3(9):1030–41.

25. Salmaninejad A, Zamani MR, Pourvahedi M, Golchehre Z, Hosseini Bereshneh A, Rezaei N. Cancer/testis antigens: expression, regulation, tumor invasion, and use in immunotherapy of cancers. Immunological Investigations. 2016;45(7):619–40.

26. Atanackovic D, Luetkens T, Kloth B, Fuchs G, Cao Y, Hildebrandt Y, et al. Cancer-testis antigen expression and its epigenetic modulation in acute myeloid leukemia. American Journal of Hematology. 2011;86(11):918–22.

27. Maio M, Coral S, Fratta E, Altomonte M, Sigalotti L. Epigenetic targets for immune intervention in human malignancies. Oncogene. 2003;22(42):6484–8.

28. Tomasi TB, Magner WJ, Khan AN. Epigenetic regulation of immune escape genes in cancer. Cancer Immunology, Immunotherapy: CII. 2006;55(10):1159–84.

29. Dubovsky JA, McNeel DG, Powers JJ, Gordon J, Sotomayor EM, Pinilla-Ibarz JA. Treatment of chronic lymphocytic leukemia with a hypomethylating agent induces expression of NXF2, an immunogenic cancer testis antigen. Clinical Cancer Research. 2009;15(10):3406–15.

30. Wu X, Tao Y, Hou J, Meng X, Shi J. Valproic acid upregulates NKG2D ligand expression through an ERK-dependent mechanism and potentially enhances NK cell-mediated lysis of myeloma. Neoplasia. 2012;14(12):1178–89.

31. Tang KF, He CX, Zeng GL, Wu J, Song GB, Shi YS, et al. Induction of MHC class I-related chain B (MICB) by 5-aza-2'-deoxycytidine. Biochemical and Biophysical Research Communications. 2008;370(4):578–83.

32. Fonsatti E, Nicolay HJ, Sigalotti L, Calabro L, Pezzani L, Colizzi F, et al. Functional up-regulation of human leukocyte antigen class I antigens expression by 5-aza-2'-deoxycytidine in cutaneous melanoma: immunotherapeutic implications. Clinical Cancer Research. 2007;13(11): 3333–8.

33. Adair SJ, Hogan KT. Treatment of ovarian cancer cell lines with 5-aza-2'-deoxycytidine upregulates the expression of cancer-testis antigens and class I major histocompatibility complex-encoded molecules. Cancer Immunology, Immunotherapy. 2009;58(4):589–601.

34. Kersh EN, Fitzpatrick DR, Murali-Krishna K, Shires J, Speck SH, Boss JM, et al. Rapid demethylation of the IFN-gamma gene occurs in memory but not naive CD8 T cells. Journal of Immunology. 2006;176(7):4083–93.

35. Frikeche J, Clavert A, Delaunay J, Brissot E, Gregoire M, Gaugler B, et al. Impact of the hypomethylating agent 5-azacytidine on dendritic cells function. Experimental Hematology. 2011;39(11):1056–63.

36. Janson PC, Linton LB, Bergman EA, Marits P, Eberhardson M, Piehl F, et al. Profiling of CD4+ T cells with epigenetic immune lineage analysis. Journal of Immunology. 2011;186(1):92–102.

37. Dubovsky JA, Powers JJ, Gao Y, Mariusso LF, Sotomayor EM, Pinilla-Ibarz JA. Epigenetic repolarization of T lymphocytes from chronic lymphocytic leukemia patients using 5-aza-2'-deoxycytidine. Leukemia Research. 2011;35(9):1193–9.

38. Costantini B, Kordasti SY, Kulasekararaj AG, Jiang J, Seidl T, Abellan PP, et al. The effects of 5-azacytidine on the function and number of regulatory T cells and T-effectors in myelodysplastic syndrome. Haematologica. 2013;98(8):1196–205.

39. Schmiedel BJ, Arelin V, Gruenebach F, Krusch M, Schmidt SM, Salih HR. Azacytidine impairs NK cell reactivity while decitabine augments NK cell responsiveness toward stimulation. International Journal of Cancer. 2011;128(12):2911–22.

40. Chan HW, Kurago ZB, Stewart CA, Wilson MJ, Martin MP, Mace BE, et al. DNA methylation maintains allele-specific KIR gene expression in human natural killer cells. The Journal of Experimental Medicine. 2003;197(2):245–55.

41. Daurkin I, Eruslanov E, Vieweg J, Kusmartsev S. Generation of antigen-presenting cells from tumor-infiltrated CD11b myeloid cells with DNA demethylating agent 5-aza-2'-deoxycytidine. Cancer Immunology, Immunotherapy. 2010;59(5):697–706.

42. Triozzi PL, Aldrich W, Achberger S, Ponnazhagan S, Alcazar O, Saunthararajah Y. Differential effects of low-dose decitabine on immune effector and suppressor responses in melanoma-bearing mice. Cancer Immunology, Immunotherapy. 2012;61(9):1441–50.

43. Fan H, Lu X, Wang X, Liu Y, Guo B, Zhang Y, et al. Low-dose decitabine-based chemoimmunotherapy for patients with refractory advanced solid tumors: a phase I/II report. Journal of Immunology Research. 2014; 2014:371087.

44. Krishnadas DK, Shusterman S, Bai F, Diller L, Sullivan JE, Cheerva AC, et al. A phase I trial combining decitabine/dendritic cell vaccine targeting MAGE-A1, MAGE-A3 and NY-ESO-1 for children with relapsed or therapy-refractory neuroblastoma and sarcoma. Cancer Immunology, Immunotherapy. 2015;64(10):1251–60.

45. Weintraub K. Take two: combining immunotherapy with epigenetic drugs to tackle cancer. Nature Medicine. 2016;22(1):8–10.

46. Larkin J, Chiarion-Sileni V, Gonzalez R, Grob JJ, Cowey CL, Lao CD, et al. Combined nivolumab and ipilimumab or monotherapy in untreated melanoma. New England Journal of Medicine. 2015;373(1):23–34.

47. Bannister AJ, Kouzarides T. Regulation of chromatin by histone modifications. Cell Res. 2011;21(3):381–95.

48. Marks PA, Richon VM, Rifkind RA. Histone deacetylase inhibitors: inducers of differentiation or apoptosis of transformed cells. J Natl Cancer Inst. 2000;92(15): 1210–6.

49. Kroesen M, Gielen P, Brok IC, Armandari I, Hoogerbrugge PM, Adema GJ. HDAC inhibitors and immunotherapy: a double edged sword? Oncotarget. 2014;5(16):6558–72.

50. Mottamal M, Zheng S, Huang TL, Wang G. Histone deacetylase inhibitors in clinical studies as templates for new anticancer agents. Molecules. 2015;20(3): 3898–941.

51. Falkenberg KJ, Johnstone RW. Histone deacetylases and their inhibitors in cancer, neurological diseases and immune disorders. Nature Reviews Drug Discovery. 2014;13(9):673–91.

52. West AC, Johnstone RW. New and emerging HDAC inhibitors for cancer treatment. J Clin Invest. 2014; 124(1):30–9.

53. Akhtar MW, Raingo J, Nelson ED, Montgomery RL, Olson EN, Kavalali ET, et al. Histone deacetylases 1 and 2 form a developmental switch that controls excitatory synapse maturation and function. J Neurosci. 2009;29(25): 8288–97.

54. Graff J, Rei D, Guan JS, Wang WY, Seo J, Hennig KM, et al. An epigenetic blockade of cognitive functions in the neurodegenerating brain. Nature. 2012;483(7388): 222–6.

55. Majdzadeh N, Morrison BE, D'Mello SR. Class IIA HDACs in the regulation of neurodegeneration. Front Biosci. 2008;13:1072–82.

56. Montgomery RL, Hsieh J, Barbosa AC, Richardson JA, Olson EN. Histone deacetylases 1 and 2 control the progression of neural precursors to neurons during brain development. Proc Natl Acad Sci U S A. 2009;106(19): 7876–81.

57. Nebbioso A, Carafa V, Benedetti R, Altucci L. Trials with 'epigenetic' drugs: an update. Molecular Oncology. 2012;6(6):657–82.

58. New M, Olzscha H, La Thangue NB. HDAC inhibitor-based therapies: can we interpret the code? Molecular Oncology. 2012;6(6):637–56.

59. Qiu T, Zhou L, Zhu W, Wang T, Wang J, Shu Y, et al. Effects of treatment with histone deacetylase inhibitors in solid tumors: a review based on 30 clinical trials. Future Oncol. 2013;9(2):255–69.

60. Yang S, Kittlesen D, Slingluff CL, Jr., Vervaert CE, Seigler HF, Darrow TL. Dendritic cells infected with a vaccinia vector carrying the human gp100 gene simultaneously present multiple specificities and elicit high-affinity T cells reactive to multiple epitopes and restricted by HLA-A2 and -A3. Journal of Immunology. 2000;164(8): 4204–11.

61. Lapointe R, Royal RE, Reeves ME, Altomare I, Robbins

PF, Hwu P. Retrovirally transduced human dendritic cells can generate T cells recognizing multiple MHC class I and class II epitopes from the melanoma antigen glycoprotein 100. Journal of Immunology (Baltimore, Md: 1950). 2001;167(8):4758–64.

62. Schwartzentruber DJ, Lawson DH, Richards JM, Conry RM, Miller DM, Treisman J, et al. gp100 peptide vaccine and interleukin-2 in patients with advanced melanoma. New England Journal of Medicine. 2011;364(22):2119–27.

63. Li W, Joshi MD, Singhania S, Ramsey KH, Murthy AK. Peptide vaccine: progress and challenges. Vaccines (Basel). 2014;2(3):515–36.

64. Murakami T, Sato A, Chun NA, Hara M, Naito Y, Kobayashi Y, et al. Transcriptional modulation using HDACi depsipeptide promotes immune cell-mediated tumor destruction of murine B16 melanoma. J Invest Dermatol. 2008;128(6):1506–16.

65. Garrido F, Ruiz-Cabello F, Cabrera T, Perez-Villar JJ, Lopez-Botet M, Duggan-Keen M, et al. Implications for immunosurveillance of altered HLA class I phenotypes in human tumours. Immunol Today. 1997;18(2):89–95.

66. Manning J, Indrova M, Lubyova B, Pribylova H, Bieblova J, Hejnar J, et al. Induction of MHC class I molecule cell surface expression and epigenetic activation of antigen-processing machinery components in a murine model for human papilloma virus 16-associated tumours. Immunology. 2008;123(2):218–27.

67. Setiadi AF, David MD, Seipp RP, Hartikainen JA, Gopaul R, Jefferies WA. Epigenetic control of the immune escape mechanisms in malignant carcinomas. Mol Cell Biol. 2007;27(22):7886–94.

68. Woods DM, Woan K, Cheng F, Wang H, Perez-Villarroel P, Lee C, et al. The antimelanoma activity of the histone deacetylase inhibitor panobinostat (LBH589) is mediated by direct tumor cytotoxicity and increased tumor immunogenicity. Melanoma Res. 2013;23(5):341–8.

69. Northrop JK, Thomas RM, Wells AD, Shen H. Epigenetic remodeling of the IL-2 and IFN-gamma loci in memory CD8 T cells is influenced by CD4 T cells. Journal of Immunology. 2006;177(2):1062–9.

70. Zhang F, Zhou X, DiSpirito JR, Wang C, Wang Y, Shen H. Epigenetic manipulation restores functions of defective CD8(+) T cells from chronic viral infection. Mol Ther. 2014;22(9):1698–706.

71. Wang D, Iclozan C, Liu C, Xia C, Anasetti C, Yu XZ. LBH589 enhances T cell activation in vivo and accelerates graft-versus-host disease in mice. Biol Blood Marrow Transplant. 2012;18(8):1182–90 e1.

72. Hopewell EL, Zhao W, Fulp WJ, Bronk CC, Lopez AS, Massengill M, et al. Lung tumor NF-kappaB signaling promotes T cell-mediated immune surveillance. J Clin Invest. 2013;123(6):2509–22.

73. Pages F, Berger A, Camus M, Sanchez-Cabo F, Costes A, Molidor R, et al. Effector memory T cells, early metastasis, and survival in colorectal cancer. New England Journal of Medicine. 2005;353(25):2654–66.

74. Zhang L, Conejo-Garcia JR, Katsaros D, Gimotty PA, Massobrio M, Regnani G, et al. Intratumoral T cells, recurrence, and survival in epithelial ovarian cancer. New England Journal of Medicine. 2003;348(3):203–13.

75. Zheng H, Zhao W, Yan C, Watson CC, Massengill M, Xie M, et al. HDAC inhibitors enhance T-cell chemokine expression and augment response to PD-1 immunotherapy in lung adenocarcinoma. Clinical Cancer Research. 2016;22(16):4119–32.

76. Gupta P, Reid RC, Iyer A, Sweet MJ, Fairlie DP. Towards isozyme-selective HDAC inhibitors for interrogating disease. Curr Top Med Chem. 2012;12(14):1479–99.

77. Halili MA, Andrews MR, Sweet MJ, Fairlie DP. Histone deacetylase inhibitors in inflammatory disease. Curr Top Med Chem. 2009;9(3):309–19.

78. Lohman RJ, Iyer A, Fairlie TJ, Cotterell A, Gupta P, Reid RC, et al. Differential anti-inflammatory activity of HDAC inhibitors in human macrophages and rat arthritis. J Pharmacol Exp Ther. 2016;356(2):387–96.

79. Wu Y, Guo SW. Suppression of IL-1beta-induced COX-2 expression by trichostatin A (TSA) in human endometrial stromal cells. Eur J Obstet Gynecol Reprod Biol. 2007;135(1):88–93.

80. Wu Y, Guo SW. Peroxisome proliferator-activated receptor-gamma and retinoid X receptor agonists synergistically suppress proliferation of immortalized endometrial stromal cells. Fertil Steril. 2009;91(5 Suppl): 2142–7.

81. Tao R, de Zoeten EF, Ozkaynak E, Chen C, Wang L, Porrett PM, et al. Deacetylase inhibition promotes the generation and function of regulatory T cells. Nature Medicine. 2007;13(11):1299–307.

82. Avogadri F, Yuan J, Yang A, Schaer D, Wolchok JD. Modulation of CTLA-4 and GITR for cancer immunotherapy. Curr Top Microbiol Immunol. 2011;344: 211–44.

83. Lucas JL, Mirshahpanah P, Haas-Stapleton E, Asadullah K, Zollner TM, Numerof RP. Induction of Foxp3+ regulatory T cells with histone deacetylase inhibitors. Cell Immunol. 2009;257(1–2):97–104.

84. Zhang ZY, Schluesener HJ. Oral administration of histone deacetylase inhibitor MS-275 ameliorates neuroinflammation and cerebral amyloidosis and improves behavior in a mouse model. J Neuropathol Exp Neurol. 2013;72(3):178–85.

85. Hodi FS, O'Day SJ, McDermott DF, Weber RW, Sosman JA, Haanen JB, et al. Improved survival with ipilimumab in patients with metastatic melanoma. New England Journal of Medicine. 2010;363(8):711–23.

86. Iwai Y, Ishida M, Tanaka Y, Okazaki T, Honjo T, Minato N. Involvement of PD-L1 on tumor cells in the escape from host immune system and tumor immunotherapy by PD-L1 blockade. Proc Natl Acad Sci U S A. 2002;99(19):12293–7.

87. Cheng F, Lienlaf M, Perez-Villarroel P, Wang HW, Lee C, Woan K, et al. Divergent roles of histone deacetylase 6 (HDAC6) and histone deacetylase 11 (HDAC11) on the

transcriptional regulation of IL10 in antigen presenting cells. Molecular Immunology. 2014;60(1):44–53.

88. Lienlaf M, Perez-Villarroel P, Knox T, Pabon M, Sahakian E, Powers J, et al. Essential role of HDAC6 in the regulation of PD-L1 in melanoma. Molecular Oncology. 2016;10(5):735–50.

89. Wang D, DuBois RN. The role of prostaglandin E$_2$ in tumor-associated immunosuppression. Trends in Molecular Medicine. 2016;22(1):1–3.

90. Harris RE. Cyclooxygenase-2 (COX-2) blockade in the chemoprevention of cancers of the colon, breast, prostate, and lung. Inflammopharmacology. 2009;17: 55–67.

91. Crusz SM, Balkwill FR. Inflammation and cancer: advances and new agents. Nat Rev Clin Oncol. 2015; 12(10):584–96.

92. Vane JR. Inhibition of prostaglandin synthesis as a mechanism of action for aspirin-like drugs. Nat New Biol. 1971;231(25):232–5.

93. Zha S, Yegnasubramanian V, Nelson WG, Isaacs WB, De Marzo AM. Cyclooxygenases in cancer: progress and perspective. Cancer Lett. 2004;215(1):1–20.

94. Wang D, Dubois RN. Eicosanoids and cancer. Nature Reviews Cancer. 2010;10(3):181–93.

95. Zelenay S, van der Veen AG, Bottcher JP, Snelgrove KJ, Rogers N, Acton SE, et al. Cyclooxygenase-dependent tumor growth through evasion of immunity. Cell. 2015;162(6):1257–70.

96. Becker MR, Siegelin MD, Rompel R, Enk AH, Gaiser T. COX-2 expression in malignant melanoma: a novel prognostic marker? Melanoma Res. 2009;19(1):8–16.

97. Broz ML, Binnewies M, Boldajipour B, Nelson AE, Pollack JL, Erle DJ, et al. Dissecting the tumor myeloid compartment reveals rare activating antigen-presenting cells critical for T cell immunity. Cancer Cell. 2014;26(5): 638–52.

98. Chen JH, Perry CJ, Tsui YC, Staron MM, Parish IA, Dominguez CX, et al. Prostaglandin E2 and programmed cell death 1 signaling coordinately impair CTL function and survival during chronic viral infection. Nature Medicine. 2015;21(4):327–34.

99. Wang D, DuBois RN. Immunosuppression associated with chronic inflammation in the tumor microenvironment. Carcinogenesis. 2015;36(10):1085–93.

100. Kyi C, Postow MA. Checkpoint blocking antibodies in cancer immunotherapy. FEBS Letters. 2014;588(2): 368–76.

101. Balch CM, Dougherty PA, Cloud GA, Tilden AB. Prostaglandin E2-mediated suppression of cellular immunity in colon cancer patients. Surgery. 1984;95(1):71–7.

102. Ohshika Y, Umesaki N, Sugawa T. Immunomodulating capacity of the monocyte-macrophage system in patients with uterine cervical cancer. Nihon Sanka Fujinka Gakkai Zasshi. 1988;40(5):601–8.

103. Cameron DJ, O'Brien P. Relationship of the suppression of macrophage mediated tumor cytotoxicity in conjunction with secretion of prostaglandin from the macrophages of breast cancer patients. Int J Immuno-pharmacol. 1982;4(5):445–50.

104. Cameron DJ, Stromberg BV. The ability of macrophages from head and neck cancer patients to kill tumor cells. Effect of prostaglandin inhibitors on cytotoxicity. Cancer. 1984;54(11):2403–8.

105. Baxevanis CN, Reclos GJ, Gritzapis AD, Dedousis GV, Missitzis I, Papamichail M. Elevated prostaglandin E2 production by monocytes is responsible for the depressed levels of natural killer and lymphokine-activated killer cell function in patients with breast cancer. Cancer. 1993;72(2):491–501.

106. Kundu N, Walser TC, Ma X, Fulton AM. Cyclooxygenase inhibitors modulate NK activities that control metastatic disease. Cancer Immunology, Immunotherapy. 2005;54(10):981–7.

107. Shparyk Ia V. [The dynamic indices of the natural killer cells in the chemotherapy of patients with digestive organ cancer]. Vrach Delo. 1990(7):14–6.

108. Tanaka N, Okamoto Y, Gotoh K, Hizuta A, Yunoki S, Orita K. Combined therapy with interleukin 2 and indomethacin in mice inoculated with MH134 hepatoma. Acta Med Okayama. 1995;49(5):241–5.

109. Zamai L, Ponti C, Mirandola P, Gobbi G, Papa S, Galeotti L, et al. NK cells and cancer. Journal of Immunology. 2007;178(7):4011–6.

110. Lang S, Lauffer L, Clausen C, Lohr I, Schmitt B, Holzel D, et al. Impaired monocyte function in cancer patients: restoration with a cyclooxygenase-2 inhibitor. FASEB J. 2003;17(2):286–8.

111. Lang S, Tiwari S, Andratschke M, Loehr I, Lauffer L, Bergmann C, et al. Immune restoration in head and neck cancer patients after in vivo COX-2 inhibition. Cancer Immunology, Immunotherapy. 2007;56(10):1645–52.

112. Schellhorn M, Haustein M, Frank M, Linnebacher M, Hinz B. Celecoxib increases lung cancer cell lysis by lymphokine-activated killer cells via upregulation of ICAM-1. Oncotarget. 2015;6(36):39342–56.

113. Ikemoto S, Kishimoto T, Iimori H, Morikawa Y, Hayahara N, Maekawa M. Defective interleukin-1 production of monocytes in patients with bladder cancer. Br J Urol. 1990;65(2):181–5.

114. Petrini B, Wolk G, Wasserman J, Vedin I, Strannegard O, Blomgren H, et al. Indomethacin modulation of monocyte cytokine release following pelvic irradiation for cancer. Eur J Cancer. 1991;27(5):591–4.

115. Yin T, Wang G, Ye T, Wang Y. Sulindac, a non-steroidal anti-inflammatory drug, mediates breast cancer inhibition as an immune modulator. Sci Rep. 2016;6:19534.

116. Han T, Takita H. Indomethacin-mediated enhancement of lymphocyte response to mitogens in healthy subjects and lung cancer patients. Cancer. 1980;46(11): 2416–20.

117. Blomgren H, Rotstein S, Wasserman J, Petrini B, Hammarstrom S. In vitro capacity of various cyclooxygenase inhibitors to revert immune suppression caused by radiation therapy for breast cancer. Radiother

Oncol. 1990;19(4):329–35.

118. Ferrandina G, Ranelletti FO, Legge F, Salutari V, Martinelli E, Fattorossi A, et al. Celecoxib up-regulates the expression of the zeta chain of T cell receptor complex in tumor-infiltrating lymphocytes in human cervical cancer. Clinical Cancer Research. 2006;12(7 Pt 1):2055–60.

119. Liu JY, Wu Y, Zhang XS, Yang JL, Li HL, Mao YQ, et al. Single administration of low dose cyclophosphamide augments the antitumor effect of dendritic cell vaccine. Cancer Immunology, Immunotherapy. 2007;56(10): 1597–604.

120. Walmesley AJ, Zweiri J, Christmas SE, Watson AJ. Rofecoxib has different effects on chemokine production in colorectal cancer cells and tumor immune splenocytes. J Immunother. 2007;30(6):614–23.

121. Kerbel RS, Kamen BA. The anti-angiogenic basis of metronomic chemotherapy. Nature Reviews Cancer. 2004;4(6):423–36.

122. Lutsiak ME, Semnani RT, De Pascalis R, Kashmiri SV, Schlom J, Sabzevari H. Inhibition of CD4(+)25+ T regulatory cell function implicated in enhanced immune response by low-dose cyclophosphamide. Blood. 2005;105(7):2862–8.

123. Ghiringhelli F, Larmonier N, Schmitt E, Parcellier A, Cathelin D, Garrido C, et al. CD4 + CD25+ regulatory T cells suppress tumor immunity but are sensitive to cyclophosphamide which allows immunotherapy of established tumors to be curative. Eur J Immunol. 2004;34(2):336–44.

124. Tongu M, Harashima N, Yamada T, Harada T, Harada M. Immunogenic chemotherapy with cyclophosphamide and doxorubicin against established murine carcinoma. Cancer Immunology, Immunotherapy. 2010;59(5):769–77.

125. Kaneno R, Shurin GV, Tourkova IL, Shurin MR. Chemomodulation of human dendritic cell function by antineoplastic agents in low noncytotoxic concentrations. J Transl Med. 2009;7:58.

126. Veltman JD, Lambers ME, van Nimwegen M, de Jong S, Hendriks RW, Hoogsteden HC, et al. Low-dose cyclophosphamide synergizes with dendritic cell-based immunotherapy in antitumor activity. J Biomed Biotechnol. 2010;2010:798467.

127. Moschella F, Proietti E, Capone I, Belardelli F. Combination strategies for enhancing the efficacy of immunotherapy in cancer patients. Ann N Y Acad Sci. 2010;1194:169–78.

128. Radojcic V, Bezak KB, Skarica M, Pletneva MA, Yoshimura K, Schulick RD, et al. Cyclophosphamide resets dendritic cell homeostasis and enhances antitumor immunity through effects that extend beyond regulatory T cell elimination. Cancer Immunology, Immunotherapy. 2010;59(1):137–48.

129. Nars MS, Kaneno R. Immunomodulatory effects of low dose chemotherapy and perspectives of its combination with immunotherapy. International Journal of Cancer. 2013;132(11):2471–8.

130. Ramakrishnan R, Assudani D, Nagaraj S, Hunter T, Cho HI, Antonia S, et al. Chemotherapy enhances tumor cell susceptibility to CTL-mediated killing during cancer immunotherapy in mice. J Clin Invest. 2010;120(4):1111–24.

131. Zhong H, Han B, Tourkova IL, Lokshin A, Rosenbloom A, Shurin MR, et al. Low-dose paclitaxel prior to intratumoral dendritic cell vaccine modulates intratumoral cytokine network and lung cancer growth. Clinical Cancer Research. 2007;13(18 Pt 1):5455–62.

132. Ko HJ, Kim YJ, Kim YS, Chang WS, Ko SY, Chang SY, et al. A combination of chemoimmunotherapies can efficiently break self-tolerance and induce antitumor immunity in a tolerogenic murine tumor model. Cancer Res. 2007;67(15):7477–86.

133. Suzuki E, Kapoor V, Jassar AS, Kaiser LR, Albelda SM. Gemcitabine selectively eliminates splenic Gr-1+/CD11b + myeloid suppressor cells in tumor-bearing animals and enhances antitumor immune activity. Clinical Cancer Research. 2005;11(18):6713–21.

134. He Q, Li J, Yin W, Song Z, Zhang Z, Yi T, et al. Low-dose paclitaxel enhances the anti-tumor efficacy of GM-CSF surface-modified whole-tumor-cell vaccine in mouse model of prostate cancer. Cancer Immunology, Immunotherapy. 2011;60(5):715–30.

135. Fesnak AD, June CH, Levine BL. Engineered T cells: the promise and challenges of cancer immunotherapy. Nature Reviews Cancer. 2016;16(9):566–81.

136. Lisiero DN, Soto H, Everson RG, Liau LM, Prins RM. The histone deacetylase inhibitor, LBH589, promotes the systemic cytokine and effector responses of adoptively transferred CD8+ T cells. J Immunother Cancer. 2014;2:8.

137. Song DG, Ye Q, Santoro S, Fang C, Best A, Powell DJ, Jr. Chimeric NKG2D CAR-expressing T cell-mediated attack of human ovarian cancer is enhanced by histone deacetylase inhibition. Human Gene Therapy. 2013;24(3):295–305.

138. Salem ML, Kadima AN, El-Naggar SA, Rubinstein MP, Chen Y, Gillanders WE, et al. Defining the ability of cyclophosphamide preconditioning to enhance the antigen-specific CD8+ T-cell response to peptide vaccination: creation of a beneficial host microenvironment involving type I IFNs and myeloid cells. J Immunother. 2007;30(1):40–53.

139. Gattinoni L, Finkelstein SE, Klebanoff CA, Antony PA, Palmer DC, Spiess PJ, et al. Removal of homeostatic cytokine sinks by lymphodepletion enhances the efficacy of adoptively transferred tumor-specific CD8+ T cells. Journal of Experimental Medicine. 2005;202(7): 907–12.

140. Ding ZC, Lu X, Yu M, Lemos H, Huang L, Chandler P, et al. Immunosuppressive myeloid cells induced by chemotherapy attenuate antitumor CD4+ T-cell responses through the PD-1-PD-L1 axis. Cancer Res. 2014;74(13):3441–53.

141. Terranova-Barberio M, Thomas S, Munster PN. Epigenetic modifiers in immunotherapy: a focus on checkpoint inhibitors. Immunotherapy. 2016;8(6): 705–19.

第12章
放射免疫调节

Jonathan E. Schoenhals1, Taylor R. Cushman1, Alexandra P. Cadena, Sandra Demaria, James W. Welsh

长期以来，放射治疗一直是癌症治疗的支柱。传统上，描述放疗与肿瘤及其微环境相互作用的模型是以4种机制为基础的，即"放疗的4个R"：修复（Repair）、再分配（Redistribution）、再繁殖（Repopulation）和复氧（Reoxygenation）。这一概念推动了分割放射治疗在癌症治疗中的应用。然而大量的临床前研究表明，放射治疗也与免疫系统相互作用，事实上，它强烈依赖于免疫反应来驱动肿瘤的破坏[1,2]。这一证据，再结合免疫疗法在治疗癌症方面的巨大进展，开启了一个新的时代。在这个时代里，放射治疗作为免疫治疗的一种辅助手段正在被测试。

本章重点讨论了放疗对抗肿瘤免疫循环的影响，其描述了驱动T细胞介导的免疫反应的多步骤的过程[3]。有证据表明，放疗可以调节这一过程中的所有步骤，并有助于将免疫系统的平衡转移到肿瘤排斥反应上。我们查找很多当下有关辐射后的免疫激活的临床前发现以及正在进行的临床试验，以探讨这些概念的临床转化。

放射与抗肿瘤免疫循环

从概念上说，抗肿瘤免疫的发展可分为两个阶段，每一个阶段都包含有明确的步骤。在启动阶段，垂死的癌细胞释放抗原，这些抗原由树突状细胞（DC）摄取、处理并提呈给T细胞。这通常发生在肿瘤引流淋巴结，在那里T细胞被启动，增殖，并发展成效应T细胞。在效应阶段，启动的T细胞向肿瘤移动、浸润、识别和杀死组成

性肿瘤细胞。一旦免疫激活克服了肿瘤微环境典型的免疫抑制状态，这个循环过程就会自我维持[3]。因此，要产生有效的抗肿瘤免疫应答需要对抗过程中每一步存在的免疫抑制机制。

放射与免疫系统的相互作用是复杂的，但通常会引起免疫激活。放射通过杀伤癌细胞以及促进这些癌细胞释放抗原（步骤1；图12.1）引发促进DC对肿瘤抗原的摄取和呈递的"危险信号"（步骤2）[4,5]，扩增DC的活化，由促进T细胞启动的Ⅰ型干扰素（IFN）的自分泌产物介导（步骤3）[6]，诱导趋化因子和血管黏附分子促进肿瘤的转运（步骤4）和T细胞向肿瘤的浸润（步骤5），并上调癌细胞的主要组织相容性复合体（MHC）蛋白和死亡受体，增强T细胞对癌细胞的识别和杀伤作用（步骤6和步骤7）[10-13]，从而引起抗肿瘤免疫循环。因此，放射可以与靶向肿瘤免疫循环的不同过程和步骤的各种免疫治疗剂协同运用[3]（图12.1）。

明确放疗是否提高各种免疫治疗疗效的研究逐渐增加，这表明人们对使用放疗作为免疫佐剂越来越感兴趣。下面，我们将回顾放射治疗联合免疫治疗靶向抗肿瘤免疫反应的不同步骤。

放射和免疫治疗的临床前研究

以肿瘤抗原表达为靶向的放射和免疫治疗药物的联合

是否有足够数量的树突状细胞可以交叉提呈由即将死亡的癌细胞释放出来的抗原对于自然和

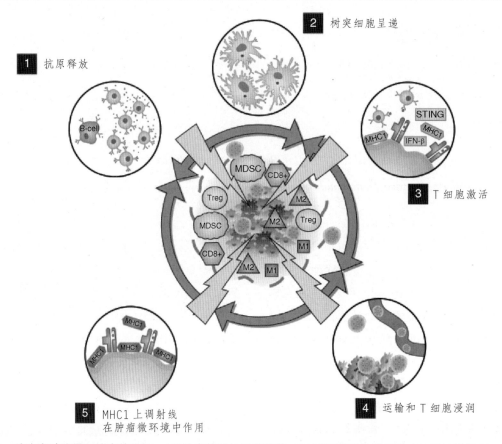

图 12.1　放疗在肿瘤微环境中的作用。(1)肿瘤特异性原的释放;(2)树突细胞呈递抗原;(3)通过增加 IFN-β 产物和 STING 通路激活 T 细胞;(4)增加 T 细胞浸润;(5)上调 MHC1。(见彩插)

放射诱导的 T 细胞反应的发展至关重要[15-17]。增加 DC 产生的生长因子, 如 Flt-3 配体在肺癌和乳腺癌小鼠模型中已与局部放疗联合使用。在相对免疫原性的 67NR 乳腺癌模型中, 当与 Flt3-配体联合使用时, 针对皮下肿瘤的小剂量 2Gy 照射足以诱导抗肿瘤 T 细胞, 该细胞能够介导对同步, 未照射肿瘤的远隔效应(即辐射场外的肿瘤消退)[1]。在更具进展性和较少免疫原性的 Lewis 肺癌中, 使用了大得多的辐射剂量(单次剂量 60Gy)。虽然这种大小的单一剂量与临床无关, 但这项研究首次证明了在局部照射中加入 DC 生长因子可诱导 T 细胞抑制全身转移的原理[18]。其他研究人员在小鼠纤维肉瘤、黑色素瘤、淋巴瘤和结直肠癌模型中试验了在照射肿瘤附近或区域内接种自体 DC 的情况。在这些研究中, 放射是以单一剂量或 3-5 级剂量给予的。在任何情况下, 放射联合 DC 接种都能产生更强的抗肿瘤免疫反应。同辐照一样, 要不作为单一剂量给予, 要不以 3-5 次进行。在每一种情况下,

DC 接种联合照射都能产生更强的抗肿瘤免疫应答[19-21]。另一种增强树突状细胞对肿瘤归巢的策略是使用趋化因子巨噬细胞炎症蛋白-1α 的变体, 也就是 CCL3[22]。

其他研究已经测试了放射与免疫反应调节剂的联合, 这些调节剂通过刺激 Toll 样受体(TLR)来增加 DC 的活化, 它们是 NF-kβ 和 IFN I 型通路的上游。局部注射 TLR9 激动剂富含 C-G 的合成寡脱氧核苷酸(CpG)改善了用单次剂量或分次放射处理的小鼠纤维肉瘤模型中肿瘤的放射性治愈性[23, 24]。TLR7 激动剂咪喹莫特在小鼠乳腺癌皮肤转移模型中局部给药, 单独给药时对肿瘤生长的影响不大, 但与分次放射联合应用时(在 3 个 8Gy 次中), 它实现了对照射肿瘤的完全排斥和未照射肿瘤部位的部分反应[25]。在小鼠淋巴瘤模型中, 与单独治疗相比, 单剂量 10Gy 的放射与 TLR7 激动剂 R848 联合静脉应用, 可延长小鼠的长期存活时间[26]。除 TLR 激动剂外, STING 激动剂, 如 2´3´-cGAMP(也可

表 12.1　肿瘤模型中放疗和免疫反应调节剂的联合应用试验

靶向抗肿瘤免疫应答的主要步骤	介质	主要效应	放疗方案
肿瘤抗原表达	flt3 配体	树突细胞增加，提高了全身树突细胞的功能效用	
	外源性树突细胞皮下注射，静脉注射	提高了局部和全身树突细胞的功能效用	
	外源性树突细胞皮下注射，瘤内注射	提高了受辐射中瘤内树突细胞的功能效用	
	富含 C-G 的人工合成寡核苷酸瘤周皮下注射和瘤内注射	TLR9 激动，树突细胞激活	
	咪喹莫特 局部用	TLR7 激动，局部树突细胞激活	
	R848 静脉注射	TLR7 激动，全身树突细胞激活	
	ECI301（CCL3 变异体）静脉注射	树突细胞，T 细胞，NK 细胞募集	
	2'3'-cGAMP 瘤内注射	STING 激动，产生 IFN-1	
	表达癌胚抗原和 T 细胞共刺激分子的牛痘和禽痘重组病毒	肿瘤抗原特异性 T 细胞形成	
	表达集落刺激因子的自体肿瘤细胞疫苗		
T 细胞的启动和激活	CTLA-4 抗体腹腔注射	免疫检查点抑制剂	
	CD137 抗体静脉或腹腔注射	诱导性受体激动剂	
	OX40 抗体腹腔注射	诱导性受体激动剂	

（待续）

表 12.1 (续表)

靶向抗肿瘤免疫应答的主要步骤	介质	主要效应	放疗方案
	IL-2 瘤内注射	T 细胞生长因子	
	NHS-IL-2 (抗坏死 DNA 抗体与修饰的 IL-2 的融合产物) 静注	肿瘤靶向的 T 细胞生长因子	
	TGFβ 中和抗体腹腔注射	阻断树突细胞和 T 细胞 EGFβ 的免疫抑制作用	
肿瘤细胞杀伤	PD-1 抗体腹腔注射	免疫检查点抑制剂	
	PD-L1 抗体腹腔注射	阻断肿瘤细胞/骨髓浸润细胞的 PD-1 配体	

激活 NF-kβ 和 IFN I 型通路）已成功增强放射引起的抗肿瘤免疫反应[6]。

最后，放射与各种肿瘤疫苗一起使用可以显著改善肿瘤的排斥反应。在一项研究中，放射的影响主要是通过上调肿瘤细胞的 Fas/CD95 死亡受体，从而提高疫苗生成的 T 细胞对肿瘤细胞的杀伤作用。有趣的是，T 细胞对疫苗中不存在的肿瘤抗原也有反应，表明这种结合引发了更广泛的 T 细胞反应[27]。在另一项研究中，构建的小鼠脑内生长的 GL261 胶质瘤细胞只有通过全脑照射和外周免疫接种与自体肿瘤细胞的联合实现，所述自体肿瘤细胞经过修饰以产生粒细胞-巨噬细胞集落刺激因子(GM-CSF)。放射改善肿瘤的 T 细胞浸润，上调侵袭胶质瘤细胞的 MHC I 类抗原，使其成为 CD8 T 细胞的更好靶点[28]。

以 T 细胞启动和活化为靶点的放射和免疫治疗药物的联合

免疫检查点受体 CTLA-4 和 PD-1 通过多种机制调节 T 细胞反应。然而 CTLA4 被认为在启动过程中起着核心作用，而 PD1 主要在效应阶段起作用[29,30]。通常情况下，抗 CTLA4 抗体的反应需要一定程度的预先存在的抗肿瘤免疫，这意味着许多癌症患者如果不采取额外的干预措施，即与抗 CTLA4 协同诱导抗肿瘤 T 细胞，就不会对这一策略产生反应[31]。放射已被证明是一种这样的干预，能够协同抗 CTLA4 诱导抗肿瘤 T 细胞，提高对照射肿瘤和远处转移的控制[32]。最初在免疫治疗难治的低免疫原性三阴性乳腺癌小鼠模型中观察到的协同作用已在乳腺癌和结直肠癌以及最近的黑色素瘤等其他模型中得到证实[32-34]。值得注意的是，对不同放射方案的并行比较表明，并非所有方案都是同样有效的：当连续 5 天进行 6Gy 剂量照射或连续 3 天给予 8Gy 剂量照射时，可获得范围外效应，但单次 20Gy 剂量无效[33]。接受放疗和抗 CT-LA4 抗体 ipilimumab 联合类似低分割放射治疗的黑色素瘤或肺癌患者获得了范围外效应，支持了这一观察的潜在临床意义[35-37]。

除了抑制性受体外，还有多种共刺激受体调节 T 细胞的活化，其中一些靶点已经开发出治疗性抗体[38]。其中一个靶点是 CD137 (4-

1BB)，它是肿瘤坏死因子受体家族的一员，在 T 细胞活化后表达，当与激动剂抗体结合时，介导增强 T 细胞增殖、存活及效应功能的信号[39]。抗 CD137 抗体增强了小鼠乳腺癌和肺癌模型中肿瘤对单剂量照射的反应[40]。它们对全脑照射后的小鼠胶质瘤模型也有效，其剂量为 4Gy，可使这样治疗的肿瘤完全根除，并能长期存活[41]。在小鼠肺癌模型中，放射联合另一种共刺激受体 OX40(CD134) 的激动性抗体可提高生存率[42]。

使用 T 细胞生长因子白细胞介素-2(IL-2) 来实现 T 细胞介导的肿瘤排斥反应是临床上第一个应用的免疫疗法[43]。在小鼠结直肠癌模型中，瘤内 IL-2 能促进皮下照射肿瘤和未照射肝转移灶的消退[44]。在最近的一项研究中，我们设计了一种新型的 IL-2，其中，由坏死 DNA 抗体提供的肿瘤归巢信号被融合到基因修饰的 IL-2 上，从而选择性地激活高亲和力的 IL-2 受体。这种修饰的白细胞介素-2 与放射联合使用，可诱导 80%~100% 的小鼠产生抗肿瘤免疫反应和完全的肿瘤消退，这一治疗在 Ib 期转移性肺癌患者试验中显示出良好的临床效果[45]。

结果表明，抑制细胞因子转化生长因子-β (TGFβ) 对两种小鼠乳腺癌的分次放射治疗均有协同作用，通过激活能识别多种内源性肿瘤抗原的 T 细胞，诱导范围外效应，提高存活率[46]。

放射与免疫治疗联合应用提高 T 细胞对癌细胞的杀伤作用

PDL 1 在肿瘤微环境中的上调是肿瘤逃避免疫介导的控制的主要机制之一[47]。几项临床前研究已经研究了针对 PDL1 或其受体 PD1 的抗体与放射治疗的联合。在其中一项研究中，PD1 改善了小鼠乳腺癌模型对放疗和抗 CD137 的反应[48]。在另一项研究中，阻断 PD1 提高了立体定向放射治疗的脑胶质瘤小鼠存活率[49]。在小鼠乳腺癌和结直肠癌模型中，抗 PDL1 抗体可通过减少肿瘤微环境中的 PDL1+髓源性抑制细胞(MD-SC)，改善局部控制，并诱导范围外效应[50]。此外，在一项研究中解决了给予抗 PDL1 单克隆抗体联合放射的最佳治疗方案，这表明需要与分次放射治疗同时给药才能获得治疗益处[51]。抗 PD1

抗体也已被证明可通过克服诱导抗性来改善转移性乳腺癌小鼠模型中放射和 TGFβ 阻断所带来的生存[46]。

两种靶向 CTLA4 和 PD1 免疫检查点抑制剂的联合使用已被证明可以改善单独使用一种抗体在黑色素瘤的临床前模型以及患者中所获得的反应[52,53]。在一项临床前研究中，当与抗-CT-LA4 联合使用时，针对 B16 小鼠黑色素瘤的局部放射治疗可诱导 T 细胞反应和肿瘤排斥，进一步添加抗 PD1 后，其效果显著改善[54]。因此，就地通过体内肿瘤照射接种产生的效果类似于用经修饰以表达 GM-CSF 的自体肿瘤细胞接种[53]。重要的是，联合方法也改善了远隔效应，这对于稳定表达高水平 PDL1 的 B16 黑色素瘤细胞是有效的，因为抗 PD1"重新激活"耗尽的 T 细胞[34]。

另一种改善肿瘤排斥的策略是通过减少照射后肿瘤对 MDSC 的招募。一项此类研究使用阻断 CSFR1 信号传导的药物改善了肿瘤反应[55]。最后，放射改善了由过继转移的肿瘤特异性 T 细胞介导的肿瘤排斥反应，其通过增强 Fas 和（或）MHC-Ⅰ 在癌细胞上的表达，导致 T 细胞对癌细胞的杀伤增强[10,11]。放射改善肿瘤排斥的另一种机制是通过血管的正常化，这允许过继转移的 T 细胞浸润肿瘤[56]。

下一步：临床应用

上述临床前研究为许多免疫联合放射治疗几乎所有类型癌症的试验的开展铺平了道路。从历史角度看，大多数此类试验都集中在黑色素瘤上；研究者们已经开展了许多关于 IL-2 等免疫调节剂的开创性工作，IL-2 可以扩增活性 T 细胞，并导致转移性黑色素瘤患者的肿瘤反应[57]。最近，美国食品和药物管理局（FDA）批准了免疫检查点抑制剂的应用，如抗-CTLA4 和抗-PD1，这导致了新试验概念的迅速扩展，其中，这些试剂会与放射一起使用。这些研究不仅对评估该策略的安全性至关重要，而且对于确定其内部放射的最佳剂量、时间和顺序也至关重要。下一步将涉及扩大联合试验的数量，试验中会使用免疫治疗剂的"鸡尾酒"疗法来克服几种潜在的免疫逃避机制。尽管现在有几种新药可供选择，

但最有益的组合可能是针对与放射相关的抑制性免疫效应，如增加 TGFβ、MDSC 或调节性 T 细胞（Treg）。

增强肿瘤抗原呈递

如上所述，由树突状细胞提呈的肿瘤衍生的抗原对于产生针对肿瘤的 T 细胞应答是至关重要的。因此，旨在增强肿瘤抗原呈递的策略已被测试是否有能力提高对放射治疗的反应。幸运的是，一些在小鼠模型中显示出对放射有积极作用的治疗药物正被开发用于临床，包括 FLT3 配体和 TLR7 以及 TLR9 激动剂。下面描述一些正在进行的评估这一方法与放射联合治疗的效果的临床试验。

外源性 DC 治疗

一项完成的 Ⅰ 期试验（NCT00365872）研究肉瘤手术前采用放射联合瘤内注射 DC 的方式治疗。该试验中的 17 名患者均为大（>5cm）、高级别软组织肉瘤，除了瘤内注射 DC 外，还用 50.4Gy 分 28 次放射处理。患者对该治疗方案耐受性良好，9 名患者产生了肿瘤特异性免疫反应，持续 11~42 周。作者报道了"T 细胞在肿瘤中的大量积累"和 1 年无进展生存率为 70.6%[58]。

另一项 Ⅰ、Ⅱ 期试验（NCT00547144）研究了瘤内注射 DC 与吉西他滨联合放射治疗无法切除的胰腺癌。该试验于 2007 年 10 月开始，特别有趣的是，因为传统上胰腺癌对免疫疗法的反应很小或没有。尽管认为与胰腺肿瘤相关的促纤维增生性基质会排除胰腺肿瘤中的淋巴细胞，但该假设是将 DC 直接注射到肿瘤中可有助于克服这种障碍。不幸的是，DC 扩展和交付的财务成本太高，这一试验被终止了。

另一项针对可切除食管癌的 DC 治疗试验（NCT01691664）正在中国进行。该试验于 2012 年 9 月开始，涉及收集在手术切除后但放射治疗前患者的 DC；然后，在放射过程中将 DC 以 3 种不同的时间点注入患者体内。主要终点是无病生存，该试验旨在累计 40 名患者。

TLR9 和 TLR7 激动剂

TLR9 和 TLR7 激动剂是一种强效的免疫激活剂，其毒性太大而不能全身给药，但在肿瘤局

部给药时显示出一定的疗效[59-62]。将这些试剂与局部放射联合显得有格外吸引力。

在 Brody 及其同事的一项研究中,淋巴瘤患者接受了局部注射 CpG TLR9 激动剂与低剂量放射的联合治疗[63]。在近 1/3 的患者中,这种方法导致非照射病灶的远隔反应。TLR9 激动剂激活浆细胞样 DC,然后产生高局部浓度的 I 型 IFN 并激活抗肿瘤 CD8+T 细胞以表达 PD1。

另一个 I、II 期试验 NCT02254772 评估 TLR9 激动剂与抗-CTLA4 抗体 ipilimumab 和 X-射线疗法的三重组合,于 2014 年 9 月对复发性低度恶性 B 细胞淋巴瘤患者开放。TLR9 激动剂和 ipilimumab 都要局部注射,再加上为期两天的短期放射治疗。该研究预计将累计 27 名患者。

首次对放射联合 TLR7 激动剂研究的试验是 NCT01421017,这是一项涉及皮肤的转移性或复发性乳腺癌患者的 I、II 期试验。基于先前支持该联合疗效的临床前数据[25]以及支持局部 TLR7 激动剂咪喹莫特在乳腺癌皮肤转移中的活性的临床研究[59],该试验旨在评估放射组和未放射组皮肤病灶经咪喹莫特治疗的反应,以及未经治疗的皮肤或内脏转移。该研究被修改为包括添加低剂量环磷酰胺作为减少 Treg 的策略,并且应计接近完成。

粒细胞-巨噬细胞集落刺激因子

迄今为止,已进行了 3 项试验,对 GM-CSF 联合放射治疗癌症患者,第一项试验为 2003 年的试验 NCT02474186,其报道了在 41 名登记患者中有 11 名显示出远隔反应[64]。放射治疗分 10 次给予总剂量 35Gy,与全身治疗和皮下注射 GM-CSF 同时进行。最常见的 3~4 级毒性是疲劳和血液学问题,1 名患者经历了 4 级肺栓塞。重要的是,具有远隔反应的患者的总生存率显著提高,中位数为 20.98 个月,无反应者为 8.33 个月[64]。

第二项试验为 II 期试验 NCT00652860,其在梅奥诊所评估 GM-CSF 联合放射在术前治疗软组织肉瘤的作用。患者在术前给予皮下 GM-CSF 或雾化 GM-CSF,并在手术后 4 周再次开始雾化 GM-CSF。在 2001 年 11 月至 2006 年 4 月

期间共招募了 39 名患者。当该研究于 2011 年完成时,大多数患者(76%)经历了 3~4 级血液学毒性。实验显示,前 35 名可评估患者中,有 24 名两年内未发生肺转移,58% 的患者在 3 年内没有疾病进展。然而该试验未能达到其降低两年肺转移率的主要终点[65]。

第三项试验为针对 IV 期非小细胞肺癌(NSCLC)的 GM-CSF II 期试验 NCT02623595。其首次将低分割高剂量放射与 GM-CSF 联合治疗二线化疗失败患者为试验目的。该试验计划是治疗 40 名 IV 期 NSCLC 患者,其放射治疗总剂量为 50Gy,分 5 次进行,同时给予 GM-CSF。在 1、2、3、6 和 12 个月时,分别评估远隔效应。该研究于 2015 年 11 月开始,目前正在累计患者。

T 细胞启动和激活

T 细胞是抗肿瘤免疫应答的关键参与者,并且已经开发或正在开发几种靶向 T 细胞的治疗剂用于临床。肿瘤特异性 T 细胞的激活需要抗原与适当的共刺激信号和生存因子一起参与。涉及的信号通路包括主要组织相容性复合物-T 细胞受体相互作用和 T 细胞上的 CD28 共刺激分子,以及 B7.1 和 B7.2 在抗原呈递细胞上表达。这些信号激活 T 细胞,诱导其产生 IL-2 并增殖。参与 T 细胞增殖和活化的其他信号传导途径包括共刺激受体 OX40(CD134)和 4-1BB(CD137)。抑制性信号调节 T 细胞活化以防止自身免疫,但在癌症环境中通常过度活跃。一种这样的信号由抑制性受体 CTLA4(CD152)介导,其以高亲和力结合 B7.1 和 B7.2 并阻断 CD28 信号和 T 细胞活化。另一种免疫抑制因子是 TGFβ,它以多种方式抑制 T 细胞应答[66]。下面简要讨论与放射联合调节这些通路的药物的临床试验。

CTLA4

目前正在进行大量试验,以测试抗 CLTA4 抗体与放射的联合。ipilimumab 是第一个获得 FDA 批准的免疫检查点药物,它是第一个可用于与放射联合进行测试的药物。该组合的早期试验涉及黑素瘤患者,然后扩大到包括其他类型肿瘤的患者。尽管在一些患者中具有持久的长期控制潜

力,但大多数患者对 ipilimumab 没有反应,甚至一些后来有反应的患者也会发展为难治性疾病。因此,人们对评估放射是否可以增加单用抗-CTLA4 所获得的反应率有很多的兴趣。

一些临床病例报道支持放射联合免疫疗法的有效性。1 名 ipilimumab 治疗无效的黑色素瘤患者,接受对椎管旁肿块的姑息性放射治疗(3 次剂量各为 9.5Gy,总剂量为 28.5Gy),然后再加用 ipilimumab[67]。该患者对非放射转移的消退有显著反应。Hiniker 等报道了一例类似的病例,其用 ipilimumab 同时联合 54Gy(每次为 18Gy)剂量的放疗治疗1 名黑色素瘤的患者,并观察到所有转移性病变完全消退[68]。在对使用 ipilimumab 期间接受放射治疗的黑色素瘤患者的回顾性分析中,Grimaldi 等发现 21 名患者中有 9 名(43%)出现远隔效应,2 名患者(10%)表现为稳定疾病(SD)[69]。阻断免疫检查点联合放疗也已用于治疗转移性前列腺癌患者。Slovin 等报道,在一项 I、II 期试验中,对 50 名使用 3.5mg/kg 或 10mg/kg 剂量的 ipilimumab 治疗的男性患者,每个转移灶联合或不联合每次剂量为 8Gy 的放疗,观察出现前列腺特异性抗原的反应和下降有什么不同[70]。但是,当将 ipilimumab 与安慰剂联合放疗相比,由此产生的 III 期试验未能达到其中位总体生存率增加的终点,即两组之间的 P 值为 0.053[71]。

对 22 名转移性黑色素瘤患者进行放疗联合 ipilimumab 的 I 期研究的最新结果显示,18% 的患者有部分反应作为最佳反应,另有 18% 的患者在未经照射的病灶出现 SD[54]。在该研究中,以剂量递增方案给予放疗,从 2 次 6Gy 或 8Gy 开始增加至 3 次。令人鼓舞的是,放疗与 ipili-mumab 联合使用并未增加毒性。然而有一小组患者的反应率与单用 ipilimumab 的反应率非常相似[72]。临床前数据表明,抗 CTLA4 抑制 Treg 但促进效应 T 细胞的扩增(从而增加 CD8/Treg 比率),并且放疗增强了 TCR 谱系的多样性。为此,研究人员建议,黑色素瘤和其他类型癌症获得最佳反应需要放疗、抗 CTLA4 和抗 PDL1/PD1 的三重联合。

目前,正在得克萨斯大学 MD 安德森癌症中心(NCT02239900)开展的大型 100 名患者 I、II 期试验正在进行中,对于患有任何类型实体瘤的患者开放,只要在肺或肝脏中存在转移性病变,立体定向消融放疗(SABR)可以安全地进行。该试验用不同剂量的放疗(50Gy 分 4 次,60Gy 分 10 次)以及不同受照射肿瘤(肝和肺)部位的 T 细胞启动的差异,测试各种抗 CLTA4 序列。初步显示,这种组合是安全的,可能显示出免疫激活的迹象[73]。

截至 2017 年 2 月,研究抗-CTLA4 联合放疗的试验有 45 项。虽然大多数试验都集中在黑色素瘤上,但测试这种联合治疗头颈部、肺癌、前列腺癌、结肠癌、直肠癌、肝癌和宫颈癌,以及非霍奇金淋巴瘤的试验也正在进行。接下来的几年,我们应该不仅要更好地了解抗 CTLA4 与放疗联合的安全性,还要了解临床应用中最有效的放疗剂量和方案

OX40

OX40 激动剂 MEDI6469 与放疗的联合目前正在俄勒冈州普罗维登斯波特兰医疗中心的两项试验中进行测试。第一个(NCT01303705)是 I、II 期试验,目前正在招募患有转移性前列腺癌的男性。该研究的目的是找出环磷酰胺的最大耐受剂量,同时配合一次 8Gy 的放射和 3 次 0.4mg/kg 剂量的 MEDI6469。首先给予环磷酰胺,然后在第 4 天给予放疗和 OX40,并在第 4、6 和 8 天给予 OX40。研究设计中的方案基于临床前的发现,并且放疗将作为骨转移的缓和治疗。该方法的基本原理是期望放疗与环磷酰胺的联合将作为"原位"疫苗,促进 T 细胞识别的抗原的释放;OX4 可作为促进肿瘤排斥反应的催化剂。

第二项研究(NCT01862900),也是一项 I、II 期试验,涉及将 OX40 与 SABR 一起用于乳腺癌的肺转移或肝转移的治疗。该研究不涉及化疗,将测试 15Gy、20Gy 或 25Gy 的单次剂量。在使用 SABR 后第 3 天和第 5 天,给予 0.4mg/kg 的 OX40。这项单剂量放疗试验(与标准分次放疗相反)的目的是用 OX40 确定最大耐受的放疗剂量;次要结果是远隔效应。

HL-2

在一项 I 期试验中,在患有转移性黑色素瘤和肾细胞癌的患者中测试了高剂量 IL-2 与 SABR 的联合。患者接受 20GyX 射线治疗,分 1 次、2 次或 3 次进行。根据 RECIST 的总肿瘤负荷,12 名患者中有 8 名有临床反应,1 名患者有完全反应(CR)[74]。同样的研究报告了一项对在其机构接受高剂量 IL-2 治疗前接受 SABR 治疗的患者的回顾性评估。该分析鉴定了 10 名患者,其中 8 名患有黑色素瘤,2 名患有肾细胞癌。8 名黑色素瘤患者中,有 5 名在受照射的视野外有临床缓解(3 名 CR),2 名肾细胞癌患者均有部分缓解(PR)。

另一项实验的初步结果[75]:在黑色素瘤和肾细胞癌的肿瘤部位进行 3 次 6~12Gy 剂量的放疗(NCT01884961),其中 9 名可评估患者中有 3 名肿瘤得到控制(1 名为 CR,1 名为 PR 和 1 名为 SD)[76]。此外,7 名可评估的患者中有 4 名具有识别存活和其他肿瘤抗原的免疫细胞,这表明放疗可以激活肿瘤特异性 T 细胞,以及 IL-2 可以刺激其存活和增殖。该试验正在进行中,旨在招募 19 名患者;然而需要更多的患者来评估这种组合是否有益。

转化生长因子-β(TGF-β)

目前,四项临床试验正在研究放疗联合 TGFβ 抑制:两项乳腺癌 II 期临床试验(NCT01401062 和 NCT02538471),一项胶质瘤 I、II 期试验(NCT01220271)和一项 NSCLC 的 I、II 期试验(NCT02581787)。目前,正在研究两种 TGFβ 抑制剂,小分子形式(LY2157299)或抗体形式。在一项测试 fresolimumab 联合放疗治疗转移性乳腺癌的试验中(NCT01401062),患者被随机分配接受 1mg/kg 或 10mg/kg 的 fresolimumab,并对两个不同的病灶分别给予 3 次 7.5Gy 剂量的照射。该研究已完成应计,预计很快就会有结果。另一项乳腺癌试验正在测试 TGF-β 的小分子抑制剂 LY2157299,每天按 300mg/kg 的剂量给药两周。两周后,对其中一个疾病部位进行放疗。两项试验的主要终点是存在远隔效应。

在一项胶质瘤的临床试验中,用 LY2157299 联合放化疗进行测试,按每日两次,每次 80mg/kg 或 150mg/kg 的剂量给药两周,休息两周,类似于乳腺癌试验中的方案。在研究的第一部分期间,将进行同步放化疗,放射剂量为每天 1.8~2Gy,一周 5 天,总剂量为 60Gy,放疗期间和之后给予烷氧化剂替莫唑胺。该试验的主要目标是确定合适的剂量并评估有临床益处的有反应变化的生物标志物。中期分析显示,这种联合治疗的毒性是可控的[77]。

由斯坦福大学研究人员进行的 NSCLC 试验将测试 fresolimumab 与 SABR 联合鉴定安全剂量并记录放射性肺炎的发生率和严重程度(NCT02581787)。药物和放射剂量尚未具体说明,但放射将分 4 次进行。

观察哪一种放疗剂量和分次方案与抗 TGFβ 疗法相结合将产生最佳反应,以及抗体或小分子哪个会更有效,这将是个有趣的问题。这些试验的结果肯定会揭示放疗过程中释放的 TGFβ 的作用及其对免疫反应的影响。

杀死癌细胞

抗 PD1、抗 PDL1

将放疗与靶向 PD1/PDL1 通路的药剂联合目前是非常令人感兴趣的,部分原因是抗 PD1、抗 PDL1 药剂在多种恶性肿瘤中显示出活性并且比抗 CLTA4 毒性低。目前正在进行大量试验,研究这些药物与放射联合治疗多种类型的癌症。早期试验针对 IV 期疾病患者,并评估该方法的安全性及其产生远隔反应的可能性;最近的试验正在评估这种方法治疗早期疾病的效果,希望将抗 PD1、抗 PDL1 与放疗联合可以解决微转移问题。在手术前进行放射和免疫治疗的理由是,这种疗法可能会在切除前将肿瘤本身转变为"原位疫苗",从而可能改善对局部和远处的控制。以下将简要回顾基于疾病部位正在进行的试验。

研究免疫治疗加放疗的初步试验主要是在接受至少一种类型的全身治疗后复发或进展的实体瘤患者中进行,或抗 PD1 治疗后的黑色素瘤和 NSCLC 患者。一些正在进行的抗 PD1 抗体

pembrolizumab 的 I 期试验，包括 NCT02608385，该试验正在芝加哥大学开展，检查 pembrolizumab 联合 SABR 治疗晚期实体瘤；或者 NCT02303990（"RADVAX"），在宾夕法尼亚大学进行 pembrolizumab 联合低分割放射治疗晚期和转移性癌症的试验；或 NCT02318771，正在检查 pembrolizumab 联合低分割放疗治疗复发或转移性头颈部、肾细胞癌、肺癌或黑色素瘤。

肺癌是目前研究最深入的疾病之一，已经提出了几个适用于该疾病几乎每个阶段的新的联合试验概念。对于 I 期肿瘤，作为之前成功的 STARS 试验的继承者，Immunotherapy-STARS 试验正在发展，试验中手术可切除的肺癌患者被随机分配接受 SABR 或肺叶切除术[78]。其他试验正在进行，以评估 II 期肺癌患者手术前的诱导免疫治疗。虽然目前这些试验没有一项包括同步放疗，但这将是它们发展过程中合乎逻辑的下一步。对于无法切除的 III 期肺癌患者，正在进行一些免疫疗法联合放疗的试验。一个这样的 I、II 期研究，在 MD 安德森癌症中心评估用抗 PDL1 药物 atezolizumab（Genentech, Inc）联合同步放化疗同步治疗的效果。西南肿瘤学组和放射治疗肿瘤学组也计划在放疗后进行免疫治疗测试。IV 期 NSCLC 的其他试验包括 MD 安德森的另一项研究，试验中 IV 期 NSCLC 患者将被随机分配接受有或无放疗的抗 PD1 治疗（NCT02444741）。在单用抗 PD1 组中经历疾病进展的患者将被给予放疗以观察放疗是否可以诱导针对难治性疾病的免疫应答。该设计的基本原理来自最近的研究报道，即抗 PD1 的反应可能取决于 MHCI 的表达[79]和放疗诱导的 MHCI 可以增敏抗 PD1 介导的 T 细胞对肿瘤的杀伤。英国的 PEAR 试验（NCT02587455）也正在评估姑息性放疗联合免疫疗法治疗 NSCLC。

免疫疗法也正用于高级别神经胶质瘤的长期局部控制的测试。为此目的正在进行的试验包括针对新诊断的、未甲基化的 MGMT 胶质母细胞瘤患者的抗 PDL1 检查点抑制剂 durvalumab（MEDI4736）的多中心、开放的非随机 II 期研究；每 2 周联合标准放疗治疗一次（NCT02336165）。

H.Lee Moffitt 癌症中心和研究所（NCT02313272）已经开始用 pembrolizumab 加贝伐单抗以及低分割 SABR 在 5 天内对复发性高级别胶质瘤患者进行 PD1 阻断的 I 期试验。

人们正在进行 PD1 抑制剂 pembrolizumab 治疗手术可切除的头颈部鳞状细胞癌患者的 II 期试验。手术前 2~3 周静脉注射 pembrolizumab，然后对复发风险高的患者（NCT02296684）或复发疾病患者（NCT02318771）进行调强放射治疗至 60 Gy（每日 2Gy）或作为不能手术的局部复发或第二原发性鳞状细胞癌患者的再次放射（NCT02289209）。Pembrolizumab 联合基于标准顺铂的明确放化疗也正在进行 I 期单臂，开放标签试验（70Gy，每日一次 2Gy），治疗头颈部 III-IVB 期鳞状细胞癌患者；该研究的应计目标是 39 名患者（NCT02586207）。

众所周知，结直肠癌（CRC）对放疗有很好的反应，尤其是直肠和肛管癌。现在的问题是免疫疗法是否可以增强放疗的抗肿瘤效应，并有助于预防复发和（或）转移性疾病。免疫检查点药物在结直肠癌中基本无效（除高度微卫星不稳定的患者外）[80]。为了确定放疗是否可以使 CRC 对抗 PD1 敏感，目前正在进行一项评估 pembrolizumab 联合放疗的 II 期试验，治疗转移性结直肠癌患者（NCT02437071），分为常规组分或 SABR。另一项 I 期试验 NCT02298946，评估抗 PD1 与 SABR 治疗转移性 CRC 患者的肝脏病变，不考虑微卫星不稳定状态。起始剂量为单次 8Gy，然后将其提升到 3 次 8Gy 的剂量。试验设计还包括低剂量环磷酰胺，它可以减少 Treg[81,82]，从而进一步改善 T 细胞反应。另一项 II 期临床试验（NCT02586610）评估了新辅助 pembrolizumab 联合放化疗后，直肠癌患者的病理完全缓解率。该试验设计的优点是能分析治疗前后的肿瘤组织，这将提供对联合治疗的作用模式的见解。

因为肿瘤微环境中 PDL1 表达的诱导通常与浸润性 T 细胞的存在相关[83]，未来抗 PD1 治疗可能成为包括放射和其他免疫调节剂在内的许多组合的组成部分。

结论

在临床试验中，正在对放疗联合各种类型的免疫疗法进行大力测试。临床前数据表明这种联合应该是成功的。然而在使用放疗增加时，对免疫疗法的反应可以纳入临床护理之前需要解决的几个关键问题之一[84]。未来的临床前研究将测试放疗联合新型免疫疗法，并将确定通过放疗实现最佳原位疫苗接种的机制，以及确定每一种给药相对于放疗给药的时间。我们迫切期待这些临床前研究以及许多正在进行的和未来临床试验的结果，并且希望其能改变放射治疗在晚期疾病中的运用，使之从以局部为主的治疗转变为能够改善全身肿瘤控制的治疗。

致谢

我们感谢 MD 安德森放射肿瘤学部的 Christine F.Wogan 给予编辑帮助。我们还感谢 Tamotsu Mabuchi 先生和 Mohammed A.Hamed 先生的家人提供慷慨的资金支持，我们感谢 MD Anderson 的免疫治疗平台的资源。

参考文献

1. Demaria S, Ng B, Devitt ML, Babb JS, Kawashima N, Liebes L, et al. Ionizing radiation inhibition of distant untreated tumors (abscopal effect) is immune mediated. International Journal of Radiation Oncology, Biology, Physics. 2004;58(3):862–70.

2. Lee Y, Auh SL, Wang Y, Burnette B, Wang Y, Meng Y, et al. Therapeutic effects of ablative radiation on local tumor require CD8+ T cells: changing strategies for cancer treatment. Blood. 2009;114(3):589–95.

3. Chen DS, Mellman I. Oncology meets immunology: the cancer-immunity cycle. Immunity. 2013;39(1):1–10.

4. Obeid M, Panaretakis T, Joza N, Tufi R, Tesniere A, van Endert P, et al. Calreticulin exposure is required for the immunogenicity of gamma-irradiation and UVC light-induced apoptosis. Cell Death and Differentiation. 2007;14(10):1848–50.

5. Apetoh L, Ghiringhelli F, Tesniere A, Obeid M, Ortiz C, Criollo A, et al. Toll-like receptor 4-dependent contribution of the immune system to anticancer chemotherapy and radiotherapy. Nature Medicine. 2007;13:1050–9.

6. Deng L, Liang H, Xu M, Yang X, Burnette B, Arina A, et al. STING-dependent cytosolic DNA sensing promotes radiation-induced type I interferon-dependent antitumor immunity in immunogenic tumors. Immunity. 2014;41(5): 843–52.

7. Matsumura S, Wang B, Kawashima N, Braunstein S, Badura M, Cameron TO, et al. Radiation-induced CXCL16 release by breast cancer cells attracts effector T cells. Journal of Immunology. 2008;181:3099–107.

8. Lugade AA, Moran JP, Gerber SA, Rose RC, Frelinger JG, Lord EM. Local radiation therapy of B16 melanoma tumors increases the generation of tumor antigen-specific effector cells that traffic to the tumor. Journal of Immunology. 2005; 174:7516–23.

9. Lugade AA, Sorensen EW, Gerber SA, Moran JP, Frelinger JG, Lord EM. Radiation-induced IFN-gamma production within the tumor microenvironment influences antitumor immunity. Journal of Immunology. 2008;180(5): 3132–9.

10. Reits EA, Hodge JW, Herberts CA, Groothuis TA, Chakraborty M, Wansley EK, et al. Radiation modulates the peptide repertoire, enhances MHC class I expression, and induces successful antitumor immunotherapy. Journal of Experimental Medicine. 2006;203(5): 1259–71.

11. Chakraborty M, Abrams SI, Camphausen K, Liu K, Scott T, Coleman CN, et al. Irradiation of tumor cells up-regulates Fas and enhances CTL lytic activity and CTL adoptive immunotherapy. Journal of Immunology. 2003;170:6338–47.

12. Garnett CT, Palena C, Chakarborty M, Tsang KY, Schlom J, Hodge JW. Sublethal irradiation of human tumor cells modulates phenotype resulting in enhanced killing by cytotoxic T lymphocytes. Cancer Res. 2004;64:7985–94.

13. Ruocco MG, Pilones KA, Kawashima N, Cammer M, Huang J, Babb JS, et al. Suppressing T cell motility induced by anti-CTLA-4 monotherapy improves antitumor effects. J Clin Invest. 2012;122(10):3718–30.

14. Demaria S, Golden EB, Formenti SC. Role of local radiation therapy in cancer immunotherapy. JAMA Oncol. 2015;1(9):1325–32.

15. Diamond MS, Kinder M, Matsushita H, Mashayekhi M, Dunn GP, Archambault JM, et al. Type I interferon is selectively required by dendritic cells for immune rejection of tumors. Journal of Experimental Medicine. 2011;208(10):1989–2003.

16. Fuertes MB, Kacha AK, Kline J, Woo SR, Kranz DM, Murphy KM, et al. Host type I IFN signals are required for antitumor CD8+ T cell responses through CD8{alpha} + dendritic cells. Journal of Experimental Medicine. 2011;208(10):2005–16.

17. Pilones KA, Aryankalayil J, Babb JS, Demaria S. Invariant natural killer T cells regulate anti-tumor immunity by controlling the population of dendritic cells in tumor and draining lymph nodes. J Immunother Cancer. 2014;2:37.

18. Chakravarty PK, Alfieri A, Thomas EK, Beri V, Tanaka KE, Vikram B, et al. Flt3-Ligand administration after radiation therapy prolongs survival in a murine model of metastatic lung cancer. Cancer Res. 1999;59:6028–32.

19. Nikitina EY, Gabrilovich DI. Combination of gamma-irradiation and dendritic cell administration induces a potent antitumor response in tumor-bearing mice: approach to treatment of advanced stage cancer. International Journal of Cancer. 2001;94(6):825–33.

20. Teitz-Tennenbaum S, Li Q, Rynkiewicz S, Ito F, Davis MA, McGinn CJ, et al. Radiotherapy potentiates the therapeutic efficacy of intratumoral dendritic cell administration. Cancer Res. 2003;63:8466–75.

21. Kim KW, Kim SH, Shin JG, Kim GS, Son YO, Park SW, et al. Direct injection of immature dendritic cells into irradiated tumor induces efficient antitumor immunity. International Journal of Cancer. 2004;109:685–90.

22. Shiraishi K, Ishiwata Y, Nakagawa K, Yokochi S, Taruki C, Akuta T, et al. Enhancement of antitumor radiation efficacy and consistent induction of the abscopal effect in mice by ECI301, an active variant of macrophage inflammatory protein-1alpha. Clinical Cancer Research. 2008;14(4):1159–66.

23. Milas L, Mason KA, Ariga H, Hunter N, Neal R, Valdecanas D, et al. CpG oligodeoxynucleotide enhances tumor response to radiation. Cancer Res. 2004;64:5074–7.

24. Mason KA, Ariga H, Neal R, Valdecanas D, Hunter N, Krieg AM, et al. Targeting Toll-like receptor 9 with CpG oligodeoxynucleotides enhances tumor response to fractionated radiotherapy. Clinical cancer research. 2005;11: 361–9.

25. Dewan MZ, Vanpouille-Box C, Kawashima N, DiNapoli S, Babb JS, Formenti SC, et al. Synergy of topical Toll-like receptor 7 agonist with radiation and low-dose cyclophosphamide in a mouse model of cutaneous breast cancer. Clinical Cancer Research. 2012;18(24): 6668–78.

26. Dovedi SJ, Melis MH, Wilkinson RW, Adlard AL, Stratford IJ, Honeychurch J, et al. Systemic delivery of a TLR7 agonist in combination with radiation primes durable antitumor immune responses in mouse models of lymphoma. Blood. 2013;121(2):251–9.

27. Chakraborty M, Abrams SI, Coleman CN, Camphausen K, Schlom J, Hodge JW. External beam radiation of tumors alters phenotype of tumor cells to render them susceptible to vaccine-mediated T-cell killing. Cancer Res. 2004;64:4328–37.

28. Newcomb EW, Demaria S, Lukyanov Y, Shao Y, Schnee T, Kawashima N, et al. The combination of ionizing radiation and peripheral vaccination produces long-term survival of mice bearing established invasive GL261 gliomas. Clinical Cancer Research. 2006;12:4730–7.

29. Pardoll DM. The blockade of immune checkpoints in cancer immunotherapy. Nature Reviews Cancer. 2012;12(4): 252–64.

30. Sharma P, Allison JP. The future of immune checkpoint therapy. Science. 2015;348(6230):56–61.

31. Ji R-R, Chasalow SD, Wang L, Hamid O, Schmidt H, Cogswell J, et al. An immune-active tumor microenvi-ronment favors clinical response to ipilimumab. Cancer Immunology, Immunotherapy. 2012;61(7):1019–31.

32. Demaria S, Kawashima N, Yang AM, Devitt M-L, Babb JS, Allison JP, et al. Immune-mediated inhibition of metastases following treatment with local radiation and CTLA-4 blockade in a mouse model of breast cancer. Clinical Cancer Research. 2005;11:728–34.

33. Dewan MZ, Galloway AE, Kawashima N, Dewyngaert JK, Babb JS, Formenti SC, et al. Fractionated but not single dose radiotherapy induces an immune-mediated abscopal effect when combined with anti-CTLA-4 anti-body. Clin Cancer Res. 2009;15(17):5379–88.

34. Twyman-Saint Victor C, Rech AJ, Maity A, Rengan R, Pauken KE, Stelekati E, et al. Radiation and dual check-point blockade activate non-redundant immune mecha-nisms in cancer. Nature. 2015;520(7547):373–7.

35. Postow MA, Callahan MK, Barker CA, Yamada Y, Yuan J, Kitano S, et al. Immunologic correlates of the abscopal effect in a patient with melanoma. New England Journal of Medicine. 2012;366(10):925–31.

36. Golden EB, Demaria S, Schiff PB, Chachoua A, Formenti SC. An abscopal response to radiation and ipilimumab in a patient with metastatic non-small cell lung cancer. Cancer Immunology Research. 2013;1(6):365–72.

37. Golden EB, Chachoua A, Fenton-Kerimian MB, Demaria S, Formenti SC. Abscopla responses in meta-static non-small cell lung cancer (NSCLC) patients treat-ded on a phase 2 study of combined radiation therapy and ipilimumab: evidence for the in situ vaccination hy-pothesis of radiation. International Journal of Radiation Oncology, Biology, Physics. 2015;93(3S):S66–7.

38. Sanmamed MF, Pastor F, Rodriguez A, Perez-Gracia JL, Rodriguez-Ruiz ME, Jure-Kunkel M, et al. Agonists of co-stimulation in cancer immunotherapy directed against CD137, OX40, GITR, CD27, CD28, and ICOS. Semin Oncol. 2015;42(4):640–55.

39. Sanchez-Paulete AR, Labiano S, Rodriguez-Ruiz ME, Azpilikueta A, Etxeberria I, Bolaños E, et al. Deciphering CD137 (4-1BB) signaling in T-cell costimulation for translation into successful cancer immunotherapy. Eur J Immunol. 2016;46(3):513–22.

40. Shi W, Siemann DW. Augmented antitumor effects of radiation therapy by 4-1BB antibody (BMS-469492) treatment. Anticancer Res. 2006;26(5A):3445–53.

41. Newcomb EW, Lukyanov Y, Kawashima N, Alonso-Basanta M, Wang S-C, Liu M, et al. Radiotherapy enhances antitumor effect of anti-CD137 therapy in a mouse Glioma model. Radiat Res. 2010;173(4):426–32.

42. Gough MJ, Crittenden MR, Sarff M, Pang P, Seung SK, Vetto JT, et al. Adjuvant therapy with agonistic anti-bodies to CD134 (OX40) increases local control after surgical or radiation therapy of cancer in mice. J Immunother. 2010;33(8):798–809.

43. Rosenberg SA. IL-2: the first effective immunotherapy for human cancer. Journal of Immunology. 2014;192(12): 5451–8.

44. Yasuda K, Nirei T, Tsuno NH, Nagawa H, Kitayama J. Intratumoral injection of interleukin-2 augments the local and abscopal effects of radiotherapy in murine rectal cancer. Cancer Sci. 2011;102(7):1257–63.

45. van den Heuvel MM, Verheij M, Boshuizen R, Belderbos J, Dingemans AM, De Ruysscher D, et al. NHS-IL2 combined with radiotherapy: preclinical rationale and phase Ib trial results in metastatic non-small cell lung cancer following first-line chemotherapy. J Transl Med. 2015;13:32.

46. Vanpouille-Box C, Diamond JM, Pilones KA, Zavadil J, Babb JS, Formenti SC, et al. TGFβ is a master regulator of radiation therapy-induced anti-tumor immunity. Cancer Res. 2015;75(11):2232–42.

47. Topalian SL, Drake CG, Pardoll DM. Immune checkpoint blockade: a common denominator approach to cancer therapy. Cancer Cell. 2015;27(4):450–61.

48. Verbrugge I, Hagekyriakou J, Sharp LL, Galli M, West A, McLaughlin NM, et al. Radiotherapy increases the permissiveness of established mammary tumors to rejection by immunomodulatory antibodies. Cancer Res. 2012;72(13):3163–74.

49. Zeng J, See AP, Phallen J, Jackson CM, Belcaid Z, Ruzevick J, et al. Anti-PD-1 blockade and stereotactic radiation produce long-term survival in mice with intracranial gliomas. International Journal of Radiation Oncology, Biology, Physics. 2013;86(2):343–9.

50. Deng L, Liang H, Burnette B, Beckett M, Darga T, Weichselbaum RR, et al. Irradiation and anti-PD-L1 treatment synergistically promote antitumor immunity in mice. J Clin Invest. 2014;124(2):687–95.

51. Dovedi SJ, Adlard AL, Lipowska-Bhalla G, McKenna C, Jones S, Cheadle EJ, et al. Acquired resistance to fractionated radiotherapy can be overcome by concurrent PD-L1 blockade. Cancer Res. 2014;74(19):5458–68.

52. Curran MA, Montalvo W, Yagita H, Allison JP. PD-1 and CTLA-4 combination blockade expands infiltrating T cells and reduces regulatory T and myeloid cells within B16 melanoma tumors. Proc Natl Acad Sci U S A. 2010;107(9):4275–80.

53. Wolchok JD, Kluger H, Callahan MK, Postow MA, Rizvi NA, Lesokhin AM, et al. Nivolumab plus ipilimumab in advanced melanoma. New England Journal of Medicine. 2013;369:122–33.

54. Twyman-Saint Victor C, Rech AJ, Maity A, Rengan R, Pauken KE, Stelekati E, et al. Radiation and dual checkpoint blockade activate non-redundant immune mechanisms in cancer. Nature. 2015;520(7547):373–7.

55. Xu J, Escamilla J, Mok S, David J, Priceman S, West B, et al. CSF1R signaling blockade stanches tumor-infiltrating myeloid cells and improves the efficacy of radiotherapy in prostate cancer. Cancer Res. 2013;73(9):2782–94.

56. Klug F, Prakash H, Huber PE, Seibel T, Bender C, Halama N, et al. Low-dose irradiation programs macrophage differentiation to an iNOS$^+$/M1 phenotype that orchestrates effective T cell immunotherapy. Cancer Cell. 2013;24(5):589–602.

57. Rosenberg SA. IL-2: the first effective immunotherapy for human cancer. Journal of Immunology. 2014;192(12):5451–8.

58. Finkelstein SE, Iclozan C, Bui MM, Cotter MJ, Ramakrishnan R, Ahmed J, et al. Combination of external beam radiotherapy (EBRT) with intratumoral injection of dendritic cells as neo-adjuvant treatment of high-risk soft tissue sarcoma patients. International Journal of Radiation Oncology, Biology, Physics. 2012;82(2):924–32.

59. Adams S, Kozhaya L, Martiniuk F, Meng TC, Chiriboga L, Liebes L, et al. Topical TLR7 agonist imiquimod can induce immune-mediated rejection of skin metastases in patients with breast cancer. Clinical Cancer Research. 2012;18(24):6748–57.

60. Hofmann MA, Kors C, Audring H, Walden P, Sterry W, Trefzer U. Phase 1 evaluation of intralesionally injected TLR9-agonist PF-3512676 in patients with basal cell carcinoma or metastatic melanoma. J Immunother. 2008;31(5):520–7.

61. Krieg AM. Toll-like receptor 9 (TLR9) agonists in the treatment of cancer. Oncogene. 2008;27(2):161–7.

62. Iribarren K, Bloy N, Buque A, Cremer I, Eggermont A, Fridman WH, et al. Trial watch: immunostimulation with Toll-like receptor agonists in cancer therapy. Oncoimmunology. 2016;5(3):e1088631.

63. Brody JD, Ai WZ, Czerwinski DK, Torchia JA, Levy M, Advani RH, et al. In situ vaccination with a TLR9 agonist induces systemic lymphoma regression: a phase I/II study. J Clin Oncol. 2010;28(28):4324–32.

64. Golden EB, Chhabra A, Chachoua A, Adams S, Donach M, Fenton-Kerimian M, et al. Local radiotherapy and granulocyte-macrophage colony-stimulating factor to generate abscopal responses in patients with metastatic solid tumours: a proof-of-principle trial. Lancet Oncol. 2015;16(7):795–803.

65. Okuno S, Petersen I, Shives T, Mahoney M, Haddock M, Sim F, et al. Chemotherapy, irradiation, and surgery for function-preserving curative therapy of primary extremity soft tissue sarcomas: initial treatment with I-MAP and inhalation GM-CSF during preoperative irradiation and postoperatively. Am J Clin Oncol. 2016;39(2):204–9.

66. Li MO, Flavell RA. TGF-beta: a master of all T cell trades. Cell. 2008;134(3):392–404.

67. Postow MA, Callahan MK, Barker CA, Yamada Y, Yuan J, Kitano S, et al. Immunologic correlates of the abscopal effect in a patient with melanoma. N Engl J Med. 2012;366(10):925–31.

68. Hiniker SM, Chen DS, Reddy S, Chang DT, Jones JC, Mollick JA, et al. A systemic complete response of metastatic melanoma to local radiation and immunotherapy. Translational Oncology. 2012;5(6):404–7.

69. Grimaldi AM, Simeone E, Giannarelli D, Muto P,

Falivene S, Borzillo V, et al. Abscopal effects of radiotherapy on advanced melanoma patients who progressed after ipilimumab immunotherapy. Oncoimmunology. 2014;3:e28780.

70. Slovin SF, Higano CS, Hamid O, Tejwani S, Harzstark A, Alumkal JJ, et al. Ipilimumab alone or in combination with radiotherapy in metastatic castration-resistant prostate cancer: results from an open-label, multicenter phase I/II study. Ann Oncol. 2013;24(7):1813–21.

71. Kwon ED, Drake CG, Scher HI, Fizazi K, Bossi A, van den Eertwegh AJ, et al. Ipilimumab versus placebo after radiotherapy in patients with metastatic castration-resistant prostate cancer that had progressed after docetaxel chemotherapy (CA184-043): a multicentre, randomised, double-blind, phase 3 trial. Lancet Oncol. 2014;15(7):700–12.

72. Robert C, Thomas L, Bondarenko I, O'Day S, Weber J, Garbe C, et al. Ipilimumab plus dacarbazine for previously untreated metastatic melanoma. New England Journal of Medicine. 2011;364(26):2517–26.

73. Tang C, Welsh JW, de Groot P, Masserelli E, Chang JY, Hess KR, et al. Phase I trial combining ipilimumab + high dose stereotactic radiation: Results and serum immune correlates. Journal of Clinical Oncology. 2016;34(suppl; abstr 3022).

74. Seung SK, Curti BD, Crittenden M, Walker E, Coffey T, Siebert JC, et al. Phase 1 study of stereotactic body radiotherapy and interleukin-2: tumor and immunological responses. Sci Transl Med. 2012;4(137):137ra74.

75. Ridolfi L, de Rosa F, Ridolfi R, Gentili G, Valmorri L, Scarpi E, et al. Radiotherapy as an immunological booster in patients with metastatic melanoma or renal cell carcinoma treated with high-dose Interleukin-2: evaluation of biomarkers of immunologic and therapeutic response. J Transl Med. 2014;12:262.

76. Ridolfi L, De Rosa F, Granato AM, Pancisi E, Bulgarelli J, Romeo A, et al. Radiotherapy as an immunological booster in patients with metastatic melanoma or renal cell carcinoma treated with high-dose interleukin-2: Interim analysis data. Journal of Clinical Oncology. 2015;33(Suppl; abstr e14007).

77. Wick W, Suarez C, Rodon J, Desjardins A, Forsyth P, Gueorguieva I, et al. Phase 1b/2a study evaluating safety, pharmacokinetics and pharmacodynamics responses of the oral transforming growth factor-beta (TGF-β) receptor I kinase inhibitor LY2157299 monohydrate combined with chemoradiotherapy in newly diagnosed malignant gliomas. Poster presented at: 18th Annual SNO Scientific Meeting and Education Day; November 22, 2013; San Francisco, CA: Society of Neurooncology; 2013.

78. Chang JY, Senan S, Paul MA, Mehran RJ, Louie AV, Balter P, et al. Stereotactic ablative radiotherapy versus lobectomy for operable stage I non-small-cell lung cancer: a pooled analysis of two randomised trials. Lancet Oncol. 2015;16(6):630–7.

79. Zaretsky JM, Garcia-Diaz A, Shin DS, Escuin-Ordinas H, Hugo W, Hu-Lieskovan S, et al. Mutations associated with acquired resistance to PD-1 blockade in melanoma. New England Journal of Medicine. 2016;375(9):819–29.

80. Le DT, Uram JN, Wang H, Bartlett BR, Kemberling H, Eyring AD, et al. PD-1 blockade in tumors with mismatch-repair deficiency. New England Journal of Medicine. 2015;372(26):2509–20.

81. Zhao J, Cao Y, Lei Z, Yang Z, Zhang B, Huang B. Selective depletion of CD4+CD25+Foxp3+ regulatory T cells by low-dose cyclophosphamide is explained by reduced intracellular ATP levels. Cancer Res. 2010;70(12):4850–8.

82. Son CH, Bae JH, Shin DY, Lee HR, Jo WS, Yang K, et al. Combination effect of regulatory T-cell depletion and ionizing radiation in mouse models of lung and colon cancer. International Journal of Radiation Oncology, Biology, Physics. 2015;92(2):390–8.

83. Koirala P, Roth ME, Gill J, Piperdi S, Chinai JM, Geller DS, et al. Immune infiltration and PD-L1 expression in the tumor microenvironment are prognostic in osteosarcoma. Sci Rep. 2016;6:30093.

84. Demaria S, Coleman CN, Formenti S. Radiotherapy: changing the game in immunotherapy. Trends in Cancer. 2016;2(6):286–94.

第13章
细胞疗法的优质生产规范设备

Andrew D. Fesnak ,*Bruce L. Levine*

简介

目前的优质生产规范(cGMP)是制造人类的药物产品所必需的最低工艺。cGMP 最初为帮助规范管理制药行业界而在 1963 年开发的此前不久，沙利度胺被发现在子宫内用药使得大约 10 000 名儿童出现海豹肢症(短肢畸形)[1]。在接下来的几十年中,cGMP 不断更新以帮助规范药物研发和加工中的各个方面。遵守 cGMP 是确保在规定的强度下生产含有规定成分的安全产品的第一步。根据 cGMP,生产者必须遵守《联邦条例法规》第 21 章所述的监管要求[2]。在该监管框架内的运作具有联邦法律的权力，并且由美国食品和药物管理局(FDA)评估其合规性。必要时，不遵守 cGMP 标准可能会导致从接收 FDA 警告信件到刑事起诉等不同后果。因此，了解并遵守 cGMP 对于受这些法规管理的生产临床级免疫疗法的设备是至关重要的。

对于癌症和炎症等治疗指征方面，因细胞的选择性、潜能、迁移性和持久性,细胞疗法可能相较小分子疗法更有优势[3]。对于在 FDA 术语中"超过最低限度操作"的细胞治疗产品,其监管负担重于如造血干细胞移植等的问题最低限度操作的细胞产品。"超过最低限度操作"的分类适用于细胞产品,包括那些与其组织或细胞类型功能不同源、进行一段时间的体外细胞培养或基因修饰的细胞产品。尽管大多数造血干细胞实验室是在优质实验室规范(GLP)下运行,但仍达不到 cGMP 标准,这不仅仅是最低限度操作的问题。虽然一些实验室也生产造血干细胞

产品和设计更先进、高度操纵的免疫疗法,但必须确保采用合适的标准操作程序 (SOP) 和工作流程,以满足监管要求。

SOP 适用于运行 cGMP 设施的许多方面,包括设备的验证、校准、运行、维护和清洁,以及材料的接收、检疫、标签和存储。SOP 还包括人员的培训和资格鉴定,环境监测和设施清洁。免疫疗法从设计到完成这样的一个复杂过程,会由于人为干预和决策需要而导致偏差和错误的出现。健全的质量体系明确指出了差距，并通过 SOP 提供指导以避免出现错误。尽管如此,当违反质量标准时,可能会因本可预防的错误的发生而导致灾难性故障。因此,质量管理体系和实施它的团队是 cGMP 免疫治疗实验室操作的重要组成部分。需要对所有人员进行广泛的培训,以减少故障并为患者带来优质产品。与 GLP 相比,cGMP 需要更严格的编档和核实,以及一个更稳健的质量体系。重要的是,工作人员必须明确地知道标准是什么,并接受适当的培训以满足这些要求。

cGMP 条件下细胞免疫疗法的研制

虽然很多有希望的发现可以在研究实验室中进行,但将这些免疫治疗剂成功转换至 cGMP 条件下仍不能保证。cGMP 的生产带来了研究实验室从未遇到的若干挑战，并且可能需要修改在研究平台上建立的协议。这些挑战涉及免疫治疗开发的所有方面,从接收起始生物材料、试剂和供应品到产品的最终处置。

细胞免疫疗法的 cGMP 制造开始于从患者或供体获得生物材料。可以通过白细胞分离术、

骨髓抽取、全血收集、脐带血收集或组织切除来实现。虽然获得起始生物材料的程序必须符合临床标准，但在接种培养物之前的后续处理步骤不是标准化的。方案将根据原料和所需的最终产品而变化。因此，cGMP实验室必须验证并记录给定方案的每种特定干预(如细胞洗涤、选择、培养、收获和配制/储存)。此类验证应与最终过程相匹配，但这可能并非总是可行的。例如，患者的细胞材料可能不可用，或者必须用健康的供体组织替代，尽管这会影响患者的细胞的建模。

在cGMP条件中，细胞洗涤带来了特殊的挑战。许多细胞洗涤方法已经从其他临床应用中被采纳，如术中血液回收系统，包括CellSaver5 (Haemonetics,Braintree,MA,USA)。这些类型的工具最初不是设计用于免疫治疗产品的，因此它们通常能力有限。认识到这一需求后，人们开发了新的细胞疗法特异性细胞清洗仪器。较新的仪器提供了免疫疗法的特定改进，如封闭系统、实时数据监控、更大程度的自动化。

两台基于离心的细胞清洗机CytoMate (Baxter International,Deerfield,IL,USA)和Lovo (Fenwal,Lake Zurich,IL,USA)过去或现在都可以用来证明用于免疫疗法产品制造的细胞疗法专用仪器的进化和灵活性的重要性。已停止使用的CytoMate是一种全自动设备，专为洗涤和浓缩白细胞而设计。虽然CytoMate通过旋转膜过滤器有效地耗尽血小板和一些红细胞，但它流速有限。容量超过5L时，长时间运行意味着在收获所需的几个小时内细胞产量和活力可能受到损害。当该技术数年前以Lovo的形式(它采用模块化的墨盒设计，用于收集不同的体积)[4]重新出现时，CytoMate便被停用。

细胞分离和培养也提供了cGMP特异性挑战。单采血液成分术后的Ficoll梯度分离可以有效地富集淋巴细胞和单核细胞，并消耗红细胞、血小板和粒细胞。然而根据我们的经验，经验丰富的技术人员是在开放式离心管系统中获得最高产量，而非封闭的自动化系统，这需要设备和资金投入。

Elutriation基于离心力和增加缓冲逆流来分离细胞群，在我们的设备中，它是在一个封闭系统中使用Elutra (Terumo BCT,Lakewood,CO,USA)[5]执行的。该技术的优点在于它可以将淋巴细胞与单核细胞分离，并且还可以消耗红细胞和血小板。进一步分离相似大小和密度的细胞需要使用基于抗体/配体的分离方法。有些如流式细胞术分选是开放系统；其他如Miltenyi CliniMACS和相关的管道套件是封闭系统。其中cGMP级试剂的可用性是使用任何这些系统的限制因素。

cGMP实验室中的细胞培养与研究环境中的细胞培养显著不同。在研究领域人们普遍使用胎牛血清，而在cGMP细胞培养中应避免使用，因为接触异种抗原会导致患者出现严重的不良反应[6,7]。根据一项估计，预计目前可获得的牛血清量可支持每年开发400 000个治疗剂量的细胞疗法[8]。因此，如果细胞疗法在不久的将来得到广泛使用，牛血清和人血清的替代物是必不可少的。当研究方案适应cGMP实验室时，人血清或血清类似物可替代异种血清；然而这可能需要改变目前的细胞培养方案。某些临床预研究应在cGMP设施中进行或使用cGMP试剂来确定采用预临床协议生产临床分级细胞制剂的可行性。

从临床预实验过渡到临床研究需要额外关注的是细胞制造的规模。在更大范围内培养细胞需要仔细考虑细胞密度、培养基交换和气体交换的要求。人们已经开发出生物反应器以帮助简化扩大细胞制造的过程，且目前已在许多cGMP设施中使用以克服在静态细胞培养中产生大量细胞所固有的问题[9]。

免疫治疗中的细胞修饰

细胞修饰，如选择性扩张或转导，需要考虑特殊的cGMP。基于抗体的试剂可用于选择性地扩展或区分目标细胞群体。在cGMP设置中，每种试剂都必须单独控制，而且在加入培养之前应先认证为cGMP等级。但是可能并不是每个方案中cGMP级的抗体试剂都能在商业上获得的。

人们已经开发了几种用于细胞治疗的基因传递技术，包括病毒载体[10-14]、转座子[14-17]和RNA转染[17-19]。病毒载体，包括γ-逆转录病毒和慢病毒，是目前细胞治疗临床试验中最常用的修饰细胞的方法。γ-逆转录病毒和慢病毒传递RNA，RNA被反向转录成DNA，并永久整合到宿主细胞的基因组DNA中，从而形成稳定的转导和目的基因的长期表达[20]。然而病毒载体必须符合cGMP质量控制标准，并且必须在载体批次和细胞转导后检测潜在的残余复制能力(RCR)。由于对病毒载体和重组产品的使用的规定，用于基因转染的病毒载体的生产和使用通常是在生物安全二级条件下进行的。

通过电穿孔法将RNA转染细胞是一种较新的基因转移方法，也已在临床上得到应用[21]。与病毒载体的转导不同，RNA的电穿孔会导致基因产物的瞬时表达[22]。我们使用RNA修饰的嵌合抗原受体（CAR）T细胞进行临床试验设计的模型涉及两周内的多次细胞输注。如果使用转染RNA的CART细胞在试验中观察到对健康组织的毒性，下一次预定的CART细胞输注可以取消，且毒性具有自限性。这减轻了长期细胞治疗引起的潜在毒性问题和遗传毒性的理论风险。然而转基因表达时间的缩短也限制了治疗效果的持续时间。RNA转染策略的另一个优点是像病毒载体介导的细胞疗法一样，RCR测试不需要在最终产品上进行。最后，能以病毒载体生产所需的成本和时间的一部分进行RNA生产和测试[23,24]。

cGMP设施中产生的细胞疗法的使用标准

在cGMP工厂生产的产品必须符合规定的验收/拒绝标准，以确定一批产品是否符合安全、纯度方面的规范要求以及药物的效力和特性。现已开发出细胞治疗产品释放的特异性检测[25-27]。细胞疗法的效力测试通常包括体外细胞毒性或细胞因子释放试验，以确定细胞是否有能力发挥所需的效应功能。无菌试验是另一种重要的细胞疗法释放分析。细胞的革兰染色可以快速

识别产品中的细菌；然而这种检测被认为是不可靠的、敏感性低，而且常常导致假阳性结果。细胞治疗产品还可检测内毒素和支原体，并可通过流式细胞术或其他表型分析检测细胞的纯度和同一性。

如果细胞在回输患者之前被冷冻，那么将细胞冷冻在几个不同的部位显得尤为重要，这样就可以在不解冻整个产品的情况下对一个小样本进行测试。细胞通常被冷冻保存在添加保护剂的介质中，并储存在液氮中。任何细胞处理设施的一个重要部分都包括液氮罐和冷冻箱的完整性。报警系统可以通过电话或电子邮件自动提醒设备人员温度的变化，最好有足够的时间在样品解冻之前将样品转移到新的存储位置。因此，在cGMP设施中必须提供备用冰柜和液氮罐并尽职尽责地维护。

需要考虑的cGMP细胞治疗的另一方面是产品的性质。在大多数情况下，细胞疗法是利用患者自己的细胞来制造的，这些细胞是通过分离程序获得的。接受细胞疗法治疗的患者通常对现有疗法的预后很差，并且正在接受一种作为最后手段的临床试验的细胞治疗产品。因此，在细胞和基因治疗产品不符合释放标准的情况下，除了无菌试验或RCR试验外，在完全处置该产品之前，可能需要对每个患者进行额外的考虑。目前正在进行研究，以开发"现成的"细胞疗法，这些疗法可以使用来自健康供体的细胞来制造，并可能使细胞治疗更适合患者[28]。这种方法在临床预实验中具有一定的活性，但临床试验的结果尚未报道。

cGMP制造中的基础设施考虑

组织基础设施和质量标准

生产的技术方面只是cGMP免疫治疗实验室操作的一个组成部分。实验室的基础设施，无论是物理上的还是组织上的，对于维护高质量的cGMP设施都是至关重要的(图13.1)。用于处理细胞免疫疗法的cGMP实验室通常具有几个不同的房间，包括用于样品分级、细胞扩增、来料检疫与放行、废物清除和人员更换区域。如果

空间有限，那么材料必须在单独的橱柜或架子上，或者在单独的冰箱和冷藏箱中清楚地贴上标签。这些不同的区域对于分离隔离材料和质量保证释放材料是非常重要的。理想情况下，为了进一步避免设施房间的交叉污染，设施内的人员应该能够从一个房间移到另一个房间。空气压力差的气闸系统可以进一步帮助防止交叉污染。

cGMP 实验室的组织基础设施涉及多个层次的管理和人员。实验室负责人负责确定cGMP 设施的所有关键人员都经过了适当的培训和适当的监督。技术管理人员监督仪器的校准、环境监测、材料储存和工作人员培训计划。技术人员必须具备与所需工作相关的背景和程序的资格。

cGMP 实验室还必须包括一支质量团队。该小组的主要职责是制订、实施和监测一个全面的质量管理体系，以确保生产和测试可靠、安全和定义明确的产品。预计该团队将独立于工厂内参与生产的人员。质量团队负责在成品被拒绝时采取调查和纠正。产品可能因多种原因而被拒绝，包括无菌检测失败、预期外测试结果、

产品退化、不可接受的环境或主观监测结果和设备故障。质量团队确保每种产品都经过适当的测试，并在适当的 cGMP 设施条件下生产。

一个关键的质量标准必须由质量团队监控，它涉及 cGMP 设施中发生的所有制造和测试的文件。这包括详细说明策略、SOP、批记录、质量控制测试方法和产品规格的文档。产品规格包括产品的特性、含量、纯度、效价和质量的测试，以及生产过程中使用的任何中介、水、溶剂或其他试剂。描述该设施所用程序的文件应清楚地写好并彻底审查，以防止交流中的错误。对文件所作的任何更正应签字，并注明日期，更正不得掩盖文件上的原始信息。

此外，质量团队必须监督设施内所有设备的标签、包装、指示和手册。FDA 认为 cGMP 设施内任何未贴上标签或标记不当的设备都不适合 cGMP 生产。产品标签应包括产品的名称、浓度、制造日期、有效期、储存条件和控制号。描述该设施所用程序的文件应清楚地写好并彻底审查，以防止交流中的错误。对文件所作的任何更正均应签署并注明日期，更正不得掩盖文件上的原始信息。

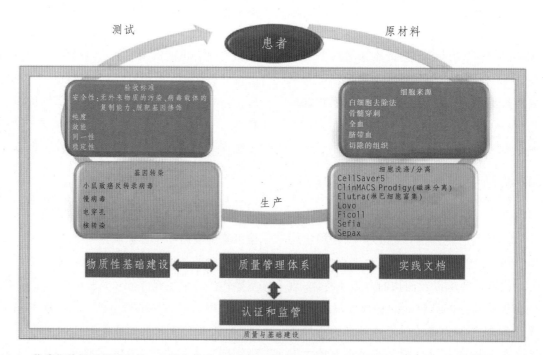

图 13.1　临床细胞处理操作系统。细胞免疫治疗药物的原材料可以从应用中的患者身上获得。细胞洗涤、制造和基因传递的方法产生的细胞产品具有增强的或新的功能，这些方法必须根据 FAD 关于安全、纯度、效力和特性的标准进行测试。所有临床使用和测试的生产必须在一个质量和法规遵循体系内进行，包括设施、设备、文件和质量操作。(见彩插)

基础设施建设

一些基础设施标准在用于临床使用的 cGMP 级细胞产品的生产规则或指南中编码。这些包括单向工作流程、水、暖气、通风空调和电力。该设施的空气输入应通过高效颗粒空气过滤器(HEPA),以减少污染粒子。另外,任何在加工过程中可能产生气溶胶或对产品造成风险的工艺应在生物安全柜中进行。

然而重要的是,对于每个单独的项目,都有许多独特和具体的考虑因素。例如,一个全新设施的设计、建造和实施,与改造现有的实验室相比,其成本和效益是不同的。在为新产品调整 cGMP 设施时,必须考虑现有设施的单向工作流程,最好由新设施使用。此外,在学术界的多产品设施中,设计和建造(更不用说资助)符合行业标准的设施可能会有问题。最终,cGMP 环境中物理基础设施的有效使用将从监管需求和满足规划需求的相互作用演变而来。

在处理 cGMP 设施产生的数据时,所涉及的设备也应受到仔细的监测和控制。这包括实验室的所有自动化设备,以及用于文档处理或发布测试的计算机和关键软件。由设备生成的数据或软件计算的数据必须受到定期保护和备份。在对设施进行审计时,数据的存储和完整性至关重要。

环境监测和清洁

在整个设施的不同地点监测可行的和不可行的粒子对于确保该设施按照规格运作是很重要的[29]。为了保证收集准确数据,cGMP 工厂的环境应该在流程的正常运行过程中和设施人员在场的情况下进行采样。粒子计数既反映了空气处理系统的设计,也反映了人员的操作。在开放的处理步骤中,空气清洁度特别重要,而这些工序进行的地点应受到严格的监控。环境监测、管理和人员操作、cGMP 设施内外的清洁以及虫害控制都必须包含在 SOP 中。环境监测 SOP 应描述空气取样的所需频率、取样时间、必须取样的空气的表面积或体积、设备和技术以及如何对超出可接受范围的读数做出反应[30]。污染空气颗粒通常被量化为培养板上可检测到的菌落形成

单位的数量。设施内工作人员所戴的面罩和手套也应受到监测,以确保清洁。清洗 SOP 应说明清洗的方法和频率,包括清洁剂的轮换。

细胞治疗 cGMP 设施的全球系统和组织

一种称为国际输血学会(ISBT)128 的细胞治疗产品的编码和标记系统,为血液产品提供全球唯一的识别号[31,32]。使用国际应用的定义和代码来维护细胞疗法的数据,简化血液和细胞产品的国际运输,减少产品标签中的语言障碍。此外,ISBT128 系统提高了可追溯性,因为每个产品都有唯一的编号,用于跟踪产品的软件可以在世界范围内使用[31]。

实验室间的相互交流合作可以为整个领域的发展提供重要的基础设施。标准组织,如细胞治疗认证基金会(FACT)和国际细胞治疗学会联合认证委员会(ISCT),以及欧洲血液和骨髓移植学会[(EBMT)和(JACIE)]制定全球标准和国际公认的认证制度。此外,专业组织,如美国血库协会(AABB)、ISCT、美国基因与细胞治疗学会 (ASGCT) 和欧洲基因与细胞治疗学会(ES-GCT)旨在促进学术界、监管机构、行业合作伙伴和患者倡导者之间的合作,以促进与细胞疗法有关的研究、临床实践和标准。专业倡导组织,包括再生医学联盟(ARM),促进立法、监管、投资和技术举措,以帮助发展和世界各地公众对新型医疗技术的了解。在国家一级或区域财团,如英国的细胞治疗中心,加拿大的再生医学商业化中心,美国国家心脏、肺脏和美国血液研究所(NHLBI),以及细胞疗法生产援助组织(PACT)都在促进特定国家在将细胞疗法引入临床方面的协作和效率。其中许多组织的成功都有利于区域和国家基础设施的更大发展,以支持 cGMP 实验室。

cGMP 免疫治疗的进展

最近的临床成功为免疫治疗领域注入了活力。这一领域的一大需要是考虑物流和自动化。目前 cGMP 免疫疗法的开发和生产成本对中小型学术医疗中心,甚至小型生物技术公司来说都是难以承受的。即使资金充足的工业实验室,如果不进行足够的前期投资,也可能会使临床

上成功的产品走向商业失败。这方面的一个例子是 Provenge，一种由 Dendreon 公司生产的细胞疗法,在 2010 年被 FDA 批准用于治疗前列腺癌患者。FDA 批准的产品需要一种新收集的非冷冻保存的分离产品,并将其制成 3 种疫苗,每种疫苗都是作为新鲜产品提供的。这就需要高度协调的物流来获取和收集分离产品、安排生产和测试,并交付最终产品。此外,制造过程几乎完全是手工的,依赖于训练有素的人员。2014年,Dendreon 申请破产,几个月后,Valeant 制药国际公司收购了该公司。然而在 2017 年,诺华和凯特都向 FDA 申请了生物制剂许可证,用于治疗白血病和淋巴瘤的 CART 细胞。

具有超过最小操作细胞治疗产品的人类试验需要 cGMP 级生产。此时,对这些产品的需求导致了包括生产所需的物质、材料、试剂、设备和训练有素的人员这一大系统的供应。随着这个行业的工具和设备的改进,cGMP 免疫治疗实验室将拥有更大的生产能力。其中大部分将来自于免疫治疗特异性试剂和自动化仪器的开发。细胞治疗特异性自动化产品的一个例子是 CliniMACS Prodigy (Miltenyi Biotec,Bergisch Gladbach,德国)。该仪器旨在维护封闭系统中的细胞,使大多数过程自动化,并自动获取和存储质量指标。虽然 cliniMACS Prodigy 有其局限性,但它是 cGMP 元素如何结合到仪器设计中的一个例子。随着该领域的不断进步,人们期望其他设计精良的仪器可以使 cGMP 的生产成为实验室的现实,否则这些实验室将无法生产 cGMP 级的产品。cGMP 细胞处理实验室包括对新产品的预期需求。因为细胞和基因治疗是一种相对较新的治疗方法,需求迅速增长,随着目前正在研究的治疗方法用于较大的临床试验和更多的适应证,对细胞处理能力的需求可能在未来 5 年内急剧增加。

结论

使用 cGMP 设施进行细胞治疗,对于为患者提供高质量的细胞产品来说至关重要。在本章中,我们讨论了在设计或使用 cGMP 设施时必须解决的一些基础设施、编档、环境监测、人员和其他问题。因为目前有许多细胞疗法正在进行临床前开发、早期临床试验和多中心临床试验,不久的将来将建造许多新的 cGMP 设施或从现有设施进行改造。对于医生和学术科学家以及这个不断增长的行业的成员来说,在测试或管理这些治疗时,了解 cGMP 生产的基础知识是很重要的。这将使我们能够更容易地从临床前发展的疗法过渡到临床级药物,从而更有效地为需要治疗的患者提供新的治疗方法。

感谢

B.L.Levine 拥有诺华制药公司的商业研究资助,并在拥有专利申请的宾夕法尼亚大学拥有所有权(包括专利)。诺华制药公司为医疗编辑援助提供了财政支持。我们感谢 Judith Murphy,PhD 对这份手稿的帮助。

参考文献

1. Vargesson N. Thalidomide-induced teratogenesis: history and mechanisms. Birth Defects Res C Embryo Today. 2015;105(2):140–56.

2. Code of Federal Regulations: Title 21, (2015).

3. Fischbach MA, Bluestone JA, Lim WA. Cell-based therapeutics: the next pillar of medicine. Sci Transl Med. 2013;5(179):179ps7.

4. Wegener C, Heber C, Min K. Novel cell washing device using spinning membrane filtration. Cytotherapy. 2013;14(4):Abstract 86.

5. Powell DJ, Jr., Brennan AL, Zheng Z, Huynh H, Cotte J, Levine BL. Efficient clinical-scale enrichment of lymphocytes for use in adoptive immunotherapy using a modified counterflow centrifugal elutriation program. Cytotherapy. 2009;11(7):923–35.

6. Mackensen A, Drager R, Schlesier M, Mertelsmann R, Lindemann A. Presence of IgE antibodies to bovine serum albumin in a patient developing anaphylaxis after vaccination with human peptide-pulsed dendritic cells. Cancer Immunol Immunother. 2000;49(3):152–6.

7. Selvaggi TA, Walker RE, Fleisher TA. Development of antibodies to fetal calf serum with arthus-like reactions in human immunodeficiency virus-infected patients given syngeneic lymphocyte infusions. Blood. 1997;89(3): 776–9.

8. Brindley DA, Davie NL, Culme-Seymour EJ, Mason C, Smith DW, Rowley JA. Peak serum: implications of serum supply for cell therapy manufacturing. Regen Med. 2012;7(1): 7–13.

9. Somerville RP, Dudley ME. Bioreactors get personal. Oncoimmunology. 2012;1(8):1435–7.

10. Frecha C, Levy C, Cosset FL, Verhoeyen E. Advances in the field of lentivector-based transduction of T and B lymphocytes for gene therapy. Mol Ther. 2010; 18(10): 1748–57.

11. Verhoeyen E, Costa C, Cosset FL. Lentiviral vector gene transfer into human T cells. Methods Mol Biol. 2009;506:97–114.

12. Durand S, Cimarelli A. The inside out of lentiviral vectors. Viruses. 2011;3(2):132–59.

13. Levine BL, Humeau LM, Boyer J, MacGregor RR, Rebello T, Lu X, et al. Gene transfer in humans using a conditionally replicating lentiviral vector. Proc Natl Acad Sci U S A. 2006;103(46):17372–7.

14. Manuri PV, Wilson MH, Maiti SN, Mi T, Singh H, Olivares S, et al. piggyBac transposon/transposase system to generate CD19-specific T cells for the treatment of B-lineage malignancies. Hum Gene Ther. 2010;21(4):427–37.

15. Liu H, Visner GA. Applications of Sleeping Beauty transposons for nonviral gene therapy. IUBMB Life. 2007;59(6):374–9.

16. Geurts AM, Yang Y, Clark KJ, Liu G, Cui Z, Dupuy AJ, et al. Gene transfer into genomes of human cells by the sleeping beauty transposon system. Mol Ther. 2003;8(1):108–17.

17. Zhao Y, Zheng Z, Cohen CJ, Gattinoni L, Palmer DC, Restifo NP, et al. High-efficiency transfection of primary human and mouse T lymphocytes using RNA electroporation. Mol Ther. 2006;13(1):151–9.

18. Riet T, Holzinger A, Dorrie J, Schaft N, Schuler G, Abken H. Nonviral RNA transfection to transiently modify T cells with chimeric antigen receptors for adoptive therapy. Methods Mol Biol. 2013;969:187–201.

19. Birkholz K, Hombach A, Krug C, Reuter S, Kershaw M, Kampgen E, et al. Transfer of mRNA encoding recombinant immunoreceptors reprograms CD4+ and CD8+ T cells for use in the adoptive immunotherapy of cancer. Gene Ther. 2009;16(5):596–604.

20. Coffin JM, Hughes SH, Varmus HE. The interactions of retroviruses and their hosts. In: Coffin JM, Hughes SH, Varmus HE, editors. Retroviruses. Cold Spring Harbor, NY: 1997.

21. Beatty GL, Haas AR, Maus MV, Torigian DA, Soulen MC, Plesa G, et al. Mesothelin-specific chimeric antigen receptor mRNA-engineered T cells induce anti-tumor activity in solid malignancies. Cancer Immunol Res. 2014;2(2):112–20.

22. Zhao Y, Moon E, Carpenito C, Paulos CM, Liu X, Brennan AL, et al. Multiple injections of electroporated autologous T cells expressing a chimeric antigen receptor mediate regression of human disseminated tumor. Cancer Res. 2010;70(22):9053–61.

23. Cooper LJ, Ausubel L, Gutierrez M, Stephan S, Shakeley R, Olivares S, et al. Manufacturing of gene-modified cytotoxic T lymphocytes for autologous cellular therapy for lymphoma. Cytotherapy. 2006;8(2):105–17.

24. Singh H, Moyes JS, Huls MH, Cooper LJ. Manufacture of T cells using the Sleeping Beauty system to enforce expression of a CD19-specific chimeric antigen receptor. Cancer Gene Ther. 2015;22(2):95–100.

24. Singh H, Moyes JS, Huls MH, Cooper LJ. Manufacture of T cells using the Sleeping Beauty system to enforce expression of a CD19-specific chimeric antigen receptor. Cancer Gene Ther. 2015;22(2):95–100.

25. Gee A. Product Manufacturing. Springer Science + Business Media, LLC: 2009.

26. Cross PJ. Assays for the release of cellular gene therapy products. In: Concepts in Genetic Medicine [Internet]. John Wiley & Sons, Inc: 2006. Available from: http://onlinelibrary.wiley.com/doi/10.1002/9780470184585.fmatter/pdf.

27. Bravery CA, Carmen J, Fong T, Oprea W, Hoogendoorn KH, Woda J, et al. Potency assay development for cellular therapy products: an ISCT review of the requirements and experiences in the industry. Cytotherapy. 2013;15(1):9–19.

28. Poirot L, Philip B, Schiffer-Mannioui C, Le Clerre D, Chion-Sotinel I, Derniame S, et al. Multiplex genome-edited T-cell manufacturing platform for "off-the-shelf" adoptive T-cell immunotherapies. Cancer Res. 2015;75(18):3853–64.

29. U.S. Pharmacopeia. Microbiological evaluation of clean rooms and other controlled environments. Pharmacope forum. 211995. p. 440-1-61.

30. Sutton S. The environmental monitoring program in a GMP environment. Journal of GMP Compliance. 2010;14(3):22-3-30.

31. Slaper-Cortenbach I. ISBT 128 coding and labeling for cellular therapy products. Cell Tissue Bank. 2010;11(4):375–8.

32. Distler P. ISBT 128: A global information standard. Cell Tissue Bank. 2010;11(4):365–73.

第 14 章
T 细胞受体拟态抗体

Gheath Alatrash、Jeffrey J. Molldrem

T 细胞受体(TCR)是一种在 T 细胞识别靶细胞或抗原提呈细胞(APC)过程中发挥作用的复杂结构。虽然 TCR 对其靶点的特异性主要取决于 TCR 对抗原肽–主要组织相容性 (MHC)复合体(pMHC)的亲和力,但许多其他分子在 T 细胞和其靶细胞相互作用中发挥关键作用,从而进一步促进 T 细胞的活化。除了 TCR 和 pMHC 复合体,T 细胞与靶细胞或 APC 之间的接触(称为免疫突触)还包含多种受体和配体复合物。T 细胞识别靶点并被其激活涉及了三大类细胞表面分子:TCR 共受体(CD3、CD4 和 CD8)、共刺激和共抑制分子(CD28、CTLA4 和 PD1 等)和黏附分子,如 LFA-1。

TCR 与 pMHC、共受体和共刺激分子的相互作用

抗体具有较高的亲和力,其平衡解离常数(K_D)通常处于较低的纳米(nM)范围内,相反的是,TCR 与 pMHC 相互作用的 KD 处于 1–90 微米(μM)之间,表明其亲和力较低的特点。TCR 与 pMHC 较低的亲和力是由其慢结合速率(k_{on})和快速解离速率(k_{off})决定的[1,2]。TCR 和 pMHC 这种低亲和力且快速的相互作用,使得 T 细胞能够高效地筛选正常和患病细胞 MHC 呈递的大量肽段,从而可以与合适的细胞建立激活–诱导免疫突触。

除了在 T 细胞活化过程中与 pMHC 相互作用外,TCR 还是一种由多亚基组成的胞外受体,可与许多共受体形成复合物,包括 CD3 (由 CD3γ、CD3δ 和 CD3ε 链组成)和 ζ–链[3]。这些共受体构成了通常所说的 TCR 复合物,它们对 TCR 的功能非常重要;实际上,在许多文献中,这种复合物就被称为 T 细胞"受体"。CD3 和 ζ–链对 TCR 激活 T 细胞来说起到了非常关键的允许作用,因为 TCR 本身缺乏信号转导能力。CD3 和 ζ–链含有很多磷酸化位点,称为免疫受体酪氨酸活化基序 (ITAM) ,其在 T 细胞活化期间被 Src 家族酪氨酸激酶 LCK 和 FYN 磷酸化[3]。ITAM 被磷酸化后,含 SH2 结构域的信号蛋白,如 ζ–链相关蛋白(ZAP-70)被募集到 TCR 复合物中,进而启动信号传导级联反应,最终活化 T 细胞[3,4]。

除了 CD3 和 ζ–链,分别由辅助 T 细胞(TH)和细胞毒性 T 细胞(TC)表达的 CD4 和 CD8 分子亦是重要 TCR 共受体。虽然两者结构不同,但 CD4 和 CD8 在 T 细胞活化的过程中具有非常相似的功能。CD4 和 CD8 有两个主要功能:①与抗原呈递细胞或靶细胞表面合适的 MHC 分子结合,从而稳定 TCR-pMHC 并增加 TCR 的活性[5,6];②增强 TCR 复合物中 ITAM 的磷酸化程度[7-11]。

除了 TCR 及其共受体之外,在 T 细胞表面上的许多分子在与 TCR-pMHC 结合后参与调节 T 细胞活化。这些免疫检查点分子通过加强或减弱 TCR 信号传导来调节 T 细胞的活化状态。免疫检查点受体可分为两类:共抑制分子和共刺激分子。例如,细胞毒 T 淋巴细胞抗原 4(CTLA4)和程序性细胞死亡蛋白 1(PD1),是两个被阐述最充分的共抑制检查点分子[12-15];CD28 是一种共刺激分子,主要参与 T 细胞活化[16-18]。目前已经出现了越来越多的免疫检查点分子,其中有些以应用于临床为目标,并且疗效显著[19-26]。

虽然机体赋予 T 细胞的制衡系统的复杂性，对于维持正常免疫稳态是必需的，但这些因素却成为发展癌症免疫治疗的主要障碍。TCR、共受体、共刺激和抑制分子与 pMHC 之间的复杂相互作用决定了 T 细胞是否能最终识别并杀死其目标。这迫切地需要我们开发出，既能模拟 T 细胞特异性结合 pMHC 并启动细胞毒程序的过程，又能避免共受体与肿瘤微环境中抑制组分错综复杂的相互作用的简单免疫疗法。TCR 拟态(TCRm)抗体，也称为 TCR 样抗体，提供了直接靶向结合肿瘤细胞表面 pMHC 分子的方法，它比利用 TCR 的常规 T 细胞免疫疗法具有更高的亲和力。TCRm 抗体也许能成为癌症免疫治疗中的伟大工具。

TCRm 的发展

和 TCR 相似，TCRm 抗体同样是与 pMHC 复合物结合的抗体。TCRm 的表位是一种构象表位，由肽段和 MHC 复合物组成。TCRm 抗体在结构上与常规抗体相同，包含两条轻链和两条重链。轻链和重链由可变区及恒定区组成，可变区决定抗体与 pMHC 的结合，而恒定区决定抗体与免疫细胞上的 Fc 受体的结合及其固定补体的能力。然而与靶向细胞表面分子的常规抗体不同，TCRm 抗体靶向结合来源于胞内蛋白的肽段，使结合一整类胞内肿瘤相关或肿瘤特异性抗原成为可能。

因为 pMHC 结构主要由 MHC 分子决定，而抗原肽(通常是 9 个氨基酸)在 pMHC 结构中通常是非常小的组分，所以研制 TCRm 抗体可能是一项具有挑战性的任务。之所以困难，是因为结合 pMHC 的抗体很有可能对其中的 MHC 成分具有高亲和力，而与位于抗原结合槽内的抗原肽无关。在下面的章节中，我们将讨论开发 TCRm 抗体的两种主要方法：抗体库和免疫/杂交瘤方法(图 14.1a 和图 14.1b)。肿瘤的特异性一直是困扰人们的复杂问题，我们将重点介绍发展最为成熟的抗肿瘤 TCRm 抗体，它们能够将这种复杂性与癌症免疫治疗中抗体疗法的高效性有机结合起来。

抗体文库法生产 TCRm

抗体文库是一种基于抗体对抗原的亲和力对其进行筛选的工具，文库中的各抗体与其编码的核酸序列相耦联[27]。抗体文库由许多不同的展示颗粒构成，每一个颗粒中都包含了一种表型分子(即抗体)，在每一个颗粒中，其表型分子同时与其基因型 (即编码该特定抗体的核酸序列)相关联。多种颗粒已被用来承载抗体及其相关的核酸，包括噬菌体、酵母、哺乳动物细胞、细菌和病毒。此外，还有使用磁珠和直接使用 mRNA/DNA 耦联蛋白进行抗体展示的。这些系统中的抗体遗传密码可以从 B 细胞轻链(VL)和重链(VH)可变结构域克隆，也可以从合成 DNA 中合成，为筛选提供了大量潜在的抗体[28,29]。一旦抗体与其基因型相结合并放到展示系统中，它们就可用于筛选抗原。对于 TCRm 抗体，其靶抗原存在于 pMHC 中，pMHC 可以是单体，亦可以表达于细胞表面。在识别出对 pMHC 具有高结合亲和力的抗体后，可以使用与该抗体关联的遗传密码产生抗体，用于进一步研究。

免疫法生产 TCRm

免疫法是针对靶抗原产生的抗体介导免疫应答的标准方法。使用这种方法，将 pMHC 单体或高表达目标抗原的 APC 接种于小鼠[30-32]。在使用常规方法产生杂交瘤后，使用已知能表达 pMHC 或 pMHC 单体的细胞筛选能够产生靶向结合 pMHC 的 TCRm 抗体的单克隆抗体。当筛选出单克隆抗体后，即可将它们扩增并产生大量的 TCRm 抗体。将免疫与抗体文库相结合的改良方法也已应用于产生 TCRm 抗体，并取得了一些成功[33,34]。使用该方法，用 pMHC 复合物接种于小鼠，并从小鼠的脾中产生噬菌体展示文库，然后通过常规方法筛选感兴趣的抗体。

抗体展示文库和杂交瘤的优势及不足

目前存在数种方法来优化临床抗体的应用，以加速临床医学的发展。因为天然 TCR 对其同源 pMHC 的亲和力较低，故开发高亲和力抗

(A)

(B)

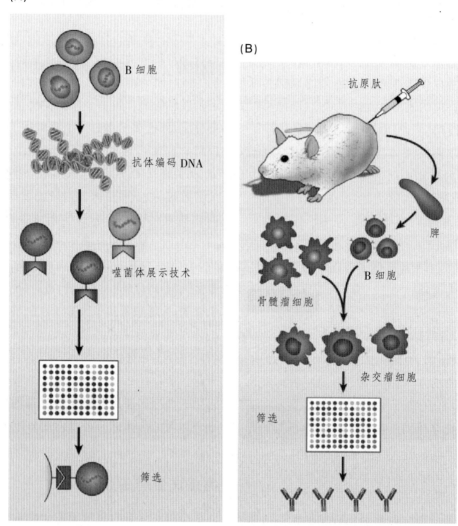

图 14.1 产生 TCRm 抗体的方法。产生 TCRm 抗体有两种主要方法。**(A)**由合成 DNA 文库或 B 细胞产生抗体文库。将编码抗体的核酸序列放到噬菌体颗粒中,该颗粒同时与 DNA 文库编码的相应抗体连接。筛选可与 pMHC 复合物反应的颗粒。筛选出对 pMHC 具有高亲和力的抗体之后,该抗体的核酸序列可以用来产生抗体,用于进一步验证。**(B)**小鼠接种了抗原肽/MHC I 类复合物。小鼠脾脏细胞(即产生抗体的细胞)通过与骨髓瘤细胞系融合而永生化。杂交瘤与 pMHC 复合物反应,之后将反应性杂交瘤用作抗体产生的源泉,进一步生产抗体用于后续验证。TCRm=T 细胞受体拟态物;MHC=主要组织相容性复合体;pMHC=抗原肽-MHC。资料来源:David M.Aten(得克萨斯大学安德森癌症中心媒体服务高级医学插画师)。(见彩插)

体对于治疗性抗体的应用是至关重要的。不同于 T 细胞, 其 TCR 与靶细胞上同源 pMHC 的结合并不能够使 T 细胞活化并产生靶向杀伤效应,因为除了 TCR 与 pMHC 的亲和力外,这些效应的产生还离不开许多因素的参与。而抗体对靶细胞的活性却是主要由其对抗原的亲和力决定,如果对抗原亲和力越高,随之产生的效应也就越强。

在生理情况下,当抗原与 B 细胞表面免疫球

蛋白结合后,它通过称为抗体亲和力成熟的过程,刺激 B 细胞对其抗原结合片段(Fab)进行微调。体细胞超突变是亲和力成熟过程中的主要机制,通过活化诱导胞苷脱氨酶将随机突变插入抗体 V_L 和 V_H 区,从而产生对抗原具有一系列不同亲和力的抗体。含有增强抗体对其抗原亲和力突变的 B 细胞被积极选择出来并进行增殖,而具有降低亲和力突变的 B 细胞则会走向凋亡。通过该过程产生的抗体,将对其抗原具有非常高的亲和力。

使用疫苗方法的一个优点即它是在正常免疫过程产生抗体的，因此与抗体展示文库法相比，使用抗原免疫和杂交瘤生成开发的许多抗体天然地对 pMHC 具有更高的亲和力[32,35]。然而现在有一些技术可以将突变引入到抗体的 Fab 片段中，以此可以增加抗体文库法抗体的亲和力。已有研究证明，这些方法可有效增强抗体对其抗原的结合亲和力，包括 TCRm 抗体[36-39]。

除亲和力成熟过程外，人源化抗体是临床上促进抗体发展的主要步骤。尽管嵌合单克隆抗体（如利妥昔单抗，西妥昔单抗和曲妥珠单抗）已成功用于临床，并且成为许多恶性肿瘤的标准治疗方法，但未完全人源化的抗体存在一定风险，接受使用它们的患者会出现较多的免疫并发症。抗体恒定区调节抗体在人体中的活性，即抗体依赖性细胞介导的细胞毒性（ADCC）或补体依赖性细胞毒性（CDC）。抗体人源化不仅包括该区域，而且还包括了 Fab 区域。在这方面我们取得了重大成就，特别是在使用鼠杂交瘤产生的抗体中。然而现有技术通过将人互补决定区和框架残基移植到抗体的 Fab 片段中，能够将抗体的抗原结合区人源化[40-42]。已证明这些方法能有效地将鼠抗体人源化，同时保留抗体的亲和力和功能。

抗体展示文库的主要优点之一是，提供了有效且相对快速的方法产生 pMHC 靶向抗体。使用疫苗方法开发的抗体则不具备这种优势，因为进行有效的小鼠免疫并形成后续的杂交瘤需要很长时间。另外，在免疫过程中引发的免疫应答，要求免疫原（即 pMHC 复合物）稳定足够长的时间以与鼠免疫细胞相互作用。通过免疫法产生的抗体尽管是在小鼠体内产生的，但却包含了完整的抗体结构。然而与之不同的是，抗体展示文库法产生的单价抗体是由单链可变区（scFv）或抗体的 Fab 片段构成的。这些单价形式的抗体可以与毒素或荧光基团缀合，并分别用于治疗和作为检测细胞表面 pMHC 的工具。此外，该序列最终可以克隆到免疫球蛋白载体中，以产生具有各种作用机制的二价分泌的常规抗体（图 14.2）。在以下各章中，TCRm 抗体不仅指靶向 pMHC 的二价常

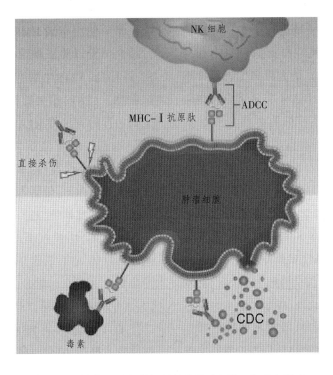

图 14.2　TCRm 抗体的作用机制 TCRm 抗体通过多种机制杀伤肿瘤细胞。包括在结合 pMHC 后诱导肿瘤细胞凋亡的直接杀伤，以及激活免疫细胞（如 NK 细胞）间接诱导抗体依赖性细胞毒作用（ADCC）、补体固定以及激活补体依赖性细胞毒性（CDC）。抗体的 Fc 区对于确定 ADCC 和 CDC 介导的过程是至关重要的。此外，TCRm 抗体可以直接与裂解细胞的毒素连接。（见彩插）

表 14.1　癌症靶向 TCRm 抗体

抗体名称	抗原肽	HLA 限制	肿瘤类型	原蛋白	方法	参考文献
RL1B	KIFGSLAFL	A*0201	乳腺癌及其他表达 HER2 的实体恶性肿瘤	HER 2	免疫法	[80]
RL6A	YLLPAIVHI	A*0201	乳腺癌	RNA、解旋酶、蛋白质	免疫法	[82,89]
RL4B	GVLPALPQV	A*0201	乳腺癌	hCG-β	免疫法	[35,85]
8F4	VLQELNVTV	A*0201	白血病、乳腺癌、黑色素瘤	解旋酶 3、嗜中性粒细胞、弹性蛋白酶	免疫法	[32]
G2D12	KTWGQYWQV	A*0201	黑色素瘤	gp100	噬菌体展示	[33,95,96]
1A7 和 G1	ITDQVPFSV	A*0201				
2F1	YLEPGPVTA	A*0201				
CAG10	EAAGIGILTV	A*0201	黑色素瘤	MART1	噬菌体展示	[96]
CLA12	ELAGIGILTV					
G8	EADPTGHSY	A*0201	黑色素瘤和其他实体瘤	MAG1-A1	噬菌体展示	[36,106,107]

注:hCG-β=人绒毛膜促性腺激素。

规抗体,还指靶向 pMHC 的 scFv 和 Fab。尽管已经开发了许多 TCRm 抗体并且还具备一定的抗癌治疗前景,但以下章中将集中讨论最接近临床发展的 TCRm 抗体(表 14.1)。

白血病

目前已经在白血病领域进行了 TCRm 抗体相关研究,特别是急性髓性白血病(AML)和急性淋巴细胞白血病(ALL)。研究靶点主要集中于源自白血病相关抗原的 HLA-I 类多肽上:Wilms 肿瘤抗原(WT1)、嗜中性粒细胞弹性蛋白酶和蛋白酶-3。WT-1 是一种肿瘤相关抗原,在细胞存活和正常发育中起重要作用。WT-1 是正常胚胎肾发育所必需的锌指转录因子。研究证实,WT-1 除了在肾脏中的表达外,还在正常组织中低水平表达,包括卵巢、睾丸和造血组织以及腹膜和胸膜间皮[43,44]。在恶性疾病中,已经在部分实体瘤中检测到 WT-1,包括肺癌、结肠癌、乳腺癌、卵巢癌和肾癌[45-49]。此外,WT-1 还在血液系统恶性肿瘤中表达,包括急、慢髓系和淋巴系恶性肿瘤,以及骨髓增生异常综合征[50,51]。WT-1 作为治疗靶点,已被用于实体瘤和血液系统恶性肿瘤的疫苗和过继性细胞治疗中[52-57]。然而迄今为止使用 TCRm 靶向 WT-1 依然仅限于 AML 和 ALL[58,59]。

利用噬菌体展示技术开发的抗 WT-1 TCRm 抗体——ESK1,靶向结合一种 9 聚体肽 RMF[氨基酸(aa)序列,RMFPNAPYL],该 9 聚肽是 HLA-A2 限制的 WT1 衍生物[58]。通过该方法,首先选择出特异结合 HLA-A2/RMF 单体且不结合 HLA-A2/无关肽复合物的单噬菌体克隆;然后使用布满 RMF 或无关肽的 T2 细胞进行结合试验以验证噬菌体克隆的特异性,其中 T2 是 HLA-A2+B/T 细胞杂交瘤细胞系,缺乏与抗原加工(TAP)相关的转运蛋白[60,61]。然后使用生物工程的方法将 HLA-A2/RMF 特异性克隆基因导入到人单克隆抗体 IgG1 全长片段中去。ESK1 亲和力很高(K_D=0.1nM)并且在许多实体瘤中介导 ADCC,包括卵巢癌、间皮瘤和结肠癌,以及体外白血病[62]。进一步的研究表明,在 NOD/SCIDγ(NSG)小鼠模型中,ESK1 清除了费城染色体阳性的 ALL 细胞并与酪氨酸激酶抑制剂发挥协同作用[59,62]。此外,通过改变 ESK1 Fc 糖基化,人们研制出了第二代 ESK1 抗体[63]。这种第二代 ESK1 抗体——ESKM,在体外 ADCC 试验中的效力高达 10 倍。体内数据显示 ESKM 对间皮瘤细胞、AML 细胞以及原代 ALL 细胞同样具有一定效果。

除了 WT1 之外,PR1 是 TCRm 治疗白血病的另一个靶点。PR1(VLQELNVTV)一种 HLA-

A2特异性多肽，它起源于髓样限制性丝氨酸蛋白酶、中性粒细胞弹性蛋白酶和蛋白酶-3[64-66]。

在发现PR1之后，开发了PR1肽疫苗，在I/II期研究中显示了该疫苗能诱导产生PR1特异性细胞毒T淋巴细胞的特点[67]。在该研究，通过给予PR1疫苗的AML、慢性粒细胞白血病(CML)和骨髓增生异常综合征患者，观察到了包括分子缓解在内的免疫和临床效应。然而由于大多数AML患者具有较高的肿瘤负荷，白血病细胞对骨髓产生了直接抑制作用而使很多患者免疫受损，这就降低了疫苗的功效，因此人们开发了抗PR1/HLA-A2 TCRm抗体8F4。8F4是使用免疫技术设计的鼠源单克隆抗体[32]。它在体内、外都显示了对白血病细胞的特异性细胞毒作用，包括白血病干细胞，而不影响正常造血细胞[32,68]。8F4能够直接介导细胞凋亡以及补体依赖性细胞毒作用。自8F4抗体研发以来，人们已经设计出了人源化抗PR1/HLA-A2抗体IgG1，并且很快将在AML患者的I期临床研究中进行测试。8F4抗体除了对髓系白血病有效之外，一项研究表明，通过中性粒细胞弹性蛋白酶和蛋白酶-3交叉呈递，PR1亦存在于乳腺癌和黑色素瘤细胞的表面，因此这些肿瘤可能对8F4变得敏感了。虽然这些数据很有前景，但尚未在体内进行过实验。

乳腺癌

曲妥珠单抗是一种靶向结合癌蛋白HER2的人源化单克隆抗体，随着它登上乳腺癌治疗的舞台，一些最令人信服的数据肯定了治疗性单克隆抗体治疗乳腺癌的效果[69,70]。HER2是表皮生长因子(EGF)受体家族的一部分。它在正常乳腺细胞上表达，但同时在约30%的乳腺肿瘤中高表达(高达100倍)[71,72]。迄今为止，还没有已知的配体能够结合HER2的细胞外结构域。然而HER2作为膜结合受体酪氨酸激酶，具有促进细胞增殖、分化和迁移的信号转导功能[73]。HER2信号传导随着HER2同源二聚化或与EGF家族受体其他成员异二聚化而发生[74,75]。因为曲妥珠单抗能够靶向HER2蛋白的胞外域，因此被证明是治疗

HER2+乳腺癌的基石[69,70]。虽然已经开发出曲妥珠单抗之外的抗体靶向HER2[76]，但重要的是，我们将要在下面集中讨论靶向结合乳腺癌抗原的TCRm抗体，该类抗原呈现在乳腺癌细胞表面HLA I类分子上。

许多临床试验已经检验了靶向HLA I类HER2衍生肽的功效。E75 (KIFGSLAFL)是HER2分子中最具特征性的片段。一些临床试验评估了用于乳腺癌治疗中的E75疫苗，并显示了该方法的有效性[77-79]。因为E75肽是已知的有效乳腺癌免疫靶点，所以开发了以此种肽为靶点的TCRm抗体RL1B，并且已在临床前模型中显示出抗肿瘤活性[80]。RL1B是通过使用免疫方法开发出来的，在研究过程中，人们在HLA-A2+原发性人乳腺癌中发现其阳性染色，并且抑制了小鼠模型中的乳腺癌生长。此外，RL1B诱导所有HER2+肿瘤细胞凋亡，这与曲妥珠单抗不同，后者仅诱导高表达HER2的肿瘤细胞凋亡。此外，TCRm Fab和fE75也以E75为靶点[81]。与RL1B不同，fE75缺乏抗体的Fc片段。已证明fE75能够特异性结合表达HER2的肿瘤细胞并在肿瘤组织中积累。此外，fE75还可以与特定分子结合，使其能够成为诊断和治疗HER2阳性肿瘤的工具。

除了HER2，乳腺癌中的许多抗原也可以成为TCRm抗体的靶点。RL6A是一种靶向p68 RNA解旋酶蛋白的TCRm单克隆抗体，该蛋白在乳腺癌中高表达，对肿瘤细胞的生长和发育起重要作用[82-84]。RL6A在体内实验中能有效清除乳腺癌细胞，能够在高表达p68的乳腺肿瘤组织(而不是正常乳腺组织)显示出染色[82]。

RL4B是另一种TCRm单克隆抗体。RL4B靶向起源于人绒毛膜促性腺激素 (hCG)-β的肽段GVLPALPQV，而GVLPALPQV与许多癌症(包括乳腺癌)的不良预后相关[35,85-87]。RL4B可以使用hCG-β肽的小鼠免疫方法进行合成[85,88]。在体内研究中，RL4B清除了人乳腺癌细胞系，而且与RL6A相似，能够将原发性乳腺癌组织染色[35]。此外，RL6A和RL4B均能够不依赖免疫介导的机制(如CDC或ADCC)直接诱导肿瘤细胞凋亡[89]。

黑色素瘤

目前已经开发出了许多针对黑色素瘤的 TCRm Fab。这些抗体的靶标是黑色素瘤抗原 gp100，这是一种膜黑色素细胞谱系特异性膜糖蛋白，在大多数黑色素瘤细胞中表达[90]。大量研究使用肽疫苗以 gp100 衍生的 HLA-A2 表位为靶点，结果令人满意[91,92]。此外，已经证明了以 gp100 衍生的 HLA-A2 表位为靶点的 CD8 T 细胞，与肿瘤消退相关。并且作为过继性细胞免疫治疗方法的一部分，临床上用于治疗黑色素瘤[90,93,94]。由于针对 gp100 的免疫疗法已初见疗效，目前已经开发了许多针对 3 种 gp100 衍生的 HLA-A2 限制性肽的 TCRm Fab：一种是靶向 gp100-154 的 TCRm Fab(G2D12)(aa:KTWGQY-WQV)，一种是靶向 gp100-209 的两个 TCRm Fab (1A7 和 G1)(aa:ITDQVPFSV) 以及靶向 gp100-280 的 TCRm Fab (2 F1)(aa:YLEPGPV-TA)[33,95,96]。通常这些抗体是使用噬菌体展示方法产生的。除了用作抗原呈递研究中的工具之外，G1 scFv 和 2 F1 Fab 与假单胞菌外毒素 A 缀合并用于免疫治疗。G1 scFv 免疫毒素融合蛋白在体外表现出对肽载体 APC 的活性[33]，而 2 F1 Fab 免疫毒素融合蛋白抑制小鼠黑色素瘤生长[96]。

除了 gp100 之外，还开发了针对 MART1 的 TCRm 抗体，MART1 是一种在内质网和高尔基体中发现的信号锚蛋白，在黑色素瘤中表达，并且已被证明可介导细胞毒性 T 淋巴细胞免疫应答[97]。已经从 MART1 蛋白中鉴定了许多免疫原性多肽并成为免疫治疗的靶点 [98-100]。除疫苗外，还使用噬菌体展示文库法分离了两个靶向 MART1 的 TCRm Fab，并与假单胞菌外毒素 A 结合。其中一种 Fab-免疫毒素结合物 CAG10u 以天然 HLA-A2 限制性 MART1 肽 EAAGIG-ILTV 为靶点，另一种 Fab-免疫毒素结合物 CLA12 以经过锚定修饰的 MART1 肽 ELAGIG-ILTV 为靶点。MART1-TCRm Fab-免疫毒素融合蛋白在体外实验和黑色素瘤小鼠模型中均显示出了对肿瘤细胞的杀伤效应[96]。

TCRm 抗体在嵌合抗原受体(CAR)T 细胞设计中的应用

CAR-T 细胞是经过设计改造表达 CAR 的 T 细胞，CAR 增加了 T 细胞对靶标的特异性。CAR 结构由单克隆抗体的抗原结合部设计出来的，该部位对单个抗原具有特异性，scFv 是 CAR-T 细胞中最常用的分子[101]。CAR 通常与二级信号分子，如 CD3ζ 和共刺激分子相连，在 CAR 与靶抗原结合后，这些分子将在 T 细胞的活化中起关键作用。最常用的 CAR-T 细胞以淋巴细胞白血病相关抗原 CD19 为靶点[102-104]。

作为 TCRm 技术的自然延伸，一些研究已经开始探索利用 TCRm 构建 CAR。黑色素瘤相关抗原(MAGE)是一种睾丸抗原，在许多实体恶性肿瘤中表达。在一项研究中，靶向该抗原的 TCRm 抗体被用来构建 CAR，以治疗黑色素瘤[36,105-107]。使用噬菌体展示文库鉴定出的 TCRm Fab(G8) 能够靶向结合 HLA-A1 限制性 MAGE 抗原(MAGEA1; aa:EADPTGHSY)。还能够将 G8 Fab 整合到逆转录病毒表达组件中去，包括 CD4 跨膜结构域和 Fc(ε)RIγ 链的细胞内结构域，以此可以增加膜表面 CAR 分子的表达[108]。然后将该表达组件导入至 CD4 缺失的 OKT3 单克隆抗体活化的人淋巴细胞中[106]。最终在体外，这些 Fab-G8 CAR-T 细胞将识别并裂解表达 MAGE 的 HLA-A1+黑色素瘤细胞。

由于 T 细胞需要与靶细胞表面上的许多 pMHC 快速连续接触，因此天然 TCR 对抗原具有较低亲和力，但经过设计的 CAR-T 细胞却具有很高的 pMHC 亲和力。CAR-T 细胞对靶抗原具有很高的亲和力，同时对正常细胞的非特异性结合很少，因此在免疫治疗中很受欢迎。经过修饰的 TCRm 使得基于 TCRm 的 CAR 分子对靶 pMHC 具有很高亲和力。与天然 TCR 相比，这种修饰在基于 TCRm 的 CAR 上更容易进行。Chames 等使用轻链改组和重链定位突变，通过对 G8 Fab 进行修饰，开发了新的 TCRm Fab、Fab-Hyb3，其对 MAGEA1 抗原的亲和力比 G8 高 18 倍，该研究结果证实了上述理念[36]。与 Fab-

G8 CAR-T 细胞相比，表达 Fab-Hyb3 CAR 的 CAR-T 细胞对 MAGE-A1 阳性的黑色素瘤细胞具有更高的杀伤力。除了 MAGE 抗原之外，已经有研究者报道了靶向 NY-ESO-1 抗原的 TCRm CAR 分子[37,109]，并且人们目前正在探索开发靶向 WT1 和 PR1 的 TCRm CAR-T 细胞的可行性。

TCRm 抗体是研究抗原呈递的工具

TCRm 抗体不但是有前景的免疫疗法，同时也是一种研究抗原呈递的有价值的工具。MHC 在细胞表面上呈递的抗原肽并不总是与内源性抗原表达相关。事实上，蛋白质的半衰期和胞内抗原的亚细胞定位在确定胞内蛋白是否被呈递上起着非常重要的作用[110-113]。因此，TCRm 抗体有助于阐明肿瘤相关抗原是否呈现于细胞表面上，最终决定它们是否能成为 T 细胞相关治疗和 TCRm 抗体的免疫靶点。此外，TCRm 抗体也可用于研究肿瘤细胞免疫逃逸，因为免疫逃逸机制之一涉及了肿瘤细胞表面抗原肽/ MHC 的下调[114-117]。根据上述这些发现，TCRm 抗体可以提供重要的关于抗原加工和呈递的基本生物学信息，也可以进一步定制针对肿瘤细胞表面上的不同抗原肽/ MHC 复合物的个性化免疫疗法。

展望

迄今为止，尽管没有任何 TCRm 抗体进入临床试验，但是前面各章中讨论的许多抗体目前正在以用于临床为目标而被开发。它们的应用包括直接将 TCRm 抗体作为常规抗体疗法的一部分、耦联细胞毒性药物以及与其他抗癌疗法（包括化学疗法）相结合。使用这些抗体进行治疗的时间也是至关重要的，因为化疗或其他免疫疗法可以增强抗原呈递[118,119]。因此可以想象，TCRm 抗体在化疗后应用可能更有效，因为当肿瘤细胞损伤时，细胞内抗原将释放到肿瘤微环境中，它们进而可以被 APC 和其他肿瘤细胞交叉呈递[110,120]。最后，由于双特异性 T 细胞结合抗体（BiTE）已经在临床前研究和临床试验[121-123]中显示出令人振奋的抗癌效果，那么将 TCRm 的 Fab 连接到 BiTE 的 CD3 部分也许

是可行的，这将有助于靶向结合 HLA 呈递的胞内抗原。总之，在不久的将来，TCRm 抗体将可能成为一种新颖有效的治疗工具，使癌症免疫治疗增色添辉。

致谢

感谢本章插图制作者 David M.Aten（安德森癌症中心媒体服务部高级医学插图画师，得克萨斯大学医学博士）。

参考文献

1. Davis SJ, Ikemizu S, Wild MK, van der Merwe PA. CD2 and the nature of protein interactions mediating cell-cell recognition. Immunol Rev. 1998;163:217–36.

2. Davis MM, Boniface JJ, Reich Z, Lyons D, Hampl J, Arden B, et al. Ligand recognition by alpha beta T cell receptors. Annu Rev Immunol. 1998;16:523–44.

3. van der Merwe PA, Dushek O. Mechanisms for T cell receptor triggering. Nat Rev Immunol. 2011;11(1):47–55.

4. Yokosuka T, Sakata-Sogawa K, Kobayashi W, Hiroshima M, Hashimoto-Tane A, Tokunaga M, et al. Newly generated T cell receptor microclusters initiate and sustain T cell activation by recruitment of Zap70 and SLP-76. Nat Immunol. 2005;6(12):1253–62.

5. Doyle C, Strominger JL. Interaction between CD4 and class II MHC molecules mediates cell adhesion. Nature. 1987;330(6145):256–9.

6. Norment AM, Salter RD, Parham P, Engelhard VH, Littman DR. Cell-cell adhesion mediated by CD8 and MHC class I molecules. Nature. 1988;336(6194):79–81.

7. Gaspar R, Jr., Bagossi P, Bene L, Matko J, Szollosi J, Tozser J, et al. Clustering of class I HLA oligomers with CD8 and TCR: three-dimensional models based on fluorescence resonance energy transfer and crystallographic data. J Immunol. 2001;166(8):5078–86.

8. Kim PW, Sun ZY, Blacklow SC, Wagner G, Eck MJ. A zinc clasp structure tethers Lck to T cell coreceptors CD4 and CD8. Science. 2003;301(5640):1725–8.

9. Li QJ, Dinner AR, Qi S, Irvine DJ, Huppa JB, Davis MM, et al. CD4 enhances T cell sensitivity to antigen by coordinating Lck accumulation at the immunological synapse. Nat Immunol. 2004;5(8):791–9.

10. Konig R. Interactions between MHC molecules and coreceptors of the TCR. Curr Opin Immunol. 2002;14(1):75–83.

11. Owens T, Fazekas de St Groth B, Miller JF. Coaggregation of the T cell receptor with CD4 and other T cell surface molecules enhances T cell activation. Proc Natl Acad Sci U S A. 1987;84(24):9209–13.

12. Krummel MF, Allison JP. CD28 and CTLA-4 have opposing effects on the response of T cells to stimula-

tion. J Exp Med. 1995;182(2):459–65.

13. Walunas TL, Lenschow DJ, Bakker CY, Linsley PS, Freeman GJ, Green JM, et al. CTLA-4 can function as a negative regulator of T cell activation. Immunity. 1994;1(5):405–13.

14. Freeman GJ, Long AJ, Iwai Y, Bourque K, Chernova T, Nishimura H, et al. Engagement of the PD-1 immunoinhibitory receptor by a novel B7 family member leads to negative regulation of lymphocyte activation. J Exp Med. 2000;192(7):1027–34.

15. Latchman Y, Wood CR, Chernova T, Chaudhary D, Borde M, Chernova I, et al. PD-L2 is a second ligand for PD-1 and inhibits T cell activation. Nat Immunol. 2001;2(3):261–8.

16. Linsley PS, Greene JL, Brady W, Bajorath J, Ledbetter JA, Peach R. Human B7-1 (CD80) and B7-2 (CD86) bind with similar avidities but distinct kinetics to CD28 and CTLA-4 receptors. Immunity. 1994;1(9):793–801.

17. Boise LH, Minn AJ, Noel PJ, June CH, Accavitti MA, Lindsten T, et al. CD28 costimulation can promote T cell survival by enhancing the expression of Bcl-XL. Immunity. 1995;3(1):87–98.

18. Parry RV, Rumbley CA, Vandenberghe LH, June CH, Riley JL. CD28 and inducible costimulatory protein Src homology 2 binding domains show distinct regulation of phosphatidylinositol 3-kinase, Bcl-xL, and IL-2 expression in primary human CD4 T lymphocytes. J Immunol. 2003;171(1):166–74.

19. Hodi FS, O'Day SJ, McDermott DF, Weber RW, Sosman JA, Haanen JB, et al. Improved survival with ipilimumab in patients with metastatic melanoma. N Engl J Med. 2010;363(8):711–23.

20. Larkin J, Chiarion-Sileni V, Gonzalez R, Grob JJ, Cowey CL, Lao CD, et al. Combined nivolumab and ipilimumab or monotherapy in untreated melanoma. N Engl J Med. 2015;373(1):23–34.

21. Postow MA, Chesney J, Pavlick AC, Robert C, Grossmann K, McDermott D, et al. Nivolumab and ipilimumab versus ipilimumab in untreated melanoma. N Engl J Med. 2015;372(21):2006–17.

22. Snyder A, Makarov V, Merghoub T, Yuan J, Zaretsky JM, Desrichard A, et al. Genetic basis for clinical response to CTLA-4 blockade in melanoma. N Engl J Med. 2014;371(23):2189–99.

23. Snyder A, Wolchok JD, Chan TA. Genetic basis for clinical response to CTLA-4 blockade. N Engl J Med. 2015;372(8):783.

24. Wolchok JD, Kluger H, Callahan MK, Postow MA, Rizvi NA, Lesokhin AM, et al. Nivolumab plus ipilimumab in advanced melanoma. N Engl J Med. 2013; 369(2):122–33.

25. Yao S, Zhu Y, Chen L. Advances in targeting cell surface signalling molecules for immune modulation. Nat Rev Drug Discov. 2013;12(2):130–46.

26. Pardoll DM. The blockade of immune checkpoints in cancer immunotherapy. Nat Rev Cancer. 2012; 12(4):252–64.

27. Hoogenboom HR. Selecting and screening recombinant antibody libraries. Nat Biotechnol. 2005;23(9):1105–16.

28. Hoogenboom HR, Winter G. By-passing immunisation. Human antibodies from synthetic repertoires of germline VH gene segments rearranged in vitro. J Mol Biol. 1992;227(2):381–8.

29. Sidhu SS, Li B, Chen Y, Fellouse FA, Eigenbrot C, Fuh G. Phage-displayed antibody libraries of synthetic heavy chain complementarity determining regions. J Mol Biol. 2004;338(2):299–310.

30. Dadaglio G, Nelson CA, Deck MB, Petzold SJ, Unanue ER. Characterization and quantitation of peptide-MHC complexes produced from hen egg lysozyme using a monoclonal antibody. Immunity. 1997;6(6):727–38.

31. Porgador A, Yewdell JW, Deng Y, Bennink JR, Germain RN. Localization, quantitation, and in situ detection of specific peptide-MHC class I complexes using a monoclonal antibody. Immunity. 1997;6(6):715–26.

32. Sergeeva A, Alatrash G, He H, Ruisaard K, Lu S, Wygant J, et al. An anti-PR1/HLA-A2 T cell receptor-like antibody mediates complement-dependent cytotoxicity against acute myeloid leukemia progenitor cells. Blood. 2011;117(16):4262–72.

33. Denkberg G, Lev A, Eisenbach L, Benhar I, Reiter Y. Selective targeting of melanoma and APCs using a recombinant antibody with TCR-like specificity directed toward a melanoma differentiation antigen. J Immunol. 2003;171(5):2197–207.

34. Krogsgaard M, Wucherpfennig KW, Cannella B, Hansen BE, Svejgaard A, Pyrdol J, et al. Visualization of myelin basic protein (MBP) T cell epitopes in multiple sclerosis lesions using a monoclonal antibody specific for the human histocompatibility leukocyte antigen (HLA)-DR2-MBP 85-99 complex. J Exp Med. 2000; 191(8): 1395–412.

35. Verma B, Neethling FA, Caseltine S, Fabrizio G, Largo S, Duty JA, et al. TCR mimic monoclonal antibody targets a specific peptide/HLA class I complex and significantly impedes tumor growth in vivo using breast cancer models. J Immunol. 2010;184(4):2156–65.

36. Chames P, Willemsen RA, Rojas G, Dieckmann D, Rem L, Schuler G, et al. TCR-like human antibodies expressed on human CTLs mediate antibody affinity-dependent cytolytic activity. J Immunol. 2002;169(2):1110–8.

37. Stewart-Jones G, Wadle A, Hombach A, Shenderov E, Held G, Fischer E, et al. Rational development of high-affinity T cell receptor-like antibodies. Proc Natl Acad Sci U S A. 2009;106(14):5784–8.

38. Ho M, Kreitman RJ, Onda M, Pastan I. In vitro antibody evolution targeting germline hot spots to increase activity of an anti-CD22 immunotoxin. J Biol Chem. 2005;280(1):607–17.

39. Pini A, Viti F, Santucci A, Carnemolla B, Zardi L, Neri P, et al. Design and use of a phage display library. Human antibodies with subnanomolar affinity against a marker of angiogenesis eluted from a two-dimensional gel. J Biol

Chem. 1998;273(34):21769–76.

40. Baca M, Presta LG, O'Connor SJ, Wells JA. Antibody humanization using monovalent phage display. J Biol Chem. 1997;272(16):10678–84.

41. Dall'Acqua WF, Damschroder MM, Zhang J, Woods RM, Widjaja L, Yu J, et al. Antibody humanization by framework shuffling. Methods. 2005;36(1):43–60.

42. Wu H, Nie Y, Huse WD, Watkins JD. Humanization of a murine monoclonal antibody by simultaneous optimization of framework and CDR residues. J Mol Biol. 1999;294(1):151–62.

43. Hosen N, Sonoda Y, Oji Y, Kimura T, Minamiguchi H, Tamaki H, et al. Very low frequencies of human normal CD34+ haematopoietic progenitor cells express the Wilms' tumour gene WT1 at levels similar to those in leukaemia cells. Br J Haematol. 2002;116(2):409–20.

44. Scharnhorst V, van der Eb AJ, Jochemsen AG. WT1 proteins: functions in growth and differentiation. Gene. 2001;273(2):141–61.

45. Campbell CE, Kuriyan NP, Rackley RR, Caulfield MJ, Tubbs R, Finke J, et al. Constitutive expression of the Wilms tumor suppressor gene (WT1) in renal cell carcinoma. Int J Cancer. 1998;78(2):182–8.

46. Miyoshi Y, Ando A, Egawa C, Taguchi T, Tamaki Y, Tamaki H, et al. High expression of Wilms' tumor suppressor gene predicts poor prognosis in breast cancer patients. Clin Cancer Res. 2002;8(5):1167–71.

47. Oji Y, Miyoshi S, Maeda H, Hayashi S, Tamaki H, Nakatsuka S, et al. Overexpression of the Wilms' tumor gene WT1 in de novo lung cancers. Int J Cancer. 2002;100(3):297–303.

48. Oji Y, Yamamoto H, Nomura M, Nakano Y, Ikeba A, Nakatsuka S, et al. Overexpression of the Wilms' tumor gene WT1 in colorectal adenocarcinoma. Cancer Sci. 2003;94(8):712–7.

49. Dohi S, Ohno S, Ohno Y, Soma G, Kyo S, Inoue M. Correlation between WT1 expression and cell proliferation in endometrial cancer. Anticancer Res. 2009;29(11):4887–91.

50. Miwa H, Beran M, Saunders GF. Expression of the Wilms' tumor gene (WT1) in human leukemias. Leukemia. 1992;6(5):405–9.

51. Inoue K, Ogawa H, Sonoda Y, Kimura T, Sakabe H, Oka Y, et al. Aberrant overexpression of the Wilms tumor gene (WT1) in human leukemia. Blood. 1997;89(4): 1405–12.

52. Hashii Y, Sato-Miyashita E, Matsumura R, Kusuki S, Yoshida H, Ohta H, et al. WT1 peptide vaccination following allogeneic stem cell transplantation in pediatric leukemic patients with high risk for relapse: successful maintenance of durable remission. Leukemia. 2012;26(3):530–2.

53. Rezvani K, Yong AS, Mielke S, Savani BN, Musse L, Superata J, et al. Leukemia-associated antigen-specific T cell responses following combined PR1 and WT1 peptide vaccination in patients with myeloid malignancies. Blood. 2008;111(1):236–42.

54. Oji Y, Oka Y, Nishida S, Tsuboi A, Kawakami M, Shirakata T, et al. WT1 peptide vaccine induces reduction in minimal residual disease in an Imatinib-treated CML patient. Eur J Haematol. 2010; 85(4):358–60.

55. Provasi E, Genovese P, Lombardo A, Magnani Z, Liu PQ, Reik A, et al. Editing T cell specificity towards leukemia by zinc finger nucleases and lentiviral gene transfer. Nat Med. 2012;18(5):807–15.

56. Chapuis AG, Ragnarsson GB, Nguyen HN, Chaney CN, Pufnock JS, Schmitt TM, et al. Transferred WT1-reactive CD8+ T cells can mediate antileukemic activity and persist in post-transplant patients. Sci Transl Med. 2013;5(174):174ra27.

57. Gao L, Bellantuono I, Elsasser A, Marley SB, Gordon MY, Goldman JM, et al. Selective elimination of leukemic CD34(+) progenitor cells by cytotoxic T lymphocytes specific for WT1. Blood. 2000;95(7):2198–203.

58. Dao T, Yan S, Veomett N, Pankov D, Zhou L, Korontsvit T, et al. Targeting the intracellular WT1 oncogene product with a therapeutic human antibody. Sci Transl Med. 2013;5(176):176ra33.

59. Dubrovsky L, Pankov D, Brea EJ, Dao T, Scott A, Yan S, et al. A TCR-mimic antibody to WT1 bypasses tyrosine kinase inhibitor resistance in human BCR-ABL+ leukemias. Blood. 2014;123(21):3296–304.

60. Henderson RA, Michel H, Sakaguchi K, Shabanowitz J, Appella E, Hunt DF, et al. HLA-A2.1-associated peptides from a mutant cell line: a second pathway of antigen presentation. Science. 1992;255(5049):1264–6.

61. Wei ML, Cresswell P. HLA-A2 molecules in an antigen-processing mutant cell contain signal sequence-derived peptides. Nature. 1992;356(6368):443–6.

62. Shultz LD, Schweitzer PA, Christianson SW, Gott B, Schweitzer IB, Tennent B, et al. Multiple defects in innate and adaptive immunologic function in NOD/LtSz-scid mice. J Immunol. 1995;154(1):180–91.

63. Veomett N, Dao T, Liu H, Xiang J, Pankov D, Dubrovsky L, et al. Therapeutic efficacy of an Fc-enhanced TCR-like antibody to the intracellular WT1 oncoprotein. Clin Cancer Res. 2014;20(15):4036–46.

64. Molldrem JJ, Lee PP, Kant S, Wieder E, Jiang W, Lu S, et al. Chronic myelogenous leukemia shapes host immunity by selective deletion of high-avidity leukemia-specific T cells. J Clin Invest. 2003;111(5):639–47.

65. Molldrem JJ, Lee PP, Wang C, Champlin RE, Davis MM. A PR1-human leukocyte antigen-A2 tetramer can be used to isolate low-frequency cytotoxic T lymphocytes from healthy donors that selectively lyse chronic myelogenous leukemia. Cancer Res. 1999;59(11): 2675–81.

66. Molldrem JJ, Lee PP, Wang C, Felio K, Kantarjian HM, Champlin RE, et al. Evidence that specific T lymphocytes may participate in the elimination of chronic myelogenous leukemia. Nat Med. 2000;6(9):1018–23.

67. Qazilbash MH, Wieder E, Thall PF, Wang X, Rios R, Lu S, et al. PR1 peptide vaccine induces specific immunity with clinical responses in myeloid malignancies.

with clinical responses in myeloid malignancies. Leukemia. 2017;31(3):697–704.

68. Sergeeva A, He H, Ruisaard K, St John L, Alatrash G, Clise-Dwyer K, et al. Activity of 8 F4, a T cell receptor-like anti-PR1/HLA-A2 antibody, against primary human AML in vivo. Leukemia. 2016;30(7):1475–84.

69. Piccart-Gebhart MJ, Procter M, Leyland-Jones B, Goldhirsch A, Untch M, Smith I, et al. Trastuzumab after adjuvant chemotherapy in HER2-positive breast cancer. N Engl J Med. 2005;353(16):1659–72.

70. Romond EH, Perez EA, Bryant J, Suman VJ, Geyer CE, Jr., Davidson NE, et al. Trastuzumab plus adjuvant chemotherapy for operable HER2-positive breast cancer. New Engl J Med. 2005;353(16):1673–84.

71. Slamon DJ, Clark GM, Wong SG, Levin WJ, Ullrich A, McGuire WL. Human breast cancer: correlation of relapse and survival with amplification of the HER-2/neu oncogene. Science. 1987;235(4785):177–82.

72. Burstein HJ. The distinctive nature of HER2-positive breast cancers. N Engl J Med. 2005;353(16):1652–4.

73. Yarden Y, Sliwkowski MX. Untangling the ErbB signalling network. Nat Rev Mol Cell Biol. 2001;2(2):127–37.

74. Ferguson KM, Berger MB, Mendrola JM, Cho HS, Leahy DJ, Lemmon MA. EGF activates its receptor by removing interactions that autoinhibit ectodomain dimerization. Mol Cell. 2003;11(2):507–17.

75. Zhang X, Gureasko J, Shen K, Cole PA, Kuriyan J. An allosteric mechanism for activation of the kinase domain of epidermal growth factor receptor. Cell. 2006;125(6):1137–49.

76. Gianni L, Llado A, Bianchi G, Cortes J, Kellokumpu-Lehtinen PL, Cameron DA, et al. Open-label, phase II, multicenter, randomized study of the efficacy and safety of two dose levels of Pertuzumab, a human epidermal growth factor receptor 2 dimerization inhibitor, in patients with human epidermal growth factor receptor 2-negative metastatic breast cancer. J Clin Oncol. 2010;28(7):1131–7.

77. Mittendorf EA, Clifton GT, Holmes JP, Clive KS, Patil R, Benavides LC, et al. Clinical trial results of the HER-2/neu (E75) vaccine to prevent breast cancer recurrence in high-risk patients: from US Military Cancer Institute Clinical Trials Group Study I-01 and I-02. Cancer. 2012;118(10):2594–602.

78. Peoples GE, Holmes JP, Hueman MT, Mittendorf EA, Amin A, Khoo S, et al. Combined clinical trial results of a HER2/neu (E75) vaccine for the prevention of recurrence in high-risk breast cancer patients: U.S. Military Cancer Institute Clinical Trials Group Study I-01 and I-02. Clin Cancer Res. 2008;14(3):797–803.

79. Mittendorf EA, Clifton GT, Holmes JP, Schneble E, van Echo D, Ponniah S, et al. Final report of the phase I/II clinical trial of the E75 (nelipepimut-S) vaccine with booster inoculations to prevent disease recurrence in high-risk breast cancer patients. Ann Oncol. 2014;25(9):1735–42.

80. Jain R, Rawat A, Verma B, Markiewski MM, Weidanz JA. Antitumor activity of a monoclonal antibody targeting major histocompatibility complex class I-Her2 peptide complexes. J Natl Cancer Inst. 2013;105(3):202–18.

81. Miller KR, Koide A, Leung B, Fitzsimmons J, Yoder B, Yuan H, et al. T cell receptor-like recognition of tumor in vivo by synthetic antibody fragment. PLoS One. 2012;7(8):e43746.

82. Verma B, Hawkins OE, Neethling FA, Caseltine SL, Largo SR, Hildebrand WH, et al. Direct discovery and validation of a peptide/MHC epitope expressed in primary human breast cancer cells using a TCRm monoclonal antibody with profound antitumor properties. Cancer Immunol Immunother. 2010;59(4):563–73.

83. Yang L, Lin C, Liu ZR. Phosphorylations of DEAD box p68 RNA helicase are associated with cancer development and cell proliferation. Mol Cancer Res. 2005;3(6):355–63.

84. Guturi KK, Sarkar M, Bhowmik A, Das N, Ghosh MK. DEAD-box protein p68 is regulated by beta-catenin/transcription factor 4 to maintain a positive feedback loop in control of breast cancer progression. Breast Cancer Res. 2014;16(6):496.

85. Wittman VP, Woodburn D, Nguyen T, Neethling FA, Wright S, Weidanz JA. Antibody targeting to a class I MHC-peptide epitope promotes tumor cell death. J Immunol. 2006;177(6):4187–95.

86. Bieche I, Lazar V, Nogues C, Poynard T, Giovangrandi Y, Bellet D, et al. Prognostic value of chorionic gonadotropin beta gene transcripts in human breast carcinoma. Clin Cancer Res. 1998;4(3):671–6.

87. Stenman UH. Standardization of assays for human chorionic gonadotropin. Clin Chem. 2004;50(5):798–800.

88. Siva AC, Kirkland RE, Lin B, Maruyama T, McWhirter J, Yantiri-Wernimont F, et al. Selection of anti-cancer antibodies from combinatorial libraries by whole-cell panning and stringent subtraction with human blood cells. J Immunol Methods. 2008;330(1–2):109–19.

89. Verma B, Jain R, Caseltine S, Rennels A, Bhattacharya R, Markiewski MM, et al. TCR mimic monoclonal antibodies induce apoptosis of tumor cells via immune effector-independent mechanisms. J Immunol. 2011;186(5):3265–76.

90. Kawakami Y, Eliyahu S, Delgado CH, Robbins PF, Sakaguchi K, Appella E, et al. Identification of a human melanoma antigen recognized by tumor-infiltrating lymphocytes associated with in vivo tumor rejection. Proc Natl Acad Sci U S A. 1994;91(14):6458–62.

91. Schwartzentruber DJ, Lawson DH, Richards JM, Conry RM, Miller DM, Treisman J, et al. gp100 peptide vaccine and interleukin-2 in patients with advanced melanoma. New Engl J Med. 2011;364(22):2119–27.

92. Rosenberg SA, Yang JC, Schwartzentruber DJ, Hwu P, Marincola FM, Topalian SL, et al. Immunologic and therapeutic evaluation of a synthetic peptide vaccine for

the treatment of patients with metastatic melanoma. Nat Med. 1998;4(3):321–7.

93. Cox AL, Skipper J, Chen Y, Henderson RA, Darrow TL, Shabanowitz J, et al. Identification of a peptide recognized by five melanoma-specific human cytotoxic T cell lines. Science. 1994;264(5159):716–9.

94. Kawakami Y, Eliyahu S, Jennings C, Sakaguchi K, Kang X, Southwood S, et al. Recognition of multiple epitopes in the human melanoma antigen gp100 by tumor-infiltrating T lymphocytes associated with in vivo tumor regression. J Immunol. 1995;154(8):3961–8.

95. Denkberg G, Cohen CJ, Lev A, Chames P, Hoogenboom HR, Reiter Y. Direct visualization of distinct T cell epitopes derived from a melanoma tumor-associated antigen by using human recombinant antibodies with MHC-restricted T cell receptor-like specificity. Proc Natl Acad Sci U S A. 2002;99(14):9421–6.

96. Klechevsky E, Gallegos M, Denkberg G, Palucka K, Banchereau J, Cohen C, et al. Antitumor activity of immunotoxins with T cell receptor-like specificity against human melanoma xenografts. Cancer Res. 2008;68(15):6360–7.

97. Romero P, Valmori D, Pittet MJ, Zippelius A, Rimoldi D, Levy F, et al. Antigenicity and immunogenicity of Melan-A/MART-1 derived peptides as targets for tumor reactive CTL in human melanoma. Immunol Rev. 2002;188:81–96.

98. Kawakami Y, Eliyahu S, Sakaguchi K, Robbins PF, Rivoltini L, Yannelli JR, et al. Identification of the immunodominant peptides of the MART-1 human melanoma antigen recognized by the majority of HLA-A2-restricted tumor infiltrating lymphocytes. J Exp Med. 1994;180(1):347–52.

99. Weber J, Boswell W, Smith J, Hersh E, Snively J, Diaz M, et al. Phase 1 trial of intranodal injection of a Melan-A/MART-1 DNA plasmid vaccine in patients with stage IV melanoma. J Immunother. 2008;31(2):215–23.

100. Wang F, Bade E, Kuniyoshi C, Spears L, Jeffery G, Marty V, et al. Phase I trial of a MART-1 peptide vaccine with incomplete Freund's adjuvant for resected high-risk melanoma. Clin Cancer Res. 1999;5(10):2756–65.

101. Sadelain M, Brentjens R, Riviere I. The basic principles of chimeric antigen receptor design. Cancer Discov. 2013;3(4):388–98.

102. Grupp SA, Kalos M, Barrett D, Aplenc R, Porter DL, Rheingold SR, et al. Chimeric antigen receptor-modified T cells for acute lymphoid leukemia. N Engl J Med. 2013;368(16):1509–18.

103. Porter DL, Levine BL, Kalos M, Bagg A, June CH. Chimeric antigen receptor-modified T cells in chronic lymphoid leukemia. New Engl J Med. 2011;365(8):725–33.

104. Porter DL, Hwang WT, Frey NV, Lacey SF, Shaw PA, Loren AW, et al. Chimeric antigen receptor T cells persist and induce sustained remissions in relapsed refractory chronic lymphocytic leukemia. Sci Transl Med. 2015;7(303):303ra139.

105. Chaux P, Luiten R, Demotte N, Vantomme V, Stroobant V, Traversari C, et al. Identification of five MAGE-A1 epitopes recognized by cytolytic T lymphocytes obtained by in vitro stimulation with dendritic cells transduced with MAGE-A1. J Immunol. 1999;163(5):2928–36.

106. Willemsen RA, Debets R, Hart E, Hoogenboom HR, Bolhuis RL, Chames P. A phage display selected fab fragment with MHC class I-restricted specificity for MAGE-A1 allows for retargeting of primary human T lymphocytes. Gene Ther. 2001;8(21):1601–8.

107. Willemsen RA, Ronteltap C, Chames P, Debets R, Bolhuis RL. T cell retargeting with MHC class I-restricted antibodies: the CD28 costimulatory domain enhances antigen-specific cytotoxicity and cytokine production. J Immunol. 2005;174(12):7853–8.

108. Weijtens ME, Willemsen RA, Hart EH, Bolhuis RL. A retroviral vector system 'STITCH' in combination with an optimized single chain antibody chimeric receptor gene structure allows efficient gene transduction and expression in human T lymphocytes. Gene Ther. 1998;5(9):1195–203.

109. Held G, Matsuo M, Epel M, Gnjatic S, Ritter G, Lee SY, et al. Dissecting cytotoxic T cell responses towards the NY-ESO-1 protein by peptide/MHC-specific antibody fragments. Eur J Immunol. 2004;34(10):2919–29.

110. Alatrash G, Ono Y, Sergeeva A, Sukhumalchandra P, Zhang M, St John LS, et al. The role of antigen cross-presentation from leukemia blasts on immunity to the leukemia-associated antigen PR1. J Immunother. 2012;35(4):309–20.

111. Cohen CJ, Hoffmann N, Farago M, Hoogenboom HR, Eisenbach L, Reiter Y. Direct detection and quantitation of a distinct T cell epitope derived from tumor-specific epithelial cell-associated mucin using human recombinant antibodies endowed with the antigen-specific, major histocompatibility complex-restricted specificity of T cells. Cancer Res. 2002;62(20):5835–44.

112. Weidanz JA, Nguyen T, Woodburn T, Neethling FA, Chiriva-Internati M, Hildebrand WH, et al. Levels of specific peptide-HLA class I complex predicts tumor cell susceptibility to CTL killing. J Immunol. 2006;177(8):5088–97.

113. Neethling FA, Ramakrishna V, Keler T, Buchli R, Woodburn T, Weidanz JA. Assessing vaccine potency using TCRmimic antibodies. Vaccine. 2008;26(25):3092–102.

114. Kaklamanis L, Leek R, Koukourakis M, Gatter KC, Harris AL. Loss of transporter in antigen processing 1 transport protein and major histocompatibility complex class I molecules in metastatic versus primary breast cancer. Cancer Res. 1995;55(22):5191–4.

115. Kageshita T, Hirai S, Ono T, Hicklin DJ, Ferrone S. Down-regulation of HLA class I antigen-processing molecules in malignant melanoma: association with disease progression. American Journal of Pathology. 1999;154(3):745–54.

116. Campoli M, Chang CC, Ferrone S. HLA class I antigen loss, tumor immune escape and immune selection. Vaccine. 2002;20 Suppl 4:A40–5.

117. Ogino T, Shigyo H, Ishii H, Katayama A, Miyokawa N, Harabuchi Y, et al. HLA class I antigen down-regulation in primary laryngeal squamous cell carcinoma lesions as a poor prognostic marker. Cancer Res. 2006;66(18):9281–9.

118. Kono K, Sato E, Naganuma H, Takahashi A, Mimura K, Nukui H, et al. Trastuzumab (Herceptin) enhances class I-restricted antigen presentation recognized by HER-2/neu-specific T cytotoxic lymphocytes. Clin Cancer Res. 2004;10(7):2538–44.

119. Nowak AK, Lake RA, Marzo AL, Scott B, Heath WR, Collins EJ, et al. Induction of tumor cell apoptosis in vivo increases tumor antigen cross-presentation, cross-priming rather than cross-tolerizing host tumor-specific CD8 T cells. J Immunol. 2003; 170(10): 4905–13.

120. Alatrash G, Mittendorf EA, Sergeeva A, Sukhumalchandra P, Qiao N, Zhang M, et al. Broad cross-presentation of the hematopoietically derived PR1 antigen on solid tumors leads to susceptibility to PR1-targeted immunotherapy. J Immunol. 2012; 189(11):5476–84.

121. Klinger M, Brandl C, Zugmaier G, Hijazi Y, Bargou RC, Topp MS, et al. Immunopharmacologic response of patients with B-lineage acute lymphoblastic leukemia to continuous infusion of T cell-engaging CD19/CD3-bispecific BiTE antibody blinatumomab. Blood. 2012;119(26):6226–33.

122. Sun LL, Ellerman D, Mathieu M, Hristopoulos M, Chen X, Li Y, et al. Anti-CD20/CD3 T cell-dependent bispecific antibody for the treatment of B cell malignancies. Sci Transl Med. 2015;7(287):287ra70.

123. Laszlo GS, Gudgeon CJ, Harrington KH, Dell'Aringa J, Newhall KJ, Means GD, et al. Cellular determinants for preclinical activity of a novel CD33/CD3 bispecific T cell engager (BiTE) antibody, AMG 330, against human AML. Blood. 2014;123(4):554–61.

第15章
干细胞移植治疗恶性肿瘤

Lohith S. Bachegowda,*Richard E. Champlin*

简介

造血干细胞移植(HSCT)是通过输注供体的多能造血干细胞来重建造血和免疫的过程。其中自体或同种异体的(亲缘或非亲缘的)细胞都可以用于移植。自体造血干细胞移植(auto-HSCT)是从患者本身收集骨髓或外周血祖细胞,并冷冻保存,给予患者高剂量清髓性化疗和(或)放射治疗,在根除恶性肿瘤后,再将细胞重新输入体内。这种治疗方法可以用于恢复正常的造血功能。

异体移植是输入正常供体的造血细胞。异体造血干细胞移植(allo-HSCT)输入的造血细胞可以产生一种附加的免疫移植物抗恶性肿瘤(GVM)效应,其中供体免疫活性细胞可以根除化学-放射预处理治疗后残存的肿瘤细胞。

异基因造血干细胞移植的过程

造血干细胞移植的典型方案如图 15.1 所示。进行移植前化疗和(或)放射疗法(也称为"预处理")的目的是根除患者的恶性肿瘤细胞以及抑制受体的 T 淋巴细胞(T 细胞)和自然杀伤(NK)细胞功能以防止产生排斥反应。然后静脉输注造血干细胞,这些细胞在体内短暂循环,足够数量的细胞回到受体的骨髓中,并在骨髓中生长,最终恢复造血和免疫功能。供体造血干细胞在移植后产分化成髓系和淋巴系细胞,包括粒细胞、红细胞、巨核细胞、巨噬细胞、T 细胞、B 细胞和 NK 细胞。一些 T 细胞也来源于移植物中的成熟 T 细胞。破骨细胞也来源于供体。内脏器官的实质细胞和大多数间质细胞则来源于受体。

由于预处理的影响,外周血细胞计数受到严重的抑制。骨髓细胞通常在 3~4 周内恢复,而 T 细胞、B 细胞和免疫系统功能在移植后的第一年缓慢恢复。

造血干细胞可以从骨髓、外周血或脐带血中提取。造血干细胞移植后,可以通过获得供体细胞表面抗原、同工酶、染色体标志物和 DNA 限制性内切酶多态性来记录供体细胞的移植情况[1]。移植成功后,血液和免疫细胞来源于供体;若全部来源于供体,则被称为完全嵌合。一些患者的部分髓细胞或淋巴细胞仍然来自自身,则会发生混合的造血嵌合现象。

组织相容性的要求

主要组织相容性(MHC)抗原是免疫系统的抗原呈递分子。在人类中,人类白细胞抗原(HLA)复合物是 MHC 基因位点。HLA 抗原不匹配是引起移植物排斥反应和移植物抗宿主病(GVHD)这两种同种异体免疫反应的最主要因素。HLA 抗原系统大致分为 Ⅰ 类和 Ⅱ 类分子。HLA-Ⅰ 类分子包括 HLA-A、HLA-B 和 HLA-C 抗原,并存在于所有有核细胞中。HLA-Ⅱ 类分子包括 HLA-DP、HLA-DQ 和 HLA-DR,表达于特定种类的细胞中(B 细胞、T 细胞、单核细胞、树突细胞和巨噬细胞),并通过活化作用而增加数量。

allo-HSCT 治疗恶性肿瘤的最佳效果发生在 HLA 匹配的同胞供体(又称同胞全合供体,MSD)中。然而只有大约 20% 的受体拥有可用的 MSD。由于 HLA 基因复合物极大的多态性,寻找一个

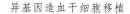

异基因造血干细胞移植

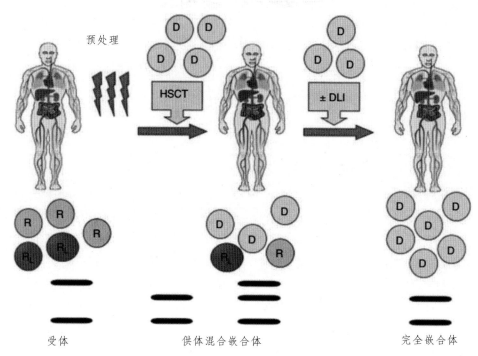

预处理

HSCT

± DLI

受体　　　　　　　　供体混合嵌合体　　　　　　完全嵌合体

图 15.1　异基因造血移植。造血干细胞移植(HSCT)的过程,包括给予化疗和(或)放疗预处理以抑制受体的(R)免疫并减少受(D)免疫细胞消除预处理后,可能残留存活的恶性肿瘤细胞。供体淋巴细胞输注(DLI)可以增强移植物。(见彩插)

HLA 匹配的非亲缘供体(MUD)是一项具有挑战性的工作。大约半数的患者可以通过非亲缘供体登记网络(超过 2000 万的个人登记)找到匹配的 MUD。患者匹配的供体大多数来自相同的种族背景,而那些具有罕见等位基因或来自少数民族或混合民族的患者找到匹配的 MUD 的可能性会大大降低[2]。使用高分辨率(等位基因水平)分型,HLA-A、B、C 和 DR 匹配供体,可以使 MUD 移植的效果达到最佳。最近的报道认为,这种方法得到的疗效与 MSD 移植的试验结果相似[3-6]。

对于无法获得的 MSD 或 MUD 患者,脐带血(CB)是一种潜在的可替代的造血干细胞来源[7]。与成人供体的细胞相比,免疫球蛋白纯化的 CB 淋巴细胞发生 GVHD 的可能性更小。基于这一概念,脐带血移植可以在不太严格的 HLA 匹配(HLA A,B 和 DR 抗原)下成功进行。然而单位脐带血的干细胞剂量相对较低,导致 HSCT 后造血和免疫功能恢复较慢[8]。有最近的研究称成人供体的脐带血干细胞移植可以采用移植 2 个单位或以上剂量的脐带血来增加干细胞的剂量[9]。以 CB 移植为重点的研究中心报道,这种方法与成人 MUD 移植的治疗结果相似。

另一种选择是使用半相合亲缘供体。父母、子女和同父异母的兄弟姐妹都是单倍体相合的,所以大多数患者都会有一个半相合的供体。从以往研究数据上看,半相合供体移植与过高的排斥反应和移植物抗宿主反应(GVHD)有关。T 细胞耗竭的外周血祖细胞移植发生 GVHD 的概率较低,但是这种移植容易出现较高的排斥率,免疫功能恢复也较为缓慢,与治疗相关的死亡率风险也大大提高[10]。这种方法应用在儿童患者中已经取得了成功,但很少有中心积极应用在成年患者中。最近发表了一项重大研究,该研究的治疗方法是在未修饰半相合 HSCT 后采用环磷酰胺、他克莫司和霉酚酸酯进行治疗。在移植后第 3 天和第 4 天给予环磷酰胺以靶向消除增殖的异源反应性 T 细胞。该方案可降低严重急性和慢性 GVHD 的发生率以及治疗相关的发病率、死亡率,结果与 MUD 移植相似[11,12]。在这一点上,几乎所有需要 allo-HSCT 的患者都可以找到一个可接受的亲缘或非亲缘供体。每个供体来源都有其独特的优点和缺点(表 15.1)。

表 15.1　供体的优点和缺点对比

供体	根据 HLA 匹配水平获得供体的可能性	获得干细胞和供体	花费	移植时间	GVHD 风险	免疫重建
MRD	高加索人 75% 非裔美国人 15% 西班牙裔美国人 34% 南亚人 33% 太平洋岛民 27%(8/8 匹配)	快且容易	低	快	小	快
MUD	高加索人 97% 非裔美国人 80% 南亚人 84% 太平洋岛民 72%(7/8 匹配)	慢	高	快(比 MRD 稍慢)	中等	快(比 MRD 稍慢)
脐带血	成年患者 (6/6 匹配)： 高加索人 17% 非裔美国人 2% 西班牙裔美国人 5% 南亚人 3% 太平洋洋岛民 3% 成年患者 (5/6 匹配)： 高加索人 66% 非裔美国人 24% 西班牙裔美国人 43% 南亚人 37% 太平洋洋岛民 32%	快且容易	非常高	慢	小	比 MRD 和 MUD 慢
单倍体	通常(>90%)	快且容易	低到中	快	小	比 MRD、MUD 和脐带血慢

注：MRD=相关匹配供体；MUD=不相关匹配供体；HLA=人类白细胞抗原；GVHD=移植物抗宿主病。

历史背景

20 世纪中期，治疗血液肿瘤的临床医生认为，血液系统恶性肿瘤与放疗和基于烷化剂的化学疗法具有剂量反应关系，高剂量能产生更大疗效反应。然而不可逆的骨髓抑制是在治疗过程中出现的剂量限制性毒性反应，这可以通过自体或异体 HSCT 来克服。allo-HSCT 也可介导免疫 GVM 效应，其中供体来源的免疫细胞可以杀伤受体的肿瘤细胞 [13]，Medawar，Thomas 等在证明效应免疫细胞的免疫耐受性和移植物排斥反应机制方面的开创性工作为人类造血干细胞的临床试验奠定了基础。

早期临床试验探索出联合使用药物和（或）全身放射治疗在骨髓清除预处理方案可达到疗效，它可以根除恶性肿瘤，也会杀伤受体的正常造血细胞。移植的目的是提供造血干细胞以恢复造血功能。通常采用高剂量的烷基化剂（环磷酰胺、白消安和美法仑）和（或）全身照射作为预处理方案[14,15]。

血液系统恶性肿瘤老年患者通常不能承受骨髓清除预处理方案带来的毒性反应。免疫供体来源的 GVM 效应可以使制订一个较低剂量非清髓或低强度预处理方案变为可行。这使得 HSCT 可以在 75 岁以上，患有不可接受清髓性治疗并发症的老年患者中进行。虽然，随着治疗强度的降低，疾病复发率升高，但移植相关死亡率的风险却较低，两种方法的总体存活率通常相当。

在过去的几十年中，包括感染治疗和免疫抑制治疗在内的支持性治疗的改进，使得治疗相关死亡率的风险得以降低，生存率逐渐提高[16]。然而移植后恶性肿瘤复发的风险没有实质性的改善，所以，提高预处理方案的疗效和增加 GVM 效果具有重要意义。

GVM 作用的机制

异源性 T 细胞可以识别受体来源的恶性细胞上的不同的主要和次要组织相容性抗原。NK 细胞也参与其中。一项大型国际骨髓移植登记研究（n=2254）提出了 GVM 的机制的关键内容，这项研究纳入了急性髓系白血病（AML）和急性淋巴细胞白血病首次完全缓解（CR）患者，以及慢性粒细胞白血病（CML）在第一次慢性期的患者[17]。在本研究中，自体移植与同种异体移植相比复发率较低，说明异源性抗原可能是 GVM 的靶点。T 细胞耗竭的移植物在 CML，淋巴瘤和许多其他恶性肿瘤治疗中的复发率较高，说明 T 细胞在这一过程中是重要的效应细胞。一些研究表明，AML 移植治疗中 T 细胞耗竭后复发率没有增加，因此 NK 细胞被认为是 AML 发生 GVM 的主要因素。异源性反应细胞也可与受体正常组织反应并产生 GVHD。临床上，GVM 主要与慢性 GVHD 相关。因此主要的目标是应用 GVM 的优势治疗肿瘤，降低 GVHD 的发病率。

allo-SCT 的 GVM 概念已经被应用于血液系统恶性肿瘤的治疗，但也有报道用于肾细胞癌和其他实体瘤。目前，实体肿瘤的同种异体移植的风险大于获益，但随着治疗相关并发症得到更好的控制或预防，这种方法可能会被重新考虑。GVM 效应和 GVHD 相互交织，但 HSCT 的抗肿瘤作用可能与 GVHD 无关。正在进行的研究旨在诱导 GVM，同时控制 GVHD 的发生。

有临床证据表明，与富含异基因 T 细胞的移植相比，来自双胞胎供体的造血干细胞和缺乏异基因 T 细胞的移植使受体复发风险提高，说明供体 T 细胞在介导 GVHD 和 GVT 效应方面发挥关键作用[17-19]。HSCT 后，供体 T 细胞激活的关键的第一步是识别主要或次要组织相容性抗原。这个过程是由位于 6 号染色体的高度多态性的 HLA 抗原介导。在同种 HLA 移植中，T 细胞反应主要针对 MHC 区域多态性产生的次要组织相容性抗原，这种反应的靶点主要是 HLA 抗原表面存在的肽（图 15.2）。相反，HLA 不匹配的干细胞移植（SCT），供体 T 细胞可以对主要和次要组织相容性差异做出反应[20,21]。一旦激活，T 细胞（CD 4+和 CD 8+）通过直接细胞裂解作用或通过细胞因子衍生的细胞来攻击肿瘤细胞。CD8 阳性的 T 细胞溶解作用通过穿孔素/颗粒酶辅助脱粒，Fas-fas 配体相互作用靶向破坏白血病细胞，最终导致细胞凋亡和炎性细胞因子释放[22]。其他重要的因子包括与 T 细胞互补

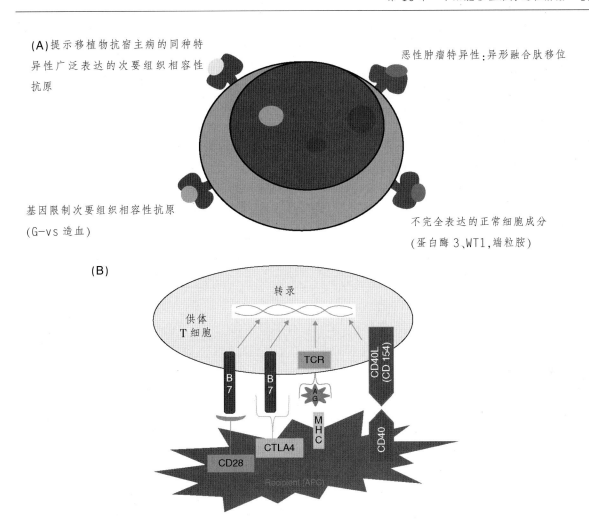

(A)提示移植物抗宿主病的同种特异性广泛表达的次要组织相容性抗原

恶性肿瘤特异性:异形融合肽移位

基因限制次要组织相容性抗原
(G-vs 造血)

不完全表达的正常细胞成分
(蛋白酶 3、WT1,端粒胺)

图 15.2　(A)移植物抗恶性肿瘤(GVM)的靶点可以是广泛表达的同种异体小组织相容性抗原(mha),谱系受限的大组织相容性复合体(MHC)抗原,恶性肿瘤特异性多肽或抗原呈递细胞异常表达正常细胞成分。(B)供体 T 细胞对受体抗原呈递细胞 (APC) 上的表达的 MHC 抗原的反应,是分化簇(CD)-28 和 B7 分子之间相互刺激作用或细胞毒性 T 淋巴细胞相关蛋白B7 分子之间相互作用的抑制反应调控。共刺激 CD40 分子及其配体 CD40L(CD154)的相互作用在启动 T 细胞下游信号转导也是至关重要的。(见彩插)

作用的 NK 细胞,可以清除下调 HLA 抗原表达的肿瘤细胞。树突状细胞、巨噬细胞和抗体也可能发挥作用,如本书的其他章中所述。

HSCT 的适应证

非恶性疾病

allo-HSCT 可用于治疗造血和免疫系统的先天性和获得性疾病,是骨髓衰竭状态,如再生障碍性贫血[23]和严重免疫缺陷综合征的标准治疗方案[24]。它对镰状细胞性贫血和血红蛋白病有效, 但必须权衡疗效获益与移植治疗的风险[25]。大剂量化疗和自体造血移植可使免疫系统短暂地消失和恢复,可使包括多发性硬化[26]和硬皮病[27]在内的一系列自身免疫性疾病得到缓解。

恶性疾病

造血干细胞移植主要用于治疗恶性肿瘤。关于低强度和清髓性预处理临床结果的详细信息已经被多次报道[28],不在本章中再次讨论。本章的主要重点是讨论有关 allo-HSCT 免疫治疗方法的临床获益。

急性髓性白血病(AML)[29]

AML 是 allo-HSCT 的最常见适应证。单纯化疗可以治愈少数 AML 患者,大多数白血病患者会复发。通过整合细胞遗传学和分子学数据,AML 患者现被广泛分为 3 个具有不同生存模式的风险组:①预后良好;②预后中等;③预后不良[29,30]。预后良好组的生存率最高,为55%~65%;预后不良组生存率最低,为5%~15%[31,32]。allo-HSCT已用于降低复发率,并被认为是预后中等和预后不良的细胞遗传学和几种分子异常患者的标准治疗方案[22,32]。除非患者未能达到完全缓解或存在残余肿瘤细胞,否则不建议在预后良好组中使用Allo-HSCT。相反,HSCT被认为是预后不良组患者的最佳巩固策略[33]。关于预后中等的AML患者管理存在争议。一些研究表明,具有正常核型和核磷蛋白1(NPM1)突变或CEBPA突变而没有FLT-3突变的个体,化疗的效果可能也不错。然而FLT3-ITD突变可使预后不良,allo-HSCT可以延长无进展生存期[34]。

预处理的强度对于预防复发有重要作用。对于大多数患者,如果他们身体情况允许和(或)年轻,建议使用白消安与环磷酰胺或氟达拉滨或大剂量全身放疗的清髓性预处理方案[35,36]。

最近的一项血液和骨髓移植临床试验研究(BMT CTN#0901)(https://clinicaltrials.gov/ct2/show/NCT01339910)显示,清髓性预处理可延长60岁以下患者的无进展生存期。由于AML诊断的中位年龄在67岁以上,所以清髓性方案仅适用于少数患者。减低强度预处理(RIC)方案使SCT成为许多老年人和体质较差患者的一个合适的选择。在国际血液和骨髓移植研究中心(CIBMTR)的一项大型研究(年龄为60~70岁)中,与首次完全缓解期间接受化疗的个体相比,RIC的复发风险较低(32%比81%,$P<0.001$),且无白血病生存时间较长(32%比15%,$P= 0.001$)[37]。与清髓性方案相比,RIC方案的白血病复发率较高,但治疗相关死亡率得到改善[37]。

骨髓增生异常综合征

骨髓增生异常综合征(MDS)发病年龄较晚,中位诊断年龄约为75岁。国际预后系统通过对骨髓原始细胞比例、外周血细胞减少及染色体核型异常的评分,将患者分为低危组、中危1组、中危2组和高危风险组[38]。基于这种分层,对于低危组和中危1组,可先进行非HSCT治疗[低甲基化剂、来那度胺(Revlimid)等]并将HSCT延后进行,这种治疗方案可以实现长期疾病控制,直至白血病转化或疾病恶化,如输血依赖或非移植治疗方案失败。相反,早期HSCT通常被推荐用于中危2组和高危风险组[39,40]。由于大约超过80%被诊断为MDS的患者年龄超过60岁,因此也需要讨论年龄对HSCT预后的影响。CIBMTR进行了一项基于登记信息的大型研究,并指出年龄为40~54岁、55~59岁、60~64岁和≥65岁年龄组的两年总生存率(OS)分别为42%、35%、45%和38%[41]。在本分析中,年龄对生存率没有显著影响。根据这个报道,年龄不会成为MDS患者使用HSCT治疗方案的限制性因素。对于不能接受清髓性方案的患者,可以应用具有类似预期结果的减低强度方案[42]。

骨髓纤维化

骨髓纤维化是骨髓增生性肿瘤的晚期表现,是一种原发性克隆性疾病,也可从原有的真性红细胞增多症或原发性血小板增多症演变而来。虽然Jak2抑制剂和细胞因子等靶向治疗药物可以控制症状并减少器官肿大,但这些治疗并不能根除疾病。Allo-HSCT是一种潜在的治愈骨髓纤维化的基础疗法。治疗效果与移植时疾病所处的阶段有关。在CIBMTR分析报告中,MSD、MUD和替代供体的5年生存率分别为37%、30%和40%,无进展生存率分别为33%、27%和22%。应用RIC方案也可以达到近似的无进展生存率(5年为39%)[43]。

急性淋巴细胞白血病(ALL)

与其他恶性肿瘤相比,allo-HSCT的GVM效应在ALL中效果较差,但allo-HSCT是所有复发或复发风险较高的ALL患者的一种有效治疗方案[44,45]。一项大型多中心前瞻性研究表明,相对于无MSD而接受了巩固化疗或自体移植的ALL患者,有MSD allo-HSCT的首次缓解ALL患者的生存率较高(53%比45%,$P=0.01$)。相比之下,在其他研究和荟萃分析中,allo-HSCT改善了高危风险组的预后[46]。对于不能耐受全程清髓性方案的患者,低强度方案可以作为替代预处理方案且治疗效果与前者类似[47,48]。

近年来,几项改进的实践结果显著改善了对ALL未行造血移植患者的管理。与传统化疗相比,改进的化疗方案采用由儿科治疗发展而来的方案,具有较高的 CR 率和生存率[49]。新型药物,如酪氨激酶抑制剂、单克隆抗体和双特异性药物,包括博纳土单抗正在进一步试验评估中[50,51]。预后风险评估方面也有所改善,包括对高危 ALL 的诊断及对微小残留病灶的检测[52]。成人急性淋巴细胞白血病(GRAALL)的多中心研究小组的一项分析发现,微小残留病灶是第一次缓解期患者使用 allo-HSCT 治疗的主要预后不良因素[53]。Allo-HSCT 也适用于治疗费城染色体阳性 ALL、早期胸腺前体 T ALL 和费城样 ALL,这些患者应用单纯化疗方案预后较差[54]。

总体来说,所有新进展都强调需要进行更多的随机性试验研究,以期能找到对 ALL 患者采用 Allo-HSCT 治疗的最佳时机。

慢性粒细胞白血病(CML)

Allo-HSCT 是治疗 CML 的一种有效的方法,被认为是 20 世纪后期治疗这种恶性肿瘤的标准疗法[55]。CML 对免疫性 GVM 效应非常敏感[56,57]。已被证实应用 Allo-SCT 治疗后复发的患者,通过供体淋巴细胞输注可以重新获得持久的分子水平的完全缓解[58]。BCR-ABL 酪氨酸激酶的分子靶向药物,如伊马替尼,使该病的治疗发生了革命性的变化,这种药物成为 CML 安全有效的治疗方法,使大多数患者获得长期的疾病控制。继伊马替尼之后,多种口服酪氨酸激酶抑制剂(TK-I),如达沙替尼、波那替尼、尼洛替尼和博舒替尼治疗 CML 也是有效的,并且二代 TKI 治疗可使部分对伊马替尼耐药的患者得到长期的疾病控制。如今,Allo-HSCT 主要用于对 TKI 不耐受或对 TKI 反应欠佳或已转变为加速期或急变期的患者[59,60]。一项大型的 CIBMTR 分析(约 50% 曾用过伊马替尼)显示,allo-HSCT 使晚期 CML 患者在第二慢性期(35%~40%)、加速期(26%~27%)和急变期(8%~11%)的无病生存期(DFS)得以延长[61]。与 TKI 相比,allo-HSCT 可以延长 CML 加速期的 DFS 和 OS[62]。也有新的证据表明,干细胞移植后行 TKI 治疗可能降低 CML,特别是晚期患者的复发风险[63,64]。

淋巴瘤

allo-HSCT 是治疗晚期淋巴瘤和霍奇金病的一种有效方法。allo-HSCT 治疗晚期滤泡性淋巴瘤疗效显著,在 RIC 研究中,超过 80% 患者能达到 DFS。惰性 B 细胞淋巴瘤也易受 GVM 效应的影响。部分 allo-HSCT 后复发的患者对停用免疫抑制或供者淋巴细胞输注有反应[65,66]。这种观察在一项大型回顾性研究中得到进一步验证,该研究的研究内容包括比较同种异体与自体 HSCT 治疗非霍奇金淋巴瘤、T 细胞耗竭移植物对 GVM 潜能和 GVHD 频繁关联的影响以及防止复发[67,68]。一般来说,最大的 GVM 效应见于化疗敏感、肿瘤负荷低、惰性非霍奇金淋巴瘤的患者[68,69]。allo-HSCT 对自体 SCT 后复发的(3 年 OS 和 DFS 分别为 43% 和 25%)化疗敏感霍奇金淋巴瘤患者也是有效的[70]。

然而淋巴瘤中的 GVM 效应被与治疗相关的发病率和死亡率的风险所抵消[71,72]。由于 RIC 具有高效性,且较清髓方案毒性小,所以通常被推荐用于治疗惰性淋巴瘤[73,74]。

弥漫性大 B 细胞淋巴瘤对 GVM 的易感性较惰性淋巴瘤低。对这些患者而言,自体造血干细胞移植似乎没有获益[75]。

多发性骨髓瘤

多发性骨髓瘤在治疗方面已经有了很大进展,但仍被认为是一种无法治愈的疾病,化疗在大多数患者中能得到初始反应[76,77]。大剂量马法仑和 Auto-HSCT 巩固疗法可提高小部分患者的疾病完全缓解率,延长疾病进展时间,提高生存率[78]。维持治疗一般使用来那度胺,可以进一步延长疾病缓解时间[79]。尽管应用了这种治疗方法,但是大多数多发性骨髓瘤患者还是会复发。Allo-HSCT 治疗骨髓瘤已经开始临床评估。有证据表明,患者在输注供体淋巴细胞时会产生 GVM 效应[80]。多发性骨髓瘤通常是发生于老年人的一种疾病。清髓性 Allo-HSCT 在一些患者中可以产生持续性 CR,但是与治疗相关发病率和死亡率密切相关(34%~53%)[81-83]。相较于清髓性方案,减低强度方案的耐受性较好,但复发率较高。二次移植是先使用 Auto-HSCT 造成初次

表 15.2 移植物抗恶性肿瘤反应

活动水平	疾病
高的	慢性髓细胞白血病、CLL、低度恶性淋巴瘤、细胞淋巴瘤
中间的	急性髓细胞白血病、中级淋巴瘤、霍奇金淋巴瘤、浆细胞疾病
低的	急性淋巴细胞白血病、高级淋巴瘤和实体器官肿瘤

资料来源：Gragert 等，2014[2]。

注：CML=慢性粒细胞白血病；CLL=慢性淋巴细胞白血病；AML=急性粒细胞白血病。

肿瘤细胞杀伤，然后使用低强度 Allo-HSCT 诱导 GVM 效应，这种治疗方案已得到广泛的研究[84]。该方案使得完全缓解率接近 60%，与治疗有关的死亡率约 18%[85]。比较自体—异体二次移植与化疗的一些随机研究的结果参差不齐。BMT CTN 进行的最大的研究表明，与二次自体移植相比，二次异体移植并没有优势。目前，这种方法不推荐用于多发性骨髓瘤的一线治疗。尽管有这些限制，Allo-HSCT 仍是一些晚期多发性骨髓瘤患者的潜在治疗方法。Allo-HSCT 适用于化疗敏感的复发的多发性骨髓瘤患者，大约 20% 的患者能得到持久的疾病完全缓解。

实体肿瘤

Allo-HSCT 也可产生抗实体瘤的 GVM 效应，尽管通常不如血液性恶性肿瘤有效（表 15.2)[86]。据几例小病例报道，乳腺癌患者应用 HSCT 治疗有效[87,88]。尽管最初的研究热情很高，但是清髓性方案的即时毒性和有限的肿瘤杀伤作用阻碍了 Allo-HSCT 在实体肿瘤中的广泛应用[89]。贝塞斯达国立卫生研究院利用 RIC 方案检测了 Allo-HSCT 中极有可能对免疫学改变做出反应的肿瘤亚群。基于这个原理，对免疫治疗敏感的转移性肾细胞癌是第一个被研究的瘤种；据报道，部分患者达到 CR，表现出高缓解率（40%)[90]。这些发现在另一个大型注册研究中得到证实，肿瘤缓解率为 28% 且 2 年 OS 为 30%[91]。然而由于存在 GVHD 的风险以及 10% ~20% 的非复发死亡率，患者的总体存活率没有得到改善，这种方法目前并不是肾细胞癌的标准治疗方案。

Allo-HSCT 也已用于其他仅有中等缓解率的实体瘤[92]。这种治疗方案不推荐用于临床实验之外的实体瘤的治疗。

结论

Allo-HSCT 是一种先进的获得性免疫疗法。供体衍生的 GVM 效应可以根除耐药细胞，并在一系列血液恶性肿瘤中产生持久的疾病完全缓解。Allo-HSCT 用于高危血液系统恶性肿瘤，可改善特定瘤种的 DFS 和 OS。GVM 效应也发生于实体瘤，但效果相对较弱。

得到有益的 GVM 效应并且降低 GVHD 的毒性是造血移植中的重中之重，新的 GVHD 预防方法包括免疫调节疗法和细胞免疫疗法正在进一步评估。

参考文献

1. Khan F, Agarwal A, Agrawal S. Significance of chimerism in hematopoietic stem cell transplantation: new variations on an old theme. Bone Marrow Transplant. 2004;34(1):1–12.

2. Gragert L, Eapen M, Williams E, Freeman J, Spellman S, Baitty R, et al. HLA match likelihoods for hematopoietic stem-cell grafts in the U.S. registry. N Engl J Med. 2014;371(4):339–48.

3. Lee SJ, Klein J, Haagenson M, Baxter-Lowe LA, Confer DL, Eapen M, et al. High-resolution donor-recipient HLA matching contributes to the success of unrelated donor marrow transplantation. Blood. 2007;110(13):4576–83.

4. Flomenberg N, Baxter-Lowe LA, Confer D, Fernandez-Vina M, Filipovich A, Horowitz M, et al. Impact of HLA class I and class II high-resolution matching on outcomes of unrelated donor bone marrow transplantation: HLA-C mismatching is associated with a strong adverse effect on transplantation outcome. Blood. 2004;104(7):1923–30.

5. Valcarcel D, Sierra J, Wang T, Kan F, Gupta V, Hale GA, et al. One-antigen mismatched related versus HLA-matched unrelated donor hematopoietic stem cell transplantation in adults with acute leukemia: Center for International Blood and Marrow Transplant Research results in the era of molecular HLA typing. Biol Blood Marrow Transplant. 2011;17(5):640–8.

6. Weisdorf D, Spellman S, Haagenson M, Horowitz M, Lee S, Anasetti C, et al. Classification of HLA-matching for

retrospective analysis of unrelated donor transplantation: revised definitions to predict survival. Biol Blood Marrow Transplant. 2008;14(7):748–58.

7. Laughlin MJ, Eapen M, Rubinstein P, Wagner JE, Zhang MJ, Champlin RE, et al. Outcomes after transplantation of cord blood or bone marrow from unrelated donors in adults with leukemia. N Engl J Med. 2004;351(22): 2265–75.

8. Ballen KK, Gluckman E, Broxmeyer HE. Umbilical cord blood transplantation: the first 25 years and beyond. Blood. 2013;122(4):491–8.

9. Brunstein CG, Barker JN, Weisdorf DJ, DeFor TE, Miller JS, Blazar BR, et al. Umbilical cord blood transplantation after nonmyeloablative conditioning: impact on transplantation outcomes in 110 adults with hematologic disease. Blood. 2007;110(8):3064–70.

10. Aversa F, Terenzi A, Tabilio A, Falzetti F, Carotti A, Ballanti S, et al. Full haplotype-mismatched hematopoietic stem-cell transplantation: a phase II study in patients with acute leukemia at high risk of relapse. J Clin Oncol. 2005;23(15):3447–54.

11. Luznik L, O'Donnell PV, Symons HJ, Chen AR, Leffell MS, Zahurak M, et al. HLA-haploidentical bone marrow transplantation for hematologic malignancies using nonmyeloablative conditioning and high-dose, post-transplantation cyclophosphamide. Biol Blood Marrow Transplant. 2008;14(6):641–50.

12. Ciurea SO, Zhang MJ, Bacigalupo AA, Bashey A, Appelbaum FR, Aljitawi OS, et al. Haploidentical transplant with posttransplant cyclophosphamide vs matched unrelated donor transplant for acute myeloid leukemia. Blood. 2015;126(8):1033–40.

13. Barnes DW, Corp MJ, Loutit JF, Neal FE. Treatment of murine leukaemia with X rays and homologous bone marrow; preliminary communication. Br Med J. 1956;2(4993):626–7.

14. Graw RG, Jr., Lohrmann HP, Bull MI, Decter J, Herzig GP, Bull JM, et al. Bone-marrow transplantation following combination chemotherapy immunosuppression (B.A.C.T.) in patients with acute leukemia. Transplant Proc. 1974;6(4):349–54.

15. Santos GW, Tutschka PJ, Brookmeyer R, Saral R, Beschorner WE, Bias WB, et al. Marrow transplantation for acute nonlymphocytic leukemia after treatment with busulfan and cyclophosphamide. N Engl J Med. 1983;309(22):1347–53.

16. Remberger M, Ackefors M, Berglund S, Blennow O, Dahllof G, Dlugosz A, et al. Improved survival after allogeneic hematopoietic stem cell transplantation in recent years. A single-center study. Biol Blood Marrow Transplant. 2011;17(11):1688–97.

17. Horowitz MM, Gale RP, Sondel PM, Goldman JM, Kersey J, Kolb HJ, et al. Graft-versus-leukemia reactions after bone marrow transplantation. Blood. 1990;75(3): 555–62.

18. Saber W, Opie S, Rizzo JD, Zhang MJ, Horowitz MM, Schriber J. Outcomes after matched unrelated donor versus identical sibling hematopoietic cell transplantation in adults with acute myelogenous leukemia. Blood. 2012;119(17):3908–16.

19. Champlin RE, Passweg JR, Zhang MJ, Rowlings PA, Pelz CJ, Atkinson KA, et al. T-cell depletion of bone marrow transplants for leukemia from donors other than HLA-identical siblings: advantage of T-cell antibodies with narrow specificities. Blood. 2000;95(12):3996–4003.

20. Archbold JK, Macdonald WA, Miles JJ, Brennan RM, Kjer-Nielsen L, McCluskey J, et al. Alloreactivity between disparate cognate and allogeneic pMHC-I complexes is the result of highly focused, peptide-dependent structural mimicry. J Biol Chem. 2006;281(45): 34324–32.

21. Goulmy E, Schipper R, Pool J, Blokland E, Falkenburg JH, Vossen J, et al. Mismatches of minor histocompatibility antigens between HLA-identical donors and recipients and the development of graft-versus-host disease after bone marrow transplantation. N Engl J Med. 1996;334(5):281–5.

22. Ringden O, Karlsson H, Olsson R, Omazic B, Uhlin M. The allogeneic graft-versus-cancer effect. Br J Haematol. 2009;147(5):614–33.

23. Champlin RE, Perez WS, Passweg JR, Klein JP, Camitta BM, Gluckman E, et al. Bone marrow transplantation for severe aplastic anemia: a randomized controlled study of conditioning regimens. Blood. 2007;109(10):4582–5.

24. Rappeport JM, O'Reilly RJ, Kapoor N, Parkman R. Hematopoietic stem cell transplantation for severe combined immune deficiency or what the children have taught us. Hematology/Oncology Clinics of North America. 2011;25(1):17–30.

25. Anurathapan U, Hongeng S, Pakakasama S, Sirachainan N, Songdej D, Chuansumrit A, et al. Hematopoietic stem cell transplantation for homozygous beta-thalassemia and beta-thalassemia/hemoglobin E patients from haploidentical donors. Bone Marrow Transplant. 2016;51(6):813–8.

26. Nash RA, Hutton GJ, Racke MK, Popat U, Devine SM, Griffith LM, et al. High-dose immunosuppressive therapy and autologous hematopoietic cell transplantation for relapsing-remitting multiple sclerosis (HALT-MS): a 3-year interim report. JAMA Neurol. 2015;72(2): 159–69.

27. Sullivan KM, Shah A, Sarantopoulos S, Furst DE. Review: Hematopoietic stem cell transplantation for scleroderma: effective immunomodulatory therapy for patients with pulmonary involvement. Arthritis & Rheumatology. 2016;68(10):2361–71.

28. Pingali SR, Champlin RE. Pushing the envelope: nonmyeloablative and reduced intensity preparative regimens for allogeneic hematopoietic transplantation. Bone Marrow Transplant. 2015;50(9):1157–67.

29. Dohner H, Estey E, Grimwade D, Amadori S, Appelbaum FR, Buchner T, et al. Diagnosis and management of

AML in adults: 2017 ELN recommendations from an international expert panel. Blood. 2017;129(4):424–47.

30. Mrozek K, Marcucci G, Nicolet D, Maharry KS, Becker H, Whitman SP, et al. Prognostic significance of the European LeukemiaNet standardized system for reporting cytogenetic and molecular alterations in adults with acute myeloid leukemia. J Clin Oncol. 2012;30(36): 4515–23.

31. Byrd JC, Mrozek K, Dodge RK, Carroll AJ, Edwards CG, Arthur DC, et al. Pretreatment cytogenetic abnormalities are predictive of induction success, cumulative incidence of relapse, and overall survival in adult patients with de novo acute myeloid leukemia: results from Cancer and Leukemia Group B (CALGB 8461). Blood. 2002;100(13):4325–36.

32. Grimwade D, Hills RK, Moorman AV, Walker H, Chatters S, Goldstone AH, et al. Refinement of cytogenetic classification in acute myeloid leukemia: determination of prognostic significance of rare recurring chromosomal abnormalities among 5876 younger adult patients treated in the United Kingdom Medical Research Council trials. Blood. 2010;116(3):354–65.

33. Koreth J, Schlenk R, Kopecky KJ, Honda S, Sierra J, Djulbegovic BJ, et al. Allogeneic stem cell transplantation for acute myeloid leukemia in first complete remission: systematic review and meta-analysis of prospective clinical trials. JAMA. 2009;301(22):2349–61.

34. Schlenk RF, Dohner K, Krauter J, Frohling S, Corbacioglu A, Bullinger L, et al. Mutations and treatment outcome in cytogenetically normal acute myeloid leukemia. N Engl J Med. 2008;358(18):1909–18.

35. Copelan EA, Hamilton BK, Avalos B, Ahn KW, Bolwell BJ, Zhu X, et al. Better leukemia-free and overall survival in AML in first remission following cyclophosphamide in combination with busulfan compared with TBI. Blood. 2013;122(24):3863–70.

36. Bredeson C, LeRademacher J, Kato K, Dipersio JF, Agura E, Devine SM, et al. Prospective cohort study comparing intravenous busulfan to total body irradiation in hematopoietic cell transplantation. Blood. 2013;122(24): 3871–8.

37. Farag SS, Maharry K, Zhang MJ, Perez WS, George SL, Mrozek K, et al. Comparison of reduced-intensity hematopoietic cell transplantation with chemotherapy in patients age 60-70 years with acute myelogenous leukemia in first remission. Biol Blood Marrow Transplant. 2011;17(12):1796–803.

38. Greenberg PL, Tuechler H, Schanz J, Sanz G, Garcia-Manero G, Sole F, et al. Revised international prognostic scoring system for myelodysplastic syndromes. Blood. 2012;120(12):2454–65.

39. Bachegowda L, Gligich O, Mantzaris I, Schinke C, Wyville D, Carrillo T, et al. Signal transduction inhibitors in treatment of myelodysplastic syndromes. J Hematol Oncol. 2013;6:50.

40. Cutler C. Timing of allogeneic stem cell transplantation for myelodysplastic syndromes and aplastic anemia. Hematology Am Soc Hematol Educ Program. 2014;2014(1):77–81.

41. McClune BL, Weisdorf DJ, Pedersen TL, Tunes da Silva G, Tallman MS, Sierra J, et al. Effect of age on outcome of reduced-intensity hematopoietic cell transplantation for older patients with acute myeloid leukemia in first complete remission or with myelodysplastic syndrome. J Clin Oncol. 2010;28(11):1878–87.

42. Luger SM, Ringden O, Zhang MJ, Perez WS, Bishop MR, Bornhauser M, et al. Similar outcomes using myeloablative vs reduced-intensity allogeneic transplant preparative regimens for AML or MDS. Bone Marrow Transplant. 2012;47(2):203–11.

43. Ballen KK, Shrestha S, Sobocinski KA, Zhang MJ, Bashey A, Bolwell BJ, et al. Outcome of transplantation for myelofibrosis. Biol Blood Marrow Transplant. 2010;16(3):358–67.

44. Kahl C, Storer BE, Sandmaier BM, Mielcarek M, Maris MB, Blume KG, et al. Relapse risk in patients with malignant diseases given allogeneic hematopoietic cell transplantation after nonmyeloablative conditioning. Blood. 2007;110(7):2744–8.

45. Goldstone AH, Richards SM, Lazarus HM, Tallman MS, Buck G, Fielding AK, et al. In adults with standard-risk acute lymphoblastic leukemia, the greatest benefit is achieved from a matched sibling allogeneic transplantation in first complete remission, and an autologous transplantation is less effective than conventional consolidation/maintenance chemotherapy in all patients: final results of the International ALL Trial (MRC UKALL XII/ ECOG E2993). Blood. 2008;111(4): 1827–33.

46. Yanada M, Matsuo K, Suzuki T, Naoe T. Allogeneic hematopoietic stem cell transplantation as part of postremission therapy improves survival for adult patients with high-risk acute lymphoblastic leukemia: a meta-analysis. Cancer. 2006;106(12):2657–63.

47. Martino R, Giralt S, Caballero MD, Mackinnon S, Corradini P, Fernandez-Aviles F, et al. Allogeneic hematopoietic stem cell transplantation with reduced-intensity conditioning in acute lymphoblastic leukemia: a feasibility study. Haematologica. 2003;88(5):555–60.

48. Mohty M, Labopin M, Tabrizzi R, Theorin N, Fauser AA, Rambaldi A, et al. Reduced intensity conditioning allogeneic stem cell transplantation for adult patients with acute lymphoblastic leukemia: a retrospective study from the European Group for Blood and Marrow Transplantation. Haematologica. 2008;93(2):303–6.

49. Stock W. Adolescents and young adults with acute lymphoblastic leukemia. Hematology Am Soc Hematol Educ Program. 2010;2010:21–9.

50. Kantarjian HM, DeAngelo DJ, Stelljes M, Martinelli G, Liedtke M, Stock W, et al. Inotuzumab ozogamicin versus standard therapy for acute lymphoblastic leukemia. N Engl J Med. 2016;375(8):740–53.

51. Hunger SP, Mullighan CG. Acute lymphoblastic leukemia in children. N Engl J Med. 2015;373(16):

1541–52.

52. Bruggemann M, Raff T, Kneba M. Has MRD monitoring superseded other prognostic factors in adult ALL? Blood. 2012;120(23):4470–81.

53. Chalandon Y, Thomas X, Hayette S, Cayuela JM, Abbal C, Huguet F, et al. Randomized study of reduced-intensity chemotherapy combined with imatinib in adults with Ph-positive acute lymphoblastic leukemia. Blood. 2015;125(24):3711–9.

54. Paul S, Kantarjian H, Jabbour EJ. Adult acute lymphoblastic leukemia. Mayo Clin Proc. 2016;91(11):1645–66.

55. Arora M, Weisdorf DJ, Spellman SR, Haagenson MD, Klein JP, Hurley CK, et al. HLA-identical sibling compared with 8/8 matched and mismatched unrelated donor bone marrow transplant for chronic phase chronic myeloid leukemia. J Clin Oncol. 2009;27(10):1644–52.

56. Clift RA, Buckner CD, Thomas ED, Doney K, Fefer A, Neiman PE, et al. Treatment of chronic granulocytic leukaemia in chronic phase by allogeneic marrow transplantation. Lancet. 1982;2(8299):621–3.

57. McGlave PB, Arthur DC, Kim TH, Ramsay NK, Hurd DD, Kersey J. Successful allogeneic bone-marrow transplantation for patients in the accelerated phase of chronic granulocytic leukaemia. Lancet. 1982;2(8299): 625–7.

58. Kolb HJ, Schattenberg A, Goldman JM, Hertenstein B, Jacobsen N, Arcese W, et al. Graft-versus-leukemia effect of donor lymphocyte transfusions in marrow grafted patients. Blood. 1995;86(5):2041–50.

59. Caldemeyer L, Dugan M, Edwards J, Akard L. Long-term side effects of tyrosine kinase inhibitors in chronic myeloid leukemia. Current Hematologic Malignancy Reports. 2016;11(2):71–9.

60. Corbin AS, Agarwal A, Loriaux M, Cortes J, Deininger MW, Druker BJ. Human chronic myeloid leukemia stem cells are insensitive to imatinib despite inhibition of BCR-ABL activity. J Clin Invest. 2011;121(1):396–409.

61. Khoury HJ, Kukreja M, Goldman JM, Wang T, Halter J, Arora M, et al. Prognostic factors for outcomes in allogeneic transplantation for CML in the imatinib era: a CIBMTR analysis. Bone Marrow Transplant. 2012;47(6):810–6.

62. Jiang Q, Xu LP, Liu DH, Liu KY, Chen SS, Jiang B, et al. Imatinib mesylate versus allogeneic hematopoietic stem cell transplantation for patients with chronic myelogenous leukemia in the accelerated phase. Blood. 2011;117(11):3032–40.

63. Nakasone H, Kanda Y, Takasaki H, Nakaseko C, Sakura T, Fujisawa S, et al. Prophylactic impact of imatinib administration after allogeneic stem cell transplantation on the incidence and severity of chronic graft versus host disease in patients with Philadelphia chromosome-positive leukemia. Leukemia. 2010;24(6):1236–9.

64. Luo Y, Lai XY, Tan YM, Shi JM, Zhao YM, Han XY, et al. Reduced-intensity allogeneic transplantation combined with imatinib mesylate for chronic myeloid leukemia in

first chronic phase. Leukemia. 2009;23(6):1171–4.

65. Grigg AP, Seymour JF. Graft versus Burkitt's lymphoma effect after allogeneic marrow transplantation. Leukemia & Lymphoma. 2002;43(4):889–92.

66. van Besien KW, de Lima M, Giralt SA, Moore DF, Jr., Khouri IF, Rondon G, et al. Management of lymphoma recurrence after allogeneic transplantation: the relevance of graft-versus-lymphoma effect. Bone Marrow Transplant. 1997;19(10):977–82.

67. Chopra R, Goldstone AH, Pearce R, Philip T, Petersen F, Appelbaum F, et al. Autologous versus allogeneic bone marrow transplantation for non-Hodgkin's lymphoma: a case-controlled analysis of the European Bone Marrow Transplant Group Registry data. J Clin Oncol. 1992;10(11):1690–5.

68. Hamadani M, Saber W, Ahn KW, Carreras J, Cairo MS, Fenske TS, et al. Allogeneic hematopoietic cell transplantation for chemotherapy-unresponsive mantle cell lymphoma: a cohort analysis from the center for international blood and marrow transplant research. Biol Blood Marrow Transplant. 2013;19(4):625–31.

69. Khouri IF, McLaughlin P, Saliba RM, Hosing C, Korbling M, Lee MS, et al. Eight-year experience with allogeneic stem cell transplantation for relapsed follicular lymphoma after nonmyeloablative conditioning with fludarabine, cyclophosphamide, and rituximab. Blood. 2008;111(12):5530–6.

70. Robinson SP, Sureda A, Canals C, Russell N, Caballero D, Bacigalupo A, et al. Reduced intensity conditioning allogeneic stem cell transplantation for Hodgkin's lymphoma: identification of prognostic factors predicting outcome. Haematologica. 2009;94(2):230–8.

71. van Besien K, Sobocinski KA, Rowlings PA, Murphy SC, Armitage JO, Bishop MR, et al. Allogeneic bone marrow transplantation for low-grade lymphoma. Blood. 1998;92(5):1832–6.

72. Peniket AJ, Ruiz de Elvira MC, Taghipour G, Cordonnier C, Gluckman E, de Witte T, et al. An EBMT registry matched study of allogeneic stem cell transplants for lymphoma: allogeneic transplantation is associated with a lower relapse rate but a higher procedure-related mortality rate than autologous transplantation. Bone Marrow Transplantation. 2003;31(8): 667–78.

73. Khouri IF, Keating M, Korbling M, Przepiorka D, Anderlini P, O'Brien S, et al. Transplant-lite: induction of graft-versus-malignancy using fludarabine-based nonablative chemotherapy and allogeneic blood progenitor-cell transplantation as treatment for lymphoid malignancies. J Clin Oncol. 1998;16(8): 2817–24.

74. Khouri IF, Lee MS, Saliba RM, Jun G, Fayad L, Younes A, et al. Nonablative allogeneic stem-cell transplantation for advanced/recurrent mantle-cell lymphoma. J Clin Oncol. 2003;21(23):4407–12.

75. Lazarus HM, Zhang MJ, Carreras J, Hayes-Lattin BM,

Ataergin AS, Bitran JD, et al. A comparison of HLA-identical sibling allogeneic versus autologous transplantation for diffuse large B cell lymphoma: a report from the CIBMTR. Biol Blood Marrow Transplant. 2010;16(1):35–45.

76. Jakubowiak AJ, Dytfeld D, Griffith KA, Lebovic D, Vesole DH, Jagannath S, et al. A phase 1/2 study of carfilzomib in combination with lenalidomide and low-dose dexamethasone as a frontline treatment for multiple myeloma. Blood. 2012;120(9):1801–9.

77. Durie BG, Hoering A, Abidi MH, Rajkumar SV, Epstein J, Kahanic SP, et al. Bortezomib with lenalidomide and dexamethasone versus lenalidomide and dexamethasone alone in patients with newly diagnosed myeloma without intent for immediate autologous stem-cell transplant (SWOG S0777): a randomised, open-label, phase 3 trial. Lancet. 2016.

78. Attal M, Harousseau JL, Stoppa AM, Sotto JJ, Fuzibet JG, Rossi JF, et al. A prospective, randomized trial of autologous bone marrow transplantation and chemotherapy in multiple myeloma. Intergroupe Francais du Myelome. N Engl J Med. 1996;335(2):91–7.

79. McCarthy PL, Owzar K, Hofmeister CC, Hurd DD, Hassoun H, Richardson PG, et al. Lenalidomide after stem-cell transplantation for multiple myeloma. N Engl J Med. 2012;366(19):1770–81.

80. Lokhorst HM, Schattenberg A, Cornelissen JJ, van Oers MH, Fibbe W, Russell I, et al. Donor lymphocyte infusions for relapsed multiple myeloma after allogeneic stem-cell transplantation: predictive factors for response and long-term outcome. J Clin Oncol. 2000;18(16):3031–7.

81. Bensinger WI, Buckner CD, Anasetti C, Clift R, Storb R, Barnett T, et al. Allogeneic marrow transplantation for multiple myeloma: an analysis of risk factors on outcome. Blood. 1996;88(7):2787–93.

82. Gahrton G, Tura S, Ljungman P, Belanger C, Brandt L, Cavo M, et al. Allogeneic bone marrow transplantation in multiple myeloma. European Group for Bone Marrow Transplantation. N Engl J Med. 1991;325(18):1267–73.

83. Lokhorst HM, Segeren CM, Verdonck LF, van der Holt B, Raymakers R, van Oers MH, et al. Partially T-cell-depleted allogeneic stem-cell transplantation for first-line treatment of multiple myeloma: a prospective evaluation of patients treated in the phase III study HOVON 24 MM. J Clin Oncol. 2003;21(9):1728–33.

84. Kumar S, Zhang MJ, Li P, Dispenzieri A, Milone GA, Lonial S, et al. Trends in allogeneic stem cell transplantation for multiple myeloma: a CIBMTR analysis. Blood. 2011;118(7):1979–88.

85. Rotta M, Storer BE, Sahebi F, Shizuru JA, Bruno B, Lange T, et al. Long-term outcome of patients with multiple myeloma after autologous hematopoietic cell transplantation and nonmyeloablative allografting. Blood. 2009;113(14):3383–91.

86. Bay JO, Choufi B, Pomel C, Dauplat J, Durando X, Tournilhac O, et al. Potential allogeneic graft-versus-tumor effect in a patient with ovarian cancer. Bone Marrow Transplantation. 2000;25(6):681–2.

87. Ben-Yosef R, Or R, Nagler A, Slavin S. Graft-versus-tumour and graft-versus-leukaemia effect in patient with concurrent breast cancer and acute myelocytic leukaemia. Lancet. 1996;348(9036):1242–3.

88. Ueno NT, Rondon G, Mirza NQ, Geisler DK, Anderlini P, Giralt SA, et al. Allogeneic peripheral-blood progenitor-cell transplantation for poor-risk patients with metastatic breast cancer. J Clin Oncol. 1998;16(3):986–93.

89. Ueno NT, Rizzo JD, Demirer T, Cheng YC, Hegenbart U, Zhang MJ, et al. Allogeneic hematopoietic cell transplantation for metastatic breast cancer. Bone Marrow Transplant. 2008;41(6):537–45.

90. Childs R, Chernoff A, Contentin N, Bahceci E, Schrump D, Leitman S, et al. Regression of metastatic renal-cell carcinoma after nonmyeloablative allogeneic peripheral-blood stem-cell transplantation. N Engl J Med. 2000;343(11):750–8.

91. Barkholt L, Bregni M, Remberger M, Blaise D, Peccatori J, Massenkeil G, et al. Allogeneic haematopoietic stem cell transplantation for metastatic renal carcinoma in Europe. Annals of Oncology. 2006;17(7):1134–40.

92. Bay JO, Fleury J, Choufi B, Tournilhac O, Vincent C, Bailly C, et al. Allogeneic hematopoietic stem cell transplantation in ovarian carcinoma: results of five patients. Bone Marrow Transplant. 2002;30(2):95–102.

第 16 章
NK 细胞介导的免疫治疗

Jennifer A. Foltz, Jeffrey S. Miller, Dean A. Lee

NK 细胞的背景及生物学特性

在 20 世纪 70 年代,自然杀伤(NK)细胞被认为是具有自然杀伤小鼠肿瘤细胞系作用的裸淋巴细胞,与 T 淋巴细胞不同的是,后者具有抗原特异性和主要组织相容性复合体 (MHC)I 类分子依赖性[1-5]。几十年后,我们发现,两者的不同之处在于,NK 细胞表达全种系编码的活化和抑制受体,且这种受体结合保守细胞表面的蛋白配体(表 16.1),而 T 细胞则表达结合肽抗原的重组受体。活化的受体能够识别应激或危险因素,并由能够自我识别的抑制性受体平衡。如果激活受体多于抑制性受体,则会产生活化信号及相应的细胞效应 (细胞毒性和细胞因子的释放),NK 细胞正是利用两者之间的这种平衡来杀死靶细胞。不同于 T 细胞由多肽和 MHC I 类分子活化,NK 细胞一般被 MHC I 类分子所抑制。因此,NK 细胞的激活更有可能发生在缺乏 MHC 表达的细胞上, 即所谓的 "缺失自我"[5,6]。NK 细胞在病毒、寄生虫感染的细胞及肿瘤细胞的监视和破坏中起着非常重要的作用[7],因为这些细胞都过度表达激活配体,并下调 MHC。通常,人类 NK 细胞被定义为缺乏 CD3(如缺乏 T 细胞受体)和表达 CD56、CD16 或 NKp 46。NKp 46 是 NK 细胞表达的自然细胞毒受体(NCR)家族中独特的激活性受体,与 NK 细胞介导的肿瘤杀伤作用是密切相关的, 类似的受体还包括 NKp30 和 NKp44。NCR 的高表达水平与肿瘤杀伤能力增强有关[8,9],并且与健康人相比,其在癌症患者中常常降低[10-13],因此可以作为某些癌症

的生存预测指标[14]。NKp 46 是 NK 细胞特有的受体,因为它几乎完只表达在 NK 细胞上[15-17]。相反,NKp 44 的表达仅限于白细胞介素-2 (IL-2) 激活的 NK 细胞,NKp 30 仅在 NK 细胞的一部分上表达。尽管 NCR 在 NK 细胞杀伤肿瘤中发挥着重要的作用, 但它们在肿瘤中的大多数配体仍不清楚[6,9]。

NK 细胞上介导肿瘤细胞识别的主要活化性受体, 包括 NKG2D、DNNM-1、2B4、NKp80 和 CD16[6]。当多个激活受体的配体存在于靶细胞上时,这些激活受体可以发挥协同作用[18]。

NKG2D 是一种二聚体凝集素受体, 能识别多种肿瘤细胞上应激诱导的配体。这些配体包括 MHC I 类链相关蛋白 A、B 以及 UL16 结合蛋白 1-6[19],它们在几乎所有肿瘤类型中都有表达,包括脑肿瘤、癌、肉瘤、神经外胚层癌、淋巴瘤和白血病[20-26]。2B4 识别 SLAM 家族的应激配体,DNAM-1 识别病毒受体 PVR 和 Nectin[6]。

CD16 是一种低亲和力的免疫球蛋白受体 (FCγR III), 负责介导 NK 细胞的抗体依赖性细胞毒作用(ADCC)。ADCC 通过 CD16 与 IgG 抗体和肿瘤细胞配体的结合来增强 NK 细胞的杀伤作用[6,27],利妥昔单抗(抗 CD20)和达妥昔单抗(抗 GD2) 是利用这一重要机制的两个抗体,临床前数据支持其与 NK 细胞的联合输注治疗。利妥昔单抗是表达在 B 细胞表面抗 CD20 的嵌合单克隆抗体(m Ab), 其主要机制是 NK 细胞介导的 ADCC[28-30],而通过降低 CD 16 与 Ig G 的亲和力丧失 ADCC 的作用则是临床治疗失

表 16.1　已知相应配体的主要自然杀伤细胞受体

受体	配合基
激活受体	
FcγRⅢ(CD16)	lgG/lgG3 抗体
NKp30(CD337)	BAG6,B7-H6
NKp44(CD336)	PCNA
NKp46(CD335)	病毒血凝素
NKp80	AICL
NKG2D(CD341)	MICA,MICB,ULBP1-6
NKG2C/E(CD159c,e)	HLA-E
DNAM-1(CD226)	PVR,Nectin-1
2B4(CD244)	SLAMF2(CD48)
抑制性受体	
KIR2DL1(CD158a)	HLA-C 组 2
KIR2DL2/D3(CD158b,b2)	HLA-C 组 1
KIR3DL1/DL2(CD158e,k)	HLA-Bw4 和一些 HLA-A
NKG2A(CD159a)	HLA-E

败的公认机制[31]。GD2 是一种表达在多种实体瘤上的双酚 A 糖苷，小鼠的体内外实验均表明，在原始和活化、扩增的 NK 细胞中加入抗 GD2 mAb 可提高 NK 细胞对神经母细胞瘤和生存小鼠移植神经母细胞瘤的杀伤作用[23,32]。在临床试验中也表明，抗 GD2 mAb 的疗效与 NK 细胞功能有关[33,34]。

NK 细胞具有多种抑制性受体，主要由杀伤性免疫球蛋白受体(KIR)和 NKG2A/CD 94 受体组成，用于鉴别正常细胞、恶性或感染性细胞。然而一些 KIR 和相关的 NKG2C 受体处于激活状态。抑制型 KIR 的配体是经典的 MHC Ⅰ类分子[主要是人类白细胞抗原(HLA)-B,C],并被归类为特定的受体－配体相互作用基团(KIR2DL1 与 HLA-C1,KIR2DL2/3 与 HLA-C2 和 KIR3DL1 与 Bw4)。KIR2DS1 与 HLA-C2 的结合使其他活化型 KIR 配体的配体仍在继续发挥作用。NKG2A 和 NKG2C 的配体为非经典 HLA-E。抑制型受体与配体的结合会产生抑制信号，表明靶细胞是正常细胞。许多癌症下调 HLA 的表达，使它们更容易受到 NK 细胞介导的杀伤作用的影响[35]。通过 HLA 分型、过继细胞免疫治疗和造血干细胞移植(HSCT)，可以利用特定的 kIR 配基的存在或缺失模拟缺失的自身来逃避抑制和改善预后。就 KIR 错配而言，需要找出一个不在受体中表达抑制型 KIR 配基

(HLA 组)的供体。这导致供者的 NK 细胞在受体体内的抑制潜力较小，因此增加了对其癌细胞的杀伤作用[36,37]。

这 15 个 KIR 基因和 2 个 KIR 伪基因可能在许多种基因变异中遗传，被广泛地划分为 KIR 基因 A 型和 B 型，其中 B 型含有大量活化型 KIRs，且与较好的临床效果密切相关，这将在本章中后续部分做进一步详细讨论[6,18,27]。

NK 细胞杀伤肿瘤细胞具有多种机制，其中包括颗粒酶 B 和穿孔素、Fas 和肿瘤坏死因子相关的凋亡诱导配体介导的杀伤作用(TRAIL)。此外，NK 细胞通过释放促炎细胞因子，尤其是干扰素-γ(IFN-γ)和肿瘤坏死因子 α(TNF-α)，来刺激免疫系统的其他细胞，从而发挥间接的抗肿瘤效应[7]。这些抗肿瘤方法的疗效取决于肿瘤细胞，因为有些肿瘤对一种或多种杀伤方法具有耐药性[7,38-42]。免疫调节药物如硼替佐米和来那度胺，可以克服这种耐药性，并在临床前的模型中增强癌细胞对 NK 细胞杀伤作用的敏感性。目前，这些药物处于临床试验阶段。

NK 细胞对肿瘤预后影响的临床证据

NK 细胞数量减少和功能缺陷与癌症风险相关[43,44]，并可高度预测治疗效果[44-47]。与健康人相比，急性髓系白血病(AML)患者中，NK 细胞降低了 NKp 30 和 NKp 46 的表达，并因

此导致对白血病细胞的杀伤毒性降低。AML 患者与诊断时相比,在完全缓解(CR)时,NKp 46 和 NKp 30 的表达显著增加,并与总生存相关[10,11,14]。除了表型差异外,白血病患者的 NK 细胞生成较少,且自体固有的细胞因子及其杀伤活性分别与无复发生存期和 CR 呈正相关。NK 细胞对自体白血病细胞的杀伤作用在 12% 以上,与超过 8 年的 100% 无病生存期显著相关。因此,NK 细胞在宿主抗白血病反应中起着重要的作用[48,49]。

无独有偶,实体瘤中 NK 细胞的功能和表型与疾病的预后及进展密切相关。骨肉瘤化疗后,淋巴细胞回升与 5 年生存期的提高显著相关[24]。在乳腺癌和前列腺癌中,外周血中活化的 NK 细胞数量与生存期的改善相关[47,50]。与健康对照组相比,黑色素瘤患者 NK 细胞活性受体表达及功能(细胞毒性,细胞因子分泌和增殖)降低。这种功能障碍可能是细胞间接触诱导的一种免疫逃逸机制,因为 NK 细胞与黑色素瘤细胞共培养可以导致活化受体表达及细胞毒性降低[12,13,51]。同样的问题在肺癌中也有发生,并可在体外用 TIM-3 阻断来逆转[52,53]。

NK 细胞抗肿瘤作用的调控

造血干细胞移植

KIR 和 HLA 基因型对 NK 细胞的作用显著影响患者 HSCT 后的生存期,尤其是在 HLA 错配移植中,会消耗大量 T 细胞,因此能够消除 T 细胞介导的移植物抗宿主病(GVHD)的不良影响。在一项具有里程碑意义的研究中,接受 HLA 单倍体移植的白血病患者在没有错配的情况下,与受体中至少有一个供体 KIR 缺失配体(称为 KIR 配体错配)的移植患者相比,5 年无事件生存期显著提高(60% 比 5%)。重要的是,KIR 配体错配的患者没有发现移植物排斥或 GVHD 的证据,而接受 kIR 配体匹配移植的患者却有 15.5% 和 13.7% 的相关风险[54]。此外,在儿童白血病或淋巴瘤以及成人 AML 患者中,较高的 NK 细胞数量与异基因造血干细胞移植后无事件生存期的提高和移植相关死亡率及复发率的降低

呈正相关[55,56]。在一项大规模的回顾性研究中,1500 多个无 HLA 错配患者大部分接受了未经调控的移植(即没有 T 细胞缺失),结果发现 KIR 错配与髓系白血病死亡率的增加有关[57]。

在配对的同种异体移植中,HLA 中供-受体差异不存在缺失配体。然而对于每个 KIR 配基的存在或缺失,仍可考虑缺少配体。在一项 T 细胞缺失的同胞配型移植的回顾性研究中[58],至少缺少一个 KIR 配体(C1、C2 或 bw 4)的受体提高了 AML、急性淋巴细胞白血病(ALL)、骨髓增生异常综合征患者的无病生存期、总生存期和无复发生存期,而缺少两个 KIR 配体(C1 和 Bw4,或 C2 和 Bw4)的患者获得最高生存期。在另一项类似的研究中,评估 KIR 的含量而不是 KIR 配体,结果发现供体中存在 KIR B 单倍型基因 KIR2DL5、KIR2DS1 和 KIR3DS1 的患者复发率较低[59]。

相反,在接受单倍型 HSCT 的患者中,当仅用抗胸腺细胞球蛋白来消耗 T 细胞以预防 GVHD 时,与接受 KIR A 单倍型供体的患者相比,接受 KIR B 单倍型供体降低了患者的总生存期和无病生存期[60]。因此,当 T 细胞未耗尽时,更多活化受体可能通过增强 GVHD 而导致不良结局。同样道理,在配对相关供体 HSCT 时,若 T 细胞没有耗尽,KIR B 单倍型受体接受了供体为 KIR A 单倍型的患者将获得最佳生存期,反之,则获得最差生存期。其生存期的降低与复发和急性 GVHD 增加有关,但这种情况只会在供体和受体均为 HLA-C1 纯合子时才会出现[61]。在与 T 细胞无关的 HSCT 中,无论是 KIR 错配还是 HLA 配型,供体 KIR B 都与总生存期和无复发生存期的提高有关。此外,HLA-C 错配的供-受体能够最大限度的提高生存期,降低复发率[62,63]。显而易见,T 细胞耗竭的程度很大程度上影响了结果。因此,当 T 细胞参与时,活化 KIR 的增加会对结果产生不利影响,这可能是由 GVHD 而不是移植物抗白血病引起的。

随着实体瘤背景下接受 HSCT 治疗的患者越来越少,对 KIR 错配影响的研究也相对较少,尽管如此,其结果与白血病患者的移植治疗相

似。在神经母细胞瘤的自体移植中,其中一种抑制型 KIR 丢失至少一个 HLA 配体不仅能提高患者的生存期(9.5 比 3.8 年),并且比没有错配的患者的病情进展要慢。HLA-C1 缺失的患者生存期最高 (81%比 65%)[64]。在儿童实体瘤治疗上,包括尤文肉瘤、神经母细胞瘤和横纹肌肉瘤在内, 接受 KIR 错配供体异基因 HSCT 的患者临床反应率有所提高, 但该部分患者高度多样化,且样本量非常小[65,66]。

NK 细胞的过继转移

NK 细胞在体外使肿瘤对其裂解敏感,在体内数量和功能下降, 同时放化疗高敏性引起数量减少,这些最终导致 NK 细胞过继转移,因而有望恢复 NK 细胞功能和改善肿瘤治疗。为此,已经开发了几种用于输注的 NK 细胞产品。淋巴消耗预处理方案通常含有在受体内创造生理"空间"的目的,这反过来又通过增加体内稳态细胞因子 IL-15 的有效性促进了 NK 细胞的体内增殖[67]。预处理和 NK 细胞输注后,注射白细胞介素-2(IL-2)(或更接近的 IL-15)可进一步促进 NK 细胞在体内的留存和扩增。

大多数已完成的研究使用健康供者外周单采血中的原始 NK 细胞, 然后用 T 细胞的耗竭(CD3 耗竭)来预防 GVHD,在某些情况下,B 细胞(CD19 耗竭)可防止过客淋巴细胞综合征或 EB 病毒的重新激活[67,68]。其他试图注入高纯度 NK 细胞产品的研究已经利用 CD3 耗竭和 CD 56 阳性选择来分离 NK 细胞。然而这种方法产生了 NK 细胞产量降低的问题,尤其是在成人患者中更明显。在经历上述过程后,NK 细胞产品即可于临床使用,或用细胞因子激活,或在体外扩增,以增大其效力。

白血病

NK 细胞过继转移的临床研究大多是针对 AML 患者进行的, 因为部分基于移植研究的结果显示了 AML 对 NK 细胞的敏感性[54]。

存在 T 细胞缺失, 且来自半相合相关供者的 NK 细胞过继转移(20×10⁶ 个总细胞/kg;平均 8.5×10⁶ 个 NK 细胞/kg)在预后不良 AML、非霍奇金淋巴瘤、转移性实体瘤(黑色素瘤和肾癌)患者中有不同的结果。在 AML 中,19 名患者中有 5 名获得 CR 和体内 NK 细胞扩增,而黑色素瘤或肾细胞癌患者在生存率、缓解率或体内 NK 细胞增殖方面均无改善, 而这部分患者接受了低剂量的治疗方案, 这也可能是结果不一致的原因。同时,有研究报道,达到 CR 的患者循环 NK 细胞明显多于未达到 CR 的患者[67]。

Rubnitz 等对中低风险儿童 AML CR 患者接受 HLA-半相合供者 NK 细胞 (中位数 29× 10⁶/kg) 治疗的安全性进行了调查, 结果发现 NK 细胞在受体内持续存活的中位时间为 10 天,并在体内扩增。虽然这是一项 I 期安全性研究, 但经过超过两年的中位随访,10 名患者全部处于 CR 期,显示出了潜在的益处[69]。在这项研究的后续研究中, 对 29 名复发或复发难治性 ALL 或 AML 患儿(包括 15 名 HSCT 后复发的患儿)进行了单倍相合 NK 细胞输注(中位数为 18.6×10⁶/kg)治疗,其中 90%的供者提供的是与受者错配的 KIR 配体或受体。与前期试验不同的是, 本试验中的所有患者在 NK 细胞输注时,都有可检测到的病灶。截止末次随访时间,20 名患者在 NK 细胞输注后获得 CR 或部分缓解(PR),9 名患者获得无病生存[70]。在另一项类似的研究中, 用 KIR 配体错配的 NK 细胞 (中位数 2.74×10⁶/kg) 治疗 13 名老年高危 AML 患者,50%的患者在治疗后 18~34 个月仍处于缓解状态[71]。

为促进 NK 细胞的持续增殖而输注 IL-2 可能会无意中促进调节性 T 细胞的扩增,反而抑制了 NK 细胞的功能和增殖。Denileukin diftitox (商品名 Ontak, Eisai 药物有限公司)是一种 IL-2 白喉毒素(IL-2 DT)结合物,作用于表达高亲和力的 IL-2 受体细胞,通过与受体结合诱导细胞死亡。在一项通过 NK 细胞过继治疗来评估 Treg 耗竭的潜在益处的研究中,接受单倍型 NK 细胞和 IL-2 DT 的 AML 患者的 CR、无病缓解期显著升高,与仅接受 NK 细胞治疗的患者相比,NK 细胞出现增殖现象。此外,NK 细胞增殖与 Treg 耗竭呈正相关, 间接证明了 Treg 对 NK 细胞功能的抑制作用[72]。

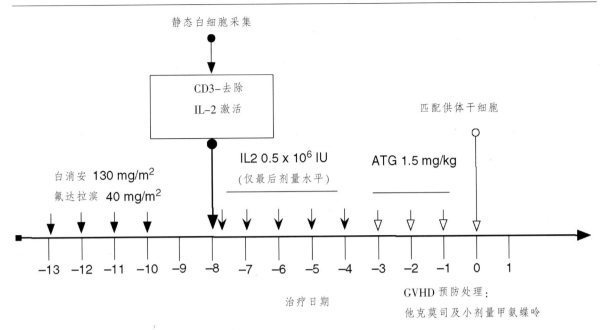

图 16.1　化疗后和化疗前,提供第三方 IL-2 激活的自然杀伤细胞的临床试验方案:输注匹配的异基因干细胞治疗骨髓性白血病[75]。

为了进一步增强 NK 细胞的功能和体内存活时间,Romee 等用细胞因子(IL-12、IL-15 和 IL-18)预处理 NK 细胞,使其在注入 13 名复发性/难治性 AML 老年患者前获得记忆样状态。在 9 名可评价的患者中,CR 为 4 名,PR 为 1 名[73]。

上述治疗方案均存在 NK 细胞输注前环磷酰胺/氟达拉滨导致淋巴耗竭和输注后全身应用 IL-2(IL-2 DT 研究除外)的情况。很少有研究将 NK 细胞输注作为 HSCT 的一部分来进行评估。复发的多发性骨髓瘤患者,在自体外周血 HSCT 前给予 14 天半相合 KIR-错配 IL-2 活化的 NK 细胞(滴注量为 2.7~92×10⁶/kg)和高剂量氮芥治疗,共输注两次供者 NK 细胞,90%的受者疗程至少为 7 天。在 10 名患者中,2 名达到 CR,3 名接近 CR[74]。

21 名高风险的 AML 或慢性髓系白血病患者行匹配的同种异体移植后,在抗胸腺细胞球蛋白与清髓性白消安/氟达拉滨治疗的 5 天窗口期,注入第三方 IL-2 激活的单倍型 NK 细胞(Day 8)(图 16.1),结果发现 CD56 细胞的数量与无复发生存期有显著相关性,而且 KIR 配体错配供体或 KIR B 单倍型供体也有增加存活的趋势[75]。为进一步巩固缓解和防止复发,NK 细

胞在 HSCT 植入后应用给缓解中的患者,但目前只证明了其安全性和可行性 [76-79]。而且本章所描述的所有研究都没有被报道存在任何与 NK 细胞过继转移相关的明显毒性。

实体瘤

在难治性转移性乳腺癌或卵巢癌患者中,69%的受者接受了 7 天单倍相合 T 细胞缺失活化的 NK 细胞(中位数为 2.15×10⁷/kg)治疗[80],结果与 AML 患者相似,NK 细胞和 IL-2 输注后,Treg 扩增显著增加,这可能是 NK 细胞增殖和存活乏力的原因之一。同样,在 6 名接受 T 细胞缺失半相合活化 NK 细胞(中位数为 21×10⁶/kg)治疗的晚期非霍奇金淋巴瘤患者中,4 名患者在为期 2 个月的随访中处于客观缓解状态[81]。

扩增 NK 细胞

由于通过稳态分离来收集原代 NK 细胞所获得的 NK 细胞数量有限,为了能够每次(重复输注)输注更大数量的 NK 细胞,我们探索其体外扩增方法。而且研究显示,扩增的 NK 细胞也比原代 NK 细胞具有更强的肿瘤靶向性[82,83]。此外,肿瘤患者的 NK 细胞功能经常受损,早期试验虽证实了自体 NK 细胞输注的安全性,但没有显示出明显获益,而体外激活和扩增的 NK 细胞

却可以纠正这种功能障碍。

用辐照过的外周血单核细胞和 OKT 3 对转移性黑色素瘤或肾癌进行性病变患者自体 T 细胞缺失的 NK 细胞进行扩增，虽然这些扩增的 NK 细胞在患者体内存活时间超过 1 周，但临床效果却不明显[84]。自体 NK 细胞被逆转录酶联活素活化的 T 细胞和冻干 A 组链球菌扩增 4702 倍后，也得以活化。在一项剂量递增研究中，晚期/转移性消化道癌患者每次输注 NK 细胞剂量为 $2×10^9$/kg，共输注 3 次，结果显示该疗法耐受性好，半数患者的病情稳定[85]。

用 IL-15 和氢化可的松对来自晚期非小细胞肺癌患者两个亲属的异基因 NK 细胞进行为期 3 周的体外扩增，平均扩增 23 倍，允许 2~4 次 NK 细胞输注(中位数为 $4.2×10^6$/kg)。在 22 个月的中位随访中，27% 的患者仍然存活，发现随着 NK 细胞输注次数的增加，患者存活率也有增加趋势[86]。

将辐照过的外周血单核细胞，OKT 3 和 IL-2 扩增 2 周的异基因 NK 细胞注入淋巴瘤或实体瘤患者，注射剂量为 $3×10^7$/(kg·F)，共治疗 3 次。该研究中 NK 细胞输注后未给予 IL-2，可观察到 TGF-β 和 Treg 的下降[87]。

HSCT 治疗白血病/淋巴瘤或肉瘤后就产生了扩增的 NK 细胞。在白血病/淋巴瘤研究中，41 名患者在 HSCT 后 2 周共接受两次细胞因子扩增的 NK 细胞输注，与仅接受 HSCT 的历史队列相比，显著减缓了白血病的进展，而未引起 GVHD[78]。在肉瘤研究中，供者 NK 细胞输注前在培养细胞上扩增 9~11 天，并于第 8~36 天进行输注(图 16.2)，结果出人意料的是，9 名患者中有 5 名在输注后出现了急性 GVHD[88]。由于所有其他研究中都没有 GVHD 的发生，因此本实验尚未阐明其原因。

NK 细胞株

NK-92 是一种来源于 NK 淋巴瘤患者的细胞株，其表达 NK 细胞典型标志 CD56，对 K562 等 NK 细胞敏感细胞系具有高度的细胞毒作用[89]。其作为一种细胞治疗方法，优点是为异基因输注患者提供统一的、可复制的 NK 样细胞群，去掉

从外周血或单采血产物中生成 NK 细胞产品所需的复杂过程，使其能够适应"现成"的通用细胞生产。NK-92 不被 MHC I 类分子所抑制，因为它缺乏所有 KIR(KIR2DL4 除外)的表达[90]。由于 NK-92 细胞来源于淋巴瘤患者，所以输注前均受到了照射。在一项针对晚期肾癌或黑色素瘤患者的 I 期剂量爬坡临床试验中，照射后的 NK-92 细胞被注入 3 次，当输注细胞剂量达 $3×10^9$/m^2 时，发现其耐受性好，毒性最小；然而 12 名患者中有 11 名在 4 年随访期前死亡[91]。同样，在化疗耐药的实体瘤患者中，照射后的 NK-92 和细胞输注量高达 $1×10^{10}$/m^2 时，仍具有良好耐受性[92]。总而言之，这种"现成"的治疗方法有望脱颖而出，值得进一步研究。

增强 NK 细胞效能的药物

硼替佐米是一种蛋白酶体抑制剂，其作用机制包括下调 HLA，从而降低 KIR 介导的抑制作用。它还能够增强 TRAIL-、Fas L-和穿孔素/颗粒酶介导的 NK 细胞杀伤作用[93-95]。当与自体扩增的 NK 细胞一起使用时，NK 细胞剂量达到 $1×10^8$/kg 时，仍具有安全性，同时该研究还应用了喷司他丁来消耗 Tregs[96]。

来那度胺能促进 NK 细胞增殖、IFN-γ 分泌，降低 IL-6 和 TGF-β 对 NK 细胞的抑制作用，增加 IL-2 CD4 T 细胞的产生，从而提高 NK 细胞的活性[97-102]。其还可与利妥昔单抗在体外联用，通过增加 CD20(利妥昔单抗的靶抗原)的表达来提高 NK 细胞对慢性淋巴细胞白血病和非霍奇金淋巴瘤的杀伤作用[101, 102]。在多发性骨髓瘤患者中，来那度胺可提高 NK 细胞的活性，且该活性与临床疗效呈正相关[103]。

伊立单抗(IPH 2101,百时美施宝公司)是一种抗抑制性泛 KIR mAb，可以广泛阻断抑制性 KIR 对 NK 细胞的作用，从而提高 NK 细胞的活性。其在骨髓瘤中联合、未联合来那列胺都表现出良好的耐受性[104,105]。但不幸的是，最近有临床试验报道，伊立单抗治疗后 NK 细胞反应性反而降低[106]。

IL-15 被认为是 NK 细胞成熟、活化和稳态扩增的主要细胞因子。尽管它在增加患者 NK 和

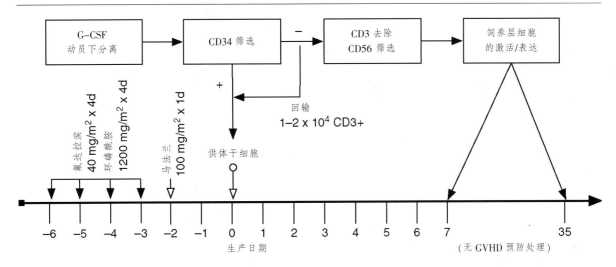

图 16.2　临床试验方案，在匹配后提供 IL-15 激活的供体自然杀伤细胞 [88]。

CD8 T 细胞数量方面有一定的效果，如IL-2 的输注，但较高剂量水平可能受到副作用的限制[107]。修饰后的 IL-15 延长了它的半衰期并允许适当的转运，从而减少了给药频率，既提高了耐受性，又保持了它的免疫特性和功能[108]。

结论

NK 细胞在抗肿瘤免疫中起着重要的作用。肿瘤患者 NK 细胞功能和数量经常降低，常联用多种抗癌药物以增效。在早期临床试验中，NK 细胞过继免疫治疗的结果令人鼓舞。在这些研究中，NK 细胞的输注具有良好的耐受性，扩增平台的开发使我们能够重复注入高纯度的活化 NK 细胞，从而有可能进一步开发它们天生的抗癌能力。进一步提高 NK 细胞潜能和特异性的临床前工作，包括 NK 细胞稳定的基因修饰(肿瘤靶向作用的嵌合抗原受体[109])、促进增殖和存活的细胞因子[110]、具有免疫记忆特性的 NK 细胞研究[111,112]、趋化因子归巢受体 [113]、瞬时遗传或非遗传修饰(mRNA 电穿孔)[114,115]、胞啃作用[116]、双/三特异抗体[117]等，可以将 NK 细胞定向到特定的肿瘤抗原，因而有望改善多种癌症的预后。

参考文献

1. Herberman RB, Nunn ME, Holden HT, Lavrin DH. Natural cytotoxic reactivity of mouse lymphoid cells against syngeneic and allogeneic tumors. II. Characterization of effector cells. Int J Cancer. 1975;16(2):230–9.
2. Herberman RB, Nunn ME, Lavrin DH. Natural cytotoxic allogeneic tumors. I. Distribution of reactivity and specificity. Int J Cancer. 1975;16(2):216–29.
3. Kiessling R, Klein E, Pross H, Wigzell H. "Natural" killer cells in the mouse. II. Cytotoxic cells with specificity for mouse Moloney leukemia cells. Characteristics of the killer cell. Eur J Immunol. 1975;5(2):117–21.
4. Kiessling R, Klein E, Wigzell H. "Natural" killer cells in the mouse. I. Cytotoxic cells with specificity for mouse Moloney leukemia cells. Specificity and distribution according to genotype. Eur J Immunol. 1975;5(2):112–7.
5. Ljunggren HG, Karre K. In search of the 'missing self': MHC molecules and NK cell recognition. Immunol Today. 1990;11(7):237–44.
6. Pegram HJ, Andrews DM, Smyth MJ, Darcy PK, Kershaw MH. Activating and inhibitory receptors of natural killer cells. Immunology and cell biology. 2011;89(2):216–24.
7. Smyth MJ, Hayakawa Y, Takeda K, Yagita H. New aspects of natural-killer-cell surveillance and therapy of cancer. Nat Rev Cancer. 2002;2(11):850–61.
of natural-killer-cell surveillance and therapy of cancer. Nat Rev Cancer. 2002;2(11):850–61.
8. Sivori S, Pende D, Bottino C, Marcenaro E, Pessino A, Biassoni R, et al. NKp46 is the major triggering receptor involved in the natural cytotoxicity of fresh or cultured human NK cells. Correlation between surface density of NKp46 and natural cytotoxicity against autologous, allogeneic or xenogeneic target cells. Eur J Immunol. 1999;29(5):1656–66.
9. Moretta A, Bottino C, Vitale M, Pende D, Cantoni C, Mingari MC, et al. Activating receptors and coreceptors involved in human natural killer cell-mediated cytolysis. Annu Rev Immunol. 2001;19:197–223.
10. Costello RT, Sivori S, Marcenaro E, Lafage-Pochitaloff M, Mozziconacci MJ, Reviron D, et al. Defective expression and function of natural killer cell-triggering receptors in patients with acute myeloid leukemia. Blood. 2002;99(10):3661–7.

11. Fauriat C, Just-Landi S, Mallet F, Arnoulet C, Sainty D, Olive D, et al. Deficient expression of NCR in NK cells from acute myeloid leukemia: Evolution during leukemia treatment and impact of leukemia cells in NCRdull phenotype induction. Blood. 2007;109(1):323–30.

12. Fregni G, Perier A, Pittari G, Jacobelli S, Sastre X, Gervois N, et al. Unique functional status of natural killer cells in metastatic stage IV melanoma patients and its modulation by chemotherapy. Clin Cancer Res. 2011;17(9):2628–37.

13. Fregni G, Messaoudene M, Fourmentraux-Neves E, Mazouz-Dorval S, Chanal J, Maubec E, et al. Phenotypic and functional characteristics of blood natural killer cells from melanoma patients at different clinical stages. PLoS One. 2013;8(10):e76928.

14. Martner A, Rydstrom A, Riise RE, Aurelius J, Brune M, Foa R, et al. NK cell expression of natural cytotoxicity receptors may determine relapse risk in older AML patients undergoing immunotherapy for remission maintenance. Oncotarget. 2015;6(40):42569–74.

15. Narni-Mancinelli E, Chaix J, Fenis A, Kerdiles YM, Yessaad N, Reynders A, et al. Fate mapping analysis of lymphoid cells expressing the NKp46 cell surface receptor. Proc Natl Acad Sci U S A. 2011;108(45):18324–9.

16. Walzer T, Blery M, Chaix J, Fuseri N, Chasson L, Robbins SH, et al. Identification, activation, and selective in vivo ablation of mouse NK cells via NKp46. Proc Natl Acad Sci U S A. 2007;104(9):3384–9.

17. Pessino A, Sivori S, Bottino C, Malaspina A, Morelli L, Moretta L, et al. Molecular cloning of NKp46: a novel member of the immunoglobulin superfamily involved in triggering of natural cytotoxicity. J Exp Med. 1998;188(5):953–60.

18. Watzl C, Urlaub D. Molecular mechanisms of natural killer cell regulation. Frontiers in bioscience. 2012;17:1418–32.

19. Bauer S, Groh V, Wu J, Steinle A, Phillips JH, Lanier LL, et al. Activation of NK cells and T cells by NKG2D, a receptor for stress-inducible MICA. Science. 1999;285(5428):727–9.

20. Fernandez L, Portugal R, Valentin J, Martin R, Maxwell H, Gonzalez-Vicent M, et al. In vitro natural killer cell immunotherapy for medulloblastoma. Frontiers in Oncology. 2013;3:94.

21. Mariani E, Tarozzi A, Meneghetti A, Cattini L, Facchini A. Human osteosarcoma cell susceptibility to natural killer cell lysis depends on CD54 and increases after TNF alpha incubation. FEBS letters. 1997;406(1–2):83–8.

22. Cho D, Shook DR, Shimasaki N, Chang YH, Fujisaki H, Campana D. Cytotoxicity of activated natural killer cells against pediatric solid tumors. Clin Cancer Res. 2010;16(15):3901–9.

23. Liu Y, Wu HW, Sheard MA, Sposto R, Somanchi SS, Cooper LJ, et al. Growth and activation of natural killer cells ex vivo from children with neuroblastoma for adoptive cell therapy. Clin Cancer Res. 2013;19(8):2132–43.

24. Groh V, Rhinehart R, Secrist H, Bauer S, Grabstein KH, Spies T. Broad tumor-associated expression and recognition by tumor-derived gamma delta T cells of MICA and MICB. Proc Natl Acad Sci U S A. 1999;96(12):6879–84.

25. Pende D, Cantoni C, Rivera P, Vitale M, Castriconi R, Marcenaro S, et al. Role of NKG2D in tumor cell lysis mediated by human NK cells: cooperation with natural cytotoxicity receptors and capability of recognizing tumors of nonepithelial origin. Eur J Immunol. 2001;31(4):1076–86.

26. Pende D, Rivera P, Marcenaro S, Chang CC, Biassoni R, Conte R, et al. Major histocompatibility complex class I-related chain A and UL16-binding protein expression on tumor cell lines of different histotypes: analysis of tumor susceptibility to NKG2D-dependent natural killer cell cytotoxicity. Cancer Res. 2002;62(21): 6178–86.

27. Watzl C, Long EO. Signal transduction during activation and inhibition of natural killer cells. In Current Protocols in Immunology, edited by John E Coligan et al. Hoboken, NJ: Wiley. 2010;chap 11:unit 11 9B.

28. Golay J, Manganini M, Facchinetti V, Gramigna R, Broady R, Borleri G, et al. Rituximab-mediated antibody-dependent cellular cytotoxicity against neoplastic B cells is stimulated strongly by interleukin-2. Haematologica. 2003;88(9):1002–12.

29. Cartron G, Dacheux L, Salles G, Solal-Celigny P, Bardos P, Colombat P, et al. Therapeutic activity of humanized anti-CD20 monoclonal antibody and polymorphism in IgG Fc receptor FcgammaRIIIa gene. Blood. 2002;99(3):754–8.

30. Clynes RA, Towers TL, Presta LG, Ravetch JV. Inhibitory Fc receptors modulate in vivo cytotoxicity against tumor targets. Nat Med. 2000;6(4):443–6.

31. Persky DO, Dornan D, Goldman BH, Braziel RM, Fisher RI, Leblanc M, et al. Fc gamma receptor 3a genotype predicts overall survival in follicular lymphoma patients treated on SWOG trials with combined monoclonal antibody plus chemotherapy but not chemotherapy alone. Haematologica. 2012;97(6):937–42.

32. Zeng Y, Fest S, Kunert R, Katinger H, Pistoia V, Michon J, et al. Anti-neuroblastoma effect of ch14.18 antibody produced in CHO cells is mediated by NK-cells in mice. Mol Immunol. 2005;42(11):1311–9.

33. Tarek N, Le Luduec JB, Gallagher MM, Zheng J, Venstrom JM, Chamberlain E, et al. Unlicensed NK cells target neuroblastoma following anti-GD2 antibody treatment. J Clin Invest. 2012;122(9):3260–70.

34. Delgado DC, Hank JA, Kolesar J, Lorentzen D, Gan J, Seo S, et al. Genotypes of NK cell KIR receptors, their ligands, and Fcgamma receptors in the response of neuroblastoma patients to Hu14.18-IL2 immunotherapy. Cancer Res. 2010;70(23):9554–61.

35. Bubenik J. MHC class I down-regulation: tumour escape from immune surveillance? (review). International Journal of Oncology. 2004;25(2):487–91.

36. Moretta A, Pende D, Locatelli F, Moretta L. Activating and inhibitory killer immunoglobulin-like receptors (KIR) in haploidentical haemopoietic stem cell transplantation to cure high-risk leukaemias. Clin Exp Immunol. 2009;157(3):325–31.

37. Benson DM, Jr., Caligiuri MA. Killer immunoglobulin-like receptors and tumor immunity. Cancer immunology research. 2014;2(2):99–104.

38. Browne KA, Blink E, Sutton VR, Froelich CJ, Jans DA, Trapani JA. Cytosolic delivery of granzyme B by bacterial toxins: evidence that endosomal disruption, in addition to transmembrane pore formation, is an important function of perforin. Molecular and Cellular Biology. 1999;19(12):8604–15.

39. Zamai L, Ahmad M, Bennett IM, Azzoni L, Alnemri ES, Perussia B. Natural killer (NK) cell-mediated cytotoxicity: differential use of TRAIL and Fas ligand by immature and mature primary human NK cells. J Exp Med. 1998;188(12):2375–80.

40. Kayagaki N, Yamaguchi N, Nakayama M, Takeda K, Akiba H, Tsutsui H, et al. Expression and function of TNF-related apoptosis-inducing ligand on murine activated NK cells. J Immunol. 1999;163(4):1906–13.

41. Smyth MJ, Cretney E, Takeda K, Wiltrout RH, Sedger LM, Kayagaki N, et al. Tumor necrosis factor-related apoptosis-inducing ligand (TRAIL) contributes to interferon gamma-dependent natural killer cell protection from tumor metastasis. J Exp Med. 2001;193(6):661–70.

42. Takeda K, Smyth MJ, Cretney E, Hayakawa Y, Yamaguchi N, Yagita H, et al. Involvement of tumor necrosis factor-related apoptosis-inducing ligand in NK cell-mediated and IFN-gamma-dependent suppression of subcutaneous tumor growth. Cell Immunol. 2001;214(2):194–200.

43. Imai K, Matsuyama S, Miyake S, Suga K, Nakachi K. Natural cytotoxic activity of peripheral-blood lymphocytes and cancer incidence: an 11-year follow-up study of a general population. Lancet. 2000;356(9244):1795–9.

44. Verma C, Kaewkangsadan V, Eremin JM, Cowley GP, Ilyas M, El-Sheemy MA, et al. Natural killer (NK) cell profiles in blood and tumour in women with large and locally advanced breast cancer (LLABC) and their contribution to a pathological complete response (PCR) in the tumour following neoadjuvant chemotherapy (NAC): differential restoration of blood profiles by NAC and surgery. J Transl Med. 2015;13:180.

45. Kim JK, Chung JS, Shin HJ, Song MK, Yi JW, Shin DH, et al. Influence of NK cell count on the survival of patients with diffuse large B-cell lymphoma treated with R-CHOP. Blood Research. 2014;49(3):162–9.

46. Hodge G, Barnawi J, Jurisevic C, Moffat D, Holmes M, Reynolds PN, et al. Lung cancer is associated with decreased expression of perforin, granzyme B and inter-

47. Pasero C, Gravis G, Granjeaud S, Guerin M, Thomassin-Piana J, Rocchi P, et al. Highly effective NK cells are associated with good prognosis in patients with metastatic prostate cancer. Oncotarget. 2015;6(16):14360–73.

48. Tajima F, Kawatani T, Endo A, Kawasaki H. Natural killer cell activity and cytokine production as prognostic factors in adult acute leukemia. Leukemia. 1996;10(3):478–82.

49. Lowdell MW, Craston R, Samuel D, Wood ME, O'Neill E, Saha V, et al. Evidence that continued remission in patients treated for acute leukaemia is dependent upon autologous natural killer cells. Br J Haematol. 2002;117(4):821–7.

50. Muraro E, Comaro E, Talamini R, Turchet E, Miolo G, Scalone S, et al. Improved natural killer cell activity and retained anti-tumor CD8(+) T cell responses contribute to the induction of a pathological complete response in HER2-positive breast cancer patients undergoing neoadjuvant chemotherapy. J Transl Med. 2015;13:204.

51. Pietra G, Manzini C, Rivara S, Vitale M, Cantoni C, Petretto A, et al. Melanoma cells inhibit natural killer cell function by modulating the expression of activating receptors and cytolytic activity. Cancer Res. 2012;72(6):1407–15.

52. da Silva IP, Gallois A, Jimenez-Baranda S, Khan S, Anderson AC, Kuchroo VK, et al. Reversal of NK-cell exhaustion in advanced melanoma by Tim-3 blockade. Cancer Immunology Research. 2014;2(5):410–22.

53. Xu L, Huang Y, Tan L, Yu W, Chen D, Lu C, et al. Increased Tim-3 expression in peripheral NK cells predicts a poorer prognosis and Tim-3 blockade improves NK cell-mediated cytotoxicity in human lung adenocarcinoma. International Immunopharmacology. 2015;29(2):635–41.

54. Ruggeri L, Capanni M, Urbani E, Perruccio K, Shlomchik WD, Tosti A, et al. Effectiveness of donor natural killer cell alloreactivity in mismatched hematopoietic transplants. Science. 2002;295(5562):2097–100.

55. Huttunen P, Taskinen M, Siitonen S, Saarinen-Pihkala UM. Impact of very early CD4(+)/CD8(+) T cell counts on the occurrence of acute graft-versus-host disease and NK cell counts on outcome after pediatric allogeneic hematopoietic stem cell transplantation. Pediatr Blood Cancer. 2015;62(3):522–8.

56. Savani BN, Mielke S, Adams S, Uribe M, Rezvani K, Yong AS, et al. Rapid natural killer cell recovery determines outcome after T-cell-depleted HLA-identical stem cell transplantation in patients with myeloid leukemias but not with acute lymphoblastic leukemia. Leukemia. 2007;21(10):2145–52.

57. Farag SS, Bacigalupo A, Eapen M, Hurley C, Dupont B, Caligiuri MA, et al. The effect of KIR ligand incompatibility on the outcome of unrelated donor transplantation: a report from the Center for International Blood and Marrow Transplant Research, the European Blood and Marrow Transplant Registry, and the Dutch Registry. Biol Blood Marrow Transplant.

2006;12(8):876–84.

58. Hsu KC, Keever-Taylor CA, Wilton A, Pinto C, Heller G, Arkun K, et al. Improved outcome in HLA-identical sibling hematopoietic stem-cell transplantation for acute myelogenous leukemia predicted by KIR and HLA genotypes. Blood. 2005;105(12):4878–84.

59. Stringaris K, Adams S, Uribe M, Eniafe R, Wu CO, Savani BN, et al. Donor KIR Genes 2DL5A, 2DS1 and 3DS1 are associated with a reduced rate of leukemia relapse after HLA-identical sibling stem cell transplantation for acute myeloid leukemia but not other hematologic malignancies. Biol Blood Marrow Transplant. 2010;16(9):1257–64.

60. Kroger N, Binder T, Zabelina T, Wolschke C, Schieder H, Renges H, et al. Low number of donor activating killer immunoglobulin-like receptors (KIR) genes but not KIR-ligand mismatch prevents relapse and improves disease-free survival in leukemia patients after in vivo T-cell depleted unrelated stem cell transplantation. Transplantation. 2006;82(8):1024–30.

61. McQueen KL, Dorighi KM, Guethlein LA, Wong R, Sanjanwala B, Parham P. Donor-recipient combinations of group A and B KIR haplotypes and HLA class I ligand affect the outcome of HLA-matched, sibling donor hematopoietic cell transplantation. Hum Immunol. 2007;68(5):309–23.

62. Cooley S, Trachtenberg E, Bergemann TL, Saeteurn K, Klein J, Le CT, et al. Donors with group B KIR haplotypes improve relapse-free survival after unrelated hematopoietic cell transplantation for acute myelogenous leukemia. Blood. 2009;113(3):726–32.

63. Cooley S, Weisdorf DJ, Guethlein LA, Klein JP, Wang T, Marsh SG, et al. Donor killer cell Ig-like receptor B haplotypes, recipient HLA-C1, and HLA-C mismatch enhance the clinical benefit of unrelated transplantation for acute myelogenous leukemia. J Immunol. 2014;192(10):4592–600.

64. Venstrom JM, Zheng J, Noor N, Danis KE, Yeh AW, Cheung IY, et al. KIR and HLA genotypes are associated with disease progression and survival following autologous hematopoietic stem cell transplantation for high-risk neuroblastoma. Clin Cancer Res. 2009;15(23):7330–4.

65. Perez-Martinez A, de Prada Vicente I, Fernandez L, Gonzalez-Vicent M, Valentin J, Martin R, et al. Natural killer cells can exert a graft-vs-tumor effect in haploidentical stem cell transplantation for pediatric solid tumors. Exp Hematol. 2012;40(11):882–91 e1.

66. Perez-Martinez A, Leung W, Munoz E, Iyengar R, Ramirez M, Vicario JL, et al. KIR-HLA receptor-ligand mismatch associated with a graft-versus-tumor effect in haploidentical stem cell transplantation for pediatric metastatic solid tumors. Pediatr Blood Cancer. 2009;53(1):120–4.

67. Miller JS, Soignier Y, Panoskaltsis-Mortari A, McNearney SA, Yun GH, Fautsch SK, et al. Successful adoptive transfer and in vivo expansion of human haploidentical NK cells in patients with cancer. Blood. 2005;105(8):3051–7.

68. Skeate R, Singh C, Cooley S, Geller M, Northouse J, Welbig J, et al. Hemolytic anemia due to passenger lymphocyte syndrome in solid malignancy patients treated with allogeneic natural killer cell products. Transfusion. 2013;53(2):419–23.

69. Rubnitz JE, Inaba H, Ribeiro RC, Pounds S, Rooney B, Bell T, et al. NKAML: a pilot study to determine the safety and feasibility of haploidentical natural killer cell transplantation in childhood acute myeloid leukemia. J Clin Oncol. 2010;28(6):955–9.

70. Rubnitz JE, Inaba H, Kang G, Gan K, Hartford C, Triplett BM, et al. Natural killer cell therapy in children with relapsed leukemia. Pediatr Blood Cancer. 2015;62(8):1468–72.

71. Curti A, Ruggeri L, D'Addio A, Bontadini A, Dan E, Motta MR, et al. Successful transfer of alloreactive haploidentical KIR ligand-mismatched natural killer cells after infusion in elderly high risk acute myeloid leukemia patients. Blood. 2011;118(12):3273–9.

72. Bachanova V, Cooley S, Defor TE, Verneris MR, Zhang B, McKenna DH, et al. Clearance of acute myeloid leukemia by haploidentical natural killer cells is improved using IL-2 diphtheria toxin fusion protein. Blood. 2014;123(25):3855–63.

73. Romee R, Rosario M, Berrien-Elliott MM, Wagner JA, Jewell BA, Schappe T, et al. Cytokine-induced memory-like natural killer cells exhibit enhanced responses against myeloid leukemia. Science Translational Medicine. 2016;8(357):357ra123.

74. Shi J, Tricot G, Szmania S, Rosen N, Garg TK, Malaviarachchi PA, et al. Infusion of haplo-identical killer immunoglobulin-like receptor ligand mismatched NK cells for relapsed myeloma in the setting of autologous stem cell transplantation. Br J Haematol. 2008;143(5):641–53.

75. Lee DA, Denman CJ, Rondon G, Woodworth G, Chen J, Fisher T, et al. Haploidentical natural killer cells infused before allogeneic stem cell transplantation for myeloid malignancies: a phase I trial. Biol Blood Marrow Transplant. 2016;22(7):1290–8.

76. Klingemann H, Grodman C, Cutler E, Duque M, Kadidlo D, Klein AK, et al. Autologous stem cell transplant recipients tolerate haploidentical related-donor natural killer cell-enriched infusions. Transfusion. 2013;53(2):412–8; quiz 1.

77. Rizzieri DA, Storms R, Chen DF, Long G, Yang Y, Nikcevich DA, et al. Natural killer cell-enriched donor lymphocyte infusions from a 3-6/6 HLA matched family member following nonmyeloablative allogeneic stem cell transplantation. Biol Blood Marrow Transplant. 2010;16(8):1107–14.

78. Choi I, Yoon SR, Park SY, Kim H, Jung SJ, Jang YJ, et al. Donor-derived natural killer cells infused after human leukocyte antigen-haploidentical hematopoietic cell

transplantation: a dose-escalation study. Biol Blood Marrow Transplant. 2014;20(5):696–704.

79. Stern M, Passweg JR, Meyer-Monard S, Esser R, Tonn T, Soerensen J, et al. Pre-emptive immunotherapy with purified natural killer cells after haploidentical SCT: a prospective phase II study in two centers. Bone Marrow Transplant. 2013;48(3):433–8.

80. Geller MA, Cooley S, Judson PL, Ghebre R, Carson LF, Argenta PA, et al. A phase II study of allogeneic natural killer cell therapy to treat patients with recurrent ovarian and breast cancer. Cytotherapy. 2011;13(1):98–107.

81. Bachanova V, Burns LJ, McKenna DH, Curtsinger J, Panoskaltsis-Mortari A, Lindgren BR, et al. Allogeneic natural killer cells for refractory lymphoma. Cancer Immunol Immunother. 2010;59(11):1739–44.

82. Voskens CJ, Watanabe R, Rollins S, Campana D, Hasumi K, Mann DL. Ex-vivo expanded human NK cells express activating receptors that mediate cytotoxicity of allogeneic and autologous cancer cell lines by direct recognition and antibody directed cellular cytotoxicity. Journal of Experimental & Clinical Cancer Research. 2010;29:134.

83. Denman CJ, Senyukov VV, Somanchi SS, Phatarpekar PV, Kopp LM, Johnson JL, et al. Membrane-bound IL-21 promotes sustained ex vivo proliferation of human natural killer cells. PLoS One. 2012;7(1):e30264.

84. Parkhurst MR, Riley JP, Dudley ME, Rosenberg SA. Adoptive transfer of autologous natural killer cells leads to high levels of circulating natural killer cells but does not mediate tumor regression. Clin Cancer Res. 2011;17(19):6287–97.

85. Sakamoto N, Ishikawa T, Kokura S, Okayama T, Oka K, Ideno M, et al. Phase I clinical trial of autologous NK cell therapy using novel expansion method in patients with advanced digestive cancer. J Transl Med. 2015;13:277.

86. Iliopoulou EG, Kountourakis P, Karamouzis MV, Doufexis D, Ardavanis A, Baxevanis CN, et al. A phase I trial of adoptive transfer of allogeneic natural killer cells in patients with advanced non-small cell lung cancer. Cancer Immunol Immunother. 2010;59(12):1781–9.

87. Yang Y, Lim O, Kim TM, Ahn YO, Choi HN, Chung H, et al. Phase I study of random, healthy donor-derived allogeneic natural killer cell therapy in patients with malignant lymphoma or advanced solid tumors. Cancer Immunology Research. 2016.

88. Shah NN, Baird K, Delbrook CP, Fleisher TA, Kohler ME, Rampertaap S, et al. Acute GVHD in patients receiving IL-15/4-1BBL activated NK cells following T-cell-depleted stem cell transplantation. Blood. 2015;125(5):784–92.

89. Gong JH, Maki G, Klingemann HG. Characterization of a human cell line (NK-92) with phenotypical and functional characteristics of activated natural killer cells. Leukemia. 1994;8(4):652–8.

90. Tonn T, Becker S, Esser R, Schwabe D, Seifried E. Cellular immunotherapy of malignancies using the clonal natural killer cell line NK-92. J Hematother Stem Cell Res. 2001;10(4):535–44.

91. Arai S, Meagher R, Swearingen M, Myint H, Rich E, Martinson J, et al. Infusion of the allogeneic cell line NK-92 in patients with advanced renal cell cancer or melanoma: a phase I trial. Cytotherapy. 2008;10(6):625–32.

92. Tonn T, Schwabe D, Klingemann HG, Becker S, Esser R, Koehl U, et al. Treatment of patients with advanced cancer with the natural killer cell line NK-92. Cytotherapy. 2013;15(12):1563–70.

93. Lundqvist A, Abrams SI, Schrump DS, Alvarez G, Suffredini D, Berg M, et al. Bortezomib and depsipeptide sensitize tumors to tumor necrosis factor-related apoptosis-inducing ligand: a novel method to potentiate natural killer cell tumor cytotoxicity. Cancer Res. 2006;66(14):7317–25.

94. Lundqvist A, Yokoyama H, Smith A, Berg M, Childs R. Bortezomib treatment and regulatory T-cell depletion enhance the antitumor effects of adoptively infused NK cells. Blood. 2009;113(24):6120–7.

95. Hallett WH, Ames E, Motarjemi M, Barao I, Shanker A, Tamang DL, et al. Sensitization of tumor cells to NK cell-mediated killing by proteasome inhibition. J Immunol. 2008;180(1):163–70.

96. Lundqvist A, Berg M, Smith A, Childs RW. Bortezomib treatment to potentiate the anti-tumor immunity of ex-vivo expanded adoptively infused autologous natural killer cells. Journal of Cancer. 2011;2:383–5.

97. Lagrue K, Carisey A, Morgan DJ, Chopra R, Davis DM. Lenalidomide augments actin remodeling and lowers NK-cell activation thresholds. Blood. 2015;126(1):50–60.

98. Hsu AK, Quach H, Tai T, Prince HM, Harrison SJ, Trapani JA, et al. The immunostimulatory effect of lenalidomide on NK-cell function is profoundly inhibited by concurrent dexamethasone therapy. Blood. 2011;117(5):1605–13.

99. Xu Y, Sun J, Sheard MA, Tran HC, Wan Z, Liu WY, et al. Lenalidomide overcomes suppression of human natural killer cell anti-tumor functions by neuroblastoma microenvironment-associated IL-6 and TGFbeta1. Cancer Immunol Immunother. 2013;62(10):1637–48.

100. Kronke J, Udeshi ND, Narla A, Grauman P, Hurst SN, McConkey M, et al. Lenalidomide causes selective degradation of IKZF1 and IKZF3 in multiple myeloma cells. Science. 2014;343(6168):301–5.

101. Acebes-Huerta A, Huergo-Zapico L, Gonzalez-Rodriguez AP, Fernandez-Guizan A, Payer AR, Lopez-Soto A, et al. Lenalidomide induces immunomodulation in chronic lymphocytic leukemia and enhances antitumor immune responses mediated by NK and CD4 T cells. BioMed Research International. 2014; 2014:265840.

102. Wu L, Adams M, Carter T, Chen R, Muller G, Stirling D, et al. lenalidomide enhances natural killer cell and monocyte-mediated antibody-dependent cellular cytotoxicity of rituximab-treated CD20+ tumor cells. Clin

Cancer Res. 2008;14(14):4650–7.

103. Wolschke C, Stubig T, Hegenbart U, Schonland S, Heinzelmann M, Hildebrandt Y, et al. Postallograft lenalidomide induces strong NK cell-mediated antimyeloma activity and risk for T cell-mediated GvHD: Results from a phase I/II dose-finding study. Exp Hematol. 2013;41(2):134–42 e3.

104. Benson DM, Jr., Cohen AD, Jagannath S, Munshi NC, Spitzer G, Hofmeister CC, et al. A phase I trial of the anti-KIR antibody IPH2101 and lenalidomide in patients with relapsed/refractory multiple myeloma. Clin Cancer Res. 2015;21(18):4055–61.

105. Benson DM, Jr., Hofmeister CC, Padmanabhan S, Suvannasankha A, Jagannath S, Abonour R, et al. A phase 1 trial of the anti-KIR antibody IPH2101 in patients with relapsed/refractory multiple myeloma. Blood. 2012;120(22):4324–33.

106. Carlsten M, Korde N, Kotecha R, Reger R, Bor S, Kazandjian D, et al. Checkpoint inhibition of KIR2D with the monoclonal antibody IPH2101 induces contraction and hyporesponsiveness of NK cells in patients with myeloma. Clin Cancer Res. 2016;22(21):5211–22.

107. Conlon KC, Lugli E, Welles HC, Rosenberg SA, Fojo AT, Morris JC, et al. Redistribution, hyperproliferation, activation of natural killer cells and CD8 T cells, and cytokine production during first-in-human clinical trial of recombinant human interleukin-15 in patients with cancer. J Clin Oncol. 2015;33(1):74–82.

108. Kim PS, Kwilas AR, Xu W, Alter S, Jeng EK, Wong HC, et al. IL-15 superagonist/IL-15RalphaSushi-Fc fusion complex (IL-15SA/IL-15RalphaSu-Fc; ALT-803) markedly enhances specific subpopulations of NK and memory CD8+ T cells, and mediates potent anti-tumor activity against murine breast and colon carcinomas. Oncotarget. 2016;7(13):16130–45.

109. Imai C, Iwamoto S, Campana D. Genetic modification of primary natural killer cells overcomes inhibitory signals and induces specific killing of leukemic cells.

Blood. 2005;106(1):376–83.

110. Kellner JN, Cruz CR, Bollard CM, Yvon ES. Gene modification of human natural killer cells using a retroviral vector. Methods Mol Biol. 2016;1441:203–13.

111. Lee J, Zhang T, Hwang I, Kim A, Nitschke L, Kim M, et al. Epigenetic modification and antibody-dependent expansion of memory-like NK cells in human cytomegalovirus-infected individuals. Immunity. 2015;42(3):431–42.

112. Schlums H, Cichocki F, Tesi B, Theorell J, Beziat V, Holmes TD, et al. Cytomegalovirus infection drives adaptive epigenetic diversification of NK cells with altered signaling and effector function. Immunity. 2015;42(3):443–56.

113. Carlsten M, Levy E, Karambelkar A, Li L, Reger R, Berg M, et al. Efficient mRNA-based genetic engineering of human NK cells with high-affinity CD16 and CCR7 augments rituximab-induced ADCC against lymphoma and targets NK cell migration toward the lymph node-associated chemokine CCL19. Frontiers in Immunology. 2016;7:105.

114. Shimasaki N, Fujisaki H, Cho D, Masselli M, Lockey T, Eldridge P, et al. A clinically adaptable method to enhance the cytotoxicity of natural killer cells against B-cell malignancies. Cytotherapy. 2012;14(7):830–40.

115. Li L, Liu LN, Feller S, Allen C, Shivakumar R, Fratantoni J, et al. Expression of chimeric antigen receptors in natural killer cells with a regulatory-compliant non-viral method. Cancer Gene Ther. 2010;17(3):147–54.

116. Somanchi SS, Somanchi A, Cooper LJ, Lee DA. Engineering lymph node homing of ex vivo-expanded human natural killer cells via trogocytosis of the chemokine receptor CCR7. Blood. 2012;119(22):5164–72.

117. Reiners KS, Kessler J, Sauer M, Rothe A, Hansen HP, Reusch U, et al. Rescue of impaired NK cell activity in hodgkin lymphoma with bispecific antibodies in vitro and in patients. Mol Ther. 2013;21(4):895–903.

第 17 章
肿瘤免疫学中的免疫监测

William R. Gwin、*Mary L. Disis*

简介

肿瘤免疫学生物标志物

肿瘤免疫学生物标志物的评价与开发以及生物标志物在免疫监测中的应用是近年来免疫检查点抑制治疗临床成功的推动下迅速发展起来的领域。识别能够预测免疫治疗反应的生物标志物将有助于选择可能受益于免疫治疗的患者，而识别免疫药效学和药代动力学生物标志物将为临床试验提供免疫监测能力。免疫生物标志物可分为几种类型：预后、预测、药效学、药代动力学和相关或替代终点（表 17.1）。

预后相关的生物标志物提供了尚未接受治疗个体中的疾病（癌症）可能发展过程的信息。一个例子是肿瘤浸润 T 细胞亚型的评估，由免疫评分决定。预测性生物标志物可用于确定对治疗最敏感的患者亚群。预测生物标志物的一个例子是程序性死亡配体（PD-L1）的表达。PD-L1 的表达可预测哪些患者可能对抗 PD-L1 或抗 PD-1 治疗有效。药效学生物标志物是与疾病相关的靶向治疗疗效的分子基础。抗 PD-1 或 PD-L1 治疗后 T 细胞受体克隆增加就是一例。

药代动力学生物标志物是反映药物分布、代谢和排泄的生物标志物。在嵌合抗原受体（CAR）T 细胞治疗中，CAR-T 细胞活性可由流式细胞术测定。相关或替代终点是可能与实际临床终点相关的标志。定义代理替代终点是一个需要积极研究的领域，到目前为止还没有证实。

免疫监测的演变从抗原特异性到肿瘤微环境的关注

免疫监测在肿瘤免疫学中的作用是随着时间的推移而发展的。在该领域的发展的早期，免疫监测的目的是通过干扰素 γ 酶联免疫斑点试验和基于流动的测定检测肿瘤抗原特异性免疫应答，证明抗原特异性 T 细胞的诱导[1]。然而这种方法并未解释肿瘤微环境的复杂性，以及其他免疫细胞和分子在抑制和增强肿瘤特异性免疫反应中的作用[2]。

在本章中，我们回顾了目前常用的预后、预测和药代动力学、药效学免疫生物标志物分析，重点关注其背景、所需的生物组织、一般分析方法、使用的关键实例以及每种技术的未来（表 17.2 和表 17.3）。我们讨论相关或替代终点的当前候选者以及支持其使用的证据。表 17.1 显示了免疫细胞、细胞因子、免疫调节分子和肿瘤细胞特异性的一种免疫监测方式，询问的肿瘤细胞特性的广泛观点。重要的是要认识到大多数这些免疫监测方式仅捕获整个肿瘤免疫微环境和（或）系统免疫环境的少数组分的数据（图 17.1）。

免疫预后相关的生物标志物的免疫评分

"免疫评分"是预测免疫生物标志物的一个例子，其检测免疫细胞组成，特别是肿瘤微环境中的 CD8+ 和 CD45RO+ T 细胞，并将得到的免疫评分与临床存活终点的关联情况。免疫评分在预测无病生存（DFS）方面比取决于 3 个关键因素（肿瘤、淋巴结和转移）来确定癌症阶段的 TNM 分期更可靠[3]。结直肠癌免疫评分的发展是基于观察到肿瘤内免疫细胞的类型、密度和位置优于目前常

表 17.1　免疫生物标志物的分类

生物标志物	定义	范例
预后	无论是否干预,评估总体结果	免疫评分
预测	评估治疗反应的可能性	PD-L1 表达
药效学	检测药物对目标的影响	TCR 测序
药代动力学	测量药物分布、新陈代谢和排泄	CAR T 细胞的持久性
相关或替代终点	作为临床上有意义的终点的替代品	积极调查的领域;迄今为止尚无任何验证

表 17.2　免疫监测预后和预测方法:所需的组织、血液、限制和临床试验使用的实例

分析方法	肿瘤组织与血液的要求	方法	限制	重要的实例	未来的方向
预后的生物标志物					
免疫评分	肿瘤组织:FFPE 血液:N/A	肿瘤中心和边缘的 CD45RO+ 和 CD8+T 细胞密度 每种细胞类型和位置分部,然后计算总和	无法进行核心活组织检查 无法执行化疗后放疗	Galon 等[8]	应用于多种肿瘤类型 多国验证研究
中性粒细胞与淋巴细胞比率(NLR)	肿瘤组织:N/A 血液:新鲜血液	计算 NLR 的绝对中性粒细胞计数和绝对淋巴细胞计数	(+)NLR 的不同截止值 共存条件会影响 NLR	Ferrucci 等[10]	NLR 作为免疫疗法相关的预测标志物
预测生物标志物					
PD-1/PD-L1 表达(IHC)	肿瘤组织:新鲜、冷冻、FFPE 组织 血液:N/A	对 PD-L1 染色的肿瘤细胞的百分比进行评分 阳性通常定义为>5%染色	肿瘤内的表达变量 没有积极性的标准	Herbst 等[25]	PD-L1 表达的体内成像
单核苷酸多态性(SNP)分析	肿瘤组织:新鲜和冷冻组织 血液:外周血单个核细胞	分离并测序基因组 DNA 进行测序反应 感兴趣区域的双向重新测序(CTLA4 等) 软件识别基因型呼叫	迄今为止,很少有患者参加试验 报告研究的结果相反	Breunis 等[35]	新的 SNP 分析方法,如网络表型分析策略
新抗原(HiSeq)	肿瘤组织:新鲜和冷冻组织 血液:N/A	获得基因组 DNA 并捕获外显子区域 Hi-Seq 的配对末端测序 然后将序列数据映射到参考人类基因组序列并鉴定突变	新抗原不一定在患者之间重叠 并非所有新抗原都能引发 T 细胞反应	McGranaha 等[48]	通过新抗原的永生 B 细胞呈递鉴定新抗原特异性 T 细胞

(待续)

表 17.2(续表)

分析方法	肿瘤组织与血液的要求	方法	限制	重要的实例	未来的方向
骨髓来源的支持细胞(流式细胞术)	肿瘤组织：新鲜和冷冻组织 血液：新鲜，和冷冻保存的外周血单个核细胞	肿瘤组织消化进行流式细胞术 M-MDSC：CD11b⁺CD14⁺CD15⁻IL-4Ra⁺MHC⁻/低 Gr-MDSC：CD11b⁺CD14⁻CD15⁺MHC⁻/低	异质免疫群体未就如何定义MDSC达成共识 门控标准的限制 与MDSC水平和生存相关的矛盾研究	Martens 等[54]	关于MDSC流式细胞术鉴定的共识
免疫抑制性T细胞群(流式细胞术)： Treg CD4⁺细胞 Th2 CD4⁺细胞	肿瘤组织：新鲜和冷冻组织 血液：新鲜、冷冻和冷冻保存的外周血单个核细胞	肿瘤组织消化进行流式细胞术 Tregs：产生CD4⁺CD39⁺CD25⁺腺苷⁻ Th2CD4⁺T细胞：细胞因子IL-4、IL-6和IL-10的流动	Treg⁻CD4⁺T细胞的比例很小(5%) 没有就如何定义Treg达成共识，FOXP3不可靠区分天真Treg,诱导型Treg和外周Treg的挑战	Disis 等[67] Kristensen 等[128]	

注意：FFPE =福尔马林固定，石蜡包埋；PBMC =外周血单核细胞；IHC =免疫组化；M-MDSC =单核细胞髓源抑制细胞；Gr-MDSC =粒细胞源性抑制细胞。

表 17.3　免疫监测药代动力学、药效学方法：所需的组织、血液、限制和临床试验使用的实例

分析方法	肿瘤组织与血液的要求	方法	限制	重要的实例	未来的方向
药代动力学和药效学生物标志物					
TCR测序	肿瘤组织：新鲜、冷冻和FFPE组织 血液：新鲜和冷冻保存的外周血单个核细胞	DNA或RNA分离 V和J基因引物扩增重排的V(D)J区段 确定独特扩增的CDR3区段的序列,鉴定V、D和J基因	受测序深度和准确度的限制 根据T细胞活化的阶段，活化的T细胞可能合成或不合成TCR	Tumeh 等[85]	连接特异性TCR克隆及其靶向表位
基因组免疫分析	肿瘤组织：新鲜、冷冻和FFPE组织 血液：外周血单个核细胞(RNA管)	DNA或RNA分离，进行基因组分析 评估DNA或RNA质量 分析基因表达值	免疫细胞亚型频率的波动(巨噬细胞、Th2细胞和Treg)	Bedognetti 等[93]	标准化的基因表达组

(待续)

表 17.3(续表)

分析方法	肿瘤组织与血液的要求	方法	限制	重要的实例	未来的方向
药代动力学和药效学生物标志物					
酶联免疫斑点检测	肿瘤组织：N/A 血液：新鲜和冷冻外周血单个核细胞	涂有抗细胞因子捕获 Ab 的 ELISPOT 板 与靶抗原一起孵育的 PBMC，随后加入检测 Ab 以显示斑点形成	不直接评估细胞介导的细胞毒性 没有就如何分析 ELISPOT 阳性与阴性数据达成共识 不直接评估细胞介导的细胞毒性 没有就如何分析 ELISPOT 阳性与阴性数据达成共识	Datta 等[129]	
酶联免疫吸附测定	肿瘤组织：N/A 血液：新鲜和冷冻外周血单个核细胞	将靶抗原应用于 ELISA 板 血清添加连续稀释 添加抗人 2° 抗体 读取吸光度并从蛋白质信号中减去控制信号	评估一次只对一个抗原的免疫反应	Montgomery 等[118]	高密度可编程蛋白质微阵列（NAPPA）允许 >5000 种肿瘤抗原
细胞因子流式细胞仪	肿瘤组织：新鲜组织 血液：新鲜和冻存外周血单个核细胞	分离单核细胞 使用适当的抗体对 T 细胞进行固定，透化，并对感兴趣的细胞因子进行染色 进行流式细胞术	门控仍然是高度主观的，导致流式细胞术中的间隔变异性	Michelin 等[103]	
MHC 四聚体	肿瘤组织：新鲜组织 血液：新鲜和冻存外周血单个核细胞	负载有目标抗原的生物素化 HLA 单体被四聚化 将 T 细胞在达沙替尼中孵育 用 MHC 四聚体染色 T 细胞 进行流式细胞术	T 细胞与 pMHC 四聚体结合所需的 TCR 亲和力超过 T 细胞活化所需的 TCR 亲和力	Cohen 等[109]	MHC 右聚物可对低亲和性 T 细胞和 MHC Ⅱ类特异性 T 细胞进行染色

注意：TCR = T 细胞受体；FFPE =福尔马林固定，石蜡包埋；PBMC =外周血单核细胞；MHC =主要组织相容性复合物；HLA =人白细胞抗原。

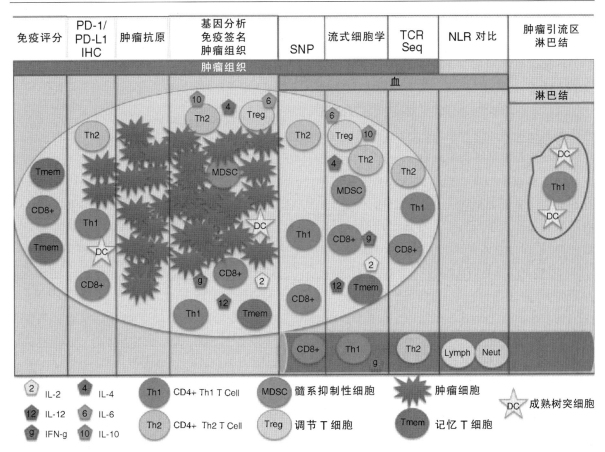

图 17.1　免疫监测分析和靶点。(1)基于肿瘤组织的分析和靶标(仅蓝色条)：免疫分析(基于肿瘤的 T 记忆细胞和 CD8+T 细胞)，PD-L1/PD-1 的免疫组织化学(IHC)(肿瘤细胞、T 细胞亚型和其他免疫细胞亚型)、新抗原(肿瘤细胞)、遗传分析(肿瘤细胞、免疫细胞亚型、免疫细胞受体和细胞因子)。(2)基于血液和肿瘤组织的检测和靶标(蓝色和红色条)：单核苷酸多态性(SNP)(CTLA-4 多态性)和其他免疫细胞受体多态性，流式细胞术(免疫细胞亚型、细胞因子和免疫细胞表面受体)、T 细胞受体测序(基于肿瘤和血液的 T 细胞亚型)。(3)基于血液的测定和靶标(仅红色条)：中性粒细胞与淋巴细胞比率(NLR)(循环中性粒细胞和淋巴细胞)。(4)基于淋巴结组织的检测和靶点(绿色条)：肿瘤引流淋巴结评估(肿瘤细胞和基于淋巴结的免疫细胞亚型)。(见彩插)

用于治疗结直肠癌患者的组织病理学方法[3,4]。

　　免疫评分是从苏木精和曙红(H&E)的病理解释这些切片来自石蜡包埋的组织切片。从每个区域(肿瘤中心、CT 和侵入边缘、IM)分析两个组织切片。将这些组织微阵列切片与 CD3、CD45RO、CD8 和细胞角蛋白-8 的单克隆抗体一起孵育(在室温下 60 分钟)。施加 DAB-色原体并将载玻片用亚甲蓝复染以完成免疫组织化学。然后使用图像分析工作站分析载玻片，并将结果记录为每个组织表面单位的阳性细胞数[5]。使用记忆 T 细胞 (CD3+/CD45RO+) 和细胞毒性 (CD3+/CD8+)T 细胞的密度和位置 (CT 和 IM)计算免疫测定。根据组织分配组织每个区域的 CD8+或 CD45RO+T 细胞的高(1分)或低(0分)密

度，并加入点以产生最终得分：(0)-高(低免疫评分)、(1-2)-高、(3)-高和 (4)-高 (高免疫评分)，产生 4 个不同的预后组[5]。

　　免疫评分的一个缺陷是由于不能精确限定肿瘤中心和侵入性边缘，因此不能在空芯针或细针抽吸活组织检查上进行。

　　免疫学的另一个限制是它不能用于新辅助化学放射治疗的肿瘤，因为这种疗法会引起肿瘤组织学的显著变化[6]。免疫学的一个优点是检测肿瘤浸润性 T 细胞亚型，因为某些 T 细胞亚型的存在可以预测哪些肿瘤可通过免疫治疗方法进行增强[7]。Galon 等最近报道了一项研究，评估免疫核心作为 1300 名结肠癌患者复发时间的预后指标。在本研究中，Ⅰ、Ⅱ、Ⅲ期结肠癌患者

被分为训练组和内部验证组。在内部验证组（630 名患者）中，303 名低免疫结肠癌患者与 327 名高免疫结肠癌患者 ［HR（95%CI），0.54（0.34~0.84）)的复发时间较短；$P=0.006$ ］。在两组中，结果与患者年龄、性别、肿瘤分期以及结肠左侧或右侧癌症的位置无关[8]。

中性粒细胞与淋巴细胞的比率

中性粒细胞与淋巴细胞比率（NLR）是全身性炎症的一般测量指标，并且已被用作许多非癌症疾病状态的预后指标。它还广泛用于各种癌症亚型，作为总体存活的预后指标。最近对使用 NLR 的 100 项研究的荟萃分析表明，NLR 大于临界值（为每项研究定义）与总生存率（OS）的风险比为 1.81（95%CI=1.67~1.97; $P<0.001$），这是在所有癌症亚组、疾病部位和阶段中观察到的效应。在这项荟萃分析中，NLR 大于无进展生存期（PFS）和 DFS 的临界值的危险比分别为 1.63 和 2.27(均 $P<0.001$)[9]。通常，仅使用外周血来计算 NLR。绝对中性粒细胞计数和绝对淋巴细胞计数之间的比率用于计算 NLR[10]。随着对肿瘤微环境预测作用的认识越来越被接受，肿瘤组织的使用也增加了 NLR 计算。使用 NLR 的一个限制是不同疾病状态下阳性 NLR 的临界值不一致。使用 NLR 的另一个限制是中性粒细胞和淋巴细胞计数可能受多种共存条件的影响，如感染、炎症和药物。使用 NLR 的好处是易于从临床环境中的常用实验室计算。

作为炎症状态的一个指标，一些临床试验已经研究了 NLR 是否可以预测免疫检查点抑制剂治疗的反应。Ferruci 等对 3 项独立研究进行了回顾性分析，评估了 NLR 与 ipilimumab 治疗的转移性黑色素瘤患者临床疗效的相关性。本分析表明，在这些研究中，接受基线 NLR<5 的 ipilimumab 治疗的患者 PFS 显著改善（HR = 0.38;95%CI:0.22~0.66;$P=0.0006$）和 OS（HR = 0.24;95%CI):0.13~0.46;p=0.0001)与基线 NLR≥5 的患者相比[10]。

进一步研究调查了肿瘤中 T 细胞检查点受体、检查点配体和 NLR 之间的关系。最近的一项分析评估了 180 名胃癌手术患者原发性肿瘤中 NLR 与 PD-L1 表达及 PD-1+细胞浸润的关系。NLR 升高的 PD-L1 阳性肿瘤组与 PD-L1 阴性肿瘤组比较，两者差异具有统计学意义。然而肿瘤-浸润 PD-1+细胞的数量与 NLR[11]无关。

免疫预测生物标志物

PD-L1 和 PD-1 表达

免疫检查点抑制剂的临床疗效已被证明是重新引起人们对免疫肿瘤学兴趣的主要驱动因素之一。这些针对细胞毒性 T 淋巴细胞相关蛋白 4（CTLA-4）和最近的程序性细胞死亡蛋白 1（PD-1/PD-L1）信号通路的治疗方法已获得美国食品和药物管理局（FDA）批准，可用于多种适应证[12-14]。这类治疗的一个持续挑战是验证可靠的反应预测生物标志物。PD-1 是在 T 细胞和 pro-B 细胞上表达的细胞表面受体，最初发现在激活的小鼠 T 细胞上，在 T 细胞受体与[15]结合后上调，是 CD28/CTLA-4 家族 T 细胞调节器的一员[16]。PD-L1（B7-H1、CD274）和 PD-L2（B7-DC、CD273）是 PD-1[17]的配体。目前已知 PD-1 和 PD-L1 由多种细胞群表达[15]，包括抗原提呈细胞（APCs）[18-20]和肿瘤细胞[21-23]。该信号轴通过多种潜在机制抑制抗肿瘤 T 细胞免疫[24]，包括 T 细胞凋亡、无力、疲惫和 IL-10 表达[24]。在几种肿瘤类型中，肿瘤细胞 PD-L1 表达增加与抗 PD-L1/PD-1 治疗反应率增加之间存在相关性，黑色素瘤试验中发现的证据最多[13]。

PD-L1 和 PD-1 的免疫组化分析通常在存档或新获得的福尔马林固定石蜡包埋（FFPE）肿瘤标本上进行，使用抗人 PD-L1 或 PD-1 单克隆抗体。例如，显示 PD-L1 细胞表面染色的肿瘤细胞百分比随后被评分，阳性被定义为多种方式，但最常见的是每个标本 5% 的表达。如果有多个样本符合此标准，则认为 PD-L1 呈阳性。肿瘤浸润免疫细胞（如 APC）中 PD-L1 表达的增加也与非小细胞肺癌（NSCLC）中抗 PD-L1 治疗反应的增加有关[25]。

在转移性膀胱癌中也证实了 PD-L1 在肿瘤浸润免疫细胞上的表达增加了抗 PD-L1 治疗的可能性 PD-L1 IHC2/3 肿瘤患者的总有效率为

43%（95% CI: 26%~63%）[26]。此外，在一项伴有微卫星不稳定性的结肠癌分析中，PD-L1 的表达以髓系细胞为主，而在肿瘤细胞上没有可识别的 PD-L1 表达[27]。PD-L1 作为预测标志物的固有局限性包括 PD-L1 表达是可诱导的，PD-L1 在肿瘤中并非广泛表达。具体而言，细胞因子可以诱导 PD-L1 的表达，而效应 T 细胞衍生的干扰素 γ 在这种诱导作用中最为有效。已经证明 PD-L1 表达聚集在 IFN-γ+ T 细胞浸润的地方[28,30]。由于 PD-L1 表达的局限性，空芯针肿瘤活检可能会遗漏 PD-L1 表达的区域。免疫组织化学(IHC)分析 PD-L1 表达的另一个局限性是，许多不同的抗 PD-L1 和抗 PD-1 抗体已被用于研究，这些抗体的验证水平各不相同。除此之外，虽然目前根据和临床缓解率的关联将细胞膜 PD-L1 染色阳性率的 5%作为临界值，但具体的 PD-L1 阳性的阈值还没有明确的定义[31]。

Herbst 等报道了评估 PD-L1 表达预测抗 PD-1 治疗反应的关键研究。在该研究中，277 名接受抗 PD-L1 治疗 MPDL3280A 的患者对治疗前肿瘤组织标本染色以进行 PD-L1 表达。结果表明，在多种肿瘤类型中，肿瘤浸润性免疫细胞 PD-L1 表达达到统计学意义（NSCLC，$P=0.015$；所有肿瘤，$P= 0.007$）的患者中观察到阳性临床反应，肿瘤细胞 PD-L1 表达没有达到统计学意义（NSCLC，$P= 0.920$；所有肿瘤，$P= 0.079$）[25]。

最后，PD-L1 检测的一项新技术是放射性标志的高亲和力 PD-1 变体的体内成像，以评估整个肿瘤中 PD-L1 的表达，从而解决肿瘤中发现的 PD-L1 表达异质性的挑战[32]。

单核苷酸多态性分析

在免疫肿瘤学中，单核苷酸多态性(SNP)的分析集中于免疫相关分子中发现的多态性。特别是，CTLA-4 免疫检查点分子中的 SNP 与多种癌症类型的风险增加有关[33]，并且作为免疫疗法临床益处的预测指标。来自免疫相关基因的 SNP 已用于预测接受卡介苗免疫治疗非肌层浸润性膀胱癌患者的复发[34]。在预测对免疫疗法的反应时，研究评估了临床结果与 CTLA-4[35,36]、IRF5[37]、CCR5[38]和 CXCR3[39]的 SNP 之间的关联。

对来自收集的外周血样品的分离的基因组 DNA 进行 SNP 分析。使用软件设计的引物对，通过对所选基因中的目标区域进行双向重测序来进行所选 SNP 的基因分型。测序仪使用标准测序条件下的变异进行测序反应[35]。然后利用测序分析软件通过正向和反向测序确定基因型比对和一致性。最后，进行统计分析以将 SNP 与治疗反应或相关的结果相关联[35]。

评估个体 SNP 及其与免疫疗法给药后临床反应的关系的研究受到先前设计试验中小样本量的限制。需要大量患者（由于分析的 SNP 数量）才能充分了解 SNP 的价值。另一个限制是，即使在评估相同的 SNP 和治疗配对时，各个 SNP 与免疫治疗(IL-2，抗-CTLA-4 Ab)的临床反应之间的关系也不一致[35,40,41]。最后，在 Calmette-Guérin 免疫疗法的背景下，SNP 评估是回顾性的，而非前瞻性[34,42]。

在对黑色素瘤进行的 3 项研究中，试图将相似的 CTLA-4 SNP 与对抗-CTLA-4mAb 治疗(ipilimumab)的临床反应相关联。这些研究未显示选择的 SNP 与 ipilimumab 的临床反应之间的一致关系[35,36]。在这 3 项研究中，Breunis 等进行了一项研究[35]。在这项研究中，从接受 CTLA-4 阻断的 152 名白种人患者中的 CTLA-4 基因中选择了 7 个常见 SNP，并进行了评估以确定与治疗反应的相关性[35]。该分析的结果表明，7 种选择的 SNP 中的 3 种与 ipilimumab 治疗的反应相关。这些 SNP 包括近端启动子 SNP rs4553808（$P=0.002$），近端启动子 SNP rs11571327（$P=0.02$）和非同义 SNP rs231775（$P= 0.009$）[35]。最近对 2010 年的一项研究数据进行了重新分析，实施了新技术，该研究评估了 CTLA-4 SNP 与高风险黑色素瘤病例中高剂量干扰素治疗的临床益处之间的关系。在最初的研究中，在 6 名 CTLA-4 SNP 的黑色素瘤患者中，无复发生存率或 OS 无统计学差异[40]。在再分析中，一种称为网络表型策略的新方法被用于 SNP 分析。网络表型策略是一种基于图论的方法，它将每个患者的等位基因关系模式捕获到六分数学图中。使用这种方法，研究人员能够将多态性

SNP 模式（PRP 对和 RRP 对之间的距离）与两个存活组（长于或短于 5 年）区分开来，其统计显著性范围从 $P=0.002$ 到 $P=0.043$[41]。

新抗原负荷的估计

由于最近的兴趣集中于新抗原在激发 T 细胞介导的抗肿瘤免疫应答中的作用，试验已经研究了检测新抗原以及新抗原负荷的方法。已经注意到，每兆碱基编码 DNA 的 10 个体细胞突变的突变负荷导致形成足以被自体 T 细胞识别的新抗原。每兆碱基突变负荷为 1~10 个突变的肿瘤通常也含有足够的新抗原。但是，人们认为，每兆碱基突变负荷<1 突变的癌症不太可能使新抗原转化为诱导 T 细胞识别[43]。用于鉴定新抗原存在的一般方案如下：分解新鲜肿瘤，通过培养从所得细胞悬浮液中产生肿瘤细胞系。来自肿瘤和正常样品的基因组 DNA 被片段化并用于基因组文库构建。然后使用适当的方法在溶液中捕获外显子区域。使用 HiSeq 基因组分析仪进行配对末端测序，在每个片段的每个末端的 100 个碱基中测序。然后将序列数据映射到参考人类基因组序列，并通过比较超过 5000 万个肿瘤基因和正常 DNA 来确定序列改变。使用适当的软件将标签与参考人类基因组序列比对。软件过滤器允许为后续分析选择序列读数。然后应用适当的软件来识别点突变和小的插入和缺失。从分析中删除已知的多态性。对潜在的体细胞突变进行过滤并目视检查，以鉴定非同义单核苷酸和二核苷酸取代（新抗原）。然后设计寡核苷酸引物以扩增包含鉴定的突变表位的 100~600 个核苷酸的基因产物片段。这些引物组用于进行 RT-PCR。扩增的 cDNA 转录物可以在用 DNA 纯化试剂盒纯化 RT-PCR 产物后直接测序，或者克隆到合适的质粒载体中然后测序[44]。

新抗原负荷评估的普遍适用性的限制是在患者之间不能维持人肿瘤中发现的大量突变；因此，新抗原的鉴定和靶向必须是患者特异性的。此外，当其存在时，新抗原可能不会诱导自体 T 细胞反应，因此在免疫学上无关紧要[45]。另一个限制是来自核心肿瘤活组织检查的基因组分析可能不完全代表整个肿瘤的突变和新抗原

负荷[46]。Giannakis 等最近的一项研究，通过全外显子组测序评估了 619 种结肠直肠癌的突变组成与肿瘤免疫、病理学和存活数据之间的关系。该研究表明，较高的新抗原负荷与肿瘤浸润淋巴细胞的增加之间存在显著相关性（Spearman 等级相关系数=0.36，$P= 2.0\times10^{-19}$）。研究人员还证明，新抗原负荷与 CD45RO+T 细胞的密度显著相关，但与 CD8+、CD3+或 FOXP3+T 细胞的密度无显著相关。最后，研究人员证实，新抗原负荷升高与结直肠癌特异性生存率提高有关［对数秩检验，$P=0.004$；多变量风险比=0.57（95%置信区间，0.35~0.93）］[47]。

McGranahan 等最近的一项研究。研究了肿瘤新抗原异质性（ITH）和新抗原负担对肺癌患者总体生存率的影响，以及肺癌和黑色素瘤患者对检查点抑制剂阻断的临床反应。在肺腺癌患者中，高新生抗原负荷（定义为新抗原负荷的上四分位数）与显得更长的总生存期相关（$P=0.025$）。

在具有新抗原同质性肿瘤 （新抗原 ITH≤1%）的患者中，与异质性肿瘤相比，存在总体存活时间更长的趋势 （$P=0.061$）。在接受过抗-CTLA-4 治疗的黑色素瘤患者中，研究人员证实了 OS 显著改善肿瘤表现出较低的新抗原异质性（ITH 阈值=0.01）以及高克隆新抗原负荷的患者（$P=0.008$）。但是，单独新抗原负荷与抗 CTLA-4 治疗的生存结果之间的关系在该患者人群中无统计学意义（$P=0.083$）[48]。

髓源抑制细胞

肿瘤微环境中的髓样抑制细胞 （MDSC）通过抑制 T 细胞增殖和活化来抑制 T 细胞活性。有证据表明，恶性细胞引起肿瘤内 MDSC 的存在通过分泌诱导 MDCS 定位到肿瘤微环境中的细胞因子[49]。认识到在癌症中存在两种感兴趣的 MDSC 亚类，单核细胞 MDSC（M-MDSC）和粒细胞 MDSC（Gr-MDSC）。

通常通过流式细胞术从新鲜外周血样品或新鲜消化的组织样品中测试 MDSC [50]。由于 MDSC 是异质的细胞群，因此没有用于测试其存在的流式细胞术标准。有证据表明，血液冷冻保存导致 MDSC 数量显著减少以及免疫抑制活性

丧失[51]，从而限制了它们的离体功能分析。关于上面列出的两个亚类 MDSC 的普遍接受的表型，人 M-MDSC 是表型 CD11b+CD14+CD15-IL-4Ra+MHC-/low 和 Gr-MDSC 是 CD11b+CD14-CD15+MHC-/low [52]。

在临床试验研究中利用 MDSC 的一个局限性是，这组异质免疫细胞的分类和表征仍未得到解决，因为在如何定义 MDSC 方面没有国际共识[53]。在临床试验分析中，利用 MDSC 的另一个限制是，迄今为止的研究和循环/浸润 MDSC 水平与存活之间的临床相关性相矛盾[49]。

MDSC 的免疫监测有几个潜在的应用。最近的一项关键研究评估了基线循环 MDSC 以及接受过 ipilimumab 治疗的转移性黑色素瘤患者的其他 4 种循环免疫细胞群(MDSC、绝对单核细胞、绝对嗜酸性粒细胞、淋巴细胞和 Treg)。该研究评估了这些基线生物标志物的组合模型以及该模型是否可以预测接受 ipilimumab 治疗转移性黑素瘤的患者的预后。该研究显示，在 Lin-CD14+HLA-DR-/low MDSC 频率<5.1%的患者中，ipilimumab 启动后，2 年生存率为 34.5%，而基线 MDSC 水平较高的患者中没有幸存者($P= 6.73×10^{11}$)。在这项研究中，MDSC 也是整个研究中最强的独立因子，表明长期存活[54]。

Gephardt 等进行的一项研究。说明接受 ipilimumab 的黑色素瘤患者，在免疫治疗期间，MDSC 在免疫监测中的潜在作用[55]。本研究评估选择的骨髓细胞(MDSC 和嗜酸性粒细胞)以及相关炎症因子的变化可作为对 ipilimumab 反应的预测性生物标志物。在该研究中，在基线时检查髓样细胞和选择的免疫生物标志物，然后在 ipilimumab 治疗期间的不同时间点检查。该研究表明，在治疗前，与应答者相比，无应答者表现出单核细胞 MDSC(moMDSC)频率增加的趋势($P >0.05$)。与基线水平相比，第一次 ipilimumab 输注后响应者中的 MoMDSC 也显著降低，而在无应答者中，这些值在第二次 ipilimumab 输注时显示出显著的升高 ($P<0.05$ 且 $P<0.01$)。最后，ipilimumab 无反应者显示血清炎症因子 S100A8/A9 和 HMGB1 升高，已知吸收和激活 MDSC 的因子[55]。

T 调节和 Th2 细胞

CD4+T 细胞分化成许多具有不同生物功能的谱系，包括诱导细胞毒性 T 淋巴细胞(CTL)反应(Th1)、体液免疫(Th2)、免疫抑制(Treg)和促炎信号传导(Th17)的能力[56]。T 调节(Treg)细胞和 Th2 细胞是 CD4+T 细胞亚群，被认为可以消除抗肿瘤免疫反应[57]。在癌症患者中已经广泛报道了 Treg 在人类肿瘤和外周循环中的积累[58,59]。一般而言，CD4+FOXP3+CD25 以及 Tregs 被认为与肿瘤学预后不良相关[58]。Th2 CD4+T 细胞通过分泌免疫抑制细胞因子，如 IL-4、IL-6 和 IL-10 来限制急性炎症反应并阻止 CTL 反应的发展[60]。一些研究已经研究了 Th1、Th2 T 细胞在癌症中的比例。结肠直肠患者中的一项此类研究表明，与健康成人相比，结直肠癌患者的 CD4+Th2 T 细胞群增加[61]。

通常通过流式细胞术获得 Treg 和 Th2 CD4+T 细胞的鉴定和定量。Treg 没有普遍认可的专家小组，但建议至少包括流式细胞仪小组 CD3、CD4、CD25、CD127 和 FOXP3 标志物的标志，Ki67 和 CD45RA 鉴定 Treg 活化状态[2]。然而最近的数据显示，FOXP3 实际上不是人类 Treg 的可靠标志[62,63]。一些研究者青睐的小组包括 CD4+CD39+CD25+产生腺苷的 Treg[64]。关于 Th2CD4+T 细胞，通常通过流式细胞术获得 Th2 CD4+T 细胞分泌的细胞因子：IL-4、IL-6 和 IL-10[65]。

使用 Treg 作为生物标志物的局限性是 Treg 仅占 CD4+T 细胞的一小部分(5%)。如上所述，没有普遍认可的 Treg 识别流程小组。这种限制部分是由于 Treg 的可塑性以及将幼稚 Treg 与外周 Treg 的诱导型 Treg 区分开来的挑战。在癌症患者中，感觉诱导性 Treg 是肿瘤以及外周循环中的主要 Treg 亚型[2]。

一项研究评估了用 ipilimumab 治疗的晚期和转移性黑色素瘤患者的其他免疫生物标志物中 Treg 水平的变化。在 92 名患者中，使用 ipilimumab 治疗的基线和 12 周后，计算了 Treg 以及其他免疫生物标志物的水平。该研究表明，与 FoxP3/Treg 细胞的增加相比，基线和第 12 周之间 FoxP3/Treg 细胞的减少或没有变化与存活显著相关（P=0.03）。此外，基线和第 12 周之间 FoxP3/Treg 细胞减少或无变化的患者中位 OS 为 15.8 个月（95%CI：12.5~19.1），而 Treg 增加的患者中位 OS 为 5.3 个月（95%CI：4.7~5.8）[66]。

我们之前已经评估了晚期 HER2 +癌症患者的基线 Treg 水平（通过流式细胞术测量）与 HER2 疫苗引发的自体 T 细胞输注的临床反应之间的关系。在该研究中，在自体 T 细胞输注后进展的那些患者中发现了更高的基线 Treg 水平（P<0.001，R2 =-0.989）。该研究还表明，在输注产品或外周血治疗中，自体 T 细胞输注的临床反应与 Treg 水平无关[67]。

特异性 T 细胞表型的形成；ICOS+T 细胞和多功能 T 细胞

与抗肿瘤免疫作用相关的 T 细胞表型包括 ICOS+T 细胞和多功能 T 细胞。诱导 T 细胞共刺激因子（ICOS）分子在活化的 T 细胞上表达，在细胞信号传导、免疫应答和细胞增殖调控中具有功能作用[68]。ICOS+T 细胞在免疫肿瘤学中的作用已被证实，在多种肿瘤类型的抗 CTLA－4 治疗后 CD4+ICOS+T 细胞数量增加[69-73]。CD40L 和其产生多种促炎细胞因子的能力决定了 CD4+T 细胞的多功能性效应[74]。重要的是，人们认识到多功能 T 细胞比单个细胞因子分泌 T 细胞群更能介导有效的抗肿瘤免疫[75]。

为了评估 ICOS+T 细胞，通常对外周血进行外周血流式细胞术。细胞用 ICOS 抗体染色。然后用针对 CD3、CD4 和 CD25 的抗体染色。为了分析多功能 T 细胞，收集来自患者的外周血单核细胞（PBMC）并用目标抗原刺激。然后将扩增的 T 细胞接种在细胞因子（即 IL17 或 IFN-γ）预涂的 ELISPOT 平板上。用载有抗原的 APC 再刺激细胞。例如，48 小时后，IFN-γ 斑点数扩增，按如先前所述的方法计数 IFN-γ 斑点[76]，IL17 斑点数增加，并使用生物素化的 IL17 抗体显色计数 IL17 斑点。利用 ICOS+T 细胞的一个好处是，冷冻样品与新鲜样品在 T 细胞上的 ICOS 表达没有显著差异，从而可以灵活地存储和分批样品用于流动分析[77]。

ipilimumab 在膀胱局部尿路上皮癌患者中进行的术前临床试验评估了 ipilimumab 治疗后 ICOS+T 细胞数量的变化。在该研究中，所有接受 ipilimumab 治疗的患者在 ipilimumab 治疗后肿瘤组织和全身循环中 CD4+ICOShi T 细胞的数量增加。这些研究者随后对接受 ipilimumab 治疗的转移性黑色素瘤患者进行回顾性分析，发现持续增加 CD4+ICOShi 细胞数量的患者在 ipilimumab 治疗后临床获益的比例明显高于没有持续增加 CD4+ICOShi 细胞的患者（P=0.03）[77]。

Wimmers 等分析了树突状细胞接种后黑色素瘤患者的单功能和多功能（多功能）肿瘤特异性 CD8+T 细胞。本研究表明，在树突状细胞接种 1-3 个周期后，肿瘤特异性 CD8+T 细胞应答中多功能 T 细胞的比例显著增加，而单功能 CD8+T 细胞对肿瘤特异性 T 细胞应答的相对贡献下降。研究人员还证明，在接种疫苗 128 个月后，他们可以反复检测这些患者的多功能 T 细胞反应[78]。

免疫药效学和药代动力学生物标志物

评估 T 细胞受体（TCR）谱的进化

适应性免疫系统可使每个个体可以产生 10^{12} 个独特的 T 细胞，每个细胞都有一个独特的 TCR。利用下一代测序技术评估个体 TCR 序列的多样性，并提供比以往技术更深入的 TCR 克隆分析[79]。这种方法可以识别 T 细胞反应性的重要方面，包括克隆性、多样性和体细胞等位基因突变。

TCR 免疫测序在特定样品中提供 TCR 序列及其频率。本实验可用于新鲜、冷冻和 FFPE 组织样本，也可用于外周血样本。将选定的肿瘤组织切碎，采用标准的 DNA 提取方法提取 DNA。利用 V 和 J 基因引物扩增重组的 V(D)J 片段，在预定范围内进行高通量测序。接下来，测序原始序列数据中的错误纠正通过聚类算法和初级放大区域的核苷酸序列确定 TCR 的独特 CDR3 上段、量化和注释根据国际免疫遗传学合作[80]，识别哪些 V、D 和 J 基因导致每个重排[81]。TCR 测序完成后，利用 T 细胞群的多样性、克隆性、丰富性、均匀性、熵等分析参数对数据进行评价。

基于序列检测的 TCR 序列分析的灵敏度仍然受到测序深度和准确性的限制[82]。也有报道称活化的 T 细胞可能无法合成 TCR，这取决于 T 细胞处于何种活化阶段[83]。这项技术的好处是可以识别特定克隆或克隆组在治疗反应中随时间的存在和跟踪频率，以及识别对免疫疗法(如癌症疫苗)的克隆反应[81]。TCR 测序的另一个潜在好处是，有研究表明，同一肿瘤的多个活检切片的 TCR 测序显示了高度显著的相关性和重叠[84]。

Tumeh 等提供了 TCR 测序在免疫治疗监测中应用的关键例子[85]。在这项关于抗 PD-1 治疗前后的组织样本(pembrolizumab)的研究中，研究人员证明了 TCR beta 链使用受限更多的患者，反映了 T 细胞群体在库中的多样性和在性质上克隆性更强，与 pembrolizumab 治疗的临床反应显著相关(P=0.004)。在这项研究中，患有进行性疾病的患者被证实具有低于试验中位数的总 T 细胞数和克隆性[85]。

在我们先前描述的注射 HER2 疫苗-启动自体 T 细胞灌注的晚期 HER2+癌症患者研究中，我们还评估了 T 细胞灌注后 TCR 克隆的发展。注射前外周血克隆 TCR 中位数(范围)为 4(1~14)，注射后克隆 TCR 中位数为 10(3~17)。证明自体 T 细胞输注后克隆性的新 TCRVβ 物种的发展与那些通过治疗证实肿瘤消退的患者相关(P<0.001，R2 = 0.967)[67]。

肿瘤及外周血对治疗反应的基因分析

基因表达分析和高维数据分析为肿瘤的综合分析和系统免疫分析提供了工具。该技术可以同时从给定的生物样本[2]中评估所有关键的免疫成分。此外，该技术为肿瘤免疫状态的识别提供了合理的替代手段[86-88]。

对于免疫图谱的基因组表达分析，可以同时使用血液和肿瘤组织。新鲜血液是 RNA 降解的最佳选择，这是常见的血液存储方法;或者，收集血液在 RNA 保存管，如 PAXgene RNA 管是首选。基因组分析可以对新鲜、冷冻或 FFPE 肿瘤组织进行。可以使用的组织样本范围从整个肿瘤到肿瘤组织的细针穿刺。利用 FFPE 组织进行基因组分析的挑战是 RNA 降解问题。然而有几种技术能够解决这个问题。用于补偿保存组织中 RNA 降解的最常用技术，包括数字 PCR、单细胞实时 PCR 和全转录组 RNA 测序[89-91]。由于免疫浸润往往只构成整个肿瘤的一小部分，激光显微解剖技术可以分离出感兴趣的细胞[2]。

基因分析的优点之一是可以在单个实验中检测到多种免疫细胞类型和免疫分子。此外，全面的免疫基因表达分析可以评估肿瘤微环境中免疫刺激和免疫抑制成分的复杂相互作用。基因表达分析的一个局限是分析免疫细胞和相关免疫分子的波动水平，如巨噬细胞、Th2 细胞和 Treg。在肿瘤微环境变化时，肿瘤含量的变化也频繁。

最近的一项研究调查了 I 型干扰素刺激基因(ISG)的子网络表达与黑色素瘤中 T 辅助/T 调节和 NK/T 细胞毒性细胞基因的亚网络表达之间的关系，以及这些基因的表达与患者生存的相关性。根据 ISG 的表达，研究人员观察到患者的生存率逐渐提高，ISG hi、ISG 和 ISG 的中位生存期分别为 5106 天、2184 天和 813 天。生存曲线之间的整体差异是每个研究小组表达组显著(P=5.7×10^{-3})[92]。

Begdonetti 等利用基因表达来研究多态性和 CXCR3/CCR5 趋化因子配体在免疫介导的黑色素瘤肿瘤排斥反应和过继细胞治疗临床反应中的过表达。在该研究中，对参与肿瘤浸润淋巴细胞的过继治疗试验的 142 名转移性黑色素瘤患者进行 CXCR3 rs2280964 和 CCR5-Δ32 缺失的基因分型。本研究表明，根据基因表达和多态性数据(蛋白预测模型)，CXCR3 和 CCR5 的低表达与过继治疗反应相关(CR 和 OR 的优势比分别为6.16 和 2.32)[93]。

酶联免疫斑点法

酶联免疫斑点测定(ELISPOT)通常用于检测 T 细胞分泌的细胞因子的能力，特别是响应于特定抗原的体外识别。ELISPOT 测定法可用于分泌抗体的 B 细胞或分泌蛋白质抗原的细胞定量检测(例如，分泌细胞因子的 T 细胞或分泌生长因子的巨噬细胞)[94]。目前，在免疫肿瘤学中，ELISPOT

用于评估 CD4+和 CTL T 细胞的频率和功能,通过分泌 IFN-γ 来响应同源抗原[1]。其他细胞因子通常由 ELISPOT 评估,包括 IL-10 和 TNFα[95,96]。

使用从全血分离的 PBMC 进行 ELISPOT 测定。为了减少测量间变异性,将患者 PBMC 样品冷冻保存并分批进行 ELISPOT 分析。用抗-IFN-γ 捕获抗体(如果检测 IFN-γ)将 ELISPOT 板包被过夜。然后封闭平板,接种 PBMC,最后用抗原或目的抗原的肽库,以及阳性和阴性对照刺激 PBMC。在抗原刺激过夜后,洗涤平板并将 PBMC 与第二生物素缀合的抗 IFN-γ 抗体一起温育。然后将板显影以鉴定斑点形成细胞。使用自动读取器量化斑点,并且基于输入的细胞数计算斑点形成细胞的频率。

IFN-γELISPOT 测定的一个限制是基因表达,仅这一点不足以检测抗原特异性 CTL 与 CD4+T 细胞。此外,具有已证实的溶解活性的 CTL 并不总是分泌 IFN-γ[97]。IFN-γ ELISPOT 测定的另一个限制是它不直接评估细胞介导的细胞毒性。此外,对于如何分析 ELISPOT 数据以确定什么构成阳性反应和阴性反应尚无共识[1]。这就是说,ELISPOT 试验是一种非常灵敏的试验,可以检测少至 10~100 个细胞分泌的细胞因子[94]。

在最近对完成全身治疗的 95 名 HER2+乳腺癌患者的探索性分析中,进行了 HER2 特异性 Th1 免疫的分析。使用通过 IFN-γELISPOT 用 6 种 HER2 衍生的 Ⅱ 类肽脉冲的 PBMC 检查抗 HER2 Th1 应答。在本研究中,由阴性 IFN-γELISPOT 定义的 Th1 无反应患者与 Th1 反应患者相比,表现出更差的 DFS(中位数,47 比 113 个月;$P<0.001$)[76]。

尽管 IFN-γELISPOT 是临床试验中 CTL 检测最常用的 ELISPOT,但颗粒酶 B ELISPOT 检测和穿孔 ELISPOT 检测代表了更直接的细胞介导细胞毒性分析,因为颗粒酶 B 和穿孔素是 CTL 的关键介质。通过颗粒介导的途径靶向细胞死亡[98]。使用颗粒酶 B 和穿孔素 ELISPOT 试验的一个警告是 CD4+T 细胞很少表达这些蛋白质[99]。

细胞因子流式细胞仪

细胞因子流式细胞术是一种允许基于响应其同源抗原产生的细胞因子对所选 T 细胞亚群进行定量的方法。人们感兴趣的最常用的将流式细胞仪应用细胞因子定量的方法是将细胞内细胞因子染色(ICS)在流式细胞仪上应用。

用于细胞因子流式细胞术的生物样品,包括冷冻全血、新鲜全血、冷冻保存的 PBMC 和新鲜组织。为了进行细胞因子流式细胞术,从外周血或肿瘤中分离单核细胞。对于 T 细胞特异性分析,将细胞固定、透化,并使用适当的抗体对感兴趣的细胞因子进行染色。用门控进行流式细胞术数据采集,随后用适当的统计软件进行该数据的分析。

与 ELISPOT 或 ELISA 相比,细胞内细胞因子分析是单细胞水平上细胞表型和细胞因子产生的更全面的分析。该技术的另一个好处是它允许单细胞细胞因子分析,具有高达 10^3 个细胞的高通量[100]。细胞因子流式细胞仪的一个限制是基于流式细胞仪的测定中的间隔变异性,因为门控保持高度主观性,门的放置主要基于操作者的视觉评估。为了解决这一局限性,目前正在努力协调细胞内细胞因子染色的门控[101]。细胞内细胞因子染色的另一个限制是在肝素和 EDTA 管中收集的外周血产生不同水平的特定细胞因子[102]。

Michelin 等对 Ⅱ、Ⅲ 级宫颈上皮内瘤变患者每周皮下注射聚乙二醇化 IFN-α 免疫治疗进行前瞻性研究。在该研究中,研究人员使用流式细胞术来评估外周 CD4+T 淋巴细胞群。本研究通过细胞内流动证明,与 IFN-α 治疗后无缓解的患者相比,具有良好临床反应的患者中 IL-2、IL-4、IL-10 和 TGF-β 阳性的 CD4+T 淋巴细胞数量显著降低[103]。

MHC 四聚体和五聚体

主要的组织相容性复合物(MHC)四聚体分析,最初是用来检测抗原特异性 T 细胞的。MHC 四聚体分析定量表达特定抗原 T 细胞受体(TCR)的 T 细胞数量[104]。MHC 肽四聚体是由 4 个 MHC 分子与肽抗原结合而成,每个分子被标志到一个生物素分子上[1]。高级多聚体(五聚体、八聚体等)也被使用,通常使抗原特异性 T 细胞的半衰期更长[105]。

用于 MHC 四聚体分析的生物样品,包括冷冻全血、新鲜全血、冷冻保存的 PBMC 和新鲜组织。肽–MHC(pMHC)多聚体最常与荧光染料连接,并通过常规流式细胞术用于检测 T 细胞[106]。此外,当与稀有金属离子(通常为镧系元素)连接时,pMHC 多聚体可通过质谱检测[107]。通过最初构建负载有目标抗原的生物素化的人白细胞抗原(HLA)单体来进行 MHC 四聚体测定。在这些研究中使用的肽抗原通常是合成的。然后,在荧光链霉抗生物素蛋白存在下使装载 HLA 的肽单体四聚化。在四聚体分析之前,将 T 细胞在含有达沙替尼(50nM)的培养基中孵育以增强四聚体结合,因为认识到在 pMHC 多聚体染色期间包括可逆蛋白激酶抑制(PKI)也可以增加 TCR–pMHC 相互作用的范围。可以用 pMHC 多聚体检测,而不改变 TCR–pMHC 或 pMHC–CD8 相互作用[108]。然后用 MHC 四聚体染色 PBMC 细胞并进行流式细胞术[109]。

MHC 四聚体分析的一个局限性是,T 细胞与 pMHC 四聚体结合所需的 TCR 亲和力超过了 T 细胞激活所需的亲和力[110]。当 pMHC 多聚体用于染色自身特异性 T 细胞群时,未能对具有低亲和力 TCR 的 T 细胞进行染色是一个重大挑战。这与癌细胞倾向于表达较低亲和力的 TCR 的环境尤其相关[111]。此外,四聚体测定不一定等同于细胞毒性 T 淋巴细胞的功能活性的测定[112]。MHC–四聚体测定的益处在于能够检测 T 细胞而不管其效应功能如何且不需要细胞活化。该特征使得能够使用对其他 T 细胞标志物特异的荧光染料缀合的抗体谱直接离体进行 T 细胞的表型分型。对于更高级别的 MHC 多聚体,更长的多聚体(五聚体等)停留时间的优势在很大程度上与生理条件下 pMHC 多聚体结合的量无关[105]。

Cohen 等利用 MHC 四聚体分析鉴定新抗原–特异性 T 细胞。在这项研究中,研究人员开发了一种策略,利用从转移性黑色素瘤肿瘤的整个

外显子组测序中发现的新抗原,分离、扩增和研究新抗原特异性 T 细胞。候选突变表位用于生成 MHC 四聚体组,评估其与自体 PBMC 的结合。本研究表明,使用 MHC–四聚体–结合的新抗原,可以从自体外周血中分离出新抗原特异性 T 细胞。在自体外周血中,以 0.4% 和 0.002% 的频率可以检测到 T 细胞[109]。

MHC 右旋糖酐作为一种优于 MHC 四聚体的检测低亲和力肿瘤特异性 T 细胞和 MHC ii 类特异性 T 细胞的方法被开发出来,因为 pMHC 密度和 pMHC 右旋物所携带的氟铬负荷更大。即使当 TCR–pMHC 亲和力较弱 (KD>250μM) 时,pMHC 右旋糖酐与 50 nM 达沙替尼联合使用也可以对 T 细胞进行稳健染色[112]。

评估抗体免疫力

在当前的免疫肿瘤学环境中,该领域的重点是诱导和最大化肿瘤特异性细胞免疫反应。以单克隆抗体,如曲妥珠单抗为代表的体液免疫也会引起抗肿瘤反应[113]。肿瘤体液免疫的临床研究主要集中在确定肿瘤相关抗原自身抗体的存在和抗肿瘤治疗后表位的扩散。分析表明,体液免疫反应与乳腺癌和结直肠癌[115]临床疗效之间存在相关性[114]。传统的抗体免疫评估方法是酶联免疫吸附法(ELISA)。最近的抗体检测方法还包括血清蛋白组分析 (SERPA)、重组 cDNA 表达文库(SEREX)的血清学分析和蛋白微阵列[2]。

在当前的免疫肿瘤学环境中,该领域的重点是诱导和最大化肿瘤特异性细胞免疫反应。以单克隆抗体如曲妥珠单抗为代表的体液免疫也会引起抗肿瘤反应[113]。肿瘤体液免疫的临床研究主要集中在确定肿瘤相关抗原自身抗体的存在和抗肿瘤治疗后表位的扩散。分析表明,体液免疫应答与乳腺癌[114]和结直肠癌[115]的临床获益之间存在相关性。传统的抗体免疫评估和评估方法是通过酶联免疫吸附试验(ELISA)。最近的抗体评估方法还包括血清学蛋白质组分析(SERPA)、重组 cDNA 表达文库(SEREX)的血清学分析和蛋白质微阵列[2]。

为了进行 ELISA,将重组蛋白以设定浓度在适当的缓冲液中应用于 ELISA 板。然后洗涤并封

闭板。在封闭缓冲液中以预定的稀释度加入血清。洗涤后,加入与荧光探针连接的抗人二级抗体,并在反应停止时,再洗涤一次。在450nM处读取吸光度,并从蛋白质信号中减去对照信号。

ELISA 的一个限制是 ELISA 中使用的重组蛋白的结构,数量和纯度可以显著影响自身抗体的检测;因此,污染或错误折叠的蛋白质可导致假阳性抗体检测 [116]。该测定的另一个限制是 ELISA 仅允许一次鉴定单一抗原的免疫应答。其他限制包括提供低至中等通量并需要表达和纯化待测试的每种抗原,突出其抗肿瘤活性[117]。

在我们小组之前,在接种过 HER2 肽的 HER2+乳腺癌患者中进行的一项研究中,我们证实接种疫苗成功地在少数患者中诱导了抗 HER2 抗体。这通过 ELISA 分析记录了这些患者的血清。这些 ELISA 鉴定的抗 HER2 抗体随后用于有效抑制下游 HER2 激酶活性和下游信号传导[118]。

基于微阵列技术的自身抗体检测技术是近年来发展起来的一项新技术。这种技术的一个例子是高密度可编程蛋白微阵列(NAPPA)。最近,该 NAPPA 芯片被证明可用于检测来自卵巢癌患者血清的>5000 候选肿瘤抗原。该分析显示,从这一广泛的肿瘤抗原组中,鉴定出 12 种潜在的自身抗原,敏感性范围为 13%~22%,特异性> 93%[117]。

相关和替代终点生物标志物

临床终点免疫标志物替代物的识别是目前临床试验免疫监测研究的一个领域。最近报道了对转移性去势抵抗性前列腺癌 (mCRPC)中 sipuleucel-T Ⅲ 期 IMPACT 研究的血清样本的回顾性分析,对 PSA 和 LGALS3 的 IgG 反应与改善的 OS insipuleucel-T 治疗患者相关 ($P \leqslant 0.05$)。随后,在 sipuleucel-T(ProACT)的独立 Ⅱ 期研究中验证了这些 IgG 应答[119]。与免疫疗法相关的相关终点的其他当前候选者最好通过使用迟发型超敏反应(DTH)、肿瘤引流淋巴结和表位扩散来表示。

DTH 可用于评估免疫治疗在免疫治疗后产生 T 细胞记忆体反应的能力,并已被证明可预测临床结果[120]。DTH 已被用于抗原回忆或记忆的测量,并已被证明与外周血抗原特异性 T 细胞反应直接相关[121]。在黑色素瘤自体肿瘤细胞裂解疫苗的研究中,DTH 反应已被证明与 OS 相关,皮肤硬化($P < 0.0001$)和红斑($P=0.0004$)与生存率相关[122]。在另一项研究中,Ⅲ 期和 Ⅳ 期黑色素瘤患者注射了肿瘤裂解液脉冲树突状细胞疫苗,DTH-阳性患者的 OS(33 个月)高于阴性患者 (11 个月,$P=0.0014$)[123]。最后,在接受 gp100 和酪氨酸酶肽负载树突状细胞疫苗免疫的黑色素瘤患者中,发现在 DTH 活检部位检测疫苗诱导的 T 细胞的能力和良好的临床结果之间存在直接相关性($P = 0.0012$)[124]。

已经证明,在肿瘤引流淋巴结(tdln)内,免疫细胞群发生了显著变化,而这种免疫细胞群的变化与临床结果密切相关。TDLN 被认为是癌细胞和免疫系统之间相互作用的早期位点。评估乳腺癌患者 TDLN 免疫含量的分析表明,CD4+ T 细胞和 CD1a+树突状细胞的 TDLN 分析为有利和不利的预后组提供了显著的风险分层,并且优于基于临床病理特征的风险分层,包括肿瘤大小,肿瘤淋巴结转移的程度或大小(CD4,$P < 0.001$ 和 CD1a,$P<0.001$)[125]。在另一项乳腺癌研究中,临床结果分析显示 TDLN 中的树突状细胞聚集与无病生存期相关[126]。

表位扩散的概念是,抗癌治疗诱导肿瘤细胞裂解,进而释放肿瘤特异性抗原,诱导额外的抗肿瘤免疫,以释放的肿瘤相关抗原为靶点。一些临床试验证明了发生表位扩散的患者与改善免疫疗法的临床反应之间存在相关性。

临床试验分析中表位扩散的评估已经通过 IFN-γELISPOT 分析 T 细胞对选择的肿瘤抗原肽混合物的响应进行,所述肿瘤抗原肽混合物未被评估的免疫疗法(疫苗、过继疗法等)靶向。这些另外的肿瘤抗原通常选自与待治疗的肿瘤类型相关的已知抗原。最近一项评估表位扩散和临床终点之间关系的研究是在 EB 病毒(EBV)相关淋巴瘤中进行的一项研究,其中患者重新灌注自体扩增的 EBV 潜伏膜蛋白特异性 CTL。该疗法后的外周血分析表明，可以在外周血中检测对潜伏膜蛋白特异性的 T 细胞以及非病毒性肿瘤相关抗原。在这项研究中，超过 50% 的患者获得持久的临床反应，在 T 细胞治疗的两个月内产生了对非病毒性肿瘤相关抗原特异的 T 细胞，而无应答患者中缺乏表位扩散[127]。

结论

综上所述，随着免疫疗法逐渐成为多种肿瘤管理的标准组成部分，免疫生物标志物在预测哪些患者会对治疗产生反应时将是至关重要的，同时在检测免疫介导的治疗耐药性时提供免疫监测。检测技术的进步（如基因组分析和抗体微阵列）将多种免疫标志物的检测和跟踪推向了一个新的水平。这些技术提供了以一种日益全面的方式使用免疫生物标志物来询问肿瘤和系统免疫环境以供临床试验使用的能力。在当前和未来的免疫疗法的开发和临床试验评估中，充分描述和统计验证每个免疫生物标志物，以最大限度地利用它们，这对免疫肿瘤学领域的成功至关重要。

参考文献

1. Morse MA, Osada T, Hobeika A, Patel S, Lyerly HK. Biomarkers and correlative endpoints for immunotherapy trials. American Society of Clinical Oncology Educational Book; American Society of Clinical Oncology Meeting. 2013.

2. Yuan J, Hegde PS, Clynes R, Foukas PG, Harari A, Kleen TO, et al. Novel technologies and emerging biomarkers for personalized cancer immunotherapy. Journal for Immunotherapy of Cancer. 2016;4:3.

3. Galon J, Costes A, Sanchez-Cabo F, Kirilovsky A, Mlecnik B, Lagorce-Pages C, et al. Type, density, and location of immune cells within human colorectal tumors predict clinical outcome. Science. 2006;313(5795):1960–4.

4. Pages F, Berger A, Camus M, Sanchez-Cabo F, Costes A, Molidor R, et al. Effector memory T cells, early metastasis, and survival in colorectal cancer. New England Journal of Medicine. 2005;353(25):2654–66.

5. Pages F, Kirilovsky A, Mlecnik B, Asslaber M, Tosolini M, Bindea G, et al. In situ cytotoxic and memory T cells predict outcome in patients with early-stage colorectal cancer. Journal of Clinical Oncology. 2009;27(35):5944–51.

6. Galon J, Mlecnik B, Bindea G, Angell HK, Berger A, Lagorce C, et al. Towards the introduction of the 'Immunoscore' in the classification of malignant tumours. Journal of Pathology. 2014;232(2):199–209.

7. Mlecnik B, Bindea G, Angell HK, Maby P, Angelova M, Tougeron D, et al. Integrative analyses of colorectal cancer show immunoscore is a stronger predictor of patient survival than microsatellite instability. Immunity. 2016;44(3):698–711.

8. Galon J, Marliot F, Ou F-S, Bifulco CB. Validation of the Immunoscore (IM) as a prognostic marker in stage I/II/III colon cancer: results of a worldwide consortium-based analysis of 1,336 patients. Journal of Clinical Oncology. 2016;34(suppl; abstr 3500).

9. Templeton AJ, McNamara MG, Seruga B, Vera-Badillo FE, Aneja P, Ocana A, et al. Prognostic role of neutrophil-to-lymphocyte ratio in solid tumors: a systematic review and meta-analysis. Journal of the National Cancer Institute. 2014;106(6):dju124.

10. Ferrucci PF, Gandini S, Battaglia A, Alfieri S, Di Giacomo AM, Giannarelli D, et al. Baseline neutrophil-to-lymphocyte ratio is associated with outcome of ipilimumab-treated metastatic melanoma patients. British Journal of Cancer. 2015;112(12):1904–10.

11. Tanaka H TT, Kimura K, Sakurai K, Toyokawa T,et al. Association of the immune checkpoint molecule expression with neutrophil-lymphocyte ratio in patients with gastric cancer: a retrospective study. Journal of Clinical Oncology. 2016;34(suppl 4S; abstr 48).

12. Hodi FS, O'Day SJ, McDermott DF, Weber RW, Sosman JA, Haanen JB, et al. Improved survival with ipilimumab in patients with metastatic melanoma. New England Journal of Medicine. 2010;363(8):711–23.

13. Brahmer JR, Tykodi SS, Chow LQ, Hwu WJ, Topalian SL, Hwu P, et al. Safety and activity of anti-PD-L1 antibody in patients with advanced cancer. New England Journal of Medicine. 2012;366(26):2455–65.

14. Topalian SL, Hodi FS, Brahmer JR, Gettinger SN, Smith DC, McDermott DF, et al. Safety, activity, and immune correlates of anti-PD-1 antibody in cancer. New England Journal of Medicine. 2012;366(26):2443–54.

15. Agata Y, Kawasaki A, Nishimura H, Ishida Y, Tsubata T, Yagita H, et al. Expression of the PD-1 antigen on the surface of stimulated mouse T and B lymphocytes. International Immunology. 1996;8(5):765–72.

16. Ishida Y, Agata Y, Shibahara K, Honjo T. Induced expression of PD-1, a novel member of the immunoglobulin gene superfamily, upon programmed cell death. EMBO Journal. 1992;11(11):3887–95.

17. Taube JM, Klein A, Brahmer JR, Xu H, Pan X, Kim JH, et al. Association of PD-1, PD-1 ligands, and other features of the tumor immune microenvironment with response to anti-PD-1 therapy. Clinical Cancer Research. 2014;20(19):5064–74.

18. Ishida M, Iwai Y, Tanaka Y, Okazaki T, Freeman GJ, Minato N, et al. Differential expression of PD-L1 and PD-L2, ligands for an inhibitory receptor PD-1, in the cells of lymphohematopoietic tissues. Immunology Letters. 2002;84(1):57–62.

19. Yamazaki T, Akiba H, Iwai H, Matsuda H, Aoki M, Tanno Y, et al. Expression of programmed death 1 ligands by murine T cells and APC. Journal of Immunology. 2002;169(10):5538–45.

20. Tseng SY, Otsuji M, Gorski K, Huang X, Slansky JE, Pai SI, et al. B7-DC, a new dendritic cell molecule with potent costimulatory properties for T cells. Journal of Experimental Medicine. 2001;193(7):839–46.

21. Zou W, Chen L. Inhibitory B7-family molecules in the tumour microenvironment. Nature Reviews Immunology. 2008;8(6):467–77.

22. Taube JM, Anders RA, Young GD, Xu H, Sharma R, McMiller TL, et al. Colocalization of inflammatory response with B7-H1 expression in human melanocytic lesions supports an adaptive resistance mechanism of immune escape. Science Translational Medicine. 2012;4(127):127ra37–ra37.

23. Lipson EJ, Vincent JG, Loyo M, Kagohara LT, Luber BS, Wang H, et al. PD-L1 expression in the Merkel cell carcinoma microenvironment: association with inflammation, Merkel cell polyomavirus and overall survival. Cancer Immunology Research. 2013;1(1):54–63.

24. Zou W, Wolchok JD, Chen L. PD-L1 (B7-H1) and PD-1 pathway blockade for cancer therapy: mechanisms, response biomarkers, and combinations. Sci Transl Med. 2016;8(328):328rv4.

25. Herbst RS, Soria JC, Kowanetz M, Fine GD, Hamid O, Gordon MS, et al. Predictive correlates of response to the anti-PD-L1 antibody MPDL3280A in cancer patients. Nature. 2014;515(7528):563–7.

26. Powles T, Eder JP, Fine GD, Braiteh FS, Loriot Y, Cruz C, et al. MPDL3280A (anti-PD-L1) treatment leads to clinical activity in metastatic bladder cancer. Nature. 2014;515(7528):558–62.

27. Llosa NJ, Cruise M, Tam A, Wicks EC, Hechenbleikner EM, Taube JM, et al. The vigorous immune microenvironment of microsatellite instable colon cancer is balanced by multiple counter-inhibitory checkpoints. Cancer Discovery. 2015;5(1):43–51.

28. Taube JM, Anders RA, Young GD, Xu H, Sharma R, McMiller TL, et al. Colocalization of inflammatory response with B7-h1 expression in human melanocytic lesions supports an adaptive resistance mechanism of immune escape. Sci Transl Med. 2012;4(127):127ra37.

29. Spranger S, Spaapen RM, Zha Y, Williams J, Meng Y, Ha TT, et al. Up-regulation of PD-L1, IDO, and T(regs) in the melanoma tumor microenvironment is driven by CD8(+) T cells. Sci Transl Med. 2013;5(200):200ra116.

30. Cui TX, Kryczek I, Zhao L, Zhao E, Kuick R, Roh MH, et al. Myeloid-derived suppressor cells enhance stemness of cancer cells by inducing microRNA101 and sup-

pressing the corepressor CtBP2. Immunity. 2013;39(3):611–21.

31. Velcheti V, Schalper KA, Carvajal DE, Anagnostou VK, Syrigos KN, Sznol M, et al. Programmed death ligand-1 expression in non-small cell lung cancer. Laboratory Investigation. 2014;94(1):107–16.

32. Maute RL, Gordon SR, Mayer AT, McCracken MN, Natarajan A, Ring NG, et al. Engineering high-affinity PD-1 variants for optimized immunotherapy and immuno-PET imaging. Proceedings of the National Academy of Sciences of the United States of America. 2015;112(47):E6506–14.

33. Sun T, Hu Z, Shen H, Lin D. Genetic polymorphisms in cytotoxic T-lymphocyte antigen 4 and cancer: the dialectical nature of subtle human immune dysregulation. Cancer Research. 2009;69(15):6011–4.

34. Lima L, Oliveira D, Ferreira JA, Tavares A, Cruz R, Medeiros R, et al. The role of functional polymorphisms in immune response genes as biomarkers of bacille Calmette-Guerin (BCG) immunotherapy outcome in bladder cancer: establishment of a predictive profile in a Southern Europe population. BJU international. 2015;116(5):753–63.

35. Breunis WB, Tarazona-Santos E, Chen R, Kiley M, Rosenberg SA, Chanock SJ. Influence of cytotoxic T lymphocyte-associated antigen 4 (CTLA4) common polymorphisms on outcome in treatment of melanoma patients with CTLA-4 blockade. Journal of Immunotherapy (Hagerstown, Md: 1997). 2008;31(6):586–90.

36. Queirolo P, Morabito A, Laurent S, Lastraioli S, Piccioli P, Ascierto PA, et al. Association of CTLA-4 polymorphisms with improved overall survival in melanoma patients treated with CTLA-4 blockade: a pilot study. Cancer Investigation. 2013;31(5):336–45.

37. Lu S, Pardini B, Cheng B, Naccarati A, Huhn S, Vymetalkova V, et al. Single nucleotide polymorphisms within interferon signaling pathway genes are associated with colorectal cancer susceptibility and survival. PloS One. 2014;9(10):e111061.

38. Singh V, Jaiswal PK, Kapoor R, Kapoor R, Mittal RD. Impact of chemokines CCR532, CXCL12G801A, and CXCR2C1208T on bladder cancer susceptibility in north Indian population. Tumour Biology. 2014;35(5):4765–72.

39. Jafarzadeh A, Fooladseresht H, Nemati M, Assadollahi Z, Sheikhi A, Ghaderi A. Higher circulating levels of chemokine CXCL10 in patients with breast cancer: evaluation of the influences of tumor stage and chemokine gene polymorphism. Cancer Biomarkers. 2016;16(4):545–54.

40. Gogas H, Dafni U, Koon H, Spyropoulou-Vlachou M, Metaxas Y, Buchbinder E, et al. Evaluation of six CTLA-4 polymorphisms in high-risk melanoma patients receiving adjuvant interferon therapy in the He13A/98 multicenter trial. Journal of Translational Medicine. 2010;8:108.

41. Pancoska P, Kirkwood JM, Bouros S, Spyropoulou-Vlachou M, Pectasides E, Tsoutsos D, et al. A new mathematical model for the interpretation of translational research evaluating six CTLA-4 polymorphisms in high-risk melanoma patients receiving adjuvant interferon. PloS One. 2014;9(1):e86375.

42. Ahirwar DK, Mandhani A, Dharaskar A, Kesarwani P, Mittal RD. Association of tumour necrosis factor-alpha gene (T-1031C, C-863A, and C-857 T) polymorphisms with bladder cancer susceptibility and outcome after bacille Calmette-Guerin immunotherapy. BJU International. 2009;104(6):867–73.

43. Schumacher TN, Schreiber RD. Neoantigens in cancer immunotherapy. Science. 2015;348(6230):69–74.

44. Robbins PF, Lu YC, El-Gamil M, Li YF, Gross C, Gartner J, et al. Mining exomic sequencing data to identify mutated antigens recognized by adoptively transferred tumor-reactive T cells. Nature Medicine. 2013;19(6):747–52.

45. Dudley ME, Roopenian DC. Loss of a unique tumor antigen by cytotoxic T lymphocyte immunoselection from a 3-methylcholanthrene-induced mouse sarcoma reveals secondary unique and shared antigens. Journal of Experimental Medicine. 1996;184(2):441–7.

46. Gerlinger M, Rowan AJ, Horswell S, Larkin J, Endesfelder D, Gronroos E, et al. Intratumor heterogeneity and branched evolution revealed by multiregion sequencing. New England Journal of Medicine. 2012;366(10):883–92.

47. Giannakis M, Mu XJ, Shukla SA, Qian ZR, Cohen O, Nishihara R, et al. Genomic correlates of immune-cell infiltrates in colorectal carcinoma. Cell Reports. 2016.

48. McGranahan N, Furness AJ, Rosenthal R, Ramskov S, Lyngaa R, Saini SK, et al. Clonal neoantigens elicit T cell immunoreactivity and sensitivity to immune checkpoint blockade. Science. 2016;351(6280):1463–9.

49. Khaled YS, Ammori BJ, Elkord E. Myeloid-derived suppressor cells in cancer: recent progress and prospects. Immunology and Cell Biology. 2013;91(8):493–502.

50. Sun HL, Zhou X, Xue YF, Wang K, Shen YF, Mao JJ, et al. Increased frequency and clinical significance of myeloid-derived suppressor cells in human colorectal carcinoma. World Journal of Gastroenterology. 2012;18(25):3303–9.

51. Kotsakis A, Harasymczuk M, Schilling B, Georgoulias V, Argiris A, Whiteside TL. Myeloid-derived suppressor cell measurements in fresh and cryopreserved blood samples. Journal of Immunological Methods. 2012;381(1–2):14–22.

52. Peranzoni E, Zilio S, Marigo I, Dolcetti L, Zanovello P, Mandruzzato S, et al. Myeloid-derived suppressor cell heterogeneity and subset definition. Current Opinion in Immunology. 2010;22(2):238–44.

53. Poschke I, Kiessling R. On the armament and appearances of human myeloid-derived suppressor cells. Clinical Immunology. 2012;144(3):250–68.

54. Martens A, Wistuba-Hamprecht K, Foppen MG, Yuan J, Postow MA, Wong P, et al. Baseline peripheral blood biomarkers associated with clinical outcome of advanced melanoma patients treated with ipilimumab. Clinical Cancer Research. 2016;22(12):2908–18.

55. Gebhardt C, Sevko A, Jiang H, Lichtenberger R, Reith M, Tarnanidis K, et al. Myeloid cells and related chronic inflammatory factors as novel predictive markers in melanoma treatment with ipilimumab. Clinical Cancer Research. 2015;21(24):5453–9.

56. Zhu J, Paul WE. CD4 T cells: fates, functions, and faults. Blood. 2008;112(5):1557–69.

57. Bettelli E, Carrier Y, Gao W, Korn T, Strom TB, Oukka M, et al. Reciprocal developmental pathways for the generation of pathogenic effector TH17 and regulatory T cells. Nature. 2006;441(7090):235–8.

58. Whiteside TL. Clinical impact of regulatory T cells (Treg) in cancer and HIV. Cancer Microenvironment. 2015;8(3):201–7.

59. Whiteside TL. Regulatory T cell subsets in human cancer: are they regulating for or against tumor progression? Cancer Immunology, Immunotherapy. 2014;63(1):67–72.

60. Disis ML, Stanton SE. Can immunity to breast cancer eliminate residual micrometastases? Clinical Cancer Research. 2013;19(23):6398–403.

61. Kanazawa M, Yoshihara K, Abe H, Iwadate M, Watanabe K, Suzuki S, et al. Effects of PSK on T and dendritic cells differentiation in gastric or colorectal cancer patients. Anticancer Research. 2005;25(1b):443–9.

62. deLeeuw RJ, Kost SE, Kakal JA, Nelson BH. The prognostic value of FoxP3+ tumor-infiltrating lymphocytes in cancer: a critical review of the literature. Clinical Cancer Research. 2012;18(11):3022–9.

63. Whiteside TL. Induced regulatory T cells in inhibitory microenvironments created by cancer. Expert Opinion on Biological Therapy. 2014;14(10):1411–25.

64. Whiteside TL, Jackson EK. Adenosine and prostaglandin e2 production by human inducible regulatory T cells in health and disease. Frontiers in Immunology. 2013;4:212.

65. Disis ML. Immune regulation of cancer. Journal of Clinical Oncology. 2010;28(29):4531–8.

66. Simeone E, Gentilcore G, Giannarelli D, Grimaldi AM, Caraco C, Curvietto M, et al. Immunological and biological changes during ipilimumab treatment and their potential correlation with clinical response and survival in patients with advanced melanoma. Cancer Immunology, Immunotherapy. 2014;63(7):675–83.

67. Disis ML, Dang Y, Coveler AL, Marzbani E, Kou ZC, Childs JS, et al. HER-2/neu vaccine-primed autologous T-cell infusions for the treatment of advanced stage HER-2/neu expressing cancers. Cancer Immunology, Immunotherapy. 2014;63(2):101–9.

68. Ling V, Wu PW, Finnerty HF, Bean KM, Spaulding V,

Fouser LA, et al. Cutting edge: identification of GL50, a novel B7-like protein that functionally binds to ICOS receptor. Journal of Immunology. 2000;164(4):1653–7.

69. Weber JS, Hamid O, Chasalow SD, Wu DY, Parker SM, Galbraith S, et al. Ipilimumab increases activated T cells and enhances humoral immunity in patients with advanced melanoma. Journal of Immunotherapy. 2012;35(1):89–97.

70. Liakou CI, Kamat A, Tang DN, Chen H, Sun J, Troncoso P, et al. CTLA-4 blockade increases IFNgamma-producing CD4 + ICOShi cells to shift the ratio of effector to regulatory T cells in cancer patients. Proceedings of the National Academy of Sciences of the United States of America. 2008;105(39):14987–92.

71. Vonderheide RH, LoRusso PM, Khalil M, Gartner EM, Khaira D, Soulieres D, et al. Tremelimumab in combination with exemestane in patients with advanced breast cancer and treatment-associated modulation of inducible costimulator expression on patient T cells. Clinical Cancer Research. 2010;16(13):3485–94.

72. Wang W, Yu D, Sarnaik AA, Yu B, Hall M, Morelli D, et al. Biomarkers on melanoma patient T cells associated with ipilimumab treatment. Journal of Translational Medicine. 2012;10:146.

73. Calabro L, Maio M. Immune checkpoint blockade in malignant mesothelioma: a novel therapeutic strategy against a deadly disease? Oncoimmunology. 2014;3(1): e27482.

74. Ding ZC, Huang L, Blazar BR, Yagita H, Mellor AL, Munn DH, et al. Polyfunctional CD4(+) T cells are essential for eradicating advanced B-cell lymphoma after chemotherapy. Blood. 2012;120(11):2229–39.

75. Phan-Lai V, Dang Y, Gad E, Childs J, Disis ML. The antitumor efficacy of IL2/IL21-cultured polyfunctional neu-specific T cells is TNFalpha/IL17 dependent. Clinical Cancer Research. 2016;22(9):2207–16.

76. Datta J, Fracol M, McMillan MT, Berk E, Xu S, Goodman N, et al. Association of depressed anti-HER2 T-helper type 1 response with recurrence in patients with completely treated HER2-positive breast cancer: role for immune monitoring. JAMA Oncology. 2016;2(2): 242–6.

77. Carthon BC, Wolchok JD, Yuan J, Kamat A, Ng Tang DS, Sun J, et al. Preoperative CTLA-4 blockade: tolerability and immune monitoring in the setting of a presurgical clinical trial. Clinical Cancer Research. 2010; 16(10):2861–71.

78. Wimmers F, Aarntzen EH, Duiveman-deBoer T, Figdor CG, Jacobs JF, Tel J, et al. Long-lasting multifunctional CD8 T cell responses in end-stage melanoma patients can be induced by dendritic cell vaccination. Oncoimmunology. 2016;5(1): e1067745.

79. Mori A, Deola S, Xumerle L, Mijatovic V, Malerba G, Monsurro V. Next generation sequencing: new tools in immunology and hematology. Blood Research. 2013;48(4):242–9.

80. Yousfi Monod M, Giudicelli V, Chaume D, Lefranc MP. IMGT/JunctionAnalysis: the first tool for the analysis of the immunoglobulin and T cell receptor complex V-J and V-D-J JUNCTIONs. Bioinformatics. 2004;20(Suppl 1):i379–85.

81. Kirsch I, Vignali M, Robins H. T-cell receptor profiling in cancer. Molecular Oncology. 2015;9(10):2063–70.

82. Warren RL, Freeman JD, Zeng T, Choe G, Munro S, Moore R, et al. Exhaustive T-cell repertoire sequencing of human peripheral blood samples reveals signatures of antigen selection and a directly measured repertoire size of at least 1 million clonotypes. Genome Research. 2011;21(5):790–7.

83. Benichou J, Ben-Hamo R, Louzoun Y, Efroni S. Rep-Seq: uncovering the immunological repertoire through next-generation sequencing. Immunology. 2012;135(3):183–91.

84. Emerson RO, Sherwood AM, Rieder MJ, Guenthoer J, Williamson DW, Carlson CS, et al. High-throughput sequencing of T-cell receptors reveals a homogeneous repertoire of tumour-infiltrating lymphocytes in ovarian cancer. Journal of Pathology. 2013;231(4):433–40.

85. Tumeh PC, Harview CL, Yearley JH, Shintaku IP, Taylor EJ, Robert L, et al. PD-1 blockade induces responses by inhibiting adaptive immune resistance. Nature. 2014;515(7528):568–71.

86. Bindea G, Mlecnik B, Tosolini M, Kirilovsky A, Waldner M, Obenauf AC, et al. Spatiotemporal dynamics of intratumoral immune cells reveal the immune landscape in human cancer. Immunity. 2013;39(4):782–95.

87. Ulloa-Montoya F, Louahed J, Dizier B, Gruselle O, Spiessens B, Lehmann FF, et al. Predictive gene signature in MAGE-A3 antigen-specific cancer immunotherapy. Journal of Clinical Oncology. 2013;31(19):2388–95.

88. Harlin H, Meng Y, Peterson AC, Zha Y, Tretiakova M, Slingluff C, et al. Chemokine expression in melanoma metastases associated with CD8+ T-cell recruitment. Cancer Research. 2009;69(7):3077–85.

89. Wang C, Gong B, Bushel PR, Thierry-Mieg J, Thierry-Mieg D, Xu J, et al. The concordance between RNA-seq and microarray data depends on chemical treatment and transcript abundance. Nature Biotechnology. 2014; 32(9):926–32.

90. Richard AC, Lyons PA, Peters JE, Biasci D, Flint SM, Lee JC, et al. Comparison of gene expression microarray data with count-based RNA measurements informs microarray interpretation. BMC Genomics. 2014;15:649.

91. Fan HC, Fu GK, Fodor SP. Expression profiling. Combinatorial labeling of single cells for gene expression cytometry. Science. 2015;347(6222):1258367.

92. Linsley PS, Speake C, Whalen E, Chaussabel D. Copy number loss of the interferon gene cluster in melanomas is linked to reduced T cell infiltrate and poor patient prognosis. PloS One. 2014;9(10):e109760.

93. Bedognetti D, Spivey TL, Zhao Y, Uccellini L, Tomei S, Dudley ME, et al. CXCR3/CCR5 pathways in metastatic melanoma patients treated with adoptive therapy and

interleukin-2. British Journal of Cancer. 2013;109(9): 2412–23.

94. Kalyuzhny AE. Membrane microplates for one- and two-color ELISPOT and FLUOROSPOT assays. Methods in Molecular Biology. 2015;1312:435–47.

95. Cecil DL, Holt GE, Park KH, Gad E, Rastetter L, Childs J, et al. Elimination of IL-10-inducing T-helper epitopes from an IGFBP-2 vaccine ensures potent antitumor activity. Cancer Research. 2014;74(10):2710–8.

96. Zisakis A, Piperi C, Themistocleous MS, Korkolopoulou P, Boviatsis EI, Sakas DE, et al. Comparative analysis of peripheral and localised cytokine secretion in glioblastoma patients. Cytokine. 2007;39(2):99–105.

97. Lehmann PV, Zhang W. Unique strengths of ELISPOT for T cell diagnostics. Methods in Molecular Biology. 2012;792:3–23.

98. Malyguine AM, Strobl S, Dunham K, Shurin MR, Sayers TJ. ELISPOT assay for monitoring cytotoxic T lymphocytes (CTL) activity in cancer vaccine clinical trials. Cells. 2012;1(2):111–26.

99. Brown DM. Cytolytic CD4 cells: Direct mediators in infectious disease and malignancy. Cellular Immunology. 2010;262(2):89–95.

100. Seder RA, Darrah PA, Roederer M. T-cell quality in memory and protection: implications for vaccine design. Nature Reviews Immunology. 2008; 8(4):247–58.

101. McNeil LK, Price L, Britten CM, Jaimes M, Maecker H, Odunsi K, et al. A harmonized approach to intracellular cytokine staining gating: Results from an international multiconsortia proficiency panel conducted by the Cancer Immunotherapy Consortium (CIC/CRI). Cytometry Part A. 2013;83(8):728–38.

102. Keustermans GC, Hoeks SB, Meerding JM, Prakken BJ, de Jager W. Cytokine assays: an assessment of the preparation and treatment of blood and tissue samples. Methods. 2013;61(1):10–7.

103. Michelin MA, Montes L, Nomelini RS, Trovo MA, Murta EF. Helper T lymphocyte response in the peripheral blood of patients with intraepithelial neoplasia submitted to immunotherapy with pegylated interferon-alpha. International Journal of Molecular Sciences. 2015;16(3):5497–509.

104. Altman JD, Moss PA, Goulder PJ, Barouch DH, McHeyzer-Williams MG, Bell JI, et al. Phenotypic analysis of antigen-specific T lymphocytes. Science. 1996;274(5284):94–6.

105. Wooldridge L, Lissina A, Cole DK, van den Berg HA, Price DA, Sewell AK. Tricks with tetramers: how to get the most from multimeric peptide-MHC. Immunology. 2009;126(2):147–64.

106. Klenerman P, Cerundolo V, Dunbar PR. Tracking T cells with tetramers: new tales from new tools. Nature Reviews Immunology. 2002;2(4):263–72.

107. Newell EW, Sigal N, Nair N, Kidd BA, Greenberg HB, Davis MM. Combinatorial tetramer staining and mass cytometry analysis facilitate T-cell epitope mapping and characterization. Nature Biotechnology. 2013;31(7): 623–9.

108. Lissina A, Ladell K, Skowera A, Clement M, Edwards E, Seggewiss R, et al. Protein kinase inhibitors substantially improve the physical detection of T-cells with peptide-MHC tetramers. Journal of Immunological Methods. 2009;340(1):11–24.

109. Cohen CJ, Gartner JJ, Horovitz-Fried M, Shamalov K, Trebska-McGowan K, Bliskovsky VV, et al. Isolation of neoantigen-specific T cells from tumor and peripheral lymphocytes. Journal of Clinical Investigation. 2015;125(10):3981–91.

110. Laugel B, van den Berg HA, Gostick E, Cole DK, Wooldridge L, Boulter J, et al. Different T cell receptor affinity thresholds and CD8 coreceptor dependence govern cytotoxic T lymphocyte activation and tetramer binding properties. Journal of Biological Chemistry. 2007;282(33):23799–810.

111. Aleksic M, Liddy N, Molloy PE, Pumphrey N, Vuidepot A, Chang KM, et al. Different affinity windows for virus and cancer-specific T-cell receptors: implications for therapeutic strategies. European Journal of Immunology. 2012;42(12):3174–9.

112. Dolton G, Lissina A, Skowera A, Ladell K, Tungatt K, Jones E, et al. Comparison of peptide-major histocompatibility complex tetramers and dextramers for the identification of antigen-specific T cells. Clinical and Experimental Immunology. 2014;177(1): 47–63.

113. Perez EA, Romond EH, Suman VJ, Jeong JH, Sledge G, Geyer CE, Jr., et al. Trastuzumab plus adjuvant chemotherapy for human epidermal growth factor receptor 2-positive breast cancer: planned joint analysis of overall survival from NSABP B-31 and NCCTG N9831. Journal of Clinical Oncology. 2014;32(33):3744–52.

114. Czerniecki BJ, Koski GK, Koldovsky U, Xu S, Cohen PA, Mick R, et al. Targeting HER-2/neu in early breast cancer development using dendritic cells with staged interleukin-12 burst secretion. Cancer Research. 2007;67(4):1842–52.

115. Ullenhag GJ, Frodin JE, Jeddi-Tehrani M, Strigard K, Eriksson E, Samanci A, et al. Durable carcinoembryonic antigen (CEA)-specific humoral and cellular immune responses in colorectal carcinoma patients vaccinated with recombinant CEA and granulocyte/macrophage colony-stimulating factor. Clinical Cancer Research. 2004;10(10):3273–81.

116. Schmetzer O, Moldenhauer G, Riesenberg R, Pires JR, Schlag P, Pezzutto A. Quality of recombinant protein determines the amount of autoreactivity detected against the tumor-associated epithelial cell adhesion molecule antigen: low frequency of antibodies against the natural protein. Journal of Immunology (Baltimore, Md: 1950). 2005;174(2):942–52.

117. Anderson KS, Cramer DW, Sibani S, Wallstrom G,

Wong J, Park J, et al. Autoantibody signature for the serologic detection of ovarian cancer. Journal of Proteome Research. 2015;14(1):578–86.

118. Montgomery RB, Makary E, Schiffman K, Goodell V, Disis ML. Endogenous anti-HER2 antibodies block HER2 phosphorylation and signaling through extracellular signal-regulated kinase. Cancer Research. 2005;65(2):650–6.

119. GuhaThakurta D, Sheikh NA, Fan LQ, Kandadi H, Meagher TC, Hall SJ, et al. Humoral immune response against nontargeted tumor antigens after treatment with sipuleucel-T and its association with improved clinical outcome. Clinical Cancer Research. 2015; 21(16):3619–30.

120. Disis ML. Immunologic biomarkers as correlates of clinical response to cancer immunotherapy. Cancer Immunology, Immunotherapy. 2011;60(3):433–42.

121. Disis ML, Schiffman K, Gooley TA, McNeel DG, Rinn K, Knutson KL. Delayed-type hypersensitivity response is a predictor of peripheral blood T-cell immunity after HER-2/neu peptide immunization. Clinical Cancer Research. 2000;6(4):1347–50.

122. Baars A, Claessen AM, van den Eertwegh AJ, Gall HE, Stam AG, Meijer S, et al. Skin tests predict survival after autologous tumor cell vaccination in metastatic melanoma: experience in 81 patients. Annals of Oncology. 2000;11(8):965–70.

123. Lopez MN, Pereda C, Segal G, Munoz L, Aguilera R, Gonzalez FE, et al. Prolonged survival of dendritic cell-vaccinated melanoma patients correlates with tumor-specific delayed type IV hypersensitivity response and reduction of tumor growth factor beta-expressing T cells. Journal of Clinical Oncology. 2009;27(6):945–52.

124. de Vries IJ, Bernsen MR, Lesterhuis WJ, Scharenborg NM, Strijk SP, Gerritsen MJ, et al. Immunomonitoring tumor-specific T cells in delayed-type hypersensitivity skin biopsies after dendritic cell vaccination correlates with clinical outcome. Journal of Clinical Oncology. 2005;23(24):5779–87.

125. Kohrt HE, Nouri N, Nowels K, Johnson D, Holmes S, Lee PP. Profile of immune cells in axillary lymph nodes predicts disease-free survival in breast cancer. PLoS Medicine. 2005;2(9):e284.

126. Chang AY, Bhattacharya N, Mu J, Setiadi AF, Carcamo-Cavazos V, Lee GH, et al. Spatial organization of dendritic cells within tumor draining lymph nodes impacts clinical outcome in breast cancer patients. Journal of Translational Medicine. 2013;11:242.

127. Bollard CM, Gottschalk S, Torrano V, Diouf O, Ku S, Hazrat Y, et al. Sustained complete responses in patients with lymphoma receiving autologous cytotoxic T lymphocytes targeting Epstein-Barr virus latent membrane proteins. Journal of Clinical Oncology. 2014;32(8):798–808.

128. Kristensen VN, et al. Integrated molecular profiles of invasive breast tumors and ductal carcinoma in situ (DCIS) reveal differential vascular and interleukin signaling. Proceedings of the National Academy of Sciences of the United States of America. 2012;109:2802–7.

129. Datta J, et al. Anti-HER2 CD4(+) T-helper type 1 response is a novel immune correlate to pathologic response following neoadjuvant therapy in HER2-positive breast cancer. Breast Cancer Research. 2015;17:71.

127. Bollard CM, Gottschalk S, Torrano V, Diouf O, Ku S, Hazrat Y, et al. Sustained complete responses in patients with lymphoma receiving autologous cytotoxic T lymphocytes targeting Epstein-Barr virus latent membrane proteins. Journal of Clinical Oncology. 2014;32(8):798–808.

128. Kristensen VN, et al. Integrated molecular profiles of invasive breast tumors and ductal carcinoma in situ (DCIS) reveal differential vascular and interleukin signaling. Proceedings of the National Academy of Sciences of the United States of America. 2012;109:2802–7.

129. Datta J, et al. Anti-HER2 CD4(+) T-helper type 1 response is a novel immune correlate to pathologic response following neoadjuvant therapy in HER2-positive breast cancer. Breast Cancer Research. 2015;17:71.

第18章
基于细胞的犬癌治疗方法

Nicola J. Mason、*M. Kazim Panjwani*

简介

癌症小鼠模型是肿瘤生物学研究和新疗法反应评估的主要依据。使用免疫受损小鼠进行的肿瘤异种移植物和患者来源的异种移植物移植模型的研究已经进行，以评估和优化考虑最有希望进入人类临床试验的疗法[1]。随着增强抗肿瘤免疫应答以达到诱导缓解和预防复发的强大免疫策略的出现，更多的更复杂的涉及基因工程的小鼠模型及异种移植物/患者来源异种移植物的人类化小鼠模型得以发展出来。这些模型虽然在基于免疫疗法的早期研究中发挥了重要作用，但也越来越明显地暴露出其在人类临床中无法准确预测安全性和临床有效性的短板[2]。

不同于细胞毒性药物，免疫治疗主要影响患者的免疫系统，而不是肿瘤本身。因此，应该在荷瘤动物中进行临床前试验，这些动物能够准确地再现对有效的免疫介导的肿瘤破坏作用构成巨大障碍的最常见的人类癌症患者处于的免疫异常状态及其对立的免疫抑制性肿瘤微环境（TME）。那些随着时间推移自发产生的恶性肿瘤都是经过免疫编辑的，这种改变导致转化细胞的积累，免于现有的T细胞系谱的识别[3]。异常的T细胞信号和耗竭导致人类临床免疫治疗的失败[4]。恶性肿瘤的发展，对细胞介导的细胞毒性形成物理性和功能性障碍，导致免疫耐受和疾病进展。此外，有效免疫激活所见的不良事件依赖于完整的细胞因子网络。为了更准确地预测免疫疗法的安全性及其消除肿瘤和预防临床复发的能力，需要更多的恶性肿瘤自发发展而宿主免疫完好的模型。

家犬与人类有着密切的种系关系，它们自发产生的肿瘤表现出与人类相似的临床、生物学和遗传学特征[5-8]。犬类肿瘤在短时间内发生，其自然的临床过程是治疗后产生化疗耐药或局部复发或转移。影响癌症发生、进展和治疗反应的环境因素也是人和犬类所共有的。举例来说，宠物狗被发现与人类家庭成员在微生物群中具有相似性[9]。微生物群影响宿主的免疫反应，因此宠物狗和人类对免疫疗法的反应可能比特定的无病原体小鼠更相似[10,11]。虽然宠物狗中肿瘤的自发发展已经巩固了它们在药物开发途径中的作用[12]，但最近对宿主免疫系统功能障碍、免疫抑制性TME以及人类和犬类之间肿瘤突变负荷的认识，激发了人们将狗与癌症整合到早期免疫治疗试验中的兴趣。

癌症患犬评估免疫疗法的相关性

肿瘤免疫原性

免疫疗法的最终目标是产生有效的肿瘤特异性细胞毒性T细胞反应，并扩大抗肿瘤免疫的自我繁殖周期，从而消除转化细胞[13]。有效的多克隆抗肿瘤免疫应答的产生很大程度上取决于含有非同义体细胞突变的肿瘤，这些突变可编码被CD4+和CD8+T细胞识别的免疫原性新表位[14-18]。多种人类肿瘤组织学的先进二代测序表明，具有高突变负荷（"热"肿瘤）的癌症患者更有可能表现出肿瘤特异性T细胞的基线反应，这些反应有可能可导致肿瘤消退并延长总生存期。例如，通过检查点阻断来实现[19-22]。体细胞突变的数量是新表位负荷的预测因子,这是对免疫治疗反应最具预测性的单个指标[20-22]。犬体内不同肿瘤组织学突变负荷的更广泛特性尚未被报道。然而犬 B 细胞和 T 细胞淋巴瘤的全外显子测序显示,每个肿瘤平均存在 18 个非同义突变 (B 细胞淋巴瘤 16 个非同义突变)[23],与人弥漫大 B 细胞淋巴瘤的全外显子组测序相当[24,25]。在犬侵袭性移行细胞癌中使用 RNA 测序 (RNAseq) 进行完整的转录组分析和在犬肥大细胞肿瘤中靶向扩增原癌基因,如 c-kit 等,都发现了非同义突变的存在,这些突变可作为实验性免疫治疗的新表位和靶点[23,26,27]。事实上,目前正在通过联邦政府资助的全外显子组测序和 RNAseq 研究探索犬类癌症存在非同义体突变以及突变负荷与免疫活动指数相关的假设。

为了预测已证实的非同义突变是否具有免疫原性,需要定义犬主要组织相容性复合物 (MHC)I 类分子(DLA)的结合基序,并开发和验证新表位预测的算法。已经鉴定了编码功能性 MHC 复合物的 4 种犬 MHC I 类基因,其中只有一种是高度多态性的(DLA-88)。识别常用的 DLA-88 等位基因结合基序的工作正在进行中,并且已经揭示了 DLA-88*50101 和 HLA-A*02:01 的等位基因特异性肽结合基序之间的显著相似性[28,29]。这些研究为四聚体开发铺平了道路,这将改善犬 CD8+T 细胞对不同免疫疗法的反应,并进行相关研究以确定免疫和临床反应的预测因子。

癌症患犬的免疫状况

主动和被动细胞免疫治疗取得临床疗效的主要障碍之一是免疫抑制性 TME,它为人类癌症患者中有效的 T 细胞应答造成了物理和功能性屏障。这些功能屏障包括免疫抑制细胞群,如调节性 T 细胞、髓样抑制细胞(MDSC)和肿瘤相关巨噬细胞及其抑制性细胞因子和酶,如 IL-10、TGF-β、精氨酸酶 I、iNOS2 和 IDO。此外,检测点调控因子,如 PD-L1、LAG-3 和 TIM-3 在肿瘤浸润的免疫细胞和肿瘤细胞上的表达,极大地抑制了肿瘤特异性 T 细胞的增殖和存活,使肿瘤特异性 T 细胞往往表现为耗竭表型。

尽管对癌症患犬的 TME 和免疫状态进行全面评估将需要更多的经过验证的表型标志物和功能测定,但开始有报道表明癌症患犬表现出与人类癌症患者相似的免疫系统异常并发展出与人类癌症患者相同的对有效免疫疗法形成物理和功能障碍的免疫抑制性 TME。调节性 T 细胞 (CD4+、CD25+、FOXP3+)[30]、MDSC(CD11b+、CD14-、MHC II-)[31,32] 和肿瘤相关的巨噬细胞已经在淋巴瘤、骨肉瘤、胶质母细胞瘤和乳腺癌患者的外周血、引流淋巴结及肿瘤中被识别出来[33-41]。此外,检测点配体 PD-L1 已经在犬肿瘤细胞系的表面上被识别并且可被 IFN-γ 上调[42,43]。另外,通过种属特异性和交叉反应性抗体对 T 细胞表面标志物,如 CD28、CTLA4 和 PD-1 的探索也揭示出癌症患犬中存在耗竭的 T 细胞表型 [40](未发表的数据)。确定癌症患犬的免疫前景是一个活跃的研究领域,随着用于识别免疫细胞表型和检查点分子的更具特异性的抗体的出现,额外的免疫治疗屏障可能会被发现。

基于细胞的被动过继转移免疫疗法

旨在促进抗肿瘤免疫的基于细胞的疗法可大致分为两种类型:①被动过继性免疫疗法(AI)策略,通过输注离体扩增的天然或基因修饰的淋巴细胞,如肿瘤浸润淋巴细胞、T 细胞和 NK 细胞以消除肿瘤。②主动疫苗接种策略,涉及输注负载有肿瘤抗原的自体抗原呈递细胞(APC),已在体内产生肿瘤特异性 T 细胞。

以肿瘤相关抗原为靶点的的遗传重定向 T 细胞的过继转移已经在复发、难治性、血液系统恶性肿瘤 (包括慢性淋巴细胞白血病和急性淋巴细胞白血病) 的人类患者中取得了前所未有的获益[44-47]。然而临床上嵌合抗原受体(CAR)T 细胞治疗实体瘤的效果令人失望[48,49]。这在一定程度上是由于强大的免疫抑制性 TME 对 CAR-T 细胞功效造成了物理和功能障碍 [48]。此外,CAR-T 细胞治疗可因过敏反应、细胞因子释放风暴、神经毒性和脱靶细胞毒性而引起发病率和死亡率显著升高[50-54]。从一些人类癌症患者身上制造 CAR-T 细胞产品以及确保其植入和持久性也是重大挑战,而这对于实现持久缓解是必要的[55]。随着该领域的不断发展成功生产出"一流"的自体或异体 T 细胞,免疫完整的自发性肿瘤患犬在探索联合治疗方法和对抗潜在致命副作用策略的发展中可能发挥的作用越来越明显。因此,癌症患犬基于细胞疗法的方案的出现和应用及犬类早期免疫疗法试验的结果开始出现在文献中也就不足为奇了[56-58]。

T 细胞扩增方案

使用体外扩增淋巴细胞发展被动免疫治疗的最早尝试是在 21 世纪初,一些研究小组使用固相抗犬 CD3 加重组人 IL-2(rhuIL-2),从健康和荷瘤犬体内生成自体多克隆激活的淋巴细胞[59-61]。在 rhuIL-2 存在的情况下,与板-结合抗犬CD3 培养的外周血单个核细胞(PBMC),在两周内获得了适度的扩增(57 倍)[59]。在收获的培养细胞中检测到 CD8+和 CD4+CD8+淋巴细胞数目增加和细胞毒活性增强[59]。在这些淋巴因子激活的杀伤细胞被动转移到健康或荷瘤犬体内后,其外周血淋巴细胞、总 T 细胞和 CD8+T 细胞数量增加[59,61]。被动转移后没有发现不良反应;然而荷瘤犬对淋巴因子激活的杀伤细胞的临床效果如何尚未见报道。

为了实现更大的 T 细胞扩增,最初为人类 T 细胞扩增开发的基于 K562 的人工抗原呈递细胞(aAPC)系统已被用于犬 T 细胞[56-58,62]。在该系统中,经基因工程表达共刺激分子的 K562 细胞被照射,负载激动性抗 CD3 抗体,并在促 T 细胞生长的细胞因子存在下与 PBMC 共培养。Panjwani 等利用表达 hud32 和犬类 CD86 的 k562,装载上抗犬类 CD3 (克隆 CA17.2A12),在存在 rhuIL-2 和 rhuIL-21 的情况下,犬 CD5+T 细胞在 2 周内扩增达到 230 倍 [56]。添加 rhuIL-21 后,T 细胞产物严重偏向 CD8 表型。O'Connor 等使用了一种激活的抗人 CD3 (克隆 OKT3)加载到表达人 CD64、CD86、CD137L 和膜结合的人 IL-15 的 K562 细胞上,用于犬 T 细胞的扩增[58]。尽管存在 rhuIL-2,但来自健康狗的细胞还是扩增失败。然而当每隔 7 天添加 rhuIL-21 和用 aAPC 再刺激,在 36 天内获得了 399 倍的增长,以

CD3+CD8+细胞的生长占优。Mata 等用凝集素 PHA 替代了抗 CD3 OKT3 克隆,辐射表达人 CD80、CD83、CD86 和 CD137L 的 K562 细胞,同时使用 rhuIL-2 和 rhuIL-21,导致 T 细胞在两周内平均扩增 103 倍[57]。

与目前 AI 临床试验中使用的人类 T 细胞扩增方案类似,与抗犬 CD3 (CA17.2A12) 和抗犬 CD28(5B8) 耦联的磁珠也被用于扩增犬 T 细胞[56]。在这些培养中,使用 rhuIL-2 和 rhuIL-21 来促进 T 细胞扩增。当 rhuIL-2 被替换为 rhuIL-7 和 rhuIL-15 时,可以看到类似的扩增,还可达到避免 IL-2 的有害分化效应,并维持更多"干细胞样"能表现出更好的体内植入和持久性的犬 T 细胞的目的(未发表数据)。仍需要犬 T 细胞表型标志物的进一步开发和确认来证实这些效果。

有趣的是,虽然抗 CD3/CD28 磁珠和负载有抗 CD3 的 aAPC 可以在大多数健康个体中产生的 T 相当的细胞生长,但抗 CD3/CD28 磁珠却不能从一些犬类供体和晚期恶性血液病患者中扩增 T 细胞[56]。这与晚期血液恶性肿瘤的人类患者中 T 细胞活化的内在缺陷是一致的,当 T 细胞产物不能产生时,导致研究中止[63]。有趣的是,使用 aAPC 可以挽救未能用磁珠扩增的犬淋巴瘤患者的 T 细胞,尽管与健康犬的 T 细胞相比,它们往往扩增得更少[56,58]。"拯救"T 细胞扩增的能力可能归因于 K562 细胞提供的可溶性因子和(或)接触依赖性因子,这需要进一步研究[56]。尽管如此,犬类数据表明,在人类 T 细胞产品开发中,重新使用 aAPC 可能是有必要的。

过继性 T 细胞免疫疗法

AI 在癌症患中的功效刚刚开始被探索。对于患有 B 细胞淋巴瘤的犬使用 OKT3/aAPC 扩增方案,从外周血淋巴细胞获得高达 $3×10^9/m^2$ 的量(在 28 天内扩增约 124 倍)。与匹配的对照组比,这些细胞过继转移到诱导缓解的患犬中延长了无肿瘤和总生存期,并且与有限的短暂胃肠道副作用相关[58]。

多克隆活化细胞过继转移后提高生存率的机制可能与异常免疫状态的纠正和抗肿瘤免疫

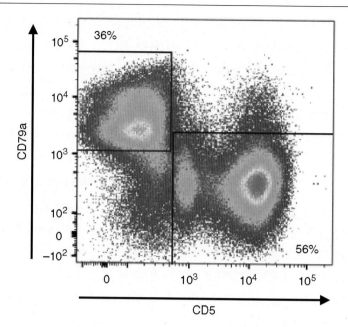

图 18.1 典型的犬白细胞分离产物。细胞是应用 Optia 光谱技术从轻度镇静的健康供体犬中收集而来。产物通过犬 T 细胞标志物 CD50 和交叉反应性 B 细胞标志物 CD79a 的表达进行评估。（见彩插）

的全面恢复有关[58,61]。CD8+T 细胞计数在人癌和犬癌患者中均有所下降[37,64,65]，这种情况可能部分源于 CD8+T 细胞对肿瘤诱导的细胞凋亡的敏感性增加[65]。扩增细胞的过继转移导致循环 CD8+T 细胞增多，并纠正了 CD4:CD8 比值异常。另外，肿瘤特异性 T 细胞可以在转移的群体中扩增并提供暂时的抗肿瘤活性。虽然 CD40L 在扩增的犬 T 细胞上的表达尚未得到评估，但 CD40L+T 细胞可能会暂时增强 CD40+B 细胞的靶向免疫原性，这可能是本研究中生存改善的原因。实际上，CAR T 细胞组合性表达 CD40L 是一种目前正在探索的策略，以提高 CD19 CAR T 细胞的有效性[66]。

总的来说，虽然上述扩增犬类 T 细胞的技术可以为过继治疗提供了足够的细胞数量，但是在这些系统中，从健康的或荷瘤的犬类身上获得的 T 细胞的扩增程度不及在类似的人类培养系统中获得的。这可能是初始培养中存在次优的激动性抗体、固有的物种差异或存在污染性免疫抑制髓细胞所致[67]。事实上，与负性选择的外周 T 细胞产生人类 T 细胞产物不同，犬类 T 细胞产物是由通过密度离心从全血中分离出来的 PBMC 产生的[57]。与人类不同，犬中性粒细胞的密度与淋巴细胞和单核细胞相当，通过 1.077

的分离液梯度常常导致分离出的单核细胞中混有大量的中性粒细胞和其他粒细胞[68]。这就留下了一种可能性，即受到污染的骨髓细胞可能会抑制最佳 T 细胞扩增，尤其是在循环 MDSC 数量增加的荷瘤犬体内，MDSC 会抑制 T 细胞的扩增和功能[31]。因此，可以通过白细胞分离术产物或负选择的 T 细胞实现犬 T 细胞的扩增的改善。实际上，可以使用 Cobe 或 Optia 光谱，通过白细胞分离术在良好的生产实践条件下获得更纯的犬单个核细胞产物[69]（图 18.1）。此外，使用具有犬白细胞亚群特异性交叉反应抗体可以实现通过阴性选择纯化犬 T 细胞（图 18.2）。

目前已经建立的犬类系统中白细胞分离、阴性 T 细胞选择、aAPC 和磁珠扩张方案，为犬类在推进 AI 策略中发挥不可或缺的作用奠定了基础。

淋巴细胞的遗传修饰

细胞治疗的许多目标可以通过对细胞产品进行短暂或永久的基因修饰来实现或推进。例如，可以通过肿瘤靶向抗原受体的异位表达来修饰 T 细胞或 NK 细胞以重定向它们的抗原特异性；应用规律成簇的间隔短回文重复序列（CRISPR）或转录激活样效应因子核酸酶（TAL-

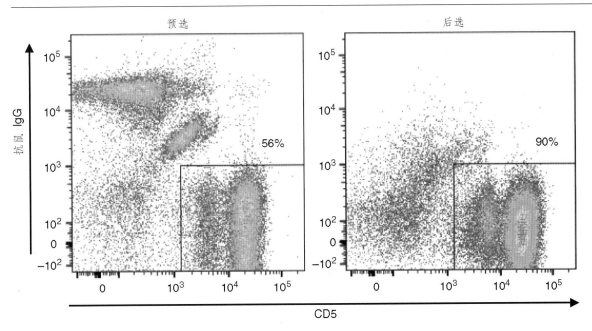

图 18.2　犬 T 细胞的阴性筛选纯化。用 CD11b、CD11c、CD14 和 CD20 抗体标志密度离心法分离的犬外周血单核细胞。将山羊抗鼠微球 IgG 与细胞共同孵育，用 macs 细胞分离系统去除标志细胞。筛选前和阴性筛选后的细胞如图所示。（见彩插）

EN）去除负调节因子使它们对抑制信号不敏感或在去除供体 MHC 和 T 细胞受体复合物后，使其能够使用异基因甚至异种产物。随着通过基因修饰改善基于细胞的癌症免疫疗法的策略变得更加先进，它们在体内的安全性和功效性可能在犬系统中进行评估[70]。

尽管大多数遗传修饰被设计为永久性的，mRNA 电穿孔形式的短期基因表达可满足某些特定目的要求。优先于体内输注，使用 mRNA 立即将抗原有效负载传递至 APC 或将 CAR 传递至体外扩增的 T 细胞。这种方法提供了高效的基因表达（尽管时间有限），足以评估体内的安全性和功能。例如，对于 CART 细胞来说，新型靶 CAR 的瞬时表达对其在人或犬患者中进行首次评估具有重要的安全性提示意义。

犬 CAR T 细胞是通过体外扩增具有可编码第一代 CD20 特异性 CAR 的 mRNA 的犬原代 T 细胞的电穿孔产生的。这种方法在体外实现了尽管短暂但高效的 CAR 表达和强大的抗肿瘤功能[56]。将 CD20-RNA CART 细胞三次输注到复发性 B 细胞淋巴瘤的患犬中导致短暂的，适度的抗肿瘤作用而没有不良事件，尽管在第二次输注后产生了针对鼠 scFv 的抗体。该原理循证研究证实了该平台在永久性重定向 CD20-特异性

CAR-T 细胞给药之前评估犬体内靶向安全性的可行性。

永久性遗传修饰的一个优点是修饰可被传递到子细胞的基因组中，随着时间的推移放大其效应；对于赋予抗原特异性修饰的情况，这模拟了准克隆扩增。犬科领域的许多已发表的文章已聚焦于利用 γ-逆转录病毒来永久转导感兴趣的细胞。通过 γ 逆转录病毒将靶向 HER2 的 CAR 引入原代犬 T 细胞中，并在体外证明了其对骨肉瘤细胞株的作用[57]。此外，作为人类基因治疗的模型，γ 逆转录病毒已用于编码可自然发展为 X 连锁严重联合免疫缺陷（XSCID）犬类造血干细胞（HSC）的常见 γ 链[71]。然而用 γ 逆转录病毒转导的 HSC 治疗的一只 XSCID 犬出现了一种治疗导致的 T 细胞淋巴瘤[72]，高度提示了用 γ-逆转录病毒载体进行致癌基因插入的风险。慢病毒载体可有效地修饰人类 T 细胞，而且安全性更高。慢病毒载体已被用于修饰犬 HSC[73,74]和原发性 T 细胞（图 18.3），一项评估犬 B-NHL（非霍奇金淋巴瘤）患者中慢病毒转导的 CD20-特异性 CAR T 细胞的临床试验正在进行中[75]。

T 细胞永久性遗传修饰还存在其他挑战和风险。自我扩增可能是一把双刃剑，因为修饰可以意外地针对重要的正常宿主组织 [52,76,77]；这

可以通过首先测试瞬时 mRNA 表达,或使用自杀基因系统来消融细胞来减轻[78]。如果引入的基因起源于异种,它可使细胞本身具有免疫原性,就像使用小鼠 scFv 的 CAR 在人和犬中引发宿主 – 抗小鼠抗体反应[56,79];基因转化以匹配宿主物种可能是克服这一障碍的重要一步。最后,永久性遗传修饰通常比瞬时修饰效率低,尽管随时间推移它可以利用正向选择这个优势。由于细胞活化和增殖分别对于 γ 逆转录病毒或慢病毒的转导是必需的或有利的,因此用于犬类原代细胞活化的试剂和方案的持续改进可以提高这些方法的效率和利用这些方法的治疗的有效性。

其他用于犬类细胞遗传修饰的方法正在探索中,包括泡沫病毒[80]、腺相关病毒和非病毒性"睡美人"转座子 – 转座酶系统[81]。结合 CRISPR 技术在人类癌症免疫治疗中的快速转化[82],犬类 T 细胞的基因修饰是一个快速发展的领域,有许多令人兴奋的可能性和发展前景。

过继性 NK 细胞免疫疗法

自然杀伤(NK)细胞因其对转化细胞的天然反应性和涉及 MHC 活化的经典抑制受体的内在安全机制而成为 AI 很有吸引力的选择。不需要 MHC 呈递,无抗原特异性或前期启动,NK 细胞可以是有效的单一疗法,并且可以通过 CAR 的表达进一步增强作用。AI 与自体和同种异体 NK 细胞的临床试验已经在血液系统恶性肿瘤患者的临床试验中进行了评估,包括急性髓性白血病[83]、多发性骨髓瘤[84]和 B 细胞 NHL [85],以及包括癌[86]和脑肿瘤[87]在内的实体瘤。CAR NK 细胞已经在体外和小鼠模型中进行了研究[88,89],针对 B 淋巴恶性肿瘤的 CD19-特异性 NK 细胞 Ⅰ、Ⅱ 期试验于 2017 年开始招募受试者(NCT3056339)。

虽然人 NK 细胞被定义为 CD3⁻CD56⁺,及包括活化受体 NKG2A、NKG2C、NKG2D 和 NKp46 在内的其他表型标志,但犬 NK 细胞的识别和定义是正在进行的探索的领域。由于可用的特异性的经过验证的标记物的数量有限,犬 NK 细胞是以缺乏其他更具特点的免疫细胞亚群的标志和自身活性来定义的。由于可将这些细胞进行分类的标记有限,因此转录谱分析是混乱的,而完全精确地比照人类标志物则可能会产生误导,因为它们可能不跨物种共享(犬类粒细胞上 CD4 的存在就是一个例子)。此外,先天样淋巴群(如 NK T 细胞)在 T 细胞和 NK 细胞的功能和表达模式中起桥梁作用,这意味着需要更好的工具来正确地优化犬体内的这些细胞群。

最常用于犬 NK 细胞鉴定的标记是CD3、CD5、CD56 和 NKp46。CD3 是典型 T 细胞标志,尽管抗犬抗体克隆 CA17.2A12 结合的CD3ε 被报道在人 NK 细胞中表达 [90]。CD5 在健康犬 PBMC 中是非 B 系淋巴群的标记,阳性细胞有高和低表达之分。CD5 低亚群被描述为 CD3⁺、CD3⁻,或仅表达细胞内 CD3,这种差异可归因于染色技术的差异;然而该亚型都是 CD8⁺[91-94],比 CD3⁺CD5hi 细胞大,并含有与 NK 细胞形态一致的突出细胞质颗粒[91]。此外,这些细胞高表达 NK 细胞相关受体,并表现出抗 MHC 阴性犬甲状腺腺癌细胞的细胞毒活性[91-93]。虽然已经报道了交叉反应性小鼠抗人 CD56 抗体 (克隆 MOC-1)[95,96],但仍缺乏对其特异性的验证[91-93,97]。使用交叉反应抗牛抗体(克隆 AKS6)[97]或犬–特异性抗体(克隆 48a) [94]已检测到犬 NKp46;在这两种情况下,CD3⁺NKp46⁺和 CD3⁻NKp46⁺亚群被确定。由克隆 48a 鉴定的 NKp46⁺CD3⁻细胞显示出超过供体匹配的 CD3⁺T 细胞的对抗骨肉瘤细胞系的细胞溶解活性。有趣的是,对 CD3⁻NKp46⁻群体进行培养显示其可以转化为 CD3⁻NKp46⁺细胞,这表明 NKp46 可能仅标记成熟的犬 NK 细胞[94]。

尽管这些不同的 NK 样群体仍在鉴识中,但是可以使用 MHC 阴性饲养细胞和细胞因子的组合使它们在体外成功扩增。Shin 等报道了当在 rhuIL-2 和 rhuIL-15 存在下,犬细胞毒性大颗粒淋巴细胞与表达人 4-1BBL 和膜结合的 huIL-15 的辐照 K562 饲养细胞共培养两周时,扩增约 200 倍[93]。最终产物中大于 85% 的细胞是 CD5loCD3⁺CD8⁺TCRαβ⁻TCRγδ⁻细胞并且显示出大颗粒状淋巴细胞形态。同样,在重组犬 IL-2 存

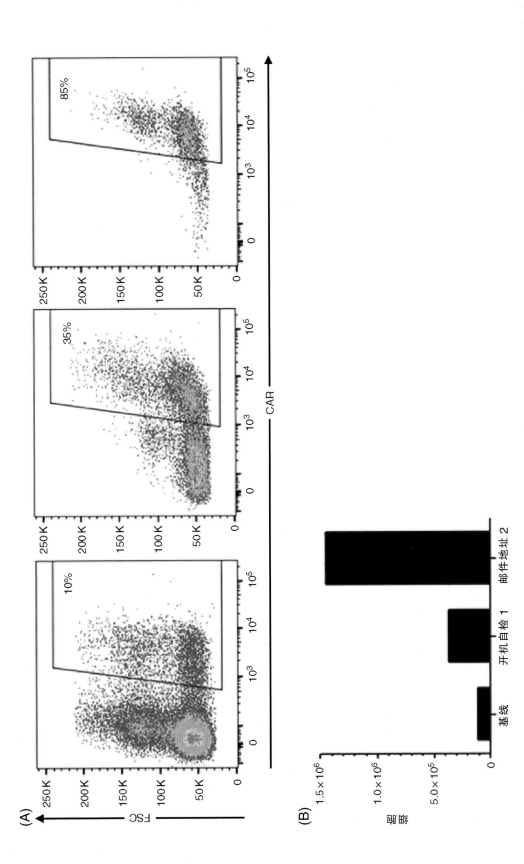

图 18.3 慢病毒转导产生功能性犬嵌合抗原受体 T 细胞。(A)抗原刺激前表达 CD20-CD28-CAR 的犬 T 细胞(左图);用表达 cd20 的 B 细胞系 CLBL-1 刺激 1 周后的图像(中图);用 CLBL-1 进行二次刺激 1 周后的图像(右图)。(B)在基线和每次 clbl-1 细胞刺激 1 周后,CAR-T 细胞被门控。根据 7AAD.CD5+细胞数通过总细胞数计算。FSC=前向散射光。(见彩插)

在下,CD3-NKp46+细胞与表达人4-1BBL和膜结合的huIL-21的经照射的K562饲养细胞共培养3周,增长了大约20 000倍[94]。这为犬类NK样细胞应用于进行中的犬癌症患者的AI奠定了基础[98]。

干细胞移植和过继细胞移植的预处理方案

为了确定成功植入骨髓异体移植物的最佳预适应方案,最早是在研究犬中进行研究并且采用与犬和人中显著的发病率和死亡率相关的高强度骨髓消融性放化疗。

不幸的是,高剂量放化疗对骨髓消融的毒性作用使老年患者和处于危重状态的患者无法进行同种异体移植。因此,研究人员开发了毒性较低的非清髓方案,并在犬体内测试其支持干细胞移植成功的能力[99]。临床上应用的预处理方案涉及全身照射(TBI)和(或)细胞毒性药物,如环磷酰胺、白消安和喷司他丁,促进健康犬和淋巴瘤犬的成功进行自体和异体造血干细胞移植[100-104]。与单独的100cGy TBI相比,低剂量100cGy TBI联合抑制淋巴细胞中腺苷脱氨酶的嘌呤类似物喷司他丁联合使用改善了同种异体供体细胞植入。这表明未来需要减少TBI时,可考虑这种试剂[101]。同样,另一种嘌呤类似物氟达拉滨在与移植前TBI(200cGy)联合使用时改善了接受HSC移植的人类患者的植入,并减少了为获得移植物抗肿瘤效果的供体白细胞输注[105]。TBI和环磷酰胺预处理方案已被广泛用于进行干细胞移植的犬,但单独使用氟达拉滨或氟达拉滨与TBI或环磷酰胺联合使用的预处理方案还没有。然而鉴于氟达拉滨已在犬中安全应用,很可能很快就会开展联合环磷酰胺/氟达拉滨(Cy/Flu)或放化疗(TBI/Flu)预处理以促进干细胞或过继性T细胞植入,模拟人类过继T细胞转移的现行方案。另一种可选择的可改善犬体内植入的预处理方案采用抗CD44单克隆抗体(S5)联合200 cGy TBI[106]。据报道,CD44抗体通过消除在放疗后存活的骨髓细胞来改善植入,而不消除则会介导排斥反应。

骨髓抑制预处理机制也被用于犬遗传修饰的自体的和单倍体的干细胞移植。200 cGy TBI或10mg/kg的喷司他丁作为单药静脉给药,伴有或不伴有移植后免疫抑制均可用于犬遗传修饰干细胞移植的长期植入[107]。在对照方案的面对面对比中,环磷酰胺联合不致死TBI导致犬类遗传修饰干细胞的最大程度植入[102]。

在小鼠模型和人类患者中的研究已经表明,需要最佳的预处理来促进过继转移的T细胞植入并防止中和抗体的形成和针对表达外源蛋白的遗传修饰的T细胞的细胞毒性T细胞应答[108]。与仅接受Cy的NHL患者相比,在过继转移自体CART细胞之前将氟达拉滨添加到环磷酰胺(Cy/Flu)预处理中导致更高水平的IL-7和IL-15,更大的扩增和CD4+和CD8+CAR-T的持续存在,并可改善预后[108]。目前仍在继续研究人类过继T细胞和NK细胞转移的最佳预适应方案。随着过继T细胞和NK细胞疗法在犬体内的探索不断深入,这一物种很可能在这种非清髓预处理方案的面对面比较中发挥重要作用,并为未来的人类临床试验设计提供启示。

以细胞为基础的主动免疫疗法

用负载抗原的树突细胞进行主动免疫,启动肿瘤特异性细胞毒性T细胞应答,并建立强大的记忆应答,以清除肿瘤和防止复发已成为许多不同类型癌症研究的活跃领域。人类和犬类在使用树突状细胞(DC)治疗癌症中面临类似的挑战,包括获得足够的DC前体细胞用于疫苗生产、从外周血或骨髓中生成DC的方案的标准化以及临床应用的困难和最佳方案的选择[109,110]。此外,研究犬癌患者DC治疗的一个关键限制是缺乏可靠的标志物来鉴定这些细胞及其各种亚型。

犬外周血和骨髓来源的DC被激活并装载有肿瘤抗原,研究它们在体外和体内诱导抗原特异性T细胞应答的能力。当用于健康犬时,用肿瘤细胞裂解物脉冲的自体DC可诱导针对肿瘤抗原的CD4+和CD8+T细胞应答[111]。与同种异体肿瘤细胞系融合的自体 DC 诱导细胞介导的应答对抗其共享抗原[112,113]，并促进犬传染性性病瘤的肿瘤消退[114]。腺病毒递送肿瘤抗原到体外培养的自体 DC 诱导恶性黑色素瘤犬的肿瘤特异性免疫应答[115]。最近，应用 CD40 靶向腺病毒载体递送肿瘤抗原也已用于犬中，并且在抗原递送时，可诱导 DC 成熟[116]。在每种情况下，均未观察到严重不良事件或诱导自身免疫；然而这种方法在犬患者中的有效性仍需证实。

鉴于为重复免疫产生足够数量的 DC 存在技术挑战，CD40 活化的 B 细胞已经被探索以作为一种易于活化、扩增和负载可诱导肿瘤特异性免疫的有效抗原载量的替代 APC[117,118]。已经描述了从人和犬产生 CD40-B 细胞的方案，并且这些细胞在用 RNA 转染后可刺激抗原特异性 T 细胞应答[117,119]。用电穿孔方法导入自体肿瘤 RNA 的 CD40 活化的 B 细胞诱导肿瘤特异性免疫应答，B 细胞和 T 细胞淋巴瘤患犬均得到缓解[120]。虽然这种策略不能预防这些患犬的复发，但当接种疫苗的患犬接受挽救化疗时，总生存期得到改善，这表明疫苗诱导的免疫应答与化疗之间存在协同作用[120]。

用于动物的基于细胞产品的管理指南

随着动物中细胞疗法的使用越来越多，FDA 为"旨在诊断、治愈、减轻、治疗或预防动物疾病"的细胞产品的开发、制造和营销提供了指南。其他应用于动物细胞治疗产品同样适用于此法规和监管要求。为了合法销售，这些产品将需要经过批准或有条件批准的新动物药物应用（NADA），以评估安全性、有效性和生产质量。基因工程细胞产品，如 CAR-T 细胞、APC 和动物干细胞产品（ASCP）可能需要在开发和生产之前由兽医中心进行额外的基于风险的评估。在当前大多数情况下，ASCP 是自体的，而不是最低限度处理（I 型）产品。然而随着 CRISPR 和 TALEN 技术的出现，将来可能会使用犬科动物推进同种异体甚至异种 ASCP 的使用。

只要满足 21CFR511 中规定的要求，FDA 就允许对仅用于研究目的的细胞产品进行研究性使

用。然而在实验室研究动物或进行客户拥有的动物临床试验中，基于细胞产品的体内测试可能需要进行研究性豁免。在开始在客户拥有的动物中进行试验之前，申办者应该与 FDA 建立一个研究性新型动物药物文件并提交研究豁免声明的通告。有关兽医细胞疗法的监管要求的更多信息可通过以下获得：http://www.fda.gov/downloads/AnimalVeterinary/GuidanceComplianceEnforcement/Guidancefor-Industry/UCM405679.pdf。

参考文献

1. Richmond A, Su Y. Mouse xenograft models vs GEM models for human cancer therapeutics. Dis Model Mech. 2008;1(2–3):78–82.

2. Mak IW, Evaniew N, Ghert M. Lost in translation: animal models and clinical trials in cancer treatment. Am J Transl Res. 2014;6(2):114–8.

3. Dunn GP, Bruce AT, Ikeda H, Old LJ, Schreiber RD. Cancer immunoediting: from immunosurveillance to tumor escape. Nat Immunol. 2002;3(11):991–8.

4. Zarour HM. Reversing T-cell Dysfunction and Exhaustion in Cancer. Clin Cancer Res. 2016;22(8): 1856–64.

5. Gordon I, Paoloni M, Mazcko C, Khanna C. The Comparative Oncology Trials Consortium: using spontaneously occurring cancers in dogs to inform the cancer drug development pathway. PLoS Med. 2009;6(10): e1000161.

6. Knapp DW, Waters DJ. Naturally occurring cancer in pet dogs: important models for developing improved cancer therapy for humans. Mol Med Today. 1997;3(1):8–11.

7. Paoloni M, Khanna C. Translation of new cancer treatments from pet dogs to humans. Nat Rev Cancer. 2008;8(2):147–56.

8. Breen M, Modiano JF. Evolutionarily conserved cytogenetic changes in hematological malignancies of dogs and humans: man and his best friend share more than companionship. Chromosome Res. 2008;16(1):145–54.

9. Song SJ, Lauber C, Costello EK, Lozupone CA, Humphrey G, Berg-Lyons D, et al. Cohabiting family members share microbiota with one another and with their dogs. Elife. 2013;2:e00458.

10. Sivan A, Corrales L, Hubert N, Williams JB, Aquino-Michaels K, Earley ZM, et al. Commensal Bifidobacterium promotes antitumor immunity and facilitates anti-PD-L1 efficacy. Science. 2015;350(6264): 1084–9.

11. Ivanov, II, Honda K. Intestinal commensal microbes as immune modulators. Cell Host Microbe. 2012;12(4): 496–508.

12. Khanna C, Fan TM, Gorlick R, Helman LJ, Kleinerman

ES, Adamson PC, et al. Toward a drug development path that targets metastatic progression in osteosarcoma. Clin Cancer Res. 2014;20(16):4200–9.

13. Chen DS, Mellman I. Oncology meets immunology: the cancer-immunity cycle. Immunity. 2013;39(1):1–10.

14. Castle JC, Kreiter S, Diekmann J, Lower M, van de Roemer N, de Graaf J, et al. Exploiting the mutanome for tumor vaccination. Cancer Res. 2012;72(5):1081–91.

15. Engelhorn ME, Guevara-Patino JA, Noffz G, Hooper AT, Lou O, Gold JS, et al. Autoimmunity and tumor immunity induced by immune responses to mutations in self. Nat Med. 2006;12(2):198–206.

16. Kreiter S, Vormehr M, van de Roemer N, Diken M, Lower M, Diekmann J, et al. Mutant MHC class II epitopes drive therapeutic immune responses to cancer. Nature. 2015;520(7549):692–6.

17. Matsushita H, Vesely MD, Koboldt DC, Rickert CG, Uppaluri R, Magrini VJ, et al. Cancer exome analysis reveals a T-cell-dependent mechanism of cancer immunoediting. Nature. 2012;482(7385):400–4.

18. Tran E, Turcotte S, Gros A, Robbins PF, Lu YC, Dudley ME, et al. Cancer immunotherapy based on mutation-specific CD4+ T cells in a patient with epithelial cancer. Science. 2014;344(6184):641–5.

19. Gubin MM, Zhang X, Schuster H, Caron E, Ward JP, Noguchi T, et al. Checkpoint blockade cancer immunotherapy targets tumour-specific mutant antigens. Nature. 2014;515(7528):577–81.

20. Rizvi NA, Hellmann MD, Snyder A, Kvistborg P, Makarov V, Havel JJ, et al. Cancer immunology. Mutational landscape determines sensitivity to PD-1 blockade in non-small cell lung cancer. Science. 2015;348(6230):124–8.

21. Snyder A, Makarov V, Merghoub T, Yuan J, Zaretsky JM, Desrichard A, et al. Genetic basis for clinical response to CTLA-4 blockade in melanoma. New England Journal of Medicine. 2014;371(23):2189–99.

22. Van Allen EM, Miao D, Schilling B, Shukla SA, Blank C, Zimmer L, et al. Genomic correlates of response to CTLA-4 blockade in metastatic melanoma. Science. 2015;350(6257):207–11.

23. Elvers I, Turner-Maier J, Swofford R, Koltookian M, Johnson J, Stewart C, et al. Exome sequencing of lymphomas from three dog breeds reveals somatic mutation patterns reflecting genetic background. Genome Res. 2015;25(11):1634–45.

24. de Miranda NF, Georgiou K, Chen L, Wu C, Gao Z, Zaravinos A, et al. Exome sequencing reveals novel mutation targets in diffuse large B-cell lymphomas derived from Chinese patients. Blood. 2014;124(16):2544–53.

25. Lohr JG, Stojanov P, Lawrence MS, Auclair D, Chapuy B, Sougnez C, et al. Discovery and prioritization of somatic mutations in diffuse large B-cell lymphoma (DLBCL) by whole-exome sequencing. Proc Natl Acad Sci U S A. 2012;109(10):3879–84.

26. Decker B, Parker HG, Dhawan D, Kwon EM, Karlins E, Davis BW, et al. Homologous mutation to human BRAF V600E Is common in naturally occurring canine bladder cancer: evidence for a relevant model system and urine-based diagnostic test. Mol Cancer Res. 2015;13(6):993–1002.

27. London CA, Galli SJ, Yuuki T, Hu ZQ, Helfand SC, Geissler EN. Spontaneous canine mast cell tumors express tandem duplications in the proto-oncogene c-kit. Exp Hematol. 1999;27(4):689–97.

28. Barth SM, Schreitmuller CM, Proehl F, Oehl K, Lumpp LM, Kowalewski DJ, et al. Characterization of the canine MHC class I DLA-88*50101 peptide binding motif as a prerequisite for canine T cell immunotherapy. PLoS One. 2016;11(11):e0167017.

29. Pinho SS, Carvalho S, Cabral J, Reis CA, Gartner F. Canine tumors: a spontaneous animal model of human carcinogenesis. Transl Res. 2012;159(3):165–72.

30. Mitchell L, Dow SW, Slansky JE, Biller BJ. Induction of remission results in spontaneous enhancement of antitumor cytotoxic T-lymphocyte activity in dogs with B cell lymphoma. Vet Immunol Immunopathol. 2012;145(3–4):597–603.

31. Goulart MR, Pluhar GE, Ohlfest JR. Identification of myeloid derived suppressor cells in dogs with naturally occurring cancer. PLoS One. 2012;7(3):e33274.

32. Sherger M, Kisseberth W, London C, Olivo-Marston S, Papenfuss TL. Identification of myeloid derived suppressor cells in the peripheral blood of tumor bearing dogs. BMC Vet Res. 2012;8:209.

33. Estrela-Lima A, Araujo MS, Costa-Neto JM, Teixeira-Carvalho A, Barrouin-Melo SM, Cardoso SV, et al. Immunophenotypic features of tumor infiltrating lymphocytes from mammary carcinomas in female dogs associated with prognostic factors and survival rates. BMC Cancer. 2010;10:256.

34. Fortuna L, Relf J, Chang YM, Hibbert A, Martineau HM, Garden OA. Prevalence of FoxP3(+) cells in canine tumours and lymph nodes correlates positively with glucose transporter 1 expression. J Comp Pathol. 2016;155(2–3):171–80.

35. Itoh H, Horiuchi Y, Nagasaki T, Sakonju I, Kakuta T, Fukushima U, et al. Evaluation of immunological status in tumor-bearing dogs. Vet Immunol Immunopathol. 2009;132(2–4):85–90.

36. Mucha J, Majchrzak K, Taciak B, Hellmen E, Krol M. MDSCs mediate angiogenesis and predispose canine mammary tumor cells for metastasis via IL-28/IL-28RA (IFN-lambda) signaling. PLoS One. 2014;9(7):e103249.

37. O'Neill K, Guth A, Biller B, Elmslie R, Dow S. Changes in regulatory T cells in dogs with cancer and associations with tumor type. J Vet Intern Med. 2009;23(4):875–81.

38. Pinheiro D, Chang YM, Bryant H, Szladovits B, Dalessandri T, Davison LJ, et al. Dissecting the regulatory microenvironment of a large animal model of non-Hodgkin lymphoma: evidence of a negative prognostic impact of FOXP3+ T cells in canine B cell lymphoma.

PLoS One. 2014;9(8):e105027.

39. Raposo T, Gregorio H, Pires I, Prada J, Queiroga FL. Prognostic value of tumour-associated macrophages in canine mammary tumours. Vet Comp Oncol. 2014;12(1):10–9.

40. Tagawa M, Maekawa N, Konnai S, Takagi S. Evaluation of costimulatory molecules in peripheral blood lymphocytes of canine patients with histiocytic sarcoma. PLoS One. 2016;11(2):e0150030.

41. Watabe A, Fukumoto S, Komatsu T, Endo Y, Kadosawa T. Alterations of lymphocyte subpopulations in healthy dogs with aging and in dogs with cancer. Vet Immunol Immunopathol. 2011;142(3–4):189–200.

42. Hartley G, Faulhaber E, Caldwell A, Coy J, Kurihara J, Guth A, et al. Immune regulation of canine tumour and macrophage PD-L1 expression. Vet Comp Oncol. 2016.

43. Maekawa N, Konnai S, Ikebuchi R, Okagawa T, Adachi M, Takagi S, et al. Expression of PD-L1 on canine tumor cells and enhancement of IFN-gamma production from tumor-infiltrating cells by PD-L1 blockade. PLoS One. 2014;9(6):e98415.

44. Kalos M, Levine BL, Porter DL, Katz S, Grupp SA, Bagg A, et al. T cells with chimeric antigen receptors have potent antitumor effects and can establish memory in patients with advanced leukemia. Sci Transl Med. 2011;3(95):95ra73.

45. Porter DL, Levine BL, Kalos M, Bagg A, June CH. Chimeric antigen receptor-modified T cells in chronic lymphoid leukemia. N Engl J Med. 2011;365(8):725–33.

46. Grupp SA, Kalos M, Barrett D, Aplenc R, Porter DL, Rheingold SR, et al. Chimeric antigen receptor-modified T cells for acute lymphoid leukemia. N Engl J Med. 2013;368(16):1509–18.

47. Brentjens RJ, Davila ML, Riviere I, Park J, Wang X, Cowell LG, et al. CD19-targeted T cells rapidly induce molecular remissions in adults with chemotherapy-refractory acute lymphoblastic leukemia. Sci Transl Med. 2013;5(177):177ra38.

48. Newick K, O'Brien S, Moon E, Albelda SM. CAR T cell therapy for solid tumors. Annu Rev Med. 2016.

49. Abken H. Adoptive therapy with CAR redirected T cells: the challenges in targeting solid tumors. Immunotherapy. 2015;7(5):535–44.

50. Lamers CH, Sleijfer S, Vulto AG, Kruit WH, Kliffen M, Debets R, et al. Treatment of metastatic renal cell carcinoma with autologous T-lymphocytes genetically retargeted against carbonic anhydrase IX: first clinical experience. J Clin Oncol. 2006;24(13):e20–2.

51. Maus MV, Haas AR, Beatty GL, Albelda SM, Levine BL, Liu X, et al. T cells expressing chimeric antigen receptors can cause anaphylaxis in humans. Cancer Immunol Res. 2013;1:26–31.

52. Morgan RA, Yang JC, Kitano M, Dudley ME, Laurencot CM, Rosenberg SA. Case report of a serious adverse event following the administration of T cells transduced with a chimeric antigen receptor recognizing ERBB2. Mol Ther. 2010;18(4):843–51.

53. Maude SL, Frey N, Shaw PA, Aplenc R, Barrett DM, Bunin NJ, et al. Chimeric antigen receptor T cells for sustained remissions in leukemia. N Engl J Med. 2014;371(16):1507–17.

54. Davila ML, Riviere I, Wang X, Bartido S, Park J, Curran K, et al. Efficacy and toxicity management of 19-28z CAR T cell therapy in B cell acute lymphoblastic leukemia. Sci Transl Med. 2014;6(224):224ra25.

55. Porter DL, Hwang WT, Frey NV, Lacey SF, Shaw PA, Loren AW, et al. Chimeric antigen receptor T cells persist and induce sustained remissions in relapsed refractory chronic lymphocytic leukemia. Sci Transl Med. 2015;7(303):303ra139.

56. Panjwani MK, Smith JB, Schutsky K, Gnanandarajah J, O'Connor CM, Powell DJ, Jr., et al. Feasibility and Safety of RNA-transfected CD20-specific Chimeric Antigen Receptor T Cells in Dogs with Spontaneous B Cell Lymphoma. Mol Ther. 2016;24(9):1602–14.

57. Mata M, Vera JF, Gerken C, Rooney CM, Miller T, Pfent C, et al. Toward immunotherapy with redirected T cells in a large animal model: ex vivo activation, expansion, and genetic modification of canine T cells. J Immunother. 2014;37(8):407–15.

58. O'Connor CM, Sheppard S, Hartline CA, Huls H, Johnson M, Palla SL, et al. Adoptive T-cell therapy improves treatment of canine non-Hodgkin lymphoma post chemotherapy. Sci Rep. 2012;2:249.

59. Hoshino Y, Takagi S, Osaki T, Okumura M, Fujinaga T. Phenotypic analysis and effects of sequential administration of activated canine lymphocytes on healthy beagles. J Vet Med Sci. 2008;70(6):581–8.

60. Itoh H, Kakuta T, Kudo T, Sakonju I, Hohdatsu T, Ebina T, et al. Bulk cultures of canine peripheral blood lymphocytes with solid phase anti-CD3 antibody and recombinant interleukin-2 for use in immunotherapy. J Vet Med Sci. 2003;65(3):329–33.

61. Mie K, Shimada T, Akiyoshi H, Hayashi A, Ohashi F. Change in peripheral blood lymphocyte count in dogs following adoptive immunotherapy using lymphokine-activated T killer cells combined with palliative tumor resection. Vet Immunol Immunopathol. 2016;177:58–63.

62. Suhoski MM, Golovina TN, Aqui NA, Tai VC, Varela-Rohena A, Milone MC, et al. Engineering artificial antigen-presenting cells to express a diverse array of costimulatory molecules. Mol Ther. 2007;15(5):981–8.

63. Fraietta JA, Beckwith KA, Patel PR, Ruella M, Zheng Z, Barrett DM, et al. Ibrutinib enhances chimeric antigen receptor T-cell engraftment and efficacy in leukemia. Blood. 2016;127(9):1117–27.

64. Biller BJ, Guth A, Burton JH, Dow SW. Decreased ratio of CD8+ T cells to regulatory T cells associated with decreased survival in dogs with osteosarcoma. J Vet Intern Med. 2010;24(5):1118–23.

65. Whiteside TL. Apoptosis of immune cells in the tumor microenvironment and peripheral circulation of patients with cancer: implications for immunotherapy. Vaccine.

2002;20 Suppl 4:A46–51.

66. Curran KJ, Seinstra BA, Nikhamin Y, Yeh R, Usachenko Y, van Leeuwen DG, et al. Enhancing antitumor efficacy of chimeric antigen receptor T cells through constitutive CD40L expression. Mol Ther. 2015;23(4):769–78.

67. Stroncek DF, Ren J, Lee DW, Tran M, Frodigh SE, Sabatino M, et al. Myeloid cells in peripheral blood mononuclear cell concentrates inhibit the expansion of chimeric antigen receptor T cells. Cytotherapy. 2016;18(7):893–901.

68. Wunderli PS, Felsburg PJ. An improved method for the isolation of enriched canine peripheral blood mononuclear cell and peripheral blood lymphocyte preparations. Vet Immunol Immunopathol. 1989;20(4): 335–44.

69. Lupu M, Gooley T, Zellmer E, Graves SS, Storb R. Principles of peripheral blood mononuclear cell apheresis in a preclinical canine model of hematopoietic cell transplantation. J Vet Intern Med. 2008;22(1):74–82.

70. Mata M, Gottschalk S. Man's best friend: utilizing naturally occurring tumors in dogs to improve chimeric antigen receptor T-cell therapy for human cancers. Mol Ther. 2016;24(9):1511–2.

71. Ting-De Ravin SS, Kennedy DR, Naumann N, Kennedy JS, Choi U, Hartnett BJ, et al. Correction of canine X-linked severe combined immunodeficiency by in vivo retroviral gene therapy. Blood. 2006;107(8):3091–7.

72. Kennedy DR, Hartnett BJ, Kennedy JS, Vernau W, Moore PF, O'Malley T, et al. Ex vivo gamma-retroviral gene therapy of dogs with X-linked severe combined immunodeficiency and the development of a thymic T cell lymphoma. Vet Immunol Immunopathol. 2011;142(1–2):36–48.

73. Horn PA, Keyser KA, Peterson LJ, Neff T, Thomasson BM, Thompson J, et al. Efficient lentiviral gene transfer to canine repopulating cells using an overnight transduction protocol. Blood. 2004;103(10):3710–6.

74. Neff T, Gerull S, Peterson LJ, Kiem HP. Improved short-term engraftment of lentivirally versus gammaretrovirally transduced allogeneic canine repopulating cells. J Gene Med. 2007;9(5):357–61.

75. Panjwani MK. Modeling anti-CD20 chimeric antigen receptor therapy in canine B cell lymphoma patients. Seattle, WA: American Association of Immunologists; 2016.

76. Lamers CH, Sleijfer S, van Steenbergen S, van Elzakker P, van Krimpen B, Groot C, et al. Treatment of metastatic renal cell carcinoma with CAIX CAR-engineered T cells: clinical evaluation and management of on-target toxicity. Mol Ther. 2013;21(4):904–12.

77. Linette GP, Stadtmauer EA, Maus MV, Rapoport AP, Levine BL, Emery L, et al. Cardiovascular toxicity and titin cross-reactivity of affinity-enhanced T cells in myeloma and melanoma. Blood. 2013;122(6):863–71.

78. Hoyos V, Savoldo B, Quintarelli C, Mahendravada A, Zhang M, Vera J, et al. Engineering CD19-specific T lymphocytes with interleukin-15 and a suicide gene to enhance their anti-lymphoma/leukemia effects and safety. Leukemia. 2010;24(6):1160–70.

79. Maus MV, Haas AR, Beatty GL, Albelda SM, Levine BL, Liu X, et al. T cells expressing chimeric antigen receptors can cause anaphylaxis in humans. Cancer Immunol Res. 2013;1(1):26–31.

80. Kiem HP, Allen J, Trobridge G, Olson E, Keyser K, Peterson L, et al. Foamy-virus-mediated gene transfer to canine repopulating cells. Blood. 2007;109(1): 65–70.

81. O'Connor CM. Chimeric antigen receptor T-cell therapy for companion canines with spontaneous B-cell non-Hodgkin lymphoma. Mol Ther. 2013;21:S249.

82. Ren J, Liu X, Fang C, Jiang S, June CH, Zhao Y. Multiplex genome editing to generate universal CAR T cells resistant to PD1 inhibition. Clin Cancer Res. 2016.

83. Miller JS, Soignier Y, Panoskaltsis-Mortari A, McNearney SA, Yun GH, Fautsch SK, et al. Successful adoptive transfer and in vivo expansion of human haploidentical NK cells in patients with cancer. Blood. 2005;105(8):3051–7.

84. Szmania S, Lapteva N, Garg T, Greenway A, Lingo J, Nair B, et al. Ex vivo-expanded natural killer cells demonstrate robust proliferation in vivo in high-risk relapsed multiple myeloma patients. J Immunother. 2015;38(1): 24–36.

85. Bachanova V, Burns LJ, McKenna DH, Curtsinger J, Panoskaltsis-Mortari A, Lindgren BR, et al. Allogeneic natural killer cells for refractory lymphoma. Cancer Immunol Immunother. 2010;59(11):1739–44.

86. Iliopoulou EG, Kountourakis P, Karamouzis MV, Doufexis D, Ardavanis A, Baxevanis CN, et al. A phase I trial of adoptive transfer of allogeneic natural killer cells in patients with advanced non-small cell lung cancer. Cancer Immunol Immunother. 2010;59(12): 1781–9.

87. Dillman RO, Duma CM, Ellis RA, Cornforth AN, Schiltz PM, Sharp SL, et al. Intralesional lymphokine-activated killer cells as adjuvant therapy for primary glioblastoma. J Immunother. 2009;32(9):914–9.

88. Chang YH, Connolly J, Shimasaki N, Mimura K, Kono K, Campana D. A chimeric receptor with NKG2D specificity enhances natural killer cell activation and killing of tumor cells. Cancer Res. 2013;73(6):1777–86.

89. Topfer K, Cartellieri M, Michen S, Wiedemuth R, Muller N, Lindemann D, et al. DAP12-based activating chimeric antigen receptor for NK cell tumor immunotherapy. J Immunol. 2015;194(7):3201–12.

90. Phillips JH, Hori T, Nagler A, Bhat N, Spits H, Lanier LL. Ontogeny of human natural killer (NK) cells: fetal NK cells mediate cytolytic function and express cytoplasmic CD3 epsilon,delta proteins. J Exp Med. 1992;175(4):1055–66.

91. Huang YC, Hung SW, Jan TR, Liao KW, Cheng CH, Wang YS, et al. CD5-low expression lymphocytes in

canine peripheral blood show characteristics of natural killer cells. J Leukoc Biol. 2008;84(6):1501–10.

92. Lin YC, Huang YC, Wang YS, Juang RH, Liao KW, Chu RM. Canine CD8 T cells showing NK cytotoxic activity express mRNAs for NK cell-associated surface molecules. Vet Immunol Immunopathol. 2010; 133(2–4):144–53.

93. Shin DJ, Park JY, Jang YY, Lee JJ, Lee YK, Shin MG, et al. Ex vivo expansion of canine cytotoxic large granular lymphocytes exhibiting characteristics of natural killer cells. Vet Immunol Immunopathol. 2013;153 (3–4): 249–59.

94. Foltz JA, Somanchi SS, Yang Y, Aquino-Lopez A, Bishop EE, Lee DA. NCR1 Expression identifies canine natural killer cell subsets with phenotypic similarity to human natural killer cells. Front Immunol. 2016;7:521.

95. Rutgen BC, Konig R, Hammer SE, Groiss S, Saalmuller A, Schwendenwein I. Composition of lymphocyte subpopulations in normal canine lymph nodes. Vet Clin Pathol. 2015;44(1):58–69.

96. Saalmuller A, Lunney JK, Daubenberger C, Davis W, Fischer U, Gobel TW, et al. Summary of the animal homologue section of HLDA8. Cell Immunol. 2005;236(1–2):51–8.

97. Grondahl-Rosado C, Bonsdorff TB, Brun-Hansen HC, Storset AK. NCR1+ cells in dogs show phenotypic characteristics of natural killer cells. Vet Res Commun. 2015;39(1):19–30.

98. Canter RJ. Combination radioimmunotherapy with adoptive NK transfer targets cancer stem cells in canine models of bone and soft tissue sarcoma. J Immunother Cancer. 2015;3(Suppl2):P4.

99. Mielcarek M, Sandmaier BM, Maloney DG, Maris M, McSweeney PA, Woolfrey A, et al. Nonmyeloablative hematopoietic cell transplantation: status quo and future perspectives. J Clin Immunol. 2002;22(2):70–4.

100. Sokolic RA, Bauer TR, Gu YC, Hai M, Tuschong LM, Burkholder T, et al. Nonmyeloablative conditioning with busulfan before matched littermate bone marrow transplantation results in reversal of the disease phenotype in canine leukocyte adhesion deficiency. Biol Blood Marrow Transplant. 2005;11(10):755–63.

101. Panse JP, Storb R, Storer B, Santos EB, Wentzel C, Sandmaier BM. Prolonged allogeneic marrow engraftment following nonmyeloablative conditioning using 100 cGy total body irradiation and pentostatin before and pharmacological immunosuppression after transplantation. Transplantation. 2005;80(10):1518–21.

102. Barquinero J, Kiem HP, von Kalle C, Darovsky B, Goehle S, Graham T, et al. Myelosuppressive conditioning improves autologous engraftment of genetically marked hematopoietic repopulating cells in dogs. Blood. 1995;85(5):1195–201.

103. Appelbaum FR, Deeg HJ, Storb R, Graham TC, Charrier K, Bensinger W. Cure of malignant lymphoma in dogs with peripheral blood stem cell transplantation. Transplantation. 1986;42(1):19–22.

104. Willcox JL, Pruitt A, Suter SE. Autologous peripheral blood hematopoietic cell transplantation in dogs with B-cell lymphoma. J Vet Intern Med. 2012;26(5): 1155–63.

105. Feinstein L, Sandmaier B, Maloney D, McSweeney PA, Maris M, Flowers C, et al. Nonmyeloablative hematopoietic cell transplantation. Replacing high-dose cytotoxic therapy by the graft-versus-tumor effect. Ann N Y Acad Sci. 2001;938:328–37; discussion 37–9.

106. Schuening F, Storb R, Goehle S, Meyer J, Graham TC, Deeg HJ, et al. Facilitation of engraftment of DLA-nonidentical marrow by treatment of recipients with monoclonal antibody directed against marrow cells surviving radiation. Transplantation. 1987; 44(5): 607–13.

107. Bauer TR, Jr., Hai M, Tuschong LM, Burkholder TH, Gu YC, Sokolic RA, et al. Correction of the disease phenotype in canine leukocyte adhesion deficiency using ex vivo hematopoietic stem cell gene therapy. Blood. 2006;108(10):3313–20.

108. Turtle CJ, Hanafi LA, Berger C, Hudecek M, Pender B, Robinson E, et al. Immunotherapy of non-Hodgkin's lymphoma with a defined ratio of CD8+ and CD4+ CD19-specific chimeric antigen receptor-modified T cells. Sci Transl Med. 2016;8(355):355ra116.

109. Xiong W, Candolfi M, Liu C, Muhammad AK, Yagiz K, Puntel M, et al. Human Flt3L generates dendritic cells from canine peripheral blood precursors: implications for a dog glioma clinical trial. PLoS One. 2010;5(6): e11074.

110. Mito K, Sugiura K, Ueda K, Hori T, Akazawa T, Yamate J, et al. IFN{gamma} markedly cooperates with intratumoral dendritic cell vaccine in dog tumor models. Cancer Res. 2010;70(18):7093–101.

111. Tamura K, Arai H, Ueno E, Saito C, Yagihara H, Isotani M, et al. Comparison of dendritic cell-mediated immune responses among canine malignant cells. J Vet Med Sci. 2007;69(9):925–30.

112. Bird RC, Deinnocentes P, Lenz S, Thacker EE, Curiel DT, Smith BF. An allogeneic hybrid-cell fusion vaccine against canine mammary cancer. Vet Immunol Immunopathol. 2008;123(3–4):289–304.

113. Bird RC, Deinnocentes P, Church Bird AE, van Ginkel FW, Lindquist J, Smith BF. An autologous dendritic cell canine mammary tumor hybrid-cell fusion vaccine. Cancer Immunol Immunother. 2011;60(1):87–97.

114. Pai CC, Kuo TF, Mao SJ, Chuang TF, Lin CS, Chu RM. Immunopathogenic behaviors of canine transmissible venereal tumor in dogs following an immunotherapy using dendritic/tumor cell hybrid. Vet Immunol Immunopathol. 2011;139(2–4):187–99.

115. Gyorffy S, Rodriguez-Lecompte JC, Woods JP, Foley R, Kruth S, Liaw PC, et al. Bone marrow-derived dendritic cell vaccination of dogs with naturally occurring melanoma by using human gp100 antigen. J Vet Intern Med.

2005;19(1):56–63.

116. Thacker EE, Nakayama M, Smith BF, Bird RC, Muminova Z, Strong TV, et al. A genetically engineered adenovirus vector targeted to CD40 mediates transduction of canine dendritic cells and promotes antigen-specific immune responses in vivo. Vaccine. 2009; 27(50):7116–24.

117. Coughlin CM, Vance BA, Grupp SA, Vonderheide RH. RNA-transfected CD40-activated B cells induce functional T-cell responses against viral and tumor antigen targets: implications for pediatric immunotherapy. Blood. 2004;103(6):2046–54.

118. Schultze JL, Michalak S, Seamon MJ, Dranoff G, Jung K, Daley J, et al. CD40-activated human B cells: an alternative source of highly efficient antigen presenting cells to generate autologous antigen-specific T cells for adoptive immunotherapy. J Clin Invest. 1997;100(11):2757–65.

119. Mason NJ, Coughlin CM, Overley B, Cohen JN, Mitchell EL, Colligon TA, et al. RNA-loaded CD40-activated B cells stimulate antigen-specific T-cell responses in dogs with spontaneous lymphoma. Gene Ther. 2008;15(13):955–65.

120. Sorenmo KU, Krick E, Coughlin CM, Overley B, Gregor TP, Vonderheide RH, et al. CD40-activated B cell cancer vaccine improves second clinical remission and survival in privately owned dogs with non-Hodgkin's lymphoma. PLoS One. 2011;6(8):e24167.

第 19 章
靶向治疗和免疫治疗之间的相互作用

Peter A. Prieto, *Miles C. Andrews*, *Alexandria P. Cogdill*, *Jennifer A. Wargo*

联合靶向治疗和免疫治疗的临床合理性

在过去的 10 年中, 癌症治疗方面取得了前所未有的进展, 黑色素瘤的治疗就是一个典型的例子。2011 年以前, FDA 仅批准了两种治疗转移性黑色素瘤的方案。尽管应用 IL-2 治疗后有 6% 的患者获得了持续完全缓解, 但是与最佳支持治疗相比, 达卡巴嗪(烷化剂)和 IL-2 都未被证实可以提高总生存期[1]。20 世纪后期, 众多治疗策略进行了临床试验, 包括较新的细胞毒性化疗药物、联合化疗、疫苗策略、细胞因子治疗、生化疗法和过继细胞转移治疗。但不幸的是, 相比于当时的标准达卡巴嗪治疗, 这些治疗策略并未显示出明确的生存优势[2-4]。但是, 在过去 10 年中, 包括几种不同分子靶向药物和免疫疗法在内的 8 种治疗转移性黑色素瘤的新方案获得 FDA 批准(图 19.1)。

这些进展是基于对肿瘤基因组学和抗肿瘤免疫应答的更深刻的理解。随着二代测序的出现, 人们对癌症的发生和潜在的治疗靶点有了重大的认识。一个典型的例子是 BRAF 基因, 其在超过一半的黑色素瘤中均发生突变, 并且在大多数情况下(V600E/K)表现为单点突变[5], 这一单点突变下调丝裂原活化蛋白激酶(MAPK)信号通路, 导致细胞增殖增加和凋亡抑制等不利结果[6]。基于此, 研制出了专门针对这种突变的药物并且在临床试验中取得了开创性的结果。首个获得 FDA 批准的这类药物是在 2011 年获批的维莫非尼, 该药在Ⅲ期临床试验中表现出了比达卡巴嗪更高的反应率(48% 比 5%), 并且更好地提高了总体生存率 (6 个月, 84% 比

64%)[7]。在被证实与维莫非尼有相似的疗效后, 第二种抑制剂 BRAF-V600(达拉菲尼)在 2013 年也获得了 FDA 批准[8]。但是由于多重耐药机制, 使这种单药治疗有明显的局限性, 这一类药物治疗后, 患者的无进展生存期(PFS)均不到 6 个月[9-16]。这些耐药机制多涉及 MAPK 通路的重新激活, 并证实了把丝裂原活化蛋白激酶(MEK)抑制剂添加到 BRAF 抑制剂单药治疗, 这种联合在临床试验中使患者的 PFS[17,18]和总生存期(OS)[19,20]有了实质性改善, 但耐药性仍然是一个重要问题。BRAF/MEK 靶向治疗的高反应性不能持久的现象, 让人联想起在其他分子靶向药物[21-24]中所看到的现象。因此, 这是当前阶段这类药物统一的不幸之处。

在黑色素瘤的分子靶向治疗发展的同时, 一类新的免疫治疗药物-免疫检查点抑制剂开始应用, 它通过阻断作用于细胞毒性 T 细胞的关键抑制分子而发挥抗肿瘤作用。最早用于晚期黑色素瘤患者的检查点抑制剂是 tremelimumab 和 ipilimumab, 两者都是细胞毒性 T 淋巴细胞抗原 4(CTLA-4)的单克隆抗体[25-27]。CTLA-4 是表达于 T 细胞表面的免疫球蛋白超家族的成员, 它与调节 T 细胞活化的 T 细胞协同刺激蛋白 CD28 具有高度的同源性。CTLA-4 和 CD28 竞争性结合抗原呈递细胞上的 B7-1/B7-2, 其结果决定了 T 细胞的命运, CD28 与配体结合后提供关键的协同刺激信号, 而 CTLA-4 与配体结合后则提供抑制信号[28]。20 世纪 90 年代后期, 包括 Alison 及其同事在内的多个团队的研究成果揭示了阻断 CTLA-4 与 B7-1/B7-2 结合可以促进

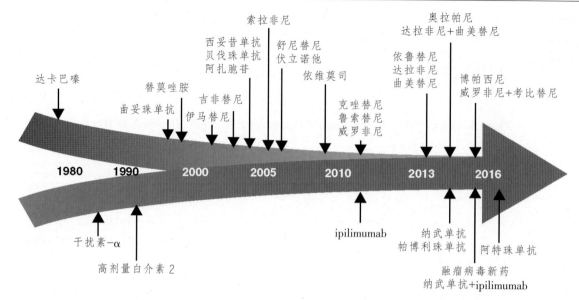

图 19.1　最初获 FDA 批准的黑色素瘤(黑字)或其他癌症类型(绿字)细胞毒或靶向治疗(头)和免疫治疗(尾)的标准应用药物及常见的非标准应用药物的时间线，以这些药物为代表的药物种类间的靶向–免疫联合治疗在积极的临床探索中。(见彩插)

和增强抗肿瘤细胞的有效免疫应答[29]。其中两项大型Ⅲ期临床试验显示，ipilimumab 使转移性黑色素瘤患者的生存获益[30,31]。在 Hodi 等设计的安慰剂对照试验中，676 名患者被随机分配到 ipilimumab 联合糖蛋白 100 （gp100）疫苗组、ipilimumab 组和 gp100 疫苗 3 组中。结果显示，单用 ipilimumab 组患者的总生期最长(10.1个月)，其总体客观反应率为 10.9%，疾病控制率为 28.5%；重要的是，在 ipilimumab 单药治疗有反应的患者中，有 60% 患者的治疗反应性维持 2年，基于这一生存获益，ipilimumab 在 2011 年被 FDA 批准用于治疗不可切除或转移性黑色素瘤。在一项随机Ⅲ期临床试验中，502 名转移性黑色素瘤患者应用达卡巴嗪联合 ipilimumab 或安慰剂治疗。研究结果显示，ipilimumab 组比安慰剂组明显获得了更高的总体生存率 (11.2 比9.1 个月)和更持久的反应(19.3 vs 8.3 个月)[32]。

　　另一类具有重大临床获益的免疫检查点抑制剂是针对细胞程序性死亡蛋白–1(PD–1)的靶向抗体。PD–1 有 PD–L1 和 PD–L2 两种配体，它们是 B7 样分子家族的成员[33,34]。抗 PD–1 药物已经过多项临床试验的验证，其中包括一项在 296名晚期黑色素瘤或者非小细胞肺癌、前列腺癌、肾细胞癌和结直肠癌等实体瘤患者中进行的Ⅰ期试验。抗 PD–1 单克隆抗体 nivolumab 治疗转移

性黑色素瘤的反应率达 28%，其中有 50% 应答患者的持续反应期超过 1 年[35]。PD–1 抗体的其他临床试验已经在进行中 (NCT01295827/NCT01704287)[36,37]，而且普遍发现抗 PD–1 抗体较 ipilimumab 常见的 3 级或 4 级不良事件的发生率低。在一项大型Ⅱ期 KEYNOTE–002 临床试验中，超过 500 名 ipilimumab 难治性转移性黑色素瘤患者随机接受低剂量 pembrolizumab(每 3 周2 mg/kg)、高剂量 pembrolizumab(每 3 周 10 mg/kg)或研究者选择的化疗(卡铂加紫杉醇、紫杉醇、卡铂、达卡巴嗪或替莫唑胺)[38]。同化疗相比，两种剂量的 pembrolizumab 组的 PFS(主要终点)均有显著改善，其中低剂量 pembrolizumab 组、高剂量 pembrolizumab 组和化疗组的 6 个月 PFS 分别为 34%、38% 和 16%[38]。在试验中，毒副反应有限，最常见的不良反应，包括疲劳、瘙痒和皮疹。Nivolumab 和 Pembrolizumab 在 2014 年均获得 FDA 批准用于治疗晚期黑色素瘤，Pembrolizumab现在也被批准用于非初治肺癌(2015)、初治肺癌(2016)、头颈部鳞状细胞癌(2016 年)。

　　基于 CTLA–4 阻断作用和 PD–1 阻断作用的非重叠和潜在互补作用机制[39,40]，研究者们在临床前[41]以及临床试验[42-44]中探索了两药联合的作用，结果显示与单药治疗相比，联合用药可增强抗肿瘤活性。在Ⅲ期 CheckMate067 试验中，超过 900

名初治转移性黑色素瘤患者被随机分配到 nivolumab(每 3 周 1 次 1mg/kg)和 ipilimumab(每 3 周 1 次 3 mg/kg)两药联合组(治疗 4 个周期,后续 nivolumab 维持治疗, 每 2 周 1 次 3mg/kg), nivolumab 单药治疗组 (每 2 周 1 次 3mg/kg)和 ipilimumab 单药治疗组(每 3 周 1 次 3mg/kg,共 4 个周期)。此项试验的主要终点为 PFS 和 OS。在中位随访超过 12 个月时,无论是采用联合方案 (nivolumab 加 ipilimumab)还是单用 nivolumab 的中位 PFS 均优于单用 ipilimumab (11.5、6.9 和 2.9 个月)。基于以上结果,两类药物的联合应用在 2015 年获得 FDA 批准。然而队列报告与临床经验一致的是,抗 PD-1 和抗-CTLA4 联合治疗的严重毒性比任一单药治疗都更常见[42,44]。鉴于这些毒性,人们正在探索其他联合用药的组合,包括新型检查点抑制剂和交叉方案的组合。

虽然有关 CTLA-4 阻断剂的成熟数据显示整体反应率很低,但这些反应往往是持久的[30,32]。PD-1 抑制剂似乎也是这种情况[35],在大部分治疗有反应的患者中可观察到持久的反应,导致有利的"生存曲线尾部"。有关 CTLA-4 抑制剂和 PD-1 抑制剂联用目前尚无成熟数据,但预计与单一疗法相比,患者对联合治疗的反应应该更持久。这与分子靶向治疗的高反应率和有限的持久性形成鲜明对比,鉴于这些差异,对于能够接受任何一种治疗的患者,许多临床医生现在选择免疫治疗而非靶向治疗。针对其他免疫检查点和免疫刺激分子的治疗策略目前正在研究中,并且正在临床试验测试中(如 anti-LAG3-NCT01968109; anti-GITR-iNCT02318394, NCT02315066 ± anti-4-1BB)。

其他免疫治疗方法也取得了重大进展,包括可以修饰肿瘤微环境以使其具有更高免疫原性的药物。这方面的一个例子是溶瘤病毒 (TVEC),一种表达人粒细胞单核细胞集落刺激因子(GM-CSF)的基因工程溶瘤疱疹病毒构成的剂型。这种药物已经用于黑色素瘤和其他实体瘤的瘤内注射,并且基于在Ⅲ期 OPTIM 试验中其能改善反应持久性的证据, 在 2015 年被 FDA 批准用于治疗转移性黑色素瘤[45]。重要的

是, 在未注射 TVEC 的同期转移性病灶中也可观察到治疗反应,提示其潜在的远位效应。以上这种瘤内注射及其他病灶内治疗的方法,无论是作为单一疗法,还是包括免疫检查点抑制剂在内的联合治疗,目前都正在多种肿瘤中进行试验 [如 TVEC combinations—NCT02263508、NCT02978625、NCT02965716;PV-10 (Rose Bengal) 比 TVEC—NCT02288897 和 CAVATAK™combination 比 NCT02307149、NCT02565992]。

目前, 在临床上进行试验的关于黑色素瘤和其他癌症的一种有前景的免疫治疗是过继性细胞疗法。它涉及从肿瘤或循环淋巴细胞获得的具有抗肿瘤反应活性的细胞毒性 T 细胞的体外扩增,可以伴或不伴有遗传修饰。在黑色素瘤这方面的研究由罗森伯格开创,并在数十年中得到了优化[46-49],从最初的黑色素瘤试验到如今致力于其他癌种[50,51]。未经修饰的细胞疗法的成功依赖于丰富的功能活化的抗肿瘤淋巴细胞,这类细胞来源于大量肿瘤浸润淋巴细胞(TIL)或外周血中。有证据表明, 这些细胞可能在很大程度上识别新抗原, 目前研究仍在继续以便更好地明确这些抗原靶点[52]。大规模 TIL 或自体淋巴细胞培养要消耗大量劳动力和资源,需要专门的设备和专业知识,并且对于 TIL,需要有适当的"可切除的"病变来从中提取初始材料。通过 T 细胞的遗传修饰或制造嵌合抗原受体来合理设计肿瘤反应性"军队"即自体 T 细胞,可以减轻这些后勤限制, 而不再需要手术或不可预测能否成功的 TIL 培养[53]。

鉴于靶向治疗反应率高但反应持续时间有限,而免疫治疗虽然反应率稍低但更持久,因此研究者们经验性的将两者联用以期能取两者之长,设计并开始了一系列试验(如维莫非尼联合 IL-2NCT01754376、NCT01603212、NCT01683188;维莫非尼联合 ipilimumab—NCT01400451)来探究联用以上这些治疗方法的科学合理性。

靶向治疗对免疫应答的作用

尽管将分子靶向治疗与免疫疗法联合应用

的早期动力在很大程度上是经验性的，但现在这种联合方法有越来越多的科学依据。分子靶向药物的免疫效应现在正在几种癌症类型中阐明，在许多癌种中分子靶向药物可诱导肿瘤细胞、基质/微环境、免疫细胞内的免疫治疗向有利变化，或对体内多于一个区域具有重叠作用。这对于将不同靶向药物与免疫疗法相结合的适当性和潜在细微差别提供了宝贵的认识。

到目前为止，这一概念在小分子激酶抑制剂(KI)治疗中进行了最彻底的研究，特别是对于黑色素瘤的治疗。支持 KI 在调节抗肿瘤免疫中的潜在应用的首篇论文发表于 2006 年[54]，文章中提及致癌 BRAF 突变与黑色素瘤中的免疫逃逸有关。2010 年发表的文章进一步做了补充，证明了 MAPK 通路的抑制在 BRAF 突变肿瘤中与 BRAF 抑制剂有关。而在 BRAF 野生型肿瘤中与 MEK 抑制剂有关的现象与肿瘤细胞黑素瘤抗原表达的增加和抗原特异性 CD8+T 细胞的免疫识别增强相关[55]。尽管最初的研究是在体外或临床前模型中进行的，但这些发现也在 MAPK 通路抑制剂临床试验获得的纵向肿瘤样本的转化研究中得到验证[56,57]。这些研究还揭示了 BRAF±MEK 抑制剂对经治患者的其他有利免疫效应，就是在治疗开始后的两周内观察到致密的 CD8+T 细胞浸润，并且肿瘤微环境中免疫抑制细胞因子和 VEGF 水平降低[57]。其他研究也证实了 BRAF 抑制剂对 T 细胞本身的免疫刺激作用[58]。用 BRAF 抑制剂治疗还可以通过改变抗原加工和提呈机制来改善肿瘤细胞的免疫识别功能[59]。目前已经开展了多项有关多种 KI 的免疫效应的研究，包括在实体瘤和血液肿瘤在内的多种癌种，并且有关 KI 治疗与免疫治疗相结合的临床试验正在进行中(表 19.1)。

除了 KI，人们正在研究包括表观遗传调节因子在内的其他分子靶向药物以更好地了解它们对抗肿瘤免疫的潜在影响。肿瘤细胞自主生长和存活以及避免免疫识别的多种分子机制可能受表观遗传机制的影响。与癌症免疫治疗相关的表观遗传调节基因的一个典型例子是异常的癌症睾丸抗原组在多种癌症类型中异常表

达，包括黑色素瘤、非小细胞肺癌和前列腺癌[62]。癌症睾丸抗原主要通过甲基化调节并具有潜在的高免疫原性[63]，但单用抗原特异性免疫治疗时，它们没有产生显著的临床改善。与之类似的，尽管表观遗传调节类药物治疗血液肿瘤取得了成功，但其作为单一疗法治疗实体瘤的疗效有限。然而已经开始研究使用表观遗传调节剂来增加癌症睾丸抗原表达，作为增强肿瘤细胞对细胞免疫疗法的反应性的潜在手段[66,67]。随着免疫检查点抑制剂的出现，目前多种免疫治疗与去甲基化剂或组蛋白去乙酰化酶抑制剂联合应用的研究正在进行中，目的在于确定这些治疗方式之间的潜在协同作用(表格 19.1)

VEGF / VEGFR 靶向药物作为癌症免疫治疗中的辅助药物十分有前景，因为 VEGF / VEGFR 信号传导对肿瘤微环境的所有细胞组成部分具有多效作用。血管生成失调产生不成熟的、渗漏的血管和异常的内皮细胞黏附分子如 ICAM-1、VCAM-1 和 E-选择素，从而导致机体微环境不利于免疫细胞浸润而有利于肿瘤细胞的播散[68]。大量研究表明，癌症中的 VEGF-VEGFR 途径过度活化可导致调节性 T 细胞、髓源抑制细胞和树突状细胞群的不利改变[69]。重要的是，在临床前模型中，VEGF/VEGFR 途径的信号抑制剂可诱导有益的免疫浸润，降低免疫抑制细胞群的活性，并增强肿瘤控制作用[70-73]。在黑色素瘤患者中，有限的人类临床数据为抗血管生成药物与免疫检查点抑制剂联合使用的合理性提供了支持，证明了肿瘤微环境的耐受性和有益的免疫调节作用[74,75]。

虽然越来越明显的是靶向治疗可能对肿瘤细胞和肿瘤微环境具有有益的调节作用，但必须考虑这些相同药物在混合的免疫效应物和调节细胞亚群方面的潜在有害作用。目前有研究报道了黑色素瘤中 MAPK 靶向药物对免疫细胞的多种作用。一般来说，V600 突变特异性 BRAF 抑制剂对免疫细胞的影响似乎很小，而肿瘤细胞的非特异性 MEK 抑制可能对正常 T 淋巴细胞的增殖、细胞因子产生和抗原特异性扩增具有抑制作用[55,76-78]。相反，MAPK 激活后可以使树

突状细胞前体维持低分化状态，因此，抑制 MAPK 的激活可促进树突状细胞成熟，对抗原呈递的改善具有预测作用[76]。

许多新型或改变用途的靶向药物与已确定的检查点抑制剂，如 ipilimumab、nivolumab、pembrolizumab 和 atezolizumab 的联合应用正在多种癌症类型中进行积极的临床研究。多项注册的临床试验将靶向药物与 FDA 批准的检查点抑制剂联合应用（表 19.1），其中靶向药物包括 MAPK 途径抑制剂、表观遗传调节因子，如 HDAC 抑制剂和去甲基化剂；VEGF 家族配体、受体和激酶抑制剂；DNA 修复机制抑制剂如 PARP 抑制剂；细胞周期蛋白干扰剂以 FAK、PI3K、ALK、JAK、STAT、BTK、MET 和 HIF2a 为靶点的多重信号激酶抑制剂；ErB 受体家族拮抗剂（例如，EGFR、HER2）；多种生长因子配体和受体抑制剂（例如，CSF1R、FGFR3）；系谱，EMT 和"干性"调制剂（AXL、NANOG）；凋亡调节因子（SMAC-mimetic）调节剂；细胞因子拮抗剂（TGF-拮抗剂）；多靶点激酶抑制剂。

不仅靶向治疗和免疫疗法的最佳组合类型仍存在问题，而且最耐受和最有效的组合可能在免疫治疗方式之间有所不同（例如，检查点阻断、TIL 疗法和 CAR T 细胞疗法等）。鉴于每种靶向治疗的潜在协同作用的独特机制，临床评估需要包括评估联合治疗最佳顺序的方法。迄今为止，虽然可获得的靶向治疗和免疫治疗联用的临床数据较少，但是我们已经从联合用药的毒性中吸取了重要的教训。例如，vemurafenib 与 ipilimumab 联合治疗一小群转移性黑色素瘤患者，严重肝毒性的发生率明显增加，显著反映了联合治疗对 vemurafenib 常见的肝毒性的免疫增强作用[79]。除了毒性问题，靶向治疗和免疫治疗的时机可能对实现生物协同作用具有明显的意义，这是由于靶向治疗成分诱导的肿瘤动力学或免疫调节可能与所应用的免疫治疗不同。

免疫治疗耐药的分子靶点

尽管免疫治疗的治疗反应持续时间很长，但最初对治疗有反应的患者中有相当一部分会出现疾病复发或进展。此外，在同等临床环境选择适当的患者，与多种靶向治疗所观察到的极高反应率相比，免疫疗法的较低客观反应率反应了在治疗开始之前，大部分肿瘤对当前免疫疗法具有耐药机制。通过对免疫治疗的原发性及继发性分子耐药机制的大量研究，研究者们发现几种高度重复出现的瘤内细胞适应了免疫攻击。更重要的是，这些研究结果为可行的分子靶点提供了希望，因为联合免疫疗法和靶向治疗的方案具有很强的合理性。

肿瘤细胞可逃脱免疫监视的潜能已经被确定了，而且这也为一直以来很多癌症类型免疫治疗成功率低提供了依据。免疫原性弱的肿瘤可能是对抗肿瘤免疫应答初始有反应包括自发性抗肿瘤免疫应答的选择结果，免疫原性强的肿瘤最先被清除，遗留免疫原性较弱的肿瘤存活。在这种极具挑战的情况下，抗肿瘤免疫反应最终失败；然而其他更积极的免疫逃逸方式证实了治疗干预的必要性（图 19.2）。由干扰素信号驱动的发炎肿瘤内的微环境刺激可导致肽加工机制的改变，从而导致抗原呈递中断，或提呈免疫原性较弱的表位（图 19.2）。MHC I 类分子缺失在临床前期和临床上对患者进行研究中是均可观察到的现象[80-82]；然而 MHC I 类分子缺失细胞的固有免疫监视可抵消掉此机制所带来的生存优势，但仍需要在患者样本中对此现象进行更深一步的研究来明确其更广的相关性。包括 β-2 微球蛋白（B2M）和 TAP[转运子（1/2）ATP 结合盒亚家族 B 成员]（图 19.2）在内的相关抗原加工和提呈机制的缺陷也被证实可导致免疫治疗抵抗，但作为独立的抵抗机制可能并不常见[83]。

与免疫逃避不同的概念是更活跃的免疫排斥，它可导致产生因缺乏淋巴细胞浸润而通常被称为冷或非发炎的肿瘤。免疫排斥的几个关键机制具有一定的生物学意义，因为它们在免疫治疗方式中有导致治疗失败的广泛潜力（图 19.2）。黑色素瘤中过多的肿瘤细胞 βcatenin-Wnt 信号传导[84]以及尿路上皮癌中的 PPAR-皮和 FGFR3 通路激活[85]本身可以诱导免疫不利的环境，从而对抗细胞免疫元件的进入和功能。血

表 19.1　目前正在招募经 FDA 批准的免疫治疗药物的临床试验，包括靶向治疗的免疫治疗药物，但不包括严格意义上的免疫治疗药物的组合

靶向药物	靶向治疗分类	免疫治疗	NCT 临床试验 I 编号（阶段）	肿瘤类型
激酶抑制剂				
MAPK 信号转导通路抑制剂				
维罗非尼	BRAF 抑制剂	帕博利珠单抗	NCT02818023（I）	黑色素瘤
达帕非尼+曲美替尼	BRAF 抑制剂+MEK 抑制剂	伊匹单抗+纳武单抗、帕博利珠单抗、伊匹单抗和（或）纳武单抗、纳武单抗、帕博利珠单抗	NCT02224781(Ⅲ);NCT02130466（I/Ⅱ）;NCT01940809（I）;NCT02910700(Ⅱ);NCT02625337(Ⅱ)	黑色素瘤
威罗非尼+考比替尼	BRAF 抑制剂、MEK 抑制剂	阿特珠单抗	NCT02902029(Ⅱ);NCT01656642（Ib）	黑色素瘤
康奈非尼(LGX818)+比美替尼(MEK162)	RAFi 抑制剂、MEK 抑制剂	伊匹单抗+纳武单抗	NCT02631447(Ⅱ)	黑色素瘤
考比替尼	MEK 抑制剂	阿特珠单抗	NCT0288279(Ⅲ)	结直肠的
ALK 抑制剂				
克唑替尼	ALK/MET 抑制剂	帕博利珠单抗	NCT02511184（I）	肺
色瑞替尼	ALK 抑制剂	纳武单抗	NCT02393625（I）	肺
阿来替尼或厄洛替尼	ALK 抑制剂、内皮生长因子受体抑制剂	阿特珠单抗	NCT02013219（Ib）	肺
BTK 抑制剂				
阿卡替尼(ACP196)	BTK 抑制剂	帕博利珠单抗	NCT02362035（I/Ⅱ）	多种肿瘤类型
伊布替尼	BTK 抑制剂	纳武单抗	NCT02420912(Ⅱ);NCT02899078（I/Ⅱ）;NCT02329847（I/Ⅱ）;NCT02940301(Ⅱ)	血液系统，肾
伊布替尼或 Idelasib	BTK 抑制剂,PI3Kδ 抑制剂	帕博利珠单抗	NCT02332980(Ⅱ)	血液系统
其他激酶抑制剂				
地法替尼	FAK 抑制剂	帕博利珠单抗	NCT02546531（I）	多种肿瘤类型
INCB054828	FGFR1,2,3 抑制剂	帕博利珠单抗	NCT02393248（I/Ⅱ）	多种肿瘤类型
INCB039110 和（或）INCB050465	JAK1 抑制剂,PI3Kδ 抑制剂	帕博利珠单抗	NCT02646748（I）	多种肿瘤类型
Glesatinib 或 sitravatinib 或 mocetinostat	MET 抑制剂,multiKi 抑制剂,组蛋白去乙酰化酶抑制剂(classI/IV)	纳武单抗	NCT02954991(Ⅱ)	肺
尼达尼布	multiK 抑制剂	帕博利珠单抗	NCT02856425（I）	多种肿瘤类型
TG02	multiKiof 细胞周期蛋白, JAK2、FLT3	帕博利珠单抗	NCT02933944（I）	直肠
卡博替尼	多种激酶抑制剂,MET 抑制剂	纳武单抗±伊匹单抗	NCT02496208（I）	GU
TAK-580 或 TAK-202 或维多珠单抗	泛 RAF 抑制剂、抗 CCR2 单克隆抗体、抗整合蛋白 α4β7 单克隆抗体	纳武单抗±伊匹单抗	NCT02723006（I）	黑色素瘤

（待续）

表 19.1（续表）

靶向药物	靶向治疗分类	免疫治疗	NCT 临床试验编号（阶段）	肿瘤类型
伊马替尼	血小板衍生生长因子受体/cKIT/BCR - ABL 抑制剂	伊匹单抗、帕博利珠单抗	NCT01738139（I）;NCT02812693（I/II）	多种肿瘤类型、黑色素瘤
达萨提尼布	SRC 抑制剂	纳武单抗	NCT02819804（I）;NCT02750514（II）	血液系统、肺
纳帕木长辛（BBI608）	STAT3 抑制剂	伊匹单抗或纳武单抗或帕博利珠单抗;帕博利珠单抗	NCT02467361（I/II）;NCT02851004（I/II）	多种肿瘤类型、结直肠的
TAK - 659	SYK/FLT3 抑制剂	纳武单抗	NCT02834247（I）	多种肿瘤类型
Galunisertib	TGFBR1 抑制剂	纳武单抗	NCT02423343（I/II）	多种肿瘤类型
ERBB 家族抑制剂/阻断剂				
西妥昔单抗	抗内皮细胞生长因子受体单克隆抗体	伊匹单抗、帕博利珠单抗	NCT01860430（Ib）;NCT02713373（I/II）	HN、结直肠的
耐昔妥珠单抗	抗内皮细胞生长因子受体单克隆抗体	帕博利珠单抗	NCT02451930（I）	肺
Sym004	抗内皮细胞生长因子受体单克隆抗体	纳武单抗	NCT02924233（I/II）	肺
Margetuximab	抗人表皮生长因子受体-2单克隆抗体	帕博利珠单抗	NCT02689284（I/II）	胃
曲妥珠单抗	抗人表皮生长因子受体-2单克隆抗体	帕博利珠单抗	NCT02954536（II）;NCT02901301（I/II）	胃
曲妥珠单抗+帕妥珠单抗	抗人表皮生长因子受体-2单克隆抗体	阿特珠单抗	NCT02605915（I）	乳腺
EGF816 或 INC280	内皮生长因子受体抑制剂、MET抑制剂	纳武单抗	NCT02323126（II）	肺
阿法替尼	ErbB1,2,4 抑制剂	帕博利珠单抗	NCT02364609（I）	肺
抗血管生成药物				
Vanucizumab（RO5520985）	血管生成素 2/血管内皮生长因子单克隆抗体	阿特珠单抗	NCT01688206（I）	多种肿瘤类型
贝伐珠单抗	抗血管内皮生长因子单克隆抗体	伊匹单抗	NCT01950390（II）	黑色素瘤
贝伐珠单抗	抗血管内皮生长因子单克隆抗体	帕博利珠单抗	NCT02313272（I）;NCT02681549（II）	脑、肺、黑色素瘤
贝伐珠单抗	抗血管内皮生长因子单克隆抗体	阿特珠单抗	NCT02724878（II）;NCT02420821（III）;NCT02659384（I）;NCT01633970（I）;NCT02715531（I）	肾、卵巢、多种肿瘤类型
贝伐珠单抗,吉非替尼,厄洛替尼	抗血管内皮生长因子单克隆抗体,内皮生长因子受体抑制剂	帕博利珠单抗	NCT02039674（I/II）	肺
贝伐珠单抗+考比替尼	抗血管内皮生长因子单克隆抗体,MEK抑制剂	阿特珠单抗	NCT02876224（I）	多种肿瘤类型
雷莫芦单抗	抗血管内皮生长因子受体 2 单克隆抗体	帕博利珠单抗	NCT02443324（I）	多种肿瘤类型
阿柏西普	血管内皮生长因子陷阱	帕博利珠单抗	NCT02298959（I）	多种肿瘤类型

（待续）

表 19.1（续表）

靶向药物	靶向治疗分类	免疫治疗	NCT 临床试验编号（阶段）	肿瘤类型
阿西替尼	血管内皮生长因子、血小板衍生生长因子抑制剂	帕博利珠单抗	NCT02636725（Ⅱ）；CT02853331（Ⅲ）	肉瘤，肾
帕唑帕尼	血管内皮生长因子受体、血小板衍生生长因子受体、c-酪氨酸激酶抑制剂	帕博利珠单抗	NCT02014636（Ⅰ）	肾
乐伐替尼	血管内皮生长因子受体 1,2,3 抑制剂	帕博利珠单抗	NCT02501096（Ⅰb/Ⅱ）；NCT02811861（Ⅲ）	多种肿瘤类型，肾
舒尼替尼	血管内皮生长因子受体 2/人血小板衍生生长因子受体/c-酪氨酸激酶/血小板衍生激酶 FLT3 抑制剂	纳武单抗	NCT02400385（Ⅱ）	黑色素瘤
肿瘤干细胞抑制剂				
Enoblituzumab	抗肿瘤干细胞单克隆抗体	伊匹单抗，帕博利珠单抗	NCT02381314（Ⅰ）；NCT02475213（Ⅰ）	多种肿瘤类型
BBI503	肿瘤干细胞抑制剂	纳武单抗或帕博利珠单抗	NCT02483247（Ⅰ/Ⅱ）	多种肿瘤类型
肿瘤细胞富集靶点（+免疫调节作用）				
利妥昔单抗	抗 CD-20 单克隆抗体	帕博利珠单抗	NCT02446457（Ⅱ）	血液系统
ublituximab+TGR-1202	抗 CD-20 单克隆抗体，磷脂酰肌醇-3-激酶 δ 抑制剂	帕博利珠单抗	NCT02535286（Ⅰ/Ⅱ）	血液系统
Varlilumab	抗 CD-27 单克隆抗体	纳武单抗，阿特珠单抗	NCT02335918（Ⅰ/Ⅱ）；NCT02543645（Ⅰ/Ⅱ）	多种肿瘤类型
埃罗妥珠单抗+泊马度胺	抗 CS1 单克隆抗体，免疫调节/抗血管生成	纳武单抗	NCT02726581（Ⅲ）	血液系统
GR-MD-02	半乳糖凝集素结合	帕博利珠单抗，伊匹单抗	NCT02575404（Ⅰ）；NCT02117362（Ⅰ）	黑色素瘤
CB-839	含氨酰胺酶抑制剂	纳武单抗	NCT02771626（Ⅰ/Ⅱ）	多种肿瘤类型
细胞周期靶点				
Dinaciclib	细胞周期蛋白 D 激酶 1,2,5,9 抑制剂	帕博利珠单抗	NCT0268617（Ⅰ）	血液系统
玻玛西林	细胞周期蛋白 4,6 抑制剂	帕博利珠单抗	NCT02779751（Ⅱ）；NCT02079636（Ⅱ）	肺，乳腺
帕博西尼	细胞周期蛋白 4,6 抑制剂	帕博利珠单抗	NCT02778685（Ⅱ）	乳腺
DNA 修复靶点				
尼拉帕利	聚腺苷酸二磷酸核糖基聚合酶抑制剂	帕博利珠单抗	NCT02657889（Ⅰ/Ⅱ）	乳腺，卵巢
奥拉帕利	聚腺苷酸二磷酸核糖基聚合酶抑制剂	帕博利珠单抗	NCT02861573（Ⅰ）	前列腺
维利帕尼	聚腺苷酸二磷酸核糖基聚合酶抑制剂	纳武单抗，阿特珠单抗	NCT02944396（Ⅱ）；NCT02849496（Ⅱ）	肺，乳腺

（待续）

表 19.1（续表）

靶向药物	靶向治疗分类	免疫治疗	NCT 临床试验编号（阶段）	肿瘤类型
表观遗传修饰因子				
阿扎胞苷	DNA 甲基化抑制剂	伊匹单抗和（或）纳武单抗，帕博利珠单抗，纳武单抗，阿特珠单抗	NCT02530463（II）；NCT02397720（II）；NCT02845297（II）；NCT02508870（I）	血液系统
CC-486	DNA 甲基化抑制剂	帕博利珠单抗	NCT02900560（II）	卵巢
瓜地西他滨	DNA 甲基化抑制剂	阿特珠单抗，帕博利珠单抗	NCT02892318（I）；NCT02901899（II）	血液系统，妇科的
SGI-110	DNA 甲基化抑制剂	伊匹单抗	NCT02608437（I）	黑色素瘤
阿扎胞苷+恩替诺特	DNA 甲基化酶抑制剂，组蛋白去乙酰化酶抑制剂	纳武单抗	NCT01928576（II）	肺
CC-486,罗米地辛	DNA 甲基化酶抑制剂，组蛋白去乙酰化酶抑制剂	帕博利珠单抗	NCT02512172（I）	结直肠的
ACY-241	组蛋白去乙酰化酶-6 抑制剂	伊匹单抗+纳武单抗	NCT02935790（I）	多种肿瘤类型
恩替诺特	组蛋白去乙酰化酶抑制剂	伊匹单抗+纳武单抗，阿特珠单抗，帕博利珠单抗，帕博利珠单抗	NCT02453620（I）;NCT02708680（II）;NCT02909452（I）;NCT02437136（Ib/II）	多种肿瘤类型，乳腺，肺，黑色素瘤
Epacadostat(INCB024360)	组蛋白去乙酰化酶抑制剂	纳武单抗，阿特珠单抗，帕博利珠单抗，帕博利珠单抗	NCT02327078（I/II）;NCT02298153（I）;NCT02752074（III）;NCT02862457（I）;NCT02178722（I/II）	多种肿瘤类型，肺，黑色素瘤
帕比司他	组蛋白去乙酰化酶抑制剂	伊匹单抗	NCT02032810（I）	黑色素瘤
伏立诺他	组蛋白去乙酰化酶抑制剂	帕博利珠单抗	NCT02619253（I/Ib）;NCT02538510（I/II）;NCT02638090（I/II）;NCT02395627（II）	肾，GU,HN,肺,乳腺
HBI-8000	组蛋白去乙酰化酶抑制剂	纳武单抗	NCT02718066（I/II）	肾，黑色素瘤,肺
RRx-001	活性氧生成剂，DNA 甲基化酶抑制剂	纳武单抗	NCT02518958（I）	多种肿瘤类型
免疫调节剂（多种机制）				
达雷木单抗+来那度胺或泊马度胺	抗-CD38 单克隆抗体，免疫调节抗血管生成	阿特珠单抗	NCT02431208（I）	血液系统
DS-8273a	抗 TRAIL-死亡受体 5 单克隆抗体	纳武单抗	NCT02983006（I）;NCT02991196（I）	黑色素瘤，结直肠的
CB-1158	精氨酸酶抑制剂	纳武单抗	NCT02903914（I）	多种肿瘤类型
GDC-0919	吲哚胺 2,3-双加氧酶通路抑制剂	阿特珠单抗	NCT02471846（I）	多种肿瘤类型
吲哚昔酸	吲哚胺 2,3-双加氧酶通路抑制剂	伊匹单抗或纳武单抗或帕博利珠单抗	NCT02073123（I/II）	黑色素瘤
ALT-803	IL-15 超激动剂	纳武单抗	NCT02523469（I/II）	肺
来那度胺	免疫调节剂/抗血管生成	帕博利珠单抗，纳武单抗，纳武单抗	NCT02875067（I/II）;NCT02906332（II）;NCT02903381（II）;NCT02579863（III）	血液系统

（待续）

表 19.1（续表）

靶向药物	靶向治疗分类	免疫治疗	NCT临床试验编号（阶段）	肿瘤类型
泊马度胺	免疫调节抗血管生成	帕博利珠单抗	NCT02576977(III)	血液系统
Motolimod+西妥昔单抗	Toll样受体8激动剂，抗内皮细胞生长因子受体单克隆抗体	纳武单抗	NCT02124850(Ib)	HN
IMO-2125	Toll样受体9激动剂	伊匹单抗或帕博利珠单抗	NCT02644967(I/II)	黑色素瘤
集落刺激因子－1受体拮抗剂/肿瘤相关巨噬细胞抑制剂				
AMG820	集落刺激因子－1受体单克隆抗体	帕博利珠单抗	NCT02713529(I/II)	多种肿瘤类型
Cabiralizumab(FPA008)	集落刺激因子－1受体单克隆抗体	纳武单抗	NCT02526017(I)	多种肿瘤类型
Emactuzumab(RO5509554)	集落刺激因子－1受体单克隆抗体	阿特珠单抗	NCT03323191(I)	多种肿瘤类型
ARRY-382	集落刺激因子－1受体抑制剂	帕博利珠单抗	NCT02880371(I/II)	多种肿瘤类型
PLX3397	集落刺激因子－1受体抑制剂，酪氨酸激酶抑制剂，FLT3抑制剂	帕博利珠单抗	NCT02452424(I/II)	多种肿瘤类型
细胞因子/趋化因子靶点				
Mogamulizumab(KW-0761)	抗CC趋化因子受体4单克隆抗体	纳武单抗	NCT02705105(I/II);NCT02476123(I); NCT02946671(I)	多种肿瘤类型
Ulocuplumab	抗CXCR4单克隆抗体	纳武单抗	NCT02472977(I/II)	多种肿瘤类型
NKTR-214	CD122-偏向的细胞因子	纳武单抗	NCT02983045(I/II)	多种肿瘤类型
X4P-001	CXCR4拮抗剂	帕博利珠单抗;纳武单抗	NCT02823405(I);NCT02923531(I/II)	黑色素瘤，肾
BL-8040	肽CXCR4拮抗剂	帕博利珠单抗	NCT02907099(II);NCT02826486(II)	胰腺
Miscellaneous Agents				
CPI-444	腺苷A2A受体拮抗剂	阿特珠单抗	NCT02655822(I/Ib)	多种肿瘤类型
Demcizumab	抗δ-4样单克隆抗体(缺口受体抑制剂)	帕博利珠单抗	NCT02722954(Ib)	多种肿瘤类型
B-701	抗成纤维细胞生长因子受体3单克隆抗体	帕博利珠单抗	NCT02925533(Ib)	GU
BMS-986012	抗岩藻糖基-GM1单克隆抗体	纳武单抗	NCT02247349(I/II)	肺
GS-5745	抗MMP9单克隆抗体	纳武单抗	NCT02864381(II)	胃癌
ATRA	细胞分化剂	伊匹单抗	NCT02403778(II)	黑色素瘤
维莫德吉	Hedgehog拮抗剂	帕博利珠单抗	NCT02690948(II)	皮肤
PT2385	HIF2α拮抗剂	纳武单抗	NCT02293980(I)	肾
CC-122	多效性途径抑制剂	纳武单抗	NCT02859324(I/II)	肝脏
Selinexor	选择性核输出抑制剂(SINE)	帕博利珠单抗	NCT02419495(Ib)	多种肿瘤类型
Omaveloxolone(RT408)	三萜衍生物，活性氧调节剂，骨髓来源的抑制性细胞	伊匹单抗或纳武单抗	NCT02259231(I/II)	黑色素瘤

管重塑和紊乱的血管生成可能影响抗原提呈细胞外流至次级淋巴器官，以及效应细胞进入肿瘤内。血管生成生长因子及其受体越来越被认为对肿瘤微环境的所有组成部分具有多种影响，其中许多可能通过分子疗法有力地调节和重新定向免疫反应。免疫不利环境也被证明是由肿瘤细胞内 PTEN 的缺失引起的，它是由免疫抑制细胞因子的表达增加和随后 T 细胞进入以及抗肿瘤功能的降低介导的，这可以通过药理学阻断 PI3K-AKT 通路来恢复[86]。

除了关注效应 T 细胞在肿瘤内动力学中的作用，我们逐渐开始理解多种其他细胞亚群在抑制抗肿瘤反应中的作用(图 19.2)。免疫抑制调节性 T 细胞由于表达关键调节转录因子 FOXP3 和部分由 CCR4 的趋化因子配体募集而经常被识别和标志出来[87]。天然免疫系统的细胞成分也在肿瘤微环境中发挥免疫抑制作用，包括肿瘤相关巨噬细胞和髓源性抑制细胞[88,89]。通过减少巨噬细胞表型的免疫抑制性偏移，阻断 CSF1R 已被证明可增强胰腺癌模型中的检查点抑制剂免疫治疗反应[90]。其他 M2 型巨噬细胞表型的潜在启动因素，包括嗜酸性粒细胞活化趋化因子和抑瘤素 M，尤其是在缺氧环境下，肿瘤干细胞-巨噬细胞相互作用的调节剂，如牛奶-脂肪球-表皮生长因子 VⅢ(MFG - E8)、STAT3 和 IL-6，都可以代表另外可修饰的分子靶点而促进形成免疫治疗允许的微环境[92]。代谢性免疫检查点吲哚胺 2,3-双加氧酶(IDO)也可以通过对多种癌症类型的效应 T 细胞、调节性 T 细胞和其他抑制性细胞群的多种作用产生免疫排斥和免疫疗法耐受[93]。

干扰素信号传导在免疫治疗耐受中发挥的作用与非 T 细胞炎性浸润的肿瘤微环境密切相关。重要的是，主要来自活化 T 细胞的 IFN 的作用敏感地取决于在更广泛的表观遗传变化中的暴露强度和持续时间，通过延长 IFN-γ 信号刺激可促进免疫抑制分子的表达，如 PD-L1[94]。一些研究已经证实，肿瘤细胞对免疫治疗的耐药性是由于 IFN-信号的缺陷，其中包括 JAK1/2 突变[83,95]。由这种突变引起的 IFN 不敏感性可以使肿瘤细胞免于 IFN 诱导的细胞凋亡和生长抑制，尽管尚

不清楚这种确定的突变抗性机制发生的频率。

越来越多的证据也意味着大规模的基因表达的重组，导致广泛但明显协调的转录组学和表型改变，从而引起免疫治疗耐药(图 19.2)[96]。在黑色素瘤样本中对 PD-1 阻断剂耐药的基因表达谱的分析过程中，发现了在黑色素瘤样本中对靶向治疗耐药的类似的特征，在癌症基因组图谱数据集中的多种其他肿瘤类型也是这样的。这种特征中具有代表性的例子包括上皮到间充质(样)转变的基因。虽然这些基因组变化的定义是具有多重性和总结性，但它们可以通过类似的治疗策略来实现靶向性，如靶向组蛋白乙酰化和 DNA 甲基化的小分子表观基因组修饰剂。

将靶向治疗与免疫疗法相结合：早期临床结果和注意事项

如前所述，早期致力于经验性结合分子靶向疗法和免疫疗法是希望将前者的高反应率与后者缓解时间延长统一起来。首次开展的两项临床试验，包括 vemurafenib(一种 BRAF 抑制剂)与 ipilimumab(一种抗-CTLA-4 抗体; NCT01400451)和白细胞介素-2(NCT01683188)的联合。这些临床试验中，都是靶向治疗后再进行免疫治疗。在 vemurafenib 与 ipilimumab 联用的试验中，研究者在出现肝毒性患者中观察到了剂量限制性毒性，因此早期即终止了该项试验[79]。将 vemurafenib 与白细胞介素-2 联合应用的试验也由于效果不佳而早期终止，这主要是由于转移性黑色素瘤患者有了更好的治疗选择。以这些试验作为初步探索，根据从这些试验获得的见解，结合该领域的治疗进展，以及临床前模型和转化研究中的科学见解，研究者们设计了其他试验。其中一项试验将 BRAF 和 MEK 抑制剂 dabrafenib 和 trametinib 与免疫检查点抑制剂 ipilimumab(NCT01767454)联合应用于 BRAF 突变转移性黑色素瘤患者。早期结果报道的肝毒性相对较少(可能与使用 dabrafenib 而非 vemurafenib 有关)。值得注意的是，在三药联合组中部分患者发生了结肠穿孔的结肠炎，其中 1 例需要手术治疗，并且该组的试验被暂停[97]，可见联合治疗的复杂性和无法预

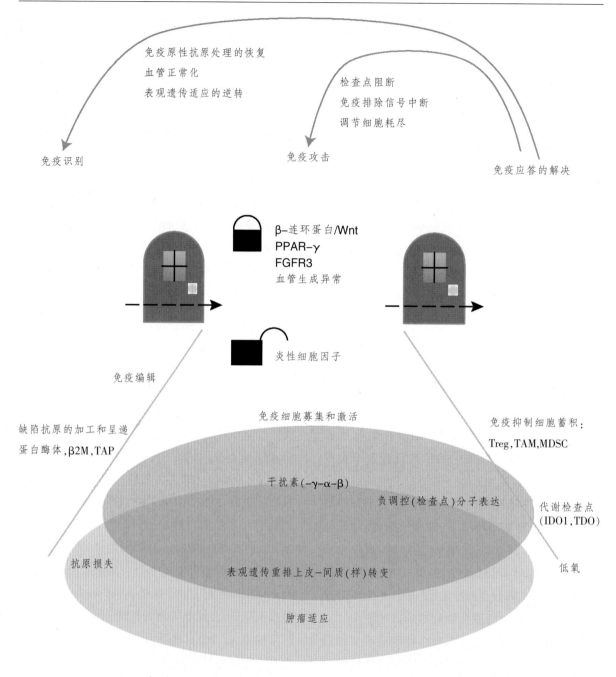

免疫原性抗原处理的恢复
血管正常化
表观遗传适应的逆转

检查点阻断
免疫排除信号中断
调节细胞耗尽

免疫识别

免疫攻击

免疫应答的解决

β-连环蛋白/Wnt
PPAR-γ
FGFR3
血管生成异常

炎性细胞因子

免疫编辑

缺陷抗原的加工和呈递
蛋白酶体,β2M,TAP

免疫细胞募集和激活

免疫抑制细胞蓄积：
Treg,TAM,MDSC

干扰素(-γ-α-β)

负调控(检查点)分子表达

代谢检查点
(IDO1,TDO)

抗原损失

表观遗传重排上皮-间质(样)转变

低氧

肿瘤适应

图 19.2　对癌症免疫治疗耐药的关键分子耐药机制图解,以基础炎症反应为模型揭示了抗肿瘤免疫的 3 个主要时期。 基于耐药机制出现和(或)发挥作用的位点的观点是基本但不具有排他性的。干扰素应答(红色阴影)效应在免疫、肿瘤和基质细胞中的不同改变可促进耐药选择或者直接导致多重耐药,最终引起肿瘤性适应(黄色阴影)。β2M= β- 2 微球蛋白; FGFR3= 成纤维细胞生长因受 3; IDO=吲哚胺-2,3-二氧化酶; IFN=干扰素; MDSC=髓源性抑制细胞; PPAR - γ=过氧化物酶体增殖物激活受体 γ; TAM=肿瘤相关巨噬细胞; TAP = 转运体 (1/2) ATP 结合盒超家族 B 成员; TDO= 色氨酸二氧化酶; Treg=调节 T 细胞。(见彩插)

测的毒性。

　　另一种的组合方法是将 BRAF 靶向治疗与 PD-1 阻断联合使用, 这不仅源于与 CTLA-4 阻断相比 PD-1 阻断的耐受性和安全性得到改善。但也有证据表明, 在 BRAF 靶向治疗中出现适

应性免疫耐药, 使得免疫调节分子 PD-L1 在治疗开始后两周内在肿瘤微环境中高度表达[57]。这些试验的早期结果显示出毒性可控和临床活性强等令人鼓舞的结果[98]。

　　基于临床前研究结果显示的分子靶向治疗

与免疫治疗联合应用的协同作用，目前开展了多项将两类药物联合应用治疗黑色素瘤及其他癌种的临床试验(表 19.1)。虽然存在很明显警告，但这些数据尚不成熟。这些方法的一个主要问题是可以用于联合治疗的药物数量，且考虑首先研究哪些组合以及在资源有限时产生科学和方面的困难。此外，每组的新药被定期提出，而且每种药物都要求在联合用药试验中有证明其作用的机会。目前仍不清楚临床前模型是否有助于预测各种联合治疗的作用，但鉴于人体试验的瓶颈，这正是临床前模型所需要的。另一个注意事项是，不同治疗药物给药时间和给药顺序应是同时还是序贯给药呢？联合用药(以及孤立的这些策略)的关键细微差别是，相对缺乏可以预测治疗反应和耐药的生物标志物。尽管如此，联合用药目前还是成了一种新的治疗标准，这也促使我们必须了解单用或联合靶向药物和免疫药物的分子及免疫机制，以确定最佳治疗策略。

参考文献

1. Atkins MB, Lotze MT, Dutcher JP, Fisher RI, Weiss G, Margolin K, et al. High-dose recombinant interleukin 2 therapy for patients with metastatic melanoma: analysis of 270 patients treated between 1985 and 1993. J Clin Oncol. 1999;17(7):2105–16.

2. Chapman PB, Einhorn LH, Meyers ML, Saxman S, Destro AN, Panageas KS, et al. Phase III multicenter randomized trial of the Dartmouth regimen versus dacarbazine in patients with metastatic melanoma. J Clin Oncol. 1999;17(9):2745–51.

3. Hersh EM, Del Vecchio M, Brown MP, Kefford R, Loquai C, Testori A, et al. A randomized, controlled phase III trial of nab-Paclitaxel versus dacarbazine in chemotherapy-naive patients with metastatic melanoma. Ann Oncol. 2015;26(11):2267–74.

4. Lui P, Cashin R, Machado M, Hemels M, Corey-Lisle PK, Einarson TR. Treatments for metastatic melanoma: synthesis of evidence from randomized trials. Cancer Treat Rev. 2007;33(8):665–80.

5. Davies H, Bignell GR, Cox C, Stephens P, Edkins S, Clegg S, et al. Mutations of the BRAF gene in human cancer. Nature. 2002;417(6892):949–54.

6. Hingorani SR, Jacobetz MA, Robertson GP, Herlyn M, Tuveson DA. Suppression of BRAF(V599E) in human melanoma abrogates transformation. Cancer Res. 2003;63(17):5198–202.

7. Chapman PB, Hauschild A, Robert C, Haanen JB, Ascierto P, Larkin J, et al. Improved survival with vemu-rafenib in melanoma with BRAF V600E mutation. N Engl J Med. 2011;364(26):2507–16.

8. Hauschild A, Grob JJ, Demidov LV, Jouary T, Gutzmer R, Millward M, et al. Dabrafenib in BRAF-mutated metastatic melanoma: a multicentre, open-label, phase 3 randomised controlled trial. Lancet. 2012;380(9839):358–65.

9. Corcoran RB, Dias-Santagata D, Bergethon K, Iafrate AJ, Settleman J, Engelman JA. BRAF gene amplification can promote acquired resistance to MEK inhibitors in cancer cells harboring the BRAF V600E mutation. Sci Signal. 2010;3(149):ra84.

10. Johannessen CM, Johnson LA, Piccioni F, Townes A, Frederick DT, Donahue MK, et al. A melanocyte lineage program confers resistance to MAP kinase pathway inhibition. Nature. 2013;504(7478):138–42.

11. Nazarian R, Shi H, Wang Q, Kong X, Koya RC, Lee H, et al. Melanomas acquire resistance to B-RAF(V600E) inhibition by RTK or N-RAS upregulation. Nature. 2010;468(7326):973–7.

12. Villanueva J, Vultur A, Lee JT, Somasundaram R, Fukunaga-Kalabis M, Cipolla AK, et al. Acquired resistance to BRAF inhibitors mediated by a RAF kinase switch in melanoma can be overcome by cotargeting MEK and IGF-1R/PI3K. Cancer Cell. 2010;18(6):683–95.

13. Kwong LN, Boland GM, Frederick DT, Helms TL, Akid AT, Miller JP, et al. Co-clinical assessment identifies patterns of BRAF inhibitor resistance in melanoma. J Clin Invest. 2015;125(4):1459–70.

14. Poulikakos PI, Persaud Y, Janakiraman M, Kong X, Ng C, Moriceau G, et al. RAF inhibitor resistance is mediated by dimerization of aberrantly spliced BRAF(V600E). Nature. 2011;480(7377):387–90.

15. Parmenter TJ, Kleinschmidt M, Kinross KM, Bond ST, Li J, Kaadige MR, et al. Response of BRAF-mutant melanoma to BRAF inhibition is mediated by a network of transcriptional regulators of glycolysis. Cancer Discov. 2014;4(4):423–33.

16. Hugo W, Shi H, Sun L, Piva M, Song C, Kong X, et al. Non-genomic and immune evolution of melanoma acquiring MAPKi resistance. Cell. 2015;162(6):1271–85.

17. Larkin J, Ascierto PA, Dreno B, Atkinson V, Liszkay G, Maio M, et al. Combined vemurafenib and cobimetinib in BRAF-mutated melanoma. N Engl J Med. 2014;371(20):1867–76.

18. Long GV, Stroyakovskiy D, Gogas H, Levchenko E, de Braud F, Larkin J, et al. Combined BRAF and MEK inhibition versus BRAF inhibition alone in melanoma. N Engl J Med. 2014;371(20):1877–88.

19. Ascierto PA, McArthur GA, Dreno B, Atkinson V, Liszkay G, Di Giacomo AM, et al. Cobimetinib combined with vemurafenib in advanced BRAF(V600)-mutant melanoma (coBRIM): updated efficacy results from a randomised, double-blind, phase 3 trial. Lancet Oncol. 2016;17(9):1248–60.

20. Long GV, Stroyakovskiy D, Gogas H, Levchenko E, de Braud F, Larkin J, et al. Dabrafenib and trametinib versus

dabrafenib and placebo for Val600 BRAF-mutant melanoma: a multicentre, double-blind, phase 3 randomised controlled trial. Lancet. 2015;386(9992):444-51.

21. Kobayashi S, Boggon TJ, Dayaram T, Janne PA, Kocher O, Meyerson M, et al. EGFR mutation and resistance of non-small-cell lung cancer to gefitinib. N Engl J Med. 2005;352(8):786-92.

22. Pao W, Miller VA, Politi KA, Riely GJ, Somwar R, Zakowski MF, et al. Acquired resistance of lung adenocarcinomas to gefitinib or erlotinib is associated with a second mutation in the EGFR kinase domain. PLoS Med. 2005;2(3):e73.

23. Xia W, Bacus S, Hegde P, Husain I, Strum J, Liu L, et al. A model of acquired autoresistance to a potent ErbB2 tyrosine kinase inhibitor and a therapeutic strategy to prevent its onset in breast cancer. Proc Natl Acad Sci U S A. 2006;103(20):7795-800.

24. Qi J, McTigue MA, Rogers A, Lifshits E, Christensen JG, Janne PA, et al. Multiple mutations and bypass mechanisms can contribute to development of acquired resistance to MET inhibitors. Cancer Res. 2011;71(3): 1081-91.

25. Phan GQ, Yang JC, Sherry RM, Hwu P, Topalian SL, Schwartzentruber DJ, et al. Cancer regression and autoimmunity induced by cytotoxic T lymphocyte-associated antigen 4 blockade in patients with metastatic melanoma. Proc Natl Acad Sci U S A. 2003;100(14): 8372-7.

26. Camacho LH, Antonia S, Sosman J, Kirkwood JM, Gajewski TF, Redman B, et al. Phase I/II trial of tremelimumab in patients with metastatic melanoma. J Clin Oncol. 2009;27(7):1075-81.

27. Ribas A, Kefford R, Marshall MA, Punt CJ, Haanen JB, Marmol M, et al. Phase III randomized clinical trial comparing tremelimumab with standard-of-care chemotherapy in patients with advanced melanoma. J Clin Oncol. 2013;31(5):616-22.

28. Krummel MF, Allison JP. CD28 and CTLA-4 have opposing effects on the response of T cells to stimulation. Journal of Experimental Medicine. 1995;182(2):459-65.

29. Leach DR, Krummel MF, Allison JP. Enhancement of antitumor immunity by CTLA-4 blockade. Science. 1996;271(5256):1734-6.

30. Hodi FS, O'Day SJ, McDermott DF, Weber RW, Sosman JA, Haanen JB, et al. Improved survival with ipilimumab in patients with metastatic melanoma. N Engl J Med. 2010;363(8):711-23.

31. Robert C, Long GV, Brady B, Dutriaux C, Maio M, Mortier L, et al. Nivolumab in previously untreated melanoma without BRAF mutation. N Engl J Med. 2015;372(4):320-30.

32. Robert C, Thomas L, Bondarenko I, O'Day S, Weber J, Garbe C, et al. Ipilimumab plus dacarbazine for previously untreated metastatic melanoma. N Engl J Med. 2011;364(26):2517-26.

33. Freeman GJ, Long AJ, Iwai Y, Bourque K, Chernova T, Nishimura H, et al. Engagement of the PD-1 immunoinhibitory receptor by a novel B7 family member leads to negative regulation of lymphocyte activation. Journal of Experimental Medicine. 2000;192(7):1027-34.

34. Carreno BM, Collins M. The B7 family of ligands and its receptors: new pathways for costimulation and inhibition of immune responses. Annu Rev Immunol. 2002; 20:29-53.

35. Topalian SL, Hodi FS, Brahmer JR, Gettinger SN, Smith DC, McDermott DF, et al. Safety, activity, and immune correlates of anti-PD-1 antibody in cancer. N Engl J Med. 2012;366(26):2443-54.

36. Robert C, Schachter J, Long GV, Arance A, Grob JJ, Mortier L, et al. Pembrolizumab versus ipilimumab in advanced melanoma. N Engl J Med. 2015; 372(26): 2521-32.

37. Weber JS, D'Angelo SP, Minor D, Hodi FS, Gutzmer R, Neyns B, et al. Nivolumab versus chemotherapy in patients with advanced melanoma who progressed after anti-CTLA-4 treatment (CheckMate 037): a randomised, controlled, open-label, phase 3 trial. Lancet Oncol. 2015;16(4):375-84.

38. Ribas A, Puzanov I, Dummer R, Schadendorf D, Hamid O, Robert C, et al. Pembrolizumab versus investigator-choice chemotherapy for ipilimumab-refractory melanoma (KEYNOTE-002): a randomised, controlled, phase 2 trial. Lancet Oncol. 2015;16(8):908-18.

39. Das R, Verma R, Sznol M, Boddupalli CS, Gettinger SN, Kluger H, et al. Combination therapy with anti-CTLA-4 and anti-PD-1 leads to distinct immunologic changes in vivo. J Immunol. 2015;194(3):950-9.

40. Gubin MM, Zhang X, Schuster H, Caron E, Ward JP, Noguchi T, et al. Checkpoint blockade cancer immunotherapy targets tumour-specific mutant antigens. Nature. 2014;515(7528):577-81.

41. Curran MA, Montalvo W, Yagita H, Allison JP. PD-1 and CTLA-4 combination blockade expands infiltrating T cells and reduces regulatory T and myeloid cells within B16 melanoma tumors. Proceedings of the National Academy of Sciences. 2010;107(9):4275-80.

42. Wolchok JD, Kluger H, Callahan MK, Postow MA, Rizvi NA, Lesokhin AM, et al. Nivolumab plus ipilimumab in advanced melanoma. N Engl J Med. 2013;369(2): 122-33.

43. Postow MA, Chesney J, Pavlick AC, Robert C, Grossmann K, McDermott D, et al. Nivolumab and ipilimumab versus ipilimumab in untreated melanoma. N Engl J Med. 2015;372(21):2006-17.

44. Larkin J, Chiarion-Sileni V, Gonzalez R, Grob JJ, Cowey CL, Lao CD, et al. Combined nivolumab and ipilimumab or monotherapy in untreated melanoma. N Engl J Med. 2015;373(1):23-34.

45. Andtbacka RH, Kaufman HL, Collichio F, Amatruda T, Senzer N, Chesney J, et al. Talimogene laherparepvec improves durable response rate in patients with advanced melanoma. J Clin Oncol. 2015;33(25):2780-8.

46. Dudley ME, Wunderlich J, Nishimura MI, Yu D, Yang JC, Topalian SL, et al. Adoptive transfer of cloned melanoma-reactive T lymphocytes for the treatment of patients with metastatic melanoma. J Immunother. 2001;24(4):363–73.

47. Dudley ME, Wunderlich JR, Robbins PF, Yang JC, Hwu P, Schwartzentruber DJ, et al. Cancer regression and auto-immunity in patients after clonal repopulation with anti-tumor lymphocytes. Science. 2002;298(5594):850–4.

48. Morgan RA, Dudley ME, Wunderlich JR, Hughes MS, Yang JC, Sherry RM, et al. Cancer regression in patients after transfer of genetically engineered lymphocytes. Science. 2006;314(5796):126–9.

49. Robbins PF, Morgan RA, Feldman SA, Yang JC, Sherry RM, Dudley ME, et al. Tumor regression in patients with metastatic synovial cell sarcoma and melanoma using genetically engineered lymphocytes reactive with NY-ESO-1. J Clin Oncol. 2011;29(7):917–24.

50. Tran E, Robbins PF, Lu YC, Prickett TD, Gartner JJ, Jia L, et al. T-cell transfer therapy targeting mutant KRAS in cancer. N Engl J Med. 2016;375(23):2255–62.

51. Kochenderfer JN, Dudley ME, Kassim SH, Somerville RP, Carpenter RO, Stetler-Stevenson M, et al. Chemotherapy-refractory diffuse large B-cell lymphoma and indolent B-cell malignancies can be effectively treated with autologous T cells expressing an anti-CD19 chimeric antigen receptor. J Clin Oncol. 2015;33(6):540–9.

52. Robbins PF, Lu YC, El-Gamil M, Li YF, Gross C, Gartner J, et al. Mining exomic sequencing data to identify mutated antigens recognized by adoptively transferred tumor-reactive T cells. Nat Med. 2013;19(6):747–52.

53. Weber J, Atkins M, Hwu P, Radvanyi L, Sznol M, Yee C, et al. White paper on adoptive cell therapy for cancer with tumor-infiltrating lymphocytes: a report of the CTEP subcommittee on adoptive cell therapy. Clin Cancer Res. 2011;17(7):1664–73.

54. Sumimoto H, Imabayashi F, Iwata T, Kawakami Y. The BRAF-MAPK signaling pathway is essential for cancer-immune evasion in human melanoma cells. Journal of Experimental Medicine. 2006;203(7):1651–6.

55. Boni A, Cogdill AP, Dang P, Udayakumar D, Njauw CN, Sloss CM, et al. Selective BRAFV600E inhibition enhances T-cell recognition of melanoma without affecting lympho-cyte function. Cancer Res. 2010;70(13):5213–9.

56. Wilmott JS, Long GV, Howle JR, Haydu LE, Sharma RN, Thompson JF, et al. Selective BRAF inhibitors induce marked T-cell infiltration into human metastatic mela-noma. Clin Cancer Res. 2012;18(5):1386–94.

57. Frederick DT, Piris A, Cogdill AP, Cooper ZA, Lezcano C, Ferrone CR, et al. BRAF inhibition is associated with enhanced melanoma antigen expression and a more favorable tumor microenvironment in patients with met-astatic melanoma. Clin Cancer Res. 2013;19(5):1225–31.

58. Callahan MK, Masters G, Pratilas CA, Ariyan C, Katz J, Kitano S, et al. Paradoxical activation of T cells via augmented ERK signaling mediated by a RAF inhibitor.

59. Donia M, Fagone P, Nicoletti F, Andersen RS, Hogdall E, Straten PT, et al. BRAF inhibition improves tumor rec-ognition by the immune system: Potential implications for combinatorial therapies against melanoma involving adoptive T-cell transfer. Oncoimmunology. 2012;1(9):1476–83.

60. Besaratinia A, Tommasi S. Epigenetics of human mela-noma: promises and challenges. J Mol Cell Biol. 2014;6(5):356–67.

61. Esteller M. Epigenetics in cancer. N Engl J Med. 2008;358(11):1148–59.

62. Zendman AJ, Ruiter DJ, Van Muijen GN. Cancer/testis-associated genes: identification, expression profile, and putative function. J Cell Physiol. 2003;194(3):272–88.

63. Sigalotti L, Fratta E, Coral S, Tanzarella S, Danielli R, Colizzi F, et al. Intratumor heterogeneity of cancer/testis antigens expression in human cutaneous melanoma is methylation-regulated and functionally reverted by 5-aza-2'-deoxycytidine. Cancer Res. 2004;64(24):9167–71.

64. Vansteenkiste JF, Cho BC, Vanakesa T, De Pas T, Zielinski M, Kim MS, et al. Efficacy of the MAGE-A3 cancer immunotherapeutic as adjuvant therapy in patients with resected MAGE-A3-positive non-small-cell lung cancer (MAGRIT): a randomised, double-blind, placebo-controlled, phase 3 trial. Lancet Oncol. 2016;17(6):822–35.

65. Andrews MC, Woods K, Cebon J, Behren A. Evolving role of tumor antigens for future melanoma therapies. Future Oncol. 2014;10(8):1457–68.

66. Wargo JA, Robbins PF, Li Y, Zhao Y, El-Gamil M, Caragacianu D, et al. Recognition of NY-ESO-1+ tumor cells by engineered lymphocytes is enhanced by improved vector design and epigenetic modulation of tumor antigen expression. Cancer Immunol Immunother. 2009;58(3):383–94.

67. Karpf AR. A potential role for epigenetic modulatory drugs in the enhancement of cancer/germ-line antigen vaccine efficacy. Epigenetics. 2006;1(3):116–20.

68. Hendry SA, Farnsworth RH, Solomon B, Achen MG, Stacker SA, Fox SB. The role of the tumor vasculature in the host immune response: implications for therapeutic strategies targeting the tumor microenvironment. Front Immunol. 2016;7:621.

69. Johnson BF, Clay TM, Hobeika AC, Lyerly HK, Morse MA. Vascular endothelial growth factor and immunosup-pression in cancer: current knowledge and potential for new therapy. Expert Opin Biol Ther. 2007;7(4): 449–60.

70. Du Four S, Maenhout SK, Niclou SP, Thielemans K, Neyns B, Aerts JL. Combined VEGFR and CTLA-4 blockade increases the antigen-presenting function of intratumoral DCs and reduces the suppressive capacity of intratumoral MDSCs. Am J Cancer Res. 2016;6(11):2514–31.

71. Shrimali RK, Yu Z, Theoret MR, Chinnasamy D, Restifo NP, Rosenberg SA. Antiangiogenic agents can increase

lymphocyte infiltration into tumor and enhance the effectiveness of adoptive immunotherapy of cancer. Cancer Res. 2010;70(15):6171–80.

72. Osada T, Chong G, Tansik R, Hong T, Spector N, Kumar R, et al. The effect of anti-VEGF therapy on immature myeloid cell and dendritic cells in cancer patients. Cancer Immunol Immunother. 2008;57(8):1115–24.

73. Dirkx AE, oude Egbrink MG, Castermans K, van der Schaft DW, Thijssen VL, Dings RP, et al. Anti-angiogenesis therapy can overcome endothelial cell anergy and promote leukocyte-endothelium interactions and infiltration in tumors. FASEB J. 2006;20(6):621–30.

74. Hodi FS, Lawrence D, Lezcano C, Wu X, Zhou J, Sasada T, et al. Bevacizumab plus ipilimumab in patients with metastatic melanoma. Cancer Immunol Res. 2014;2(7):632–42.

75. Wu X, Giobbie-Hurder A, Liao X, Lawrence D, McDermott D, Zhou J, et al. VEGF neutralization plus CTLA-4 blockade alters soluble and cellular factors associated with enhancing lymphocyte infiltration and humoral recognition in melanoma. Cancer Immunol Res. 2016;4(10):858–68.

76. Vella LJ, Pasam A, Dimopoulos N, Andrews M, Knights A, Puaux AL, et al. MEK inhibition, alone or in combination with BRAF inhibition, affects multiple functions of isolated normal human lymphocytes and dendritic cells. Cancer Immunol Res. 2014;2(4):351–60.

77. Comin-Anduix B, Chodon T, Sazegar H, Matsunaga D, Mock S, Jalil J, et al. The oncogenic BRAF kinase inhibitor PLX4032/RG7204 does not affect the viability or function of human lymphocytes across a wide range of concentrations. Clin Cancer Res. 2010;16(24):6040–8.

78. Hong DS, Vence L, Falchook G, Radvanyi LG, Liu C, Goodman V, et al. BRAF(V600) inhibitor GSK2118436 targeted inhibition of mutant BRAF in cancer patients does not impair overall immune competency. Clin Cancer Res. 2012;18(8):2326–35.

79. Ribas A, Hodi FS, Callahan M, Konto C, Wolchok J. Hepatotoxicity with combination of vemurafenib and ipilimumab. N Engl J Med. 2013;368(14):1365–6.

80. Restifo NP, Marincola FM, Kawakami Y, Taubenberger J, Yannelli JR, Rosenberg SA. Loss of functional beta 2-microglobulin in metastatic melanomas from five patients receiving immunotherapy. J Natl Cancer Inst. 1996;88(2):100–8.

81. D'Urso CM, Wang ZG, Cao Y, Tatake R, Zeff RA, Ferrone S. Lack of HLA class I antigen expression by cultured melanoma cells FO-1 due to a defect in B2m gene expression. J Clin Invest. 1991;87(1):284–92.

82. Sucker A, Zhao F, Real B, Heeke C, Bielefeld N, Mabetaen S, et al. Genetic evolution of T-cell resistance in the course of melanoma progression. Clin Cancer Res. 2014;20(24):6593–604.

83. Zaretsky JM, Garcia-Diaz A, Shin DS, Escuin-Ordinas H, Hugo W, Hu-Lieskovan S, et al. Mutations associated with acquired resistance to PD-1 blockade in melanoma. N Engl J Med. 2016;375(9):819–29.

84. Spranger S, Bao R, Gajewski TF. Melanoma-intrinsic beta-catenin signalling prevents anti-tumour immunity. Nature. 2015;523(7559):231–5.

85. Sweis RF, Spranger S, Bao R, Paner GP, Stadler WM, Steinberg G, et al. Molecular drivers of the non-T-cell-inflamed tumor microenvironment in urothelial bladder cancer. Cancer Immunol Res. 2016;4(7):563–8.

86. Peng W, Chen JQ, Liu C, Malu S, Creasy C, Tetzlaff MT, et al. Loss of PTEN promotes resistance to T cell-mediated immunotherapy. Cancer Discov. 2016;6(2):202–16.

87. Spranger S, Spaapen RM, Zha Y, Williams J, Meng Y, Ha TT, et al. Up-regulation of PD-L1, IDO, and T(regs) in the melanoma tumor microenvironment is driven by CD8(+) T cells. Sci Transl Med. 2013;5(200):200ra116.

88. Condeelis J, Pollard JW. Macrophages: obligate partners for tumor cell migration, invasion, and metastasis. Cell. 2006;124(2):263–6.

89. Gabrilovich DI, Nagaraj S. Myeloid-derived suppressor cells as regulators of the immune system. Nat Rev Immunol. 2009;9(3):162–74.

90. Zhu Y, Knolhoff BL, Meyer MA, Nywening TM, West BL, Luo J, et al. CSF1/CSF1R blockade reprograms tumor-infiltrating macrophages and improves response to T-cell checkpoint immunotherapy in pancreatic cancer models. Cancer Res. 2014;74(18):5057–69.

91. Tripathi C, Tewari BN, Kanchan RK, Baghel KS, Nautiyal N, Shrivastava R, et al. Macrophages are recruited to hypoxic tumor areas and acquire a pro-angiogenic M2-polarized phenotype via hypoxic cancer cell derived cytokines Oncostatin M and Eotaxin. Oncotarget. 2014;5(14):5350–68.

92. Jinushi M, Chiba S, Yoshiyama H, Masutomi K, Kinoshita I, Dosaka-Akita H, et al. Tumor-associated macrophages regulate tumorigenicity and anticancer drug responses of cancer stem/initiating cells. Proc Natl Acad Sci U S A. 2011;108(30):12425–30.

93. Zhai L, Spranger S, Binder DC, Gritsina G, Lauing KL, Giles FJ, et al. Molecular pathways: targeting IDO1 and other tryptophan dioxygenases for cancer immunotherapy. Clin Cancer Res. 2015;21(24):5427–33.

94. Benci JL, Xu B, Qiu Y, Wu TJ, Dada H, Twyman-Saint Victor C, et al. Tumor interferon signaling regulates a multigenic resistance program to immune checkpoint blockade. Cell. 2016;167(6):1540–54 e12.

95. Shin DS, Zaretsky JM, Escuin-Ordinas H, Garcia-Diaz A, Hu-Lieskovan S, Kalbasi A, et al. Primary resistance to PD-1 blockade mediated by JAK1/2 mutations. Cancer Discov. 2016.

96. Hugo W, Zaretsky JM, Sun L, Song C, Moreno BH, Hu-Lieskovan S, et al. Genomic and transcriptomic features of response to anti-PD-1 therapy in metastatic melanoma. Cell. 2016;165(1):35–44.

97. Minor DR, Puzanov I, Callahan MK, Hug BA, Hoos A. Severe gastrointestinal toxicity with administration of trametinib in combination with dabrafenib and ipilim-

umab. Pigment Cell Melanoma Res. 2015;28(5):611–2.
98. Ribas A, Butler M, Lutzky J, Lawrence DP, Robert C, Miller W, et al. Phase I study combining anti-PD-L1 (MEDI4736) with BRAF (dabrafenib) and/or MEK (trametinib) inhibitors in advanced melanoma. J Clin Oncol. 2015;33(suppl; abstr 3003).

索 引

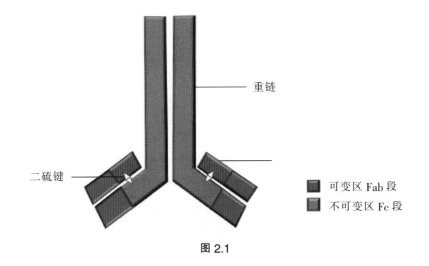

二硫键

重链

■ 可变区 Fab 段
■ 不可变区 Fc 段

图 2.1

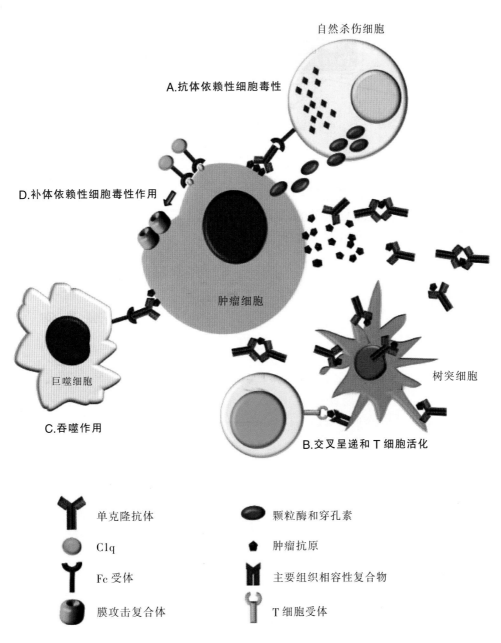

自然杀伤细胞

A.抗体依赖性细胞毒性

D.补体依赖性细胞毒性作用

肿瘤细胞

巨噬细胞

树突细胞

C.吞噬作用

B.交叉呈递和 T 细胞活化

Y 单克隆抗体　　　　　颗粒酶和穿孔素

C1q　　　　　　　　　肿瘤抗原

Y Fc 受体　　　　　　　主要组织相容性复合物

膜攻击复合体　　　　　T 细胞受体

图 2.2

彩插 1

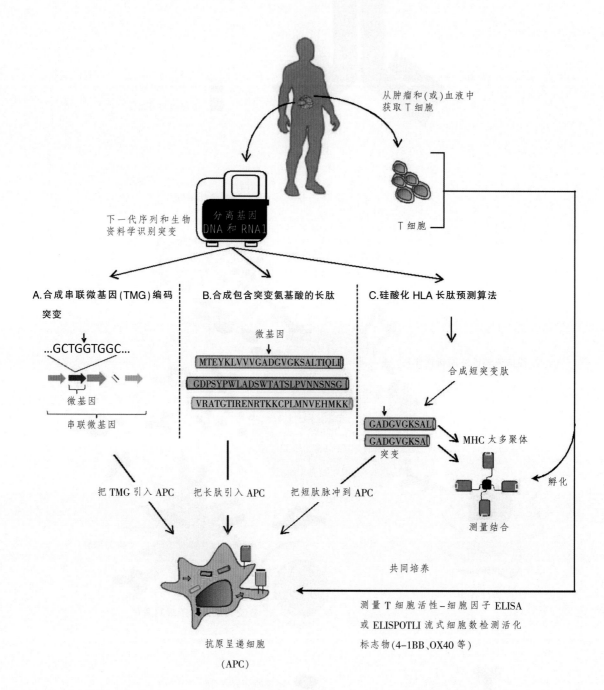

图 3.1

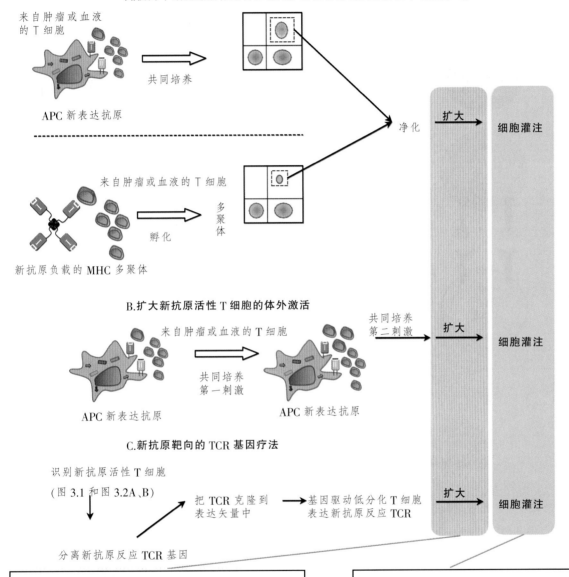

A.使用 T 细胞激活标志物和MHC–多聚体的新抗原活性 T 细胞的纯化

来自肿瘤或血液
的 T 细胞

共同培养

APC 新表达抗原

来自肿瘤或血液的 T 细胞

孵化

新抗原负载的 MHC 多聚体

多聚体

净化

扩大 → 细胞灌注

B.扩大新抗原活性 T 细胞的体外激活

来自肿瘤或血液的 T 细胞

共同培养
第一刺激

APC 新表达抗原

APC 新表达抗原

共同培养
第二刺激

扩大 → 细胞灌注

C.新抗原靶向的 TCR 基因疗法

识别新抗原活性 T 细胞

（图 3.1 和图 3.2A、B）

分离新抗原反应 TCR 基因

把 TCR 克隆到
表达矢量中

→ 基因驱动低分化 T 细胞
表达新抗原反应 TCR

扩大 → 细胞灌注

细胞培养中,T 细胞可能被增强:
(1) 部分限制 T 细胞分化的复合物培养 (AKT 抑制剂、IL-2 等)
(2) 基因修饰 (使用基因编辑技术击碎 PD-1 或其他 T 细胞融合阴性调节剂)
(3) 使用干细胞因素分化成为幼稚 T 细胞

转移 T 细胞活性可能通过结合以下方式增强功能:
(1) 检测点抑制剂
(2) 共刺激分子激活剂
(3) 新抗原疫苗
(4) 溶瘤细胞病毒

图 3.2

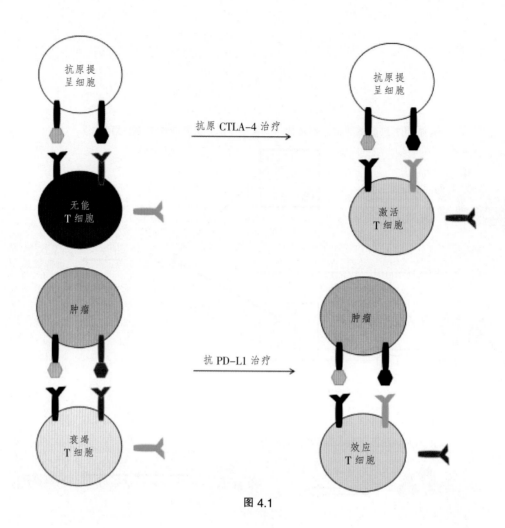

图 4.1

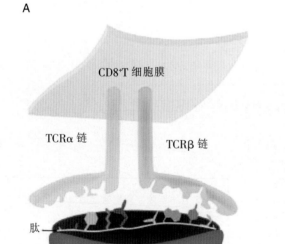

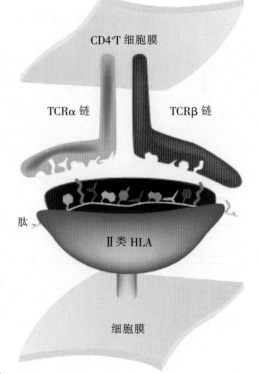

图 5.1

彩插 4

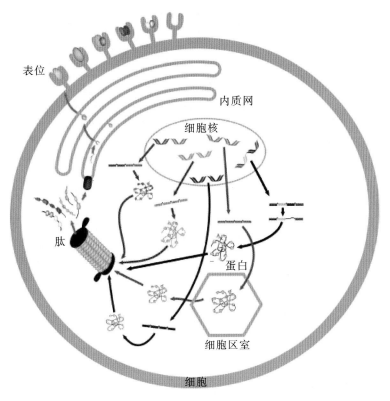

图 5.2

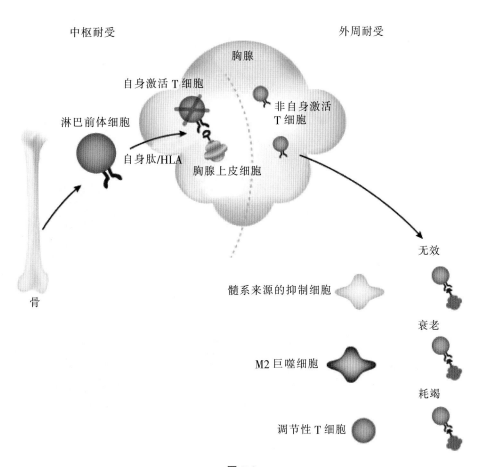

图 5.3

彩插 5

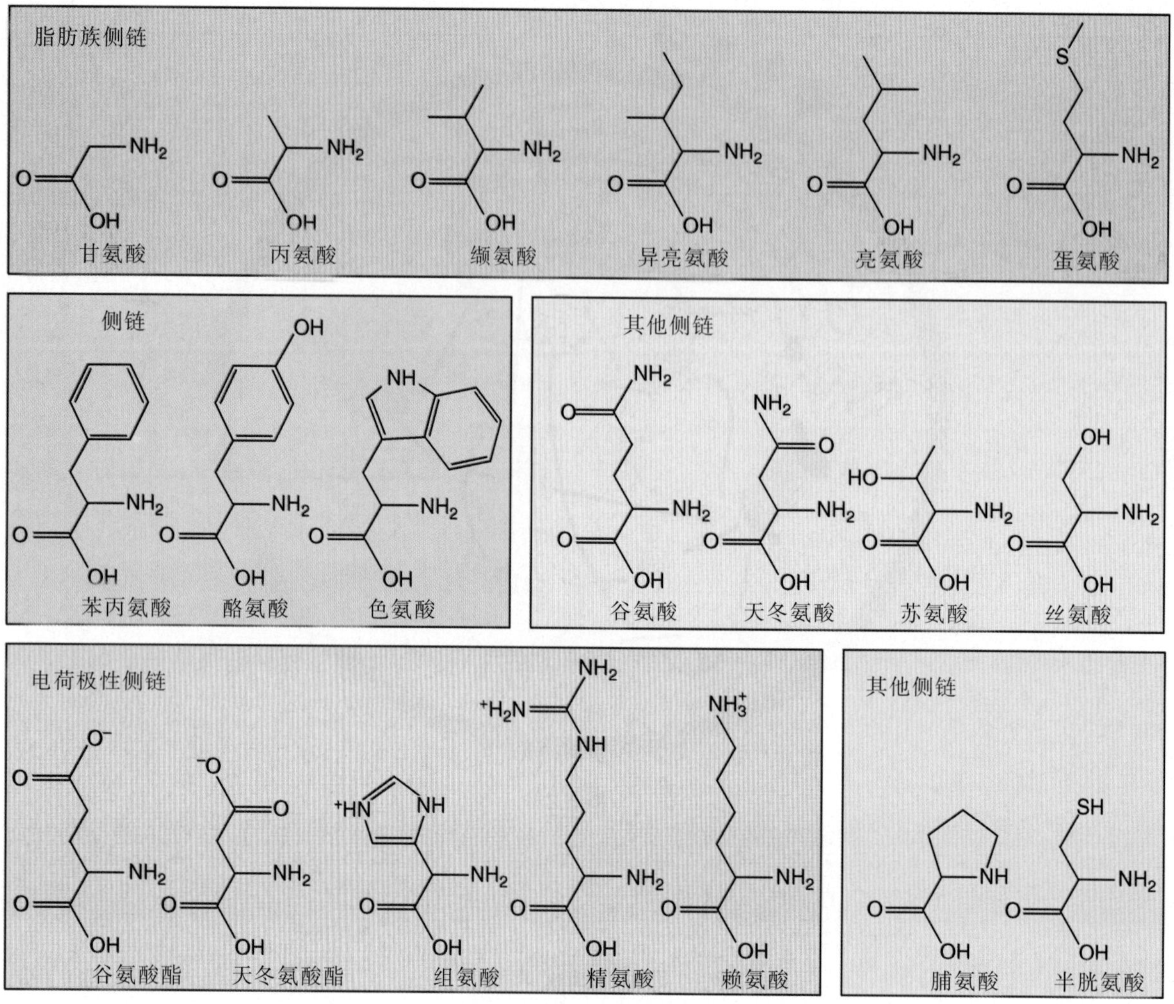

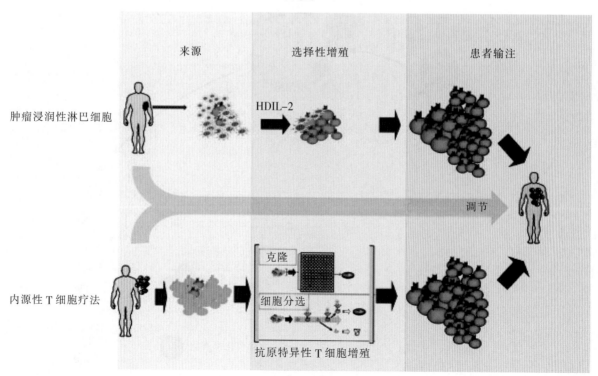

图 5.4

脂肪族侧链

甘氨酸　丙氨酸　缬氨酸　异亮氨酸　亮氨酸　蛋氨酸

侧链

苯丙氨酸　酪氨酸　色氨酸

其他侧链

谷氨酸　天冬氨酸　苏氨酸　丝氨酸

电荷极性侧链

谷氨酸酯　天冬氨酸酯　组氨酸　精氨酸　赖氨酸

其他侧链

脯氨酸　半胱氨酸

来源　　选择性增殖　　患者输注

肿瘤浸润性淋巴细胞　HDIL-2　　　调节

内源性 T 细胞疗法　克隆　细胞分选　抗原特异性 T 细胞增殖

图 7.1

彩插 6

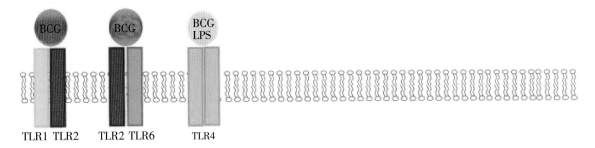

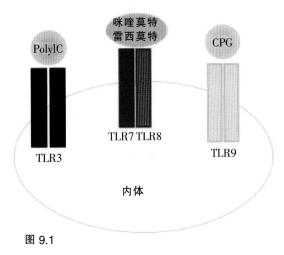

图 9.1

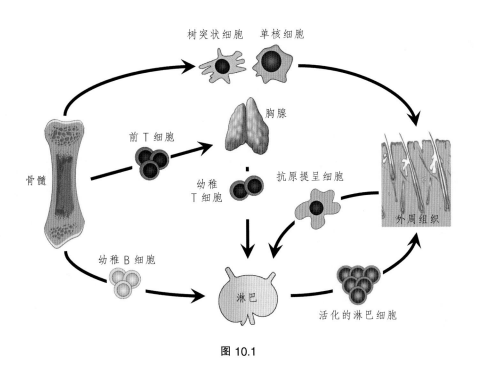

图 10.1

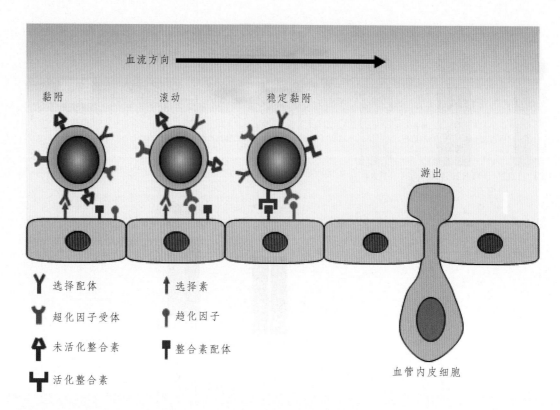

图 10.2

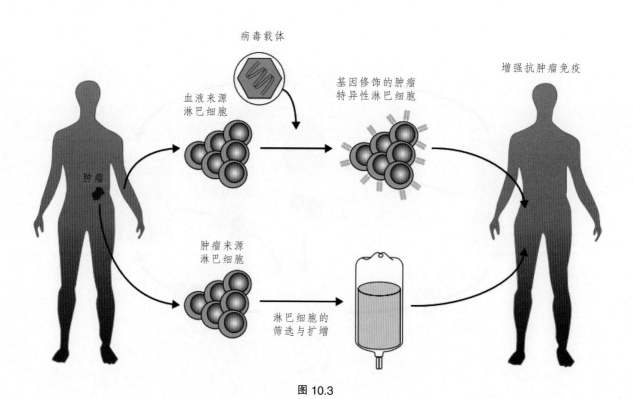

图 10.3

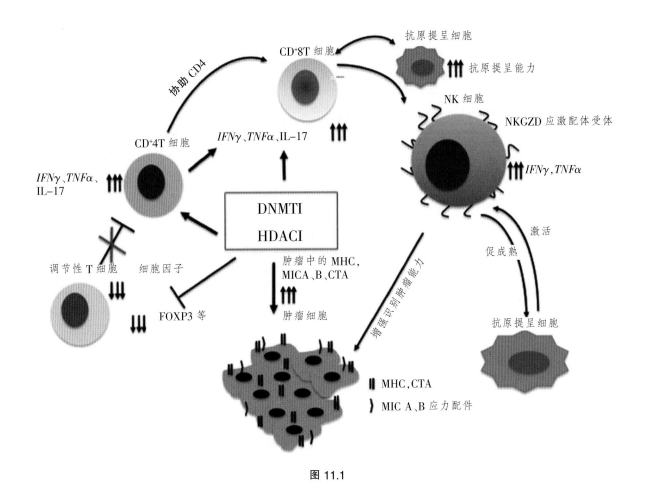

图 11.1

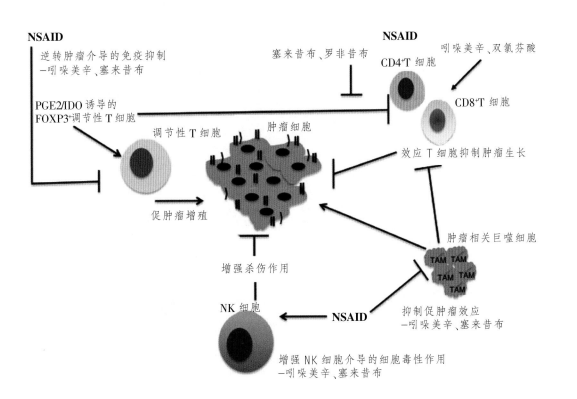

图 11.2

彩插 9

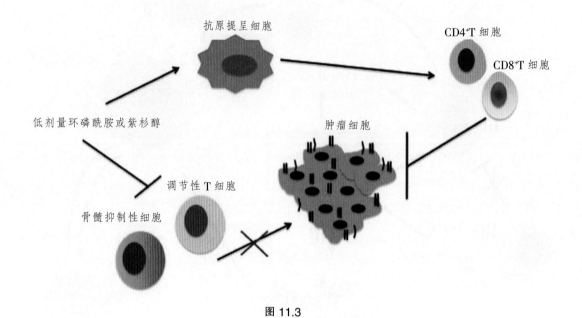

抗原提呈细胞

CD4⁺T 细胞

CD8⁺T 细胞

低剂量环磷酰胺或紫杉醇

肿瘤细胞

调节性 T 细胞

骨髓抑制性细胞

图 11.3

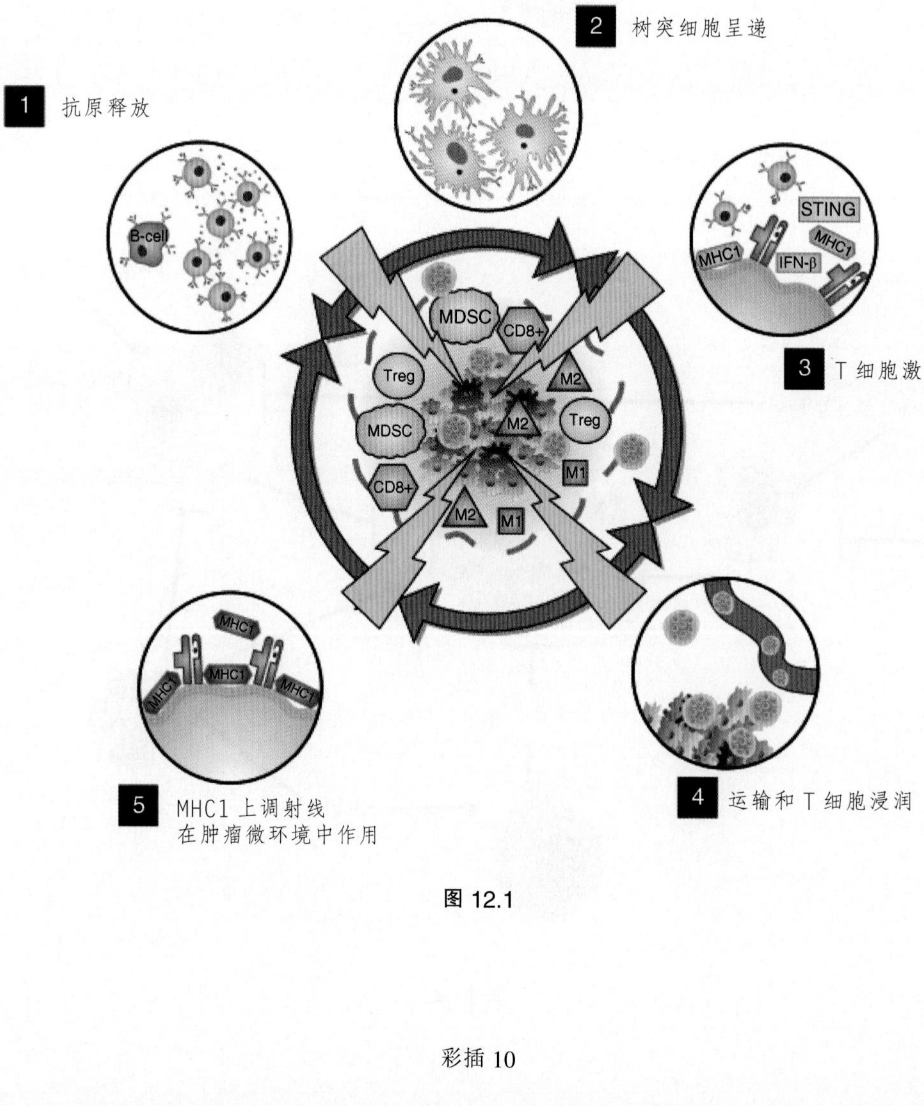

1 抗原释放

2 树突细胞呈递

B-cell

STING

MHC1 IFN-β MHC1

3 T 细胞激活

MDSC CD8+

Treg M2

MDSC M2 Treg

CD8+ M1

M2 M1

MHC1

MHC1 MHC1

5 MHC1 上调射线
在肿瘤微环境中作用

4 运输和 T 细胞浸润

图 12.1

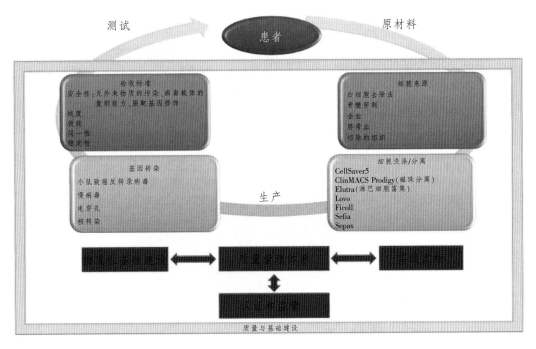

图 13.1

(A)

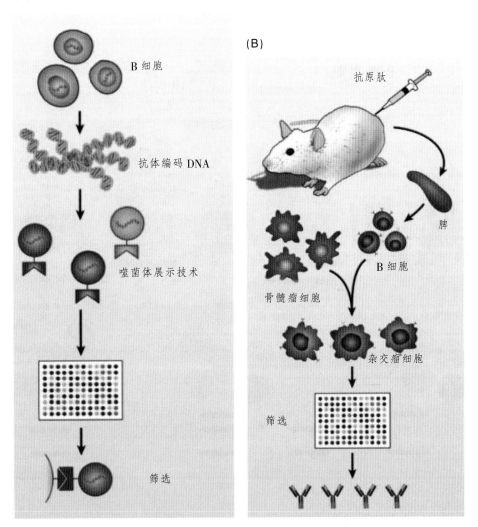

图 14.1

彩插 11

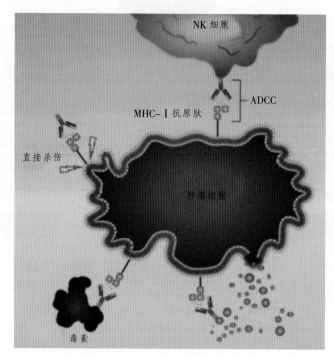

图 14.2

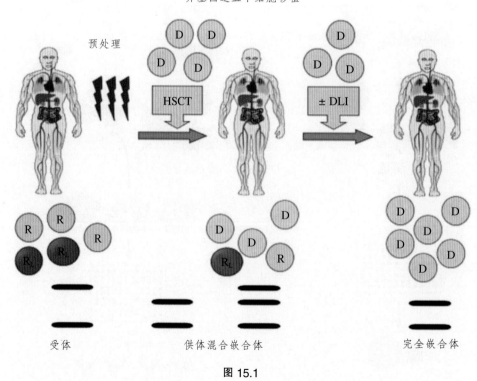

图 15.1

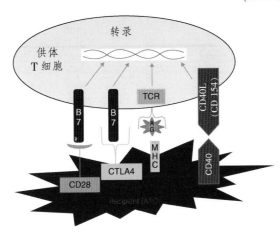

(A) 提示移植物抗宿主病的同种特异性广泛表达的次要组织相容性抗原

恶性肿瘤特异性:异形融合肽移位

基因限制次要组织相容性抗原
(G-vs 造血)

不完全表达的正常细胞成分
(蛋白酶 3、WT1,端粒胺)

(B)

图 15.2

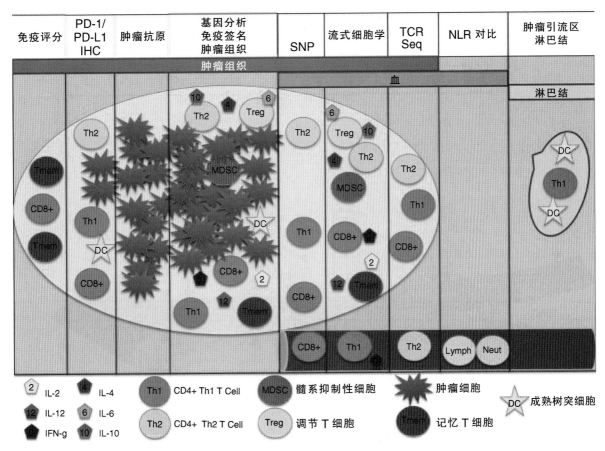

免疫评分	PD-1/PD-L1 IHC	肿瘤抗原	基因分析 免疫签名 肿瘤组织	SNP	流式细胞学	TCR Seq	NLR 对比	肿瘤引流区 淋巴结

图例:

2 IL-2　　4 IL-4
12 IL-12　　6 IL-6
IFN-g　　10 IL-10

Th1 CD4+ Th1 T Cell
Th2 CD4+ Th2 T Cell

MDSC 髓系抑制性细胞
Treg 调节 T 细胞

肿瘤细胞
Tmem 记忆 T 细胞

DC 成熟树突细胞

图 17.1

彩插 13

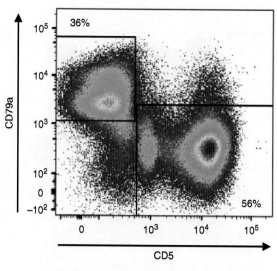

图 18.1

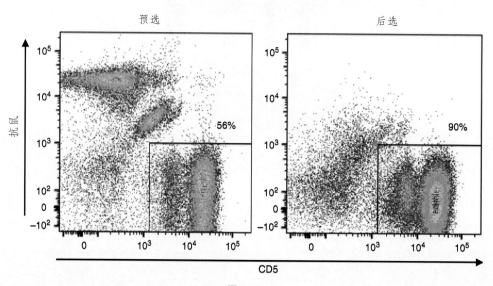

图 18.2

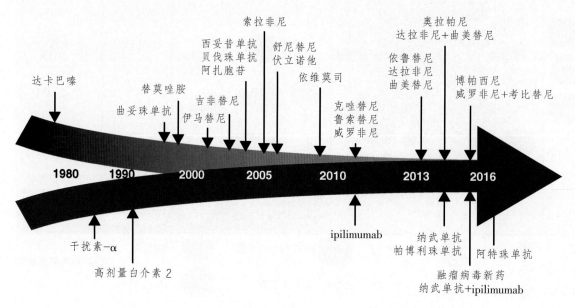

图 19.1

彩插 14

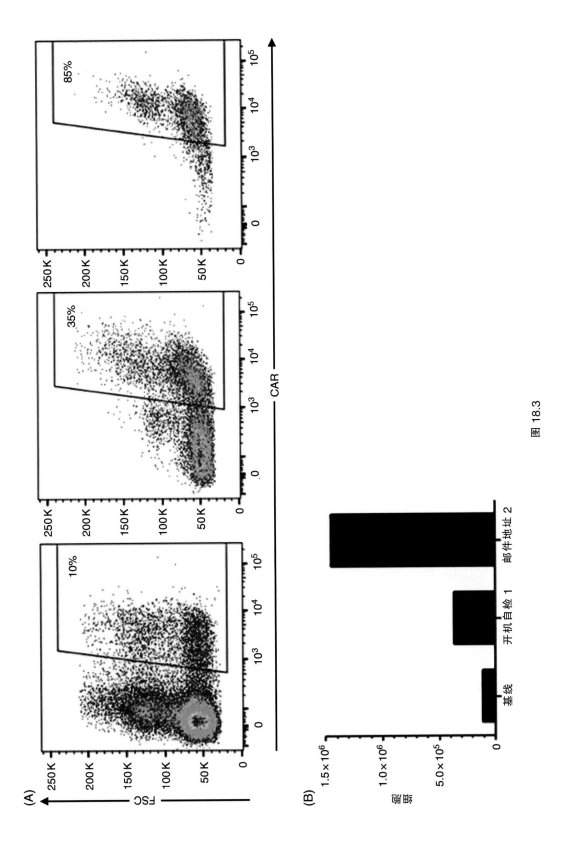

图 18.3

彩插 15

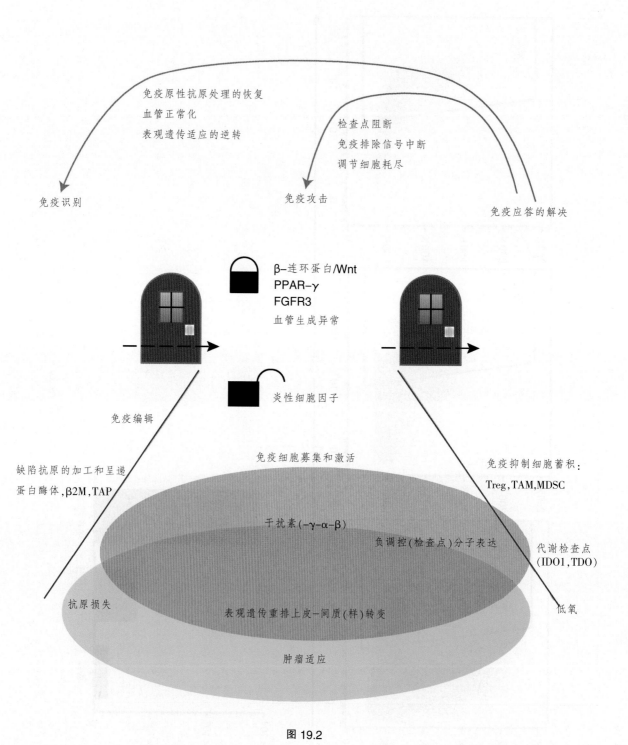

图 19.2